U0397917

现代临床护理精粹

XIANDAI LINCHUANG HULI JINGCUI

主编 杨 斐 等

上海科学普及出版社

图书在版编目（CIP）数据

现代临床护理精粹／杨斐等主编. —上海：上海
科学普及出版社，2024. 6. —ISBN 978-7-5427-8770-5

Ⅰ. R47

中国国家版本馆CIP数据核字第202463M64C号

统　　筹　张善涛
责任编辑　陈星星
整体设计　宗　宁

现代临床护理精粹

主编　杨斐　等

上海科学普及出版社出版发行

（上海中山北路832号　邮政编码200070）

http://www.pspsh.com

各地新华书店经销　　山东麦德森文化传媒有限公司印刷
开本　787×1092 1/16　印张 22.5　插页 2　字数 576 000
2024年7月第1版　　2024年7月第1次印刷

ISBN 978-7-5427-8770-5　定价：198.00元
本书如有缺页、错装或坏损等严重质量问题
请向工厂联系调换
联系电话：0531-82601513

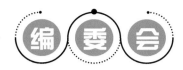

编委会

前 言
FOREWORD

在医学领域中,临床护理是至关重要的一个环节,它与患者的生命健康息息相关。随着科技的进步和医学知识的不断积累,现代临床护理已经发展到了一个全新的阶段,不仅在技术上取得了突破,更在理念上有了深刻的变化。这些突破与变化表现在以下方面:护理专业逐渐走向了专业化,护理学细分为许多不同的领域,如手术室护理、老年护理、儿童护理等,每个领域都需要具备专业的知识和技能;传统的护理模式正在发生改变,从以疾病为中心转向以患者为中心;新的技术正在被广泛应用于临床护理中,如电子病历、远程护理、智能护理等。总体来说,现代护理学仍是一个不断发展和完善的领域,因此,为了推动临床护理的不断进步,我们在总结这一领域发展成果的基础上编写了本书。

本书汇集了当前临床护理的最新理论、技术和实践经验,通过对本书的学习,读者可以深入了解现代临床护理的理念、方法和技术,提高自身的护理水平,为患者提供更加优质的护理服务。在内容上,本书首先介绍了现代临床护理的基本特点与要求;其次,重点阐述了临床常见疾病护理过程中的问题及应对策略,涉及内科疾病、外科疾病、妇产科疾病、儿科疾病等;最后,探讨了手术室、公共卫生与社区护理的相关内容。本书在编写过程中特别注重理论与实践的结合,适合广大医护人员阅读和学习,相信无论是刚刚踏入护理行业的初学者,还是已经有一定经验的资深护士,都能从本书中获得有益的启示和帮助。

我们在深入临床实践之余,怀揣着对护理事业的满腔热忱,将自身在临床护理工作中的点滴感悟,呈献给护理同行。但由于编写时间仓促,学识水平及经验有限,且护理学知识也在不断更新,书中难免出现不足之处,敬请使用本书的读者积极指正,以便日后及时修订。

《现代临床护理精粹》编委会

2024 年 1 月

目 录
CONTENTS

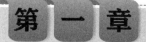

总　论

第一节　护理工作与护士角色

护理实践是临床医学实践中不可替代的重要组成部分。护理人员不仅担负着护理诊断、护理治疗的责任,同时还担负着配合医师使患者处于最佳健康状态和延长生命等重任。因此,要求护理人员在护理道德理论和护理道德原则指导下,掌握护理道德基本要求,扎扎实实做好护理工作。

一、护理工作

(一)护理工作的特点

护理工作是整个医疗卫生工作的重要组成部分,但又有其自身的相对独立性和特殊性,其主要特点如下。

1.服务性

为人类服务是护士的首要职能,也是护士职业存在的理由。职业性护理服务以人类的需要为基础,所以不受对国籍、种族、信仰、肤色、政治和社会状况的考虑的限制。就是说,护理工作以服务患者为天职,强调服务性才能准确为护理工作定位。

2.艰巨性

俗话说"三分治疗七分护理",可见护理工作的艰巨性和重要性。护士护理患者,担负着建立有助于康复的、物理的、社会的和精神的环境,并着重用教授和示范的方法预防疾病、促进健康。护士为个人、家庭和居民提供保健服务,并与其他保健行业协作。概括而言,护士的基本任务有四个方面:增进健康、预防疾病、恢复健康和减轻痛苦。

3.沟通性

沟通性要求护理人员与患者及家属之间,在思想与感情传递和反馈过程中,思想达成一致、感情达到通畅。随着社会进步、市场经济深入、现代医学发展、社会医疗保险制度改革,以及法律、法规的健全和完善,患者就医时有了更多的自主权和选择权。护士只有充分地沟通,才能和患者达成对病情、用药等治疗方案的知情同意或拒绝,最终达成护理方案的一致性。

4.综合性

医疗护理,不仅要求护理人员具有良好的职业道德,热爱护理工作、具有热爱生命的崇高情感,而且必须熟练掌握护理专业理论知识和操作技术;要求护理人员不仅要能够减轻患者痛苦,还要使患者在承受最小痛苦的同时,取得满意的治疗、护理效果,而且护理模式的转化也使护理工作的职能拓宽和延伸,在护理患者时要以"人"为中心,既要掌握常规的护理技能,又要掌握人文、心理、社会等方面的知识,以满足患者身心及社会适应的护理需求;要求护士不但要具备快速识别反应、应急能力,而且要善于与患者沟通,建立良好的护患关系。

(二)护理工作的道德特点

护理道德是社会一般道德在护理领域中各种道德关系的反映,是依靠社会舆论、人们内心信念和传统习俗来维系,通过护理人员的自觉遵守来规范行为的。护理工作的道德,就是以社会主义的人道主义、社会主义核心价值观为基础的高度的责任心、高水平的护理技术,为患者提供良好的、优质的护理服务,以促进患者早日康复。护理道德直接反映出社会的文明程度和护士的文化素质,是衡量护理人员职业道德的标准。在社会主义初级阶段,护理人员仍需努力成为白求恩式的"毫不利己、专门利人"的贴心人,仍需为解除患者病痛而辛勤工作甚至无私奉献。

护理人员在医院技术人员中所占比例大、专业性强、涉及面广、工作量大,与患者接触的时间最长。一个患者从入院到出院的流程中约有90%是与护士接触和配合完成的,因此一个医院的护理人员技术水平的高低,特别是道德修养的好坏,直接反映着该医院医疗水平和道德风貌,其道德的特殊性表现如下。

1.诊疗和护理的协调一致性

护理工作的服务性决定着在执行诊疗和护理过程中,护士必须恪守道德,时时配合医师的诊疗需要,尽力为患者创造适合于诊疗的环境和条件,使诊疗和护理得到协调一致性。

2.护理工作的道德严格性

护理工作的艰巨性和科学性,要求护理工作必须以医学知识、护理学知识等科学理论为指导,严格执行操作规程,严格执行医嘱,不容许有丝毫个人马虎。护士是否严格遵守护理制度,认真做好各项护理工作,做到准确、及时和无误,直接关系到医疗质量,关系到患者的生命安危,因此特别要求道德的严格性。

3.护理工作的道德灵活性

护理道德在强调严格性同时,护士还要有灵活性、积极主动性。尤其在一些特殊情况下,如危重患者的抢救、急诊患者的临时处置等情况发生时,不能消极等待医师、等待医嘱,而要灵活机智、采取果断措施,具有应急能力,主动承担一定的治疗和抢救任务。这是特殊情况下,对护士的特殊道德要求。

4.护理工作的道德责任性

强调护理工作沟通性强和综合性强的同时,要认识到护理工作是一项具有科学性、连续性、继承性、时间性很长的专业,其道德水平如何,关系到能否协调医师、护士和患者三者的关系,直接影响着医疗质量,所以护理道德的责任性显得尤为重要。

(1)护士道德责任:强调尊重和爱护患者,因为护患双方联系最多、关系密切,患者不仅需要从护士那里得到医疗技术服务和生活的照料,还希望从护士那里获得精神支持和心理的安慰。因此,尊重和爱护患者是护患道德最起码的要求。

(2)护士与患者家属的道德责任:要重视与患者家属的沟通,经常换位思考,切实体会家属的忧虑和困难,在不违背原则的情况下,尽可能满足患者及家属的要求,做到以情服人,增加患者和家属对护理工作的理解和信任。耐心解答家属提出的护理工作的问题,对病情和治疗工作的问题尽可能让医师回答，以免医护回答不一致而引起不必要的纠纷。根据家属的文化素质选择相应的语言，尽量使用非医用术语，避免家属误会或不理解。护士要做到病情、治疗、护理心中有数，这是与家属进行有效沟通的前提。

（3）护际间的道德责任：护士和护士之间的道德原则是团结合作、主动配合、相互支持、相互学习、同心同德为患者服务。在护理队伍中，老、中、青三代共同承担着护理任务，所以搞好护士团队建设，对于提高医院的护理质量，提供优质护理服务十分重要。

二、护士角色

"角色"一词源于戏剧，自米德首先运用角色的概念来说明个体在社会舞台上的身份及其行为以后，角色的概念被广泛应用于社会学与心理学的研究中。社会学对角色的定义是"与社会地位相一致的社会限度的特征和期望的集合体"。每个社会角色的扮演者，都要按照该角色的行为模式进行活动。护士角色的扮演者，也应通过角色的学习和实践来调整、规范自己的行为，遵守职业道德，承担角色所赋予的义务和责任。作为合格称职的护士，不仅要掌握医学理论和护理学知识，同时还要具备良好的美学修养，以高尚的职业情操、健康的职业情感、优雅端庄的风度，出现在临床护理工作岗位上。因此，护士已不单是打针、送药、铺床的简单"操作工"，而是多重角色扮演的技术人员。

（一）照顾者和管理者的角色

护理人员工作的服务性决定了其照顾者和管理者重要角色。给患者提供高质量、高技术的服务，护士必须掌握高级复杂仪器的使用，具备能处理突发事件的应变能力，同时应考虑生理、心理、社会等诸多因素对患者健康的影响，要用整体护理的规范要求为患者提供服务。

护理工作的连续性和相对独立性，要求护士除完成各种治疗护理外，对所负责病区的人、财、物应统筹安排和管理，如各种仪器设备管理、药品管理、探视人员的管理、治疗区和病房环境管理等。

（二）教育者和协助者的角色

随着现代医学新健康理念的推进，护士在临床工作中科学、准确、及时、有针对性地教育患者按照符合健康标准的方式生活，显得尤为重要和迫切。护士要采用各种方法，因人而异，对患者进行健康教育，使其了解有关疾病的知识和康复保健知识，教会患者自理护理和技能，使患者减轻心理负担，主动配合治疗和护理，促使身心积极转变以适应社会健康需要。

护士是促使患者早日康复的协助者。在直接接触患者、与患者朝夕相处中，护士最易了解患者实际身心状况，容易取得第一手相关资料。同时，现代医学护理科学新技术的不断介入，使得护理工作的高新技术成分不断增加，护士不仅要指导和教育患者做好诊疗护理、心理护理等专业护理工作，还要协助医技人员做好其他专业性很强的特殊检查、辅助治疗、解释和准备工作。

（三）沟通者和代言人的角色

护理工作注重沟通的特点，迫使护理人员一定要在沟通技能上下大力气。医院是个小社会，患者的经济条件、社会地位及文化背景差异性很大，所以护士务必要学会与人沟通的艺术。除注意自身形象外，还要讲究语言艺术，任何不利于患者健康的语言都应避免使用，避免因语言和行为不当给患者造成不安全感。在沟通中要注意方式方法，针对不同的患者和家属，采取不同的应对方法。同时，医护之间、护技之间、护理人员与行政及后勤人员的沟通，都要做到互相协作、密切配合，使整个护理工作处于有机和谐的运转中。护士通过倾听、询问、观察、操作和交谈等手段获取的患者各方面有用信息,要及时加工、传输、反馈和贮存给相关医务人员、社会支持系统及患者家属,要抱着积极负责和客观公正的态度扮演好患者代言人的角色。

(四)学习者和监督者的角色

较之医师,护士学历层次和知识水准不足,必须不断地接受继续教育和终生学习,才能适应现代护理学的发展。在护理实践中,要求护士活到老学到老,不断学习新技能,将更多的未知变成已知,由知之不多到知之甚多,才能不断提高护理工作质量,促进护理专业的高水平服务。

(何杏杏)

第二节　基础护理的特点与要求

基础护理工作永远是护理职责中不变的基本内容,全面加强临床基础护理工作,涵养基础护理人员的职业道德,才能全面提高护理质量,满足人民群众日益增长的健康需要。

一、基础护理的特点

基础护理主要包括生活护理、精神护理和技术操作,以及填写有关患者情况的各种护理表格。基础护理学是护理学的一门基础课程,它包括护理基本理论、基本知识和基本技能,它是各专科护理的基础与保障。基础护理的宗旨是为患者提供最佳的护理服务。其特点表现如下。

(一)工作的经常性

基础护理是为不同科室的各种患者提供安全和适合于治疗及康复的环境,提供基本的个人卫生护理,解除疼痛、不适和避免伤害,保证足够睡眠,维护合理的营养与正常的排泄,做好辅助检查和采集标本,给予心理护理和咨询,执行药物及其他治疗,观察病情,监测生命体征及做好各种护理记录等。各项工作都带有经常性和周期性的特点。

(二)工作的协调性

基础护理在为患者提供医疗、休养环境的同时,还承担着为基本的医疗诊断工作提供必要物质条件和技术协作的任务。如医师需要使用的一般器械、辅料、仪器设备等,大都由护理人员支领、保管、消毒备用,同时医疗计划与医嘱的落实,有的是医师操作护士配合,但多数时候则是护士单独执行。因此,医护彼此间必须相互配合,协调一致,彼此监督方能完成医疗任务。另外,基础护理工作还对护士之间、护士和患者之间、护士和各科室间的关系起着协调作用。

(三)工作的科学性

基础护理工作的内容既平凡、琐碎,又有很强的科学性。患者在患病过程中,由于不同的致病因素和疾病本身的特性,使病体的功能活动、生化代谢、形态结构等方面都可能发生某种程度的变化,这些变化又会导致生理需要和生活上的变化。因此,在护理上特别要求护士必须运用所学的医学理论和护理学技能精心护理患者,以保证和促使患者早日康复。

二、基础护理的要求

(一)热爱专业,安心本职

护理专业在现在还是一个高尚而欠稳定、光荣而不太受护士热爱的专业,由于社会消极因素的影响,加之个别护理人员对基础护理的意义认识不足,以致不安心本职工作,影响基础护理工作的质量。通过护理道德教育,要求护理人员摒弃对护理工作的种种偏见,充分认识到基础护理工作是实现自己人身价值的一项有意义的、人道的、科学性的技能,从而逐步增强对护理事业的信心与热衷。

(二)认真负责,一丝不苟

基础护理工作的质量直接影响着患者的生命和健康,护理人员必须经常深入病房巡视患者,密切观察病情变化,仔细周密、审慎地对待每项工作环节,防止出现差错。严格执行"三查七对"制度(三查:摆药后查、服药注射处置前查、服药注射处置后查;七对:对床号、姓名、药名、剂量、浓度、时间、用法)和各项操作规程。不放过患者的任何病情变化,时刻把患者的安危放在心上。

(三)团结协作,彼此监督

为了治病救人的共同目的,护士与其他医务人员尤其是与医师之间必须团结合作,协同一致地完成各项医疗护理任务。护士同其他医务人员之间的协作是相互的、互利的,不能以自我为中心,更不能被动等待,要采取积极主动的态度,才能达到与其他医务人员实质性、持久性的合作。医护人员在彼此协作过程中,要互相监督和批评。对待同行的忠告、揭发和批评,不能认为是有意刁难,要抱着虚心的态度认真对待,不能置若罔闻。

(四)刻苦学习,精通业务

护理学是一门理论性和实践性很强的学科,又是一门自然科学和社会科学相结合的综合性应用学科,护理人员只有刻苦学习才能掌握过硬的护理本领。随着医学高科技的发展,护理学和其他学科一样也在突飞猛进地发展。例如,电子计算机、激光、同位素、显微外科在临床上的应用;人工心脏起搏、心脏电击复律、心功能测定等监护系统的应用,以及大面积烧伤的治疗、康复医学的兴起和各种先进医疗设备的使用,均使护理学的内容和范围不断扩大,这就需要护理人员具有多层次的知识结构,努力学习,使自己的知识不断更新,以适应护理工作的发展和需要。事实证明,只有掌握了丰富的护理知识、护理操作技能和医学人文知识,才能胜任和出色地完成各项护理工作。

(五)严密观察,谨慎处置

"审慎"即严密观察,谨慎操作,是护理人员履行自己道德责任的重要手段。严密观察患者细微变化对诊断、治疗、康复都很有益处,要求护士必须具备丰富的护理知识与临床实践经验。以往的教训说明,许多医疗差错和事故的发生,除部分是技术原因外,大多数是医护人员缺乏应有的责任心和审慎的医疗作风造成的,如发错药、打错针、输错液、开错刀等。医护人员良好审慎的作风,又往往可以使垂危的患者转危为安。因此,护理人员必须养成审慎的护理作风,加强责任感,避免因疏忽大意、敷衍塞责而酿成医疗差错和事故。

(杨　云)

第三节　整体护理的特点与要求

整体护理是在现代护理观指导下的护理实践,通过确立整体护理观,发掘护理工作内涵,全面实施规范化管理,从而调动各级护理人员积极性,使患者对护理工作满意率稳步上升,护理质量得到全面提高。

一、整体护理的特点

(一)整体护理的含义

整体护理是以患者为中心,以现代护理观为指导,以护理程序为核心,并且把护理程序系统化地用于临床护理和护理管理中的一种工作模式,是美国乔治梅森大学护理与健康学院袁剑云博士,总结国外近20年来的护理经验,根据中国的护理现状和需要所提出的一种临床护理模式。整体护理的宗旨是根据生物-心理-社会医学模式,深层次地了解疾病和健康,帮助患者改善和适应各种环境,从而达到最佳的身心健康状态。

(二)整体护理的特点

1.护理过程的整体性

一方面,表现在护理工作中应把患者视为生物的、心理的、社会的、发展的人,应达到身心的统一与环境的统一。在重视人的共性时必须注重每个患者的个体差异。强调以患者为中心,根据患者实际需要主动安排护理工作内容,解决患者的整体健康问题。另一方面,整体护理的开展是护理管理、护理制度、护理科研、护理教育等各环节的整体配合,共同保证护理整体水平的全面提高。

2.护理手段的科学性

整体护理强调以护理程序为框架、对患者进行身心整体护理。这种护理程序提供了动态的、连续的、有反馈的科学工作方法,使护理工作中以患者为中心思想具体体现出来。"动态的"是指把静态的关系引入动态的运行中,根据患者整个病程的各个阶段,因患者需求的变化采用不同的护理手段;"连续的"是指护理程序虽然分评估、计划、实施、评价和修订计划等阶段,但整个护理过程围绕患者进行工作,使护理工作有根有据、有条不紊、环环相扣、有始有终地进行;"有反馈的"是指这一过程是通过采用护理措施后经过评价来决定下一步护理决策和措施,不仅是对患者提供更高质量的服务,也是护理工作本身的提高。这实际上就是 PDCA 工作循环(即计划、执行、检查、处理),这个工作循环是一个螺旋式上升的过程,每一次循环,工作都上升到一个新的台阶。

3.护理对象的参与性

整体护理变革了过去单纯的疾病护理,强调身心的整体性。在整体护理中,只有调动护理对象的主观能动性,患者有了达到身心健康和适应环境的要求,树立对自己健康负责的意识,认识到自己在战胜疾病中的主体地位,才能主动积极地配合医护人员为个体的健康恢复而共同努力。护理人员为调动患者的主观能动性,需指导患者掌握必要的医疗卫生知识和自我护理方法,正确认识疾病,消除顾虑,自觉纠正不良的卫生习惯;同时护理人员要激励患者树立信心和勇气同危害健康的因素作顽强斗争,促使整体护理取得良好效果。

二、整体护理的要求

整体护理是随着现代社会的文明进步及护理学科的发展而出现的一种以护理程序为基础的现代护理工作模式。其主要要求如下。

(一)整体意识,协调统一

整体意识旨在护理管理、护理服务质量和护理队伍的建设要有整体观念。它要求护理人员树立整体护理观,视护理对象为生物的、心理的、社会的人。从患者身心、社会文化的需要出发,去考虑患者的健康问题及护理措施,去解决患者的实际需要。在整体护理中要求护理表格的书写及护理品质的评价与保证等均要以护理程序为框架,环环相扣,协调一致。护理工作的特性决定了要解决任何一个护理问题都需要多种专门知识、技能及多科室的相互合作,所以护理人员必须要有协调统一的整体意识,才能产生最佳的护理效果。

(二)勇挑重担,积极主动

整体护理以护理程序为基础,这就使护理工作摆脱了过去多年来被动的医嘱加常规的工作局面,护理人员的主动性、积极性和潜能都将得到充分发挥。医院新业务、新技术的开展(如ICU、CCU、器官移植等),使护理职能不断扩展和延伸,护理的任务越来越繁重。因此,护士要真正地为服务对象解决健康问题,就必须积极主动、勇挑重担。

(三)周密分析,体现差异

现代医学模式指导下的医学研究成果表明,心理、社会因素能够引起疾病并影响疾病的转归,"心因性疾病"的增多,要求护理人员要对影响患者健康的诸因素进行认真、具体的比较分析,然后,对患者健康问题做出评估,找出体现患者病因、病情、病态、护理等方面的差异,制订出相应解决健康问题的护理计划并及时对患者实施身心整体护理。在这一过程中,要求护理人员认真分析调查收集来的资料,抓住主要矛盾,有的放矢地进行护理工作,认真分析患者的不同情况及各自的基本需要,制订并付诸实施有利于每个患者康复的合理需求的护理计划,使整体护理更具有针对性和可行性。

(四)勇于开拓,不断进取

整体护理的宗旨就是以服务对象和人的健康为中心,不断提高人们的健康水平。开展整体护理是我国临床护理改革的"突破口",是与国际先进护理模式接轨的正确途径。系统地贯彻护理程序是我国护理现代化发展的基础,也是护理学理论的新发展,它不仅扩大了护理学的范围,也丰富了护理学的内容。在整体护理过程中,始终贯彻着"以护理对象为中心,以满足护理对象需要为基础"的理念。因此,要求护士必须不断充实和扩大自己的知识领域,变平面型的知识结构为立体型的知识结构,必须以锲而不舍的钻研精神和坚忍不拔的毅力,刻苦学习护理专业及相关学科的知识和技能,在注重知识的积累和更新的同时,不断加强护理道德的学习,全方位塑造自我。

(刘艳萍)

第四节 心理护理的特点与要求

心理护理又称精神护理,是运用心理学的理论和方法,通过探索患者的心理活动规律,采取相应的心理护理措施,解决患者在疾病过程中出现的心理问题,使其趋向康复的过程。

一、心理护理的特点

护理的服务对象不仅仅是一个患者,同时是有感情、有主见的人。心理护理要求在护理过程中,通过护理人员的语言、行为、态度、表情和姿势等,改变患者的心理状态和行为,使之有利于疾病的转归与康复,其目标是满足患者的心理需要,调整患者的社会角色,调节患者的情绪变化,缓解患者的心理社会压力,帮助患者增强适应及应对能力,处理患者的身心反应。心理护理的特点是全面满足患者的正常需要,尽管患者往往产生许多心理需要,但基本心理需要主要有以下几点。

(一)需要得到尊重

健康人一旦患病,心境会发生改变,情绪容易激动,产生抑郁和自卑的心理。因此护理人员要了解患者的心理状态,帮助患者认识自己,感到自己仍然是被重视的,是受人尊敬的。如护士主动关心患者,礼貌地称呼患者,倾听患者的意见,详细回答患者的问题等,当患者需要帮助时,积极主动为他们排忧解难。同时要保守患者提供的各种隐私,尊重患者的个性和正常的生活习惯,从而增加患者的自尊感和被尊重感,使其振作精神,积极配合护理工作。

(二)需要得到理解

患者就诊时,有倾诉自己的病痛、心情、顾虑和治愈疾病的强烈愿望,非常希望得到医护人员的理解和支持,特别是在病情发生变化或处于紧急抢救中,更希望得到更多的关心和理解。护士的一句话、一个眼神、一个动作,常常能使患者情绪稳定。因此,理解患者的心情,主动与他们交流,进行深入的心理沟通,就能使患者感到医护人员是理解和关心自己的,从而以一种良好的心理状态接受护理,积极参与疾病的诊治过程。

(三)需要得到信息

患者往往因疾病侵害已经影响了正常的工作和学习,因而非常渴望了解疾病的相关知识,以便能达到早日痊愈的目的。特别是对那些临床诊断有困难,或者虽已诊断明确但对疾病预后等情况不甚了解的住院患者,由于进入到一个特殊环境,他们既担心疾病对健康的影响,又对周围环境感到陌生,因此会产生焦虑和不安,这类患者迫切需要得到有关疾病诊治和如何尽快痊愈的信息。当患者能及时了解情况,满足信息上的需要时,就会增强与疾病作斗争的信心和勇气。因而,护理人员应向患者介绍、传达必要的信息,并在医师的允许下,恰当解释相关问题,同时鼓励和安慰患者,以取得良好的护理效果。

(四)需要得到安全

马斯洛心理需求理论告诉我们,当人的基本生理需要得到满足后,就需要得到安全的满足。患者到医院就诊,不仅需要医院环境舒适、和谐安静,而且需要医护人员仪容整洁、态度和蔼、技术精湛、医院管理规范及医护人员操作有序等,这样患者才会感到安全,从而对疾病痊愈充满信心。尤其是一些住院患者离开家庭、亲人、熟悉的环境后,常常感到寂寞、空虚、不安和恐惧,护理人员如能经常接触患者,主动谈心,随时排除对患者健康造成危险的各种因素,认真负责地完成各项护理工作,就会增强患者的安全感,消除患者的烦恼,从而保持良好的精神状态,达到早日康复的目的。

二、心理护理的要求

(一)要求护理人员是具有人文知识、健康身心素质,拥有"三心"的"天使"

护理人员除具有医学、护理学的专业知识外,还必须掌握人文医学知识,如心理学、社会学、美学、人际沟通学等知识,才能适应护理工作的需要,真正做好心理护理工作。同时,护理人员自身应具有健康的身心素质,才能用健康、稳定的心态来影响、帮助患者。护理人员应具备的"三心"如下。

1.事业心

护理事业是党和人民需要的事业,从事这个专业的护士应该热爱事业,有高尚的道德情操,忠诚卫生事业,一心扑在工作中,刻苦钻研护理科学,把自己的主要精力献给护理事业。

2.责任心

高度的责任心是做好心理护理的关键。护理科学要求护士辛勤付出、尽到责任、审慎、准确、理性等,护士要全面了解每一位患者的心理特点,满足患者的心理需求,充分认识心理护理在治疗和康复中的重要地位,帮助患者克服各种心理疾病,配合医师做好康复工作。

3.同情心

在各项临床护理中,护士都要以真诚的同情心对待每一位患者,关注患者的心理需求,耐心、细心、轻柔、体贴,一视同仁,尊重患者的人格,尊重患者的隐私,培养"共情心"。"共情"是指一种能设身处地从别人的角度去体会并理解别人的感觉、需要与情绪的一种人格特质和能力,在医疗实践中,要求医务人员能感受到疾病给患者带来的痛苦以及所带来的各种压力,体会到患者在就医过程中的情绪和需求,并以恰当的方式表达自己对患者情绪与意图的感受、理解与尊重。

(二)要求护理人员深入了解和满足患者心理,做好目标性心理护理

患者的心理需要是多种多样的,因病情、年龄、性别、地位、经济等各种社会角色不同,心理状态和心理问题也不同,护理人员要针对性地做好目标性心理护理。

1.病情不同,心理状态和需要不同

恶性肿瘤患者的心理过程大体上经过疑虑期、惊恐期、悲观期、认可期、失望或乐观期,需要护士保密、开导、关心、鼓励和优化护理措施,给予患者情感指导;瘫痪患者一般要经过痛苦期、悲观期、达观期,需要护士尊重、体贴、耐心、关心等,尽量使患者减轻痛苦,平稳心态,早日康复;急性患者病势猛,常因无思想准备和身心痛苦而急躁,需要护士理解、同情、尽快配合医师诊治;慢性患者往往缺乏信心、悲观、低沉,需要护士针对性安抚,介绍疾病当今研究进展的信息,并鼓励患者积极与医师配合争取最佳疗效;对于发热、休克、垂危、手术后患者,应根据不同的心理特点,理解、体贴、换位思考,善意地对待每一位患者,将患者不良心理因素转化为积极心理因素,以利于病情向良性态势转化。

2.年龄不同,心理状态和需要不同

老年人有自尊心强、行动不便、孤独执拗和顾虑多等心理生理特点,需要护士给予尊敬、体谅、关照,以及耐心、诚恳地解释,细致、精心地护理;青年患者常有焦虑、悲观、苦恼和自卑心理,需要护士同情、安慰和鼓励,护士要理解其角色转换困难的特点,细心、耐心,做好心理护理;少儿患者易产生孤独、恐惧、认生等心理特点,往往行为退化,对疼痛的耐受力也差,需要护士和蔼可亲、爱护体贴,建立起感情和信任,使其配合治疗和护理。

3.性别不同,心理状态和需要不同

女性较男性的羞怯心理较重,护士需要在同室病友或男医师面前进行技术操作时,必须要遮盖好其乳房、臀部、腹部和阴部。

4.经济条件、地位不同,心理状态和需要不同

有些患者收入少、经济负担重、生活困难,既想尽快治好病而又担心花费太多,导致心理负担加重,需要护士与医师配合,尽量节约费用而又不影响疾病的诊治;有些患者家庭富裕,需求苛刻,护士要尽量满足需求,无法满足时要耐心解释、互相协商、目标一致,避免患者投诉;有些患者

社会地位高,对疾病的认知和健康知识需求多,就要求护士提高自身素质,增加科学护理知识,及时与其沟通,使其积极配合达到良性互动的目的。

(三)要求护理人员努力创造有利于患者康复的环境

创造一个有利于患者康复的安全、安静(相对)的环境,是医疗保障的重要内容,也是心理护理的要求。环境主要指病房环境,包括病房色调、空间及病房安全布置等。护理人员要努力保持病房的清洁和安静,防止交叉感染和噪声,保持病房空气清新,温度、湿度适宜等。清洁卫生的病房可给患者带来心理上的安全感;安静的病房可保证患者休息和睡眠;空气新鲜的病房常保持通风,随时消除患者带来的"恶性刺激"气味,使患者处于一种洁净、舒适和美好的环境中。总之,安全、安静、美观的就医环境,能促使患者建立良好的心理效应,有助于治疗和康复。

(四)要求护理人员尽力促使患者角色转换

患者从社会角色转换为患者角色时,会出现适应不良状况,如角色行为冲突、角色行为减退、角色行为强化等。这些适应不良,均会影响患者的康复。因此,护理人员应探究患者的心理状态,找出原因,积极创造条件,配合家属、社会做好促进患者角色转换的工作,以利于其诊治和康复。

(朱翠娟)

第二章

临床护理技术

第一节　病史采集

一、病史采集的基本原则

为使病史采集能有效进行,达到预期的目标,护士在采集过程中必须遵循以下基本原则。

(一)平等原则

对待患者一视同仁,尊重、平等、公正的给予理解和关怀,不因其经济状况、社会地位、文化程度及家庭背景等采取不同态度和言行。

(二)以人为本

严守职业操守,接待热心,诊查细心,询问耐心,重视对患者的关怀,使患者能信任医护人员,建立合作心态,消除患者紧张不安的情绪。

(三)整体原则

导致患者疾病的不仅有生物因素,而且还有心理因素和社会因素,因而应注重生物-心理-社会各方面对患者的影响,除了询问疾病方面的问题,还要注重患者的心理状态和所处的环境,全面地对患者进行诊疗、治疗、预防、康复和护理。

(四)实事求是

了解患者的实际情况,客观、真实、完整的反映患者情况,如为急诊、危重患者,需进行重点评估,同时进行抢救。

(五)保密原则

注意保护患者的隐私,不向他人泄露可能造成医疗不良后果的患者的相关隐私。

二、病史采集的基本内容

根据整体护理的理念,对患者进行病史采集的内容应包含生理、心理、社会各个层面,其基本内容如下。

(一)一般资料

1.基本资料

包括姓名、性别、年龄、民族、籍贯、职业、婚姻状况、文化程度、宗教信仰、家庭住址及电话号码、联系人及电话、医疗费用负担方式、入院时间、入院类型、入院诊断、入院方式、记录时间,病史资料陈述者及可靠程度等。病史陈述者若非患者本人,应说明与患者的关系。

2.主诉

即患者本次就诊最主要的原因和持续时间的概括。主诉力求高度概括、用词简明扼要,记录应尽可能使用患者自己的语言,对于症状复杂多样的主诉,应根据症状的演变过程进行全面分析,再归纳主诉,按序排列。如"活动后胸闷2年,再发加重伴双下肢水肿3天"。

3.现病史

现病史是病史的主要组成部分,是对主诉的扩展和细化,反映患者从患病初始到本次就诊时健康问题的发生、发展及其变化、诊疗和护理的全过程。主要内容如下。

(1)起病情况:包括起病时间、地点、环境、轻重缓急、可能因素。时间应询问至某年、某月、某日,急骤起病者必须询问具体时刻至某时甚至某分,难以确定者应仔细询问后再分析和判断。

(2)主要症状的特点:按发生的先后顺序描述主要症状出现的部位、性质、持续时间和发作频率、程度,加重与缓解因素。

(3)病因与诱因:尽可能详细了解,分析与本次发病有关的病因(感染、外伤等)和诱因(气候、环境改变,情绪、饮食、睡眠改变等)。

(4)病情的发展与演变:是指患病过程中主要症状的变化或新症状的出现,主要症状呈进行性或间歇性,反复发作或持续存在,逐渐好转或加重恶化,症状的规律性有无变化,变化原因和时间。例如,稳定型心绞痛的患者本次发病程度较重、时间较长、服药无法缓解,应考虑是否有急性心肌梗死的可能。

(5)伴随症状:常常是疾病鉴别诊断的主要依据。在主要症状的基础上展开对伴随症状的询问,不应放过任何一个主要症状之外的细微伴随迹象,应详细询问其特点。如胸痛伴咳嗽,干咳有可能为部分血管紧张素转化酶抑制药(ACEI)类药物不良反应所致;伴有咳痰,则有可能为肺部感染所致。

(6)诊疗和护理经过:简明扼要询问患者患病后至本次就诊前的诊疗和护理经过,包括接受检查、诊断、治疗详细经过及效果,接受的护理措施及效果,这不仅是诊断治疗的参考,也为选择护理措施提供了依据。

4.既往史

收集既往史的主要目的是了解患者过去存在的健康问题、就医经验及其对自身健康的态度,为制订护理计划提供依据。应按时间顺序自幼年起详细询问:既往健康状况和疾病、传染病史及传染病接触史、预防接种史、手术史与外伤史、输血史、中毒、过敏史。

5.系统回顾

系统回顾是为了避免在病史采集过程中所忽略或遗漏的其他各系统疾病与本次疾病可能存在的因果关系,包括呼吸系统、循环系统、消化系统、泌尿系统、造血系统、内分泌代谢系统、神经精神系统、肌肉骨骼系统等。

6.个人史

(1)出生和成长:出生地及居留地,传染病接触史及预防接种史等。儿童应仔细询问出生、喂养、生长发育等情况。

(2)月经与婚育史:对女性患者询问月经史,记录格式如图2-1。

$$初潮年龄 \quad \frac{行经期（天）}{月经周期（天）} \quad 末次月经时间（LMP）或绝经年龄$$

图 2-1 月经与婚育史记录格式

相关疾病询问患者经血量、颜色，有无痛经，是否规律，白带情况；有否停经或闭经；具体的孕产情况；避孕措施等。对男性患者询问有无影响生育的疾病及避孕措施。

7.家族史

主要了解其直系亲属，包括父母、兄弟、姐妹、子女的健康状况，有无相关疾病发生，死亡者需询问死亡原因及年龄。家族中有无传染病、先天性疾病、遗传性疾病或与遗传有关的疾病，必要时应询问非直系亲属的健康状况。

8.心理社会状况

心理社会方面的资料多数是主观资料，涉及较广，包括认知能力、情绪与情感、自我概念、健康行为、应激与应对、价值观与信念、职业、生活与居住状况、家庭关系等，以发现患者现存和潜在的心理健康问题，为制订相应的护理措施提供依据。心理社会方面资料的收集、分析和判断比较困难，不能简单定义为"正常"和"异常"，而且在我国大多数患者并不愿意提及社会心理方面的问题，甚至会有抵触的情绪，所以要了解患者的心理社会状况，首先要多与患者沟通，建立良好的护患关系，并向患者做好必要的解释工作，更好地收集患者相关的真实资料。收集心理社会方面的资料主要是运用心理学的技术、方法和工具获取资料，常用的方法是观察法、交谈法、心理测量学，必要时可以采用作品分析法、医学检测法、实地考察和抽样调查等来进行评估和分析。

（二）日常生活状况

了解患者患病以来的饮食、营养、大小便、体重、体力、睡眠与休息情况、生活自理能力、依从性等，有助于发现患者可能存在的不良生活行为，为改善和促进患者的健康提供依据。

1.营养与代谢

评估患者的基本饮食（普食、半流质、流质、禁食、鼻饲，是否有治疗饮食：高热量饮食、高蛋白饮食、低蛋白饮食、低脂肪饮食、低盐饮食、无盐低钠饮食、少渣饮食、高膳食纤维饮食、低胆固醇饮食、要素饮食）、膳食搭配、进餐次数、进餐量、近期体重是否改变，是否有咀嚼、吞咽困难等。

2.排泄

包括患者排便的次数、量、形状和颜色、排便习惯，是否使用辅助排便的措施，是否服用缓泻剂，是否有大便失禁、造瘘（能否自理）等；包括患者小便次数、尿量、颜色、性状是否正常，是否有尿失禁、尿潴留、排尿困难、留置尿管等。

3.睡眠与休息

指患者睡眠、休息及放松的方式和习惯。包括患者入睡及晨起的时间、是否午睡及时间，有无规律，是否服用安眠药辅助睡眠，休息后体力能否恢复等，此次患病是否对以上有影响。

4.日常生活活动与自理能力

评估患者的活动和生活自理能力，临床常用 Barthel 量表对患者日常生活自理能力进行评定，评估项目包括进食、洗澡、修饰、穿衣、如厕、床椅之间的移动、平地走 45 米、上下楼梯等项目，分值等级为是否能完全独立、需部分帮助、需极大帮助或完全依赖帮助。Barthel 指数记分为 0～100 分。分数越低，生活自理能力越差。

5.个人嗜好

询问患者有无烟、酒、麻醉品或其他特殊嗜好,如有应询问量、时间、戒断情况。

6.健康感知与管理

询问患者的健康行为及遵医依从性,评估患者是否主动寻求促进健康的信息等。

(三)护理体检

护理体检是护士运用自己的感官或者借助体温表、听诊器、血压计、电筒、压舌板等检查工具,客观地了解患者身体状况的最基本的检查方法。护理体检虽与医疗体检有部分雷同,但是护理体检的主要目的是发现和解决患者现存和潜在的健康问题,为确定护理诊断和制订护理计划提供客观的依据。护理体检内容主要包括一般护理检查(包括全身状态、皮肤、浅表淋巴结)、头颈部、胸廓与肺脏、乳房、心脏、血管、腹部、肛门与直肠、男性生殖器、脊柱、四肢与关节、神经系统检查,这里详细介绍临床中常用的全身状态和皮肤检查。

1.全身状态

全身状态是对患者一般状况的概括性观察。检查内容主要包括性别、年龄、生命体征、意识状态、发育和体型、营养、面容与表情、体位与步态等,一般以视诊为主,有时会配合触诊。检查工具为体温表、血压计、听诊器、皮尺、电筒等。

(1)性别:采用视诊判断。某些疾病的发病率与性别有关,而有些疾病可以引起性征的改变。

(2)年龄:一般采用问诊,特殊情况可通过观察估计。某些疾病的发病率与年龄密切相关,如冠心病、高血压多见于老年人。

(3)生命体征:包括体温、脉搏、呼吸、血压,它是评估生命活动存在与否及质量的重要征象,护士应重点关注,尤其是生命体征不稳定的患者,应及时报告医师并处理。

(4)意识状态:是人对周围环境与自身的认识与观察能力,为大脑功能活动的综合表现。包括:①清醒状态。②以觉醒状态改变为主的意识障碍:嗜睡、昏睡、昏迷。③以意识内容改变为主的意识障碍:意识模糊、谵妄。④镇静状态。

(5)发育和体型:发育是否正常,应综合年龄、智力和体格成长状态(包括身高、体重等及第二性征)及其之间的关系来进行判断。如年龄、智力和体格成长变化是相称的、彼此协调和相互适应的,则说明发育正常。发育通常受年龄、性别、地区、种族遗传、内分泌、营养代谢、环境状况、生活条件及体育锻炼等多种因素影响。

体型是身体各部发育的外观表现,包括骨骼肌肉的成长和脂肪分布状态等。临床上通常将成人体型分为三种:无力型(即瘦长型)、超力型(即矮胖型)、正力型(即匀称型,正常人多为此型)。临床上常见的异常体型包括矮小体型(常见于遗传因素、青春期延迟、营养不良、内分泌疾病、代谢紊乱、全身性疾病等),高大体型(包括体质性高身材、青春期提前和疾病所致的高大体型)。

(6)营养状态:与食物的摄入、消化、吸收和代谢密切相关,且受心理、社会、文化等因素的影响,其好坏是评估健康和疾病程度的标准之一。通常用肥胖和消瘦来对营养状态进行描述,临床常用的营养评估方法主要有以下几种。①综合评价:主要依据皮肤、毛发、皮下脂肪、肌肉的状况,结合身高、年龄、体重等进行综合的评价,通常用良好、中等、不良三个等级来进行描述。②测量体重:是最常用的营养评估方法。患者应于清晨、空腹、排空大小便后,穿单衣裤站立状态测量体重。由于体重受身高的影响较大,临床上常用体质指数(BMI)作为评估体重是否正常的指标之一,其计算公式为体质指数(BMI)=体重(kg)/身高^2(m^2)。根据世界卫生组织的标准,亚洲人的 BMI 如高于 22.9 即属于过重。由于亚洲人和欧美人属于不同人种,WHO 的标准并不完全适合中国人的情况,为此制订了中国参考标准,详见表 2-1。③测量皮褶厚度,皮下脂肪是推断人体的脂肪含量的重要指标之一,与营养状态密切相关。测量常用部位有肱三头肌、肩胛下和脐部,成人最常测量肱三头肌处皮褶厚度。正常范围为男性(13.1±6.6)mm,女性为(21.5±6.9)mm。

表 2-1　BMI 及相关疾病发病危险性

分项	WHO 标准	亚洲标准	中国标准	相关疾病发病危险性
偏瘦		<18.5		低(但其他疾病危险性增加)
正常	18.5～24.9	18.5～22.9	18.5～23.9	平均水平
超重	≥25	≥23	≥24	
偏胖	25.0～29.9	23.0～24.9	24.0～27.9	增加
肥胖	30.0～34.9	25.0～29.9	≥28.0	中度增加
重度肥胖	35.0～39.9	≥30.0	—	严重增加
极重度肥胖		≥40.0		非常严重增加

　　(7)面容与表情:是评价个体情绪状态及身体状况的重要指标之一。正常人表情自然、神态怡然。某些疾病发展到一定程度时,会出现特征性的面容与表情,临床上最常见的典型面容如下。①急性面容:面色潮红、躁动不安、表情痛苦,有时可有鼻翼翕动、口唇疱疹等出现。临床常见于急性发热性疾病,如大叶性肺炎、疟疾、流行性脑脊髓膜炎等患者。②慢性病容:面容憔悴,面色灰暗或苍白,目光暗淡,表情忧虑。临床常见于慢性消耗性疾病如肝硬化、恶性肿瘤、严重结核病患者等。③贫血面容:面色苍白,唇舌色淡,表情疲惫。临床常见于各种贫血患者。④甲状腺功能亢进面容:表情惊愕,眼裂增大,眼球突出,烦躁不安,兴奋、易怒。临床见于甲状腺功能亢进患者。⑤黏液性水肿面容:面色苍白,颜面水肿,脸厚面宽,目光呆滞,反应迟缓,眉毛、头发稀疏,舌色淡、肥大。临床见于甲状腺功能减退。⑥二尖瓣面容:面色晦暗,双颊紫红,口唇轻度发绀。临床见于风湿性心脏病二尖瓣狭窄。⑦肾病面容:面色苍白,睑部水肿。临床见于慢性肾病患者。⑧肝病面容:面色灰褐,面部可有褐色色素沉着,有时可见蜘蛛痣。临床见于慢性肝病患者。⑨满月面容:面圆如满月,皮肤发红,常有痤疮,唇周可有小胡须。临床见于库欣综合征及长期应用糖皮质激素患者。⑩肢端肥大症面容:头大脸长,下颏增大且前突,眉弓及颧部隆起,唇舌肥厚,耳鼻增大。临床见于肢端肥大症患者。⑪伤寒面容:表情淡漠,反应迟钝,呈无欲状态。临床见于肠伤寒、脑脊髓膜炎、脑炎等高热衰弱患者。⑫苦笑面容:牙关紧闭,面肌痉挛,呈苦笑状。临床见于破伤风患者。⑬面具面容:面部呆板,无表情变化,像戴着面具一样。临床见于震颤性麻痹、脑炎、脑萎缩等患者。⑭病危面容:也称 Hippocrates 面容。面部瘦削,面色铅灰或苍白,眼窝凹陷,目光无神,表情淡漠。临床见于大出血、严重休克、脱水、急性腹膜炎等患者。

　　(8)体位:是指身体所处的状态,常见体位如下。①主动体位:身体活动自如,不受限制。见于正常人、病情较轻或者疾病初期的患者。②被动体位:不能自己随意调整或变换体位。见于极度衰弱或意识丧失的患者。③被迫体位:患者为了减轻痛苦,被迫采取的某种体位,如端坐位、半坐卧位、侧卧位、俯卧位、蹲位、停立位、辗转位、角弓反张位等。

　　(9)步态:是指走动时所表现的姿态。健康人步态稳健。步态异常可因运动或感觉障碍引起,其特点与病变部位有关。某些疾病会导致特征性的步态,常见的异常步态如下。①蹒跚步态:走路时身体左右摇摆(如鸭步)。见于佝偻病、进行性肌营养不良、大骨节病等。②醉酒步态:

走路时躯干重心不稳、步态紊乱(如醉酒状)。见于酒精或巴比妥中毒等。③共济失调步态:起步时一脚高抬,骤然垂落,并且双目下视,两脚间距非常宽,身体摇晃不稳,闭目时患者不能保持平衡。见于脊髓疾病患者。④慌张步态:走路时起步困难,起步后小步急速前进,身体前倾,越走越快而难以止步。见于帕金森患者。⑤跨阈步态:因胫骨前肌、腓肠肌无力而导致垂足,行走时需抬高患肢(如跨门槛样)才能起步。见于腓总神经麻痹、腓骨肌萎缩症等患者。⑥间歇性跛行:步行中因单侧或双侧腰酸腿痛,下肢软弱无力,以至呈跛行状,休息片刻后可继续行走一段,之后上述症状再度出现,其跛行呈间歇性出现。见于脉管炎、腰椎管狭窄患者。⑦剪刀步态:表现为肌张力增加,腱反射亢进,行走时双下肢内收过度,双膝互相摩擦,甚至两腿完全交叉,呈"剪刀式"步态。临床见于脑瘫及截瘫患者。

2.皮肤

皮肤是身体与外界环境间的屏障,具有重要的生理功能。当外界环境发生改变、皮肤本身发生病变或者全身性疾病的影响,均可使皮肤组织和(或)生理功能发生变化,具体表现为皮肤颜色、温度、湿度和弹性的改变,水肿及各种皮损。常用的检查方法为视诊、触诊。

(1)颜色:皮肤颜色与种族和遗传有关,因毛细血管的分布、血液充盈度、皮下脂肪厚度及色素含量不同而不同。正常人皮肤颜色均匀、有光泽,常见的皮肤颜色异常有苍白、发红、发绀、黄染、色素沉着、色素脱失等。

(2)湿度:皮肤湿度主要和汗腺排泄功能、气温和湿度变化有关。病理情况下,出汗过多见于风湿病、结核病(盗汗)、甲状腺功能亢进、佝偻病等。大汗淋漓伴四肢皮肤湿冷称为冷汗,见于虚脱和休克。皮肤无汗见于维生素 A 缺乏症、硬皮病、尿毒症和脱水等。

(3)温度:正常人皮肤温暖,气温低时可稍冷。全身皮温高见于发热性疾病或甲状腺功能亢进等;局部皮温高见于疖、痈、丹毒等;全身皮温低见于休克和甲状腺功能减退等;肢端发冷见于雷诺病。

(4)弹性:皮肤弹性与年龄、皮下脂肪、营养状态和组织间隙含量有关。病理状况时,皮肤弹性减退见于营养不良、严重脱水、长期消耗性疾病。发热时皮肤弹性可增加。

(5)水肿:指皮肤及皮下组织液体潴留。凹陷性水肿是指水肿局部受压后可出现凹陷;而非凹陷性水肿指局部受压后并无凹陷,如黏液性水肿和象皮肿。根据水肿的严重程度可分为轻、中、重度水肿。轻度水肿仅见于眼睑、眶下软组织,胫骨前、踝部等局部皮下组织,指压后可见组织轻度凹陷,回复较快。中度:全身疏松组织均可见水肿,指压后可出现明显的或较深的组织凹陷,回复较慢。重度:全身组织严重水肿,身体下垂部皮肤紧张发亮,严重时有液体渗出,可伴有胸腔积液、腹水、鞘膜腔积液。

(6)皮肤损害:可分为原发性、继发性和血管皮肤性损害。可为皮肤本身病变或全身性疾病在局部皮肤的反应。如皮疹、压力性损伤、皮下出血、蜘蛛痣和肝掌等。这里主要介绍压力性损伤。

美国国家压疮咨询委员会(NPUAP)将"压疮"更改为"压力性损伤",并更新了压力性损伤的分期系统。压力性损伤是位于骨隆突处、医疗或其他器械下的皮肤和(或)软组织的局部损伤。可表现为完整皮肤或开放性溃疡,可伴有疼痛感。损伤是由于强烈和(或)长期存在的压力或压力联合剪切力导致。

压力性损伤可分为六期。①1 期:指压不变白的红斑,皮肤完整。局部皮肤完好,出现压之不变白的红斑,深色皮肤表现可能不同;指压变白红斑或者感觉、皮温、硬度的改变可能比观察到皮肤改变更先出现。此期的颜色改变不包括紫色或栗色变化,因为这些颜色变化提示可能存在深部组织损伤。②2期:部分皮质缺失伴真皮质暴露。此期部分皮质缺失伴随真皮质暴露。伤口创面,呈粉色或红色、湿润,也可表现为完整或破损的浆液性水疱,未暴露脂肪及深部组织,不见肉芽组织、腐肉、焦痂。此期不用于描述潮湿相关性皮肤损伤,如失禁性皮炎、皱褶处皮炎,以及创伤伤口(皮肤撕脱伤、烧伤、擦伤)或医疗黏胶相关性皮肤损伤等。③3期:全层皮肤缺失。此期常常可见脂肪、肉芽组织和边缘内卷,可见腐肉和(或)焦痂,不同部位组织损伤的深度有差异。脂肪丰富的区域可发展成深部伤口,出现潜行或窦道。未暴露肌肉、筋膜、韧带、肌腱、骨和(或)软骨。如果腐肉或焦痂掩盖组织缺损的深度,则为不可分期压力性损伤。④4期:全层皮肤和组织缺失。此期可见或直接触及肌肉、肌腱、筋膜、韧带、骨头或软骨,也可见腐肉和(或)焦痂,常常出现边缘内卷、窦道和(或)潜行。不同部位组织损伤的深度存在一定差异。如果腐肉或焦痂掩盖组织缺损的深度,则为不可分期压力性损伤。⑤不可分期:全层皮肤和组织缺失,损伤程度被掩盖。此期全层皮肤和组织缺失,由于被腐肉和/焦痂掩盖,不能确认组织缺失的程度。通常只有去除腐肉和焦痂,才能判断是3期或4期损伤。⑥深部组织损伤:持续指压不变白,颜色为深红色、栗色或紫色。完整或破损的局部皮肤可出现持续的指压不变白深红色、栗色或紫色,或表皮分离呈现黑色的伤口创面或充血水疱。疼痛和温度变化通常比颜色改变出现早。该期伤口可迅速发展而暴露出组织缺失的实际程度,也可能溶解而不出现组织缺失。如果肉眼能见皮下组织、坏死组织、肉芽组织、肌肉、筋膜或其他深层结构,说明是全皮质的压力性损伤(不可分期、3期或4期)。该分期不可用于描述血管、创伤、神经性伤口或皮肤病。

压力性损伤好发部位:多发生于身体易受压部位,如骶尾部、髋部、脚跟、内外踝、枕部、耳郭、肩胛、膝关节内外侧等部位。

压力性损伤常见的原因如下。①压力因素:主要包括垂直压力、摩擦力和剪切力。局部组织遭受持续性垂直压力是引起压疮最主要的原因,易发生于身体骨头粗隆凸出处,如长期卧床或坐轮椅、石膏内不平整或有渣屑、夹板内衬垫放置不当等。摩擦力易损害皮肤的角质层。如患者在床上活动时,皮肤可受到床单、床垫表面的逆行阻力摩擦。剪切力是一个作用力施于物体上后导致产生一平行反方向的平面滑动,由摩擦力和垂直压力相加而成,与体位密切相关。如半卧位时,皮肤与床铺出现平行的摩擦力,加上皮肤垂直方向的重力,导致了剪切力的产生,从而引起局部皮肤血液循环障碍而发生压疮。②营养障碍:当全身营养缺乏时,肌肉萎缩,骨隆突处受压却缺乏肌肉和脂肪组织的保护,引起血液循环障碍出现压疮。见于长期发热及恶病质患者等。③皮肤抵抗力降低:皮肤经常受潮湿、摩擦等物理性刺激(如大小便失禁、床上有碎屑、床单皱褶不平、石膏绷带和夹板使用不当等),使皮肤抵抗力降低。

临床常用的评估量表如下。①Norton评分量表:该量表是由Norton及其同事制订,包含5个参数,每项1~4分,共20分。由于Norton量表是在研究如何预防老年患者发生压疮时提出的,未涉及其他病因,因此具有一定的局限性,对高危人群有一定的鉴别能力。②Braden评分量表:该评估量表包含6个被认为是压疮发生的最主要危险因素,即感觉、潮湿、活动力、移动力、营养、摩擦力和剪切力。每个因素分为4个分值等级,分别赋分1~4分,摩擦和剪切力为3个分值,总分23分,分值越少,压疮发生的危险性越高。Braden评估量表特异性和灵敏性较高,适用性较广。

3.病史采集的基本方法和技巧

病史采集的方法包括问诊、护理体检和病史资料查看,护理体检的方法在前面体检内容的介绍中已经说明,病史资料的查看要求新护士细致、完整查看,以下主要介绍问诊中常用的方法和技巧。

(1)合理组织安排:指整个病史采集的结构与组织,分为以下3个部分。①引言:恰当的称呼患者,自我介绍姓名、身份、职责等,说明问诊的目的,简单的交谈后开始问诊。②病史采集主体:主诉、现病史、既往史、个人史、系统回顾、家族史等。③结束语:在结束前应该有所暗示,比如总结问诊内容或者看手表,不要突然结束话题,简明交代下一步的护理计划或患者要做的准备等,感谢患者的合作。

(2)营造环境:营造一种宽松、和谐、平等、尊重、私密的医疗环境,以解除患者不安的心情,取得患者的信任和合作。①行为举止:仪表端庄、穿着整洁、态度和蔼有助于发展与患者的和谐关系。②自我介绍:佩戴胸牌,态度和蔼可亲,说明自己的身份和职责,可以使用恰当的语言表明自己会尽己所能帮助患者解决问题,以建立良好的护患关系。③以礼节性语言开始交谈:采用尊称。对于职业特征比较明确的患者,可以采用职业称呼如师傅、老师等,以表对对方职业和劳动技能的尊重;对于国家干部或有明确职衔的患者,可以采用职衔称,如书记、主任、科长、教授、法官、军官、警官等;如对方是比自己年纪大的男性,且德高望重者,则称"姓后加个老",如王老、李老等。④非语言性沟通技巧:微小的非语言行为变化,会对患者产生微妙的心理和情绪影响。如与患者保持合适的距离、微笑、点头、目光的接触、必要的手势、安慰性的触摸、沉默等,用心倾听患者的诉述,让患者充分陈述和强调他认为重要的情况和感受,并有所回应。在问诊中恰当地运用非语言沟通技巧,能使患者感到轻松自如,易于交流。⑤掌握语言的艺术性:"良言一句三冬暖,恶语伤人六月寒",患者的情绪在很大程度上受到护士语言的影响。礼貌用语可使患者感到温暖、亲切;保护性用语患者易于接受;安慰性用语使患者感到满足和对生活充满希望,护士应让自己处于愉快的状态,给患者以开朗、豁达、亲切感,使病史采集能在轻松的环境中顺利进行。⑥尊重患者隐私:在问诊中要注意保护患者的隐私,护士应避免询问病情隐私被其他患者或他人"旁听";不应有非法触摸、窥视患者隐私部位;不应有以口头形式宣扬患者隐私;对其本人或家人的任何隐私决不能嘲弄、讥笑等。对患者提供的任何资料都只能作为解决患者疾苦的科学依据,绝不作他用。

(3)采用适当的提问形式:应根据具体情况采用不同类型的提问,以便系统有效地获得准确的资料。①一般提问:一般用于病史采集之初和询问现病史、既往史、个人史等每一部分的开始。如"您是哪里不舒服?"如果患者一来就显示胸痛状,可以说"谈谈您的胸痛情况吧"。当获得一些信息后,再侧重地追问一些具体问题。进行一般问话时注意运用关怀的语气,以便获得某一方面的大量资料,让患者以讲故事的形式叙述他的病情。②直接提问:常用于收集一些特定的细节,如"您胸痛有多久了?""什么时候开始胸痛的呢?""您哪一年行的心脏支架手术?",提出特定的问题时获得的信息更有针对性。③直接选择问题:要求患者给予肯定或否定的答案,或者对提供的选择作出回答,如"你胸痛与活动有关吗?""您腹痛是饥饿时痛还是进餐后痛?"提问形式应遵循从一般提问到直接提问的原则,初始提问时应尽量避免用直接或选择性问题,以免限制患者交流信息的范围,难以获得必要的资料,并使获取资料的过程生硬、耗时过长。另外不正确的提问可能会得到错误的信息。④避免以下提问方式。a.诱导性提问:是指询问者为了获得某一回答而在所提问题中添加有暗示被询问者如何回答的内容。由于患者易于默认医护人员的诱问,不会轻易否定。如:"您口含碘剂之后嘴巴、舌头发麻吗?"(而应采用:"你口含碘剂后感觉如何?"),"你的胸痛在活动后容易发生吗?"(而应采用:"你的胸痛在什么情况下会发生呢?"),"你的大便发黑吗?"(而应采用:"你的大便是什么颜色?")。b.逼问:可见于逼迫患者同意医护人员的看法或观点。当患者的回答与医护人员的看法有差距时,应耐心启发患者思考、回忆,以便得到可靠的答案,切不可通过逼问迫使患者同意自己的想法。c.审问:连珠炮式的提问方式,且只允许回答"是"或"否",或者在两三个答案中选择一个。这样的提问容易将患者置于"受审"的境地,限制了患者的主动精神,同时会使患者感到不自在,一般情况下尽量少用。但可以用于弄清楚某个症状的确切部位和性质等,如"是不是这里疼?""这样按得疼不疼?"d.诘难性提问:常使患者产生防御心理,如"那不可能""你能证明给我看吗?"等,带有很强的攻击性,容易让患者感觉医护人员不仅对这一问题或事实有看法,而且对他本人也有意见,而造成不愉快。如需要了解相关情况,医护人员可以用征询的语气与患者就某一点进行友好的探讨,或说明具体的原因,以便患者易于接受,愿意听医务人员表达自己的观念。e.连续提问:连续提出过多的问题要求患者回答,可能会造成患者对要回答的问题混淆不清。如"胸痛什么时候发作? 每天发几次? 是刀割样痛,还是烧灼样痛? 有没有头晕、出汗等?""你家族中谁有冠心病、高血压、糖尿病或肿瘤吗?"f.重复提问:有时为了核实资料的真实性,需要就同样的问题重申要点。例如,"你刚才说大便是黑色,这很重要,请再给我详细讲一下你解大便的情况"。但无计划的重复提问会降低患者对医护人员的信任,认为医护人员并没有认真倾听。如在病史采集中患者已经提到其父亲和哥哥有冠心病,后又问家中有无冠心病患者。

(4)时间顺序:在病史的采集中应按症状和体征出现的先后顺序询问,问清首发症状的确切时间及起始情况,病情演变的过程直至目前的情况。如有几个症状同时出现,必须将清症状出现的先后顺序及主、次和伴随症状,准确反映疾病的发生发展过程,以减少遗漏重要的资料。护士在问诊中可以用"嗯……,然后呢?……""接着往后说……"。例如,患者在使用 ACEI 药物时可以使病情得到缓解,而有时也会导致患者出现咳嗽的症状,仔细按时间线索询问可获得有效的资料,找到问题的症结。

(5)使用过渡性语言:病史采集时需要转换到另一个项目时,需向患者说明将要讨论的新话题及其理由,使患者易于合作。例如,过渡到既往史:"现在我们已经了解了您目前的状况,现在我还想知道您过去的病情,可能会与这次病情有关,您以前的身体情况如何?"过渡到家族史:"现在我想了解您家族中的患病情况,您也知道,冠心病有遗传倾向。那先从您的父母开始吧,他们都还健在吗? 身体怎么样?"

(6)掌握问诊进度:掌握问诊的时间和进度。询问者应多听少问,不要轻易打断患者讲话,让患者有足够的时间回答问题,如果患者偏离主题,可以委婉地把患者的思路引导到病史线索上来,如"您刚才讲的我了解了,现在谈谈您当时的胸痛情况吧。"

(7)引证核实:引证核实患者提供的信息,收集到尽可能准确可靠的病史。如患者回答对青霉素过敏,应问明过敏这个结论是如何得知的,是做皮试的时候还是曾经输液时发生过变态反应,是何种具体表现,如过敏性休克、发热、皮肤瘙痒、荨麻疹、腹痛、哮喘等。如患者诉三个月内有跌倒史,应询问患者跌倒时的具体情形,包括时间、地点、跌倒时身体有无不适,有无受伤、意识丧失等。这些都直接影响到对病情真实情况及对护理计划抉择的判断。需要护士核实的资料还有体重、出入量等情况。

(8)讨论问题:应鼓励患者提问和讨论问题。让患者有机会提问,用适宜的目光,言语帮助患者更深刻的理解并表达其内心感受,提供良好的互动环节,从而进行更有效的交流。

(9)避免医学术语:护士应尽量使用通俗易懂的语言代替难懂的医学术语,或者作适当的解释,以免患者不懂装懂,引起误解或使交谈中断。例如,"有没有里急后重的感觉?"应改成"有没有总想大便或者总有拉不完的感觉?"。例如,"你有没有夜间阵发性呼吸困难呢?"应改为"你有没有晚上睡觉的时候突然憋醒的情况发生?"例如,医护人员经常向患者解释心脏病"心脏就像一栋有4个房间的房子,冠状动脉像房子的水管一样给心脏供血供氧,心脏的传导系统像房子的电路系统一样给心脏供电……"。

(10)采取接受和尊重的态度:护士问诊时要做到态度和蔼、举止端庄,对患者始终关切,富有同理心,在患者谈话时给予鼓励、肯定和同情,如点头或简单地以"嗯""哦""我明白""接着讲""作为一个母亲我理解你的感受""那你一定很不容易""你已经戒烟了? 太好了,有毅力"等作为回应和鼓励,避免使用"你怎么还在抽烟?"这种反问、责备的语气,这可以让患者感受到你的关心和理解,达到心理学上的"共鸣",促进患者与护士的合作。对于患者不能肯定的问题,要给予患者适当的时间考虑和回答;对于患者不愿意提及的话题,不可逼迫患者,应给予理解,如为特别重要的信息,可以向患者说明原因,取得患者的配合。

(11)诚实的态度:当患者提出的问题超出自己的知识范围时,可以建议患者去何处咨询能解决这一问题,或请教他人后再回答,不要简单回答"不知道"3个字。

(12)患者的看法:护士应了解患者对这些知识的理解程度或误区,以便进行有针对性的教育。如患者心绞痛发作,担心对药物产生耐药性而不愿服用药物时,应告知患者心绞痛发作时的正确处理方法,解释用药的作用,解除患者的后顾之忧。护士在询问时应敏锐地发觉、分析并问明情况。

(13)关切疾病的影响:疾病对患者家庭成员和家庭生活方式有巨大影响。例如,心力衰竭患者由于长期治疗、需人看护,必然给家庭带来经济压力,影响家庭成员和家庭生活方式。乳腺切除术的患者,自我形象会大不相同,同时伴侣也会有相应的心理和行为变化,应与患者、家属深入探讨这些问题,以消除患者的顾虑。

(14)关心患者的经济状况:了解患者的经济状况、支持的来源、医疗保险的类型。针对不同情况给出恰当的解释可增加患者对护士的信任。对于经济困难的患者,鼓励其设法寻找资助,包括家庭其他成员、朋友、工作单位等。

(15)归纳小结:在问诊结束之前,可以向患者复述一遍病史的重要内容,以便唤起患者的记忆,理顺思路;让患者知道问询者如何理解他的病史,纠正错误。对症状较多较复杂的患者,尤其应注意及时总结,以便核实获得资料的正确性。

(16)结束语:病史采集结束前应给予暗示,如看表或总结问诊内容,不可直接生硬的结束问诊,同时应感谢患者的合作,并说明下一步患者需做的准备和护理计划等。

4.病史采集的基本流程

(1)准备工作。①病室环境:安静、温湿度适当、光线适宜、床单位整洁舒适、无异味、布局合理。②工具准备:护理病历夹、笔、电子病历PDA等用物。③着装仪表服装、鞋帽整洁,仪表大方,举止端庄。④行为举止:自信、大方、调整姿势,通过行为来改变心境。⑤精神心态:心情舒畅、态度亲切、努力构造良好的氛围。⑥评估思维:从医学、心理学、语言和社会学的角度、患者定位等方面入手。

(2)接待工作。①自我介绍:礼貌、自信地向患者介绍自己责任护士的身份,将患者带入病室。②入院宣教:请患者坐下,向患者行入院宣教,住院须知请患者签字;双人核对患者腕带信息,为患者佩戴并讲解其作用及使用注意事项。③解释交谈目的:向患者说明此次交谈的目的,取得患者的配合。

（3）病史采集：对于患者病史采集的内容，前面已有详细的介绍。

（4）书写护理病历：入院患者首次评估单、护理记录单、护理计划单、风险评估单等。

5.特殊情况的病史采集

（1）危重和晚期患者：如患者病情危重，需将评估的重点放在目前主要的问题上，并与抢救同时进行，若患者因疼痛、不适等导致表达受限时，可以让患者用点头、摇头来表达，或者询问患者的家属。病情危重者反应变慢，甚至迟钝，不应催促患者，应理解患者。经初步处理，待病情稳定后，再详细询问病史。重症晚期患者可能因治疗无望有拒绝、孤独、抑郁等情绪，护士应首先评估患者对于疾病和预后的了解程度，对其回答应恰当和力求中肯，避免造成伤害。亲切的语言、真诚的关心、多与患者沟通，都可以给予患者极大的情感支持。

（2）老年患者：老年人因体力、视力、听力的减退，部分患者还存在思维障碍或反应缓慢，可能对病史采集有一定的影响。应注意以下技巧：①先用简单清楚、通俗易懂的一般性问题提问。②减慢病史采集进度，提高音量，使之有足够时间思索、回忆，必要时作适当的重复。③注意患者的反应，判断其是否听懂，有无语言障碍、思维障碍、精神失常，必要时请翻译或向家属和朋友收集补充病史。④对于思维迟缓尤其是伴有脑血管疾病者，应注意甄别其叙述内容的可靠性，取得其家属或共同生活者的配合，帮助纠正错误信息，提供更多的资料。⑤注意精神状态、外貌言行、与家庭及子女的关系等。

（3）儿童患者：了解儿童生长发育、心理及行为的特点，注意问诊时的面容、语调。小儿大多不能自述病史，须由家长或保育人员代述，所提供病史材料的可靠性与其观察小儿的能力、接触小儿的密切程度有关，对此应予注意并在病历记录中说明。病史采集时应注意态度和蔼，体谅家长焦急的心情，重视家长所提供的每个症状，因为家长最能早期发现小儿病情的变化。5岁以上的小儿，可让他补充叙述一些有关病情的细节，但应注意小儿记忆及表达的准确性。

（4）残疾患者：残疾患者在接触、提供病史上较为困难，需要更多的同情、关心和耐心，需要花更多时间收集病史。采集时注意以下技巧：①对听力损害或聋哑人，可用简单明了的手势或其他肢体语言；可请患者亲属、朋友解释或代述，同时注意患者表情；必要时进行书面交流。②对盲人，给予更多安慰，先向患者自我介绍，尽量保证患者舒适，这有利于减轻患者的恐惧，获得患者信任。聆听病史叙述时及时作出语言的应答，可使患者放心与配合。

（5）不合作患者。①依从性差：对于依从性差的患者，应了解其具体原因，并耐心解释疾病、诊疗和护理的相关知识，强调疾病控制或治愈，减少并发症的发生，减少精神上和经济上的负担，以进一步增强患者对护士的信任度。②焦虑与抑郁：对于焦虑患者，应鼓励患者讲出其感受，注意其语言和非语言的各种异常线索，以确定问题性质，给予宽慰和保证时应注意分寸，以免适得其反，使患者觉得护士不可信，产生抵触情绪。对于抑郁的患者，应多与患者沟通，建立友好的护患关系，以便了解其抑郁的具体原因，对因处理，同时注意患者有无自杀倾向，必要时请精神科会诊。③多话与唠叨：应注意以下技巧。a.提问应限定在主要问题上。b.当患者提供与病情不相关内容时，巧妙地打断。c.让患者稍作休息，同时仔细观察患者有无思维奔逸或混乱，如有则按精神科要求采集病史和进行精神检查。d.分次进行病史采集，告知患者病史采集内容及时间限制等，但应有礼貌、诚恳表述，切勿无耐心而使患者失去信任。④忧伤与缄默：对这类患者，护士在病史采集前应注意情感上的交流，最大限度地取得信任，在询问过程中，适当地安抚、理解患者，允许有必要的停顿或沉默，待患者平复情绪后再继续询问，同时尽量避免过多、过快的提问，以免造成患者缄默加重甚至产生反抗情绪而拒绝进行任何陈述。⑤愤怒与敌意：患病和缺乏安全感，导致患者可能表现出愤怒和不满，其愤怒的具体原因可能会是经济压力、病情恶化、家庭关系等问题，也有可能连患者自己也说不清。患者一般可通过口头、自虐行为、不合作等形式来表达愤怒，也可能会迁怒于护士，不管是哪种情况，护士应采取坦然、理解、不卑不亢的态度，尽量发现患者发怒的原因予以说明，注意切勿使其迁怒他人或医院其他部门。提问应缓慢而清晰，采集内容主要限于现病史较好，对个人史及家族史或其他可能比较敏感的问题，询问要十分谨慎，或分次进行，以免触怒患者。同时，护士应注意保护自己，注意自身的安全。⑥理解能力低下患者：患者理解能力及医学知识贫乏可能影响回答问题及遵从医嘱。护士问诊语言应通俗易懂，减慢提问速度，注意必要的重复及核实。由于对医护人员的尊重及环境生疏，使患者通常表现得过分顺从，有时对问题回答"是"仅仅是一种礼貌和理解的表示，实际上可能并不理解或同意，对此应特别注意。⑦精神异常患者：自知力是人们对自我心理、生理状态的认识能力，在医学上表示患者对自身疾病的认识能力。对于有自知力的精神异常者，病史采集对象是其本人。对缺乏自知力的患者，护士可以通过患者家属或相关人员进行病史采集，但应注意其对患者的了解程度综合分析，确保资料的可靠性。

（杨　云）

第二节　生命体征的测量与护理

生命体征是体温、脉搏、呼吸及血压的总称，是机体生命活动的客观反映，是评价生命活动状态的重要依据，也是护士评估患者身心状态的基本资料。

正常情况下，生命体征在一定范围内相对稳定，相互之间保持内在联系；当机体患病时，生命体征可发生不同程度的变化。护士通过对生命体征的观察，可以了解机体重要脏器的功能状态，了解疾病的发生、发展、转归，并为疾病预防、诊断、治疗和护理提供依据；同时，可以发现患者现存的或潜在的健康问题，以正确制订护理计划。因此，生命体征的测量及护理是临床护理工作的重要内容之一，也是护士应掌握的基本技能。

一、体温

体温由三大营养物质氧化分解而产生。50％迅速转化为热能，50％贮存于 ATP 内，供机体利用，最终仍转化为热能散发到体外。正常人体的温度是由大脑皮质和丘脑下部体温调节中枢调节（下丘脑前区为散热中枢，下丘脑后区为产热中枢），并通过神经、体液因素调节产热和散热过程，保持产热与散热的动态平衡，所以正常人有相对恒定的体温。

（一）正常体温及生理性变化

1.正常体温

通常说的体温是指机体内部的温度，即胸腔、腹腔、中枢神经的温度，又称体核温度，较高且稳定。皮肤温度称体壳温度。临床上通常用口温、肛温、腋温来代替体温。在这 3 个部位测得的温度接近身体内部的温度，且测量较为方便。3 个部位测得的温度略有不同，口腔温度居中，直肠温度较高，腋下温度较低。同时在 3 个部位进行测量，其温度差一般不超过 1 ℃。这是由于血液在不断地流动,将热量很快地由温度较高处带往温度较低处,因而机体各部的温度一般差异不大。

体温的正常值不是一个具体的点,而是一个范围。机体各部位由于代谢率不同,温度略有差异,常以口腔、直肠、腋下的平均温度为标准,个体体温可以较正常的平均温度增减 0.3～0.6 ℃,健康成人的平均温度波动范围见表 2-2。

表 2-2　健康成人不同部位温度的波动范围

部位	波动范围
口腔	36.2～37.0 ℃
直肠	36.5～37.5 ℃
腋窝	36.0～36.7 ℃

2.生理性变化

人的体温在一些因素的影响下,会出现生理性的变化,但这种体温的变化,往往是在正常范围内或是一闪而过的。

(1)时间:人的体温 24 小时内的变动在 0.5～1.5 ℃,一般清晨 2～6 时体温最低,下午 2～8 时体温最高。这种昼夜的节律波动,可能与人体活动代谢的相应周期性变化有关。如长期从事夜间工作的人员,可出现夜间体温上升、日间体温下降的现象。

(2)年龄:新生儿因体温调节中枢尚未发育完全,调节体温的能力差,体温易受环境温度影响而变化;儿童由于代谢率高,体温可略高于成人;老年人代谢率较低,血液循环变慢,加上活动量减少,因此体温偏低。

(3)性别:一般来说,女性比男性有较厚的皮下脂肪层,维持体热能力强,故女性体温较男性高约0.3 ℃。并且女性的基础体温随月经周期出现规律变化,即月经来潮后逐渐下降,至排卵后,体温又逐渐上升。这种体温的规律性变化与血中孕激素及其代谢产物的变化相吻合。

(4)环境温度:在寒冷或炎热的环境下,机体的散热受到明显的抑制或加强,体温可暂时性的降低或升高。另外,气流、个体暴露的范围大小也影响个体的体温。

(5)活动:任何需要耗力的活动,都使肌肉代谢增强,产热增加,可以使体温暂时性上升 1～2 ℃。

(6)饮食:进食的冷热可以暂时性地影响口腔温度,进食后,由于食物的特殊动力作用,可以使体温暂时性地升高 0.3 ℃左右。

另外,强烈的情绪反应、冷热的应用及个体的体温调节机制都对体温有影响,在测量体温的过程中要加以注意并能够做出解释。

3.产热与散热

(1)产热过程:机体产热过程是细胞新陈代谢的过程。人体通过化学方式产热,即食物氧化、骨骼肌运动、交感神经兴奋、甲状腺素分泌增多,以及体温升高均可提高新陈代谢率,而增加产热量。

(2)散热过程:机体通过物理方式进行散热。机体大部分的热量通过皮肤的辐射、传导、对流、蒸发来散热;一小部分的热量通过呼吸、尿、粪便而散发于体外。当外界温度等于或高于皮肤温度时,蒸发就是人体唯一的散热形式。①辐射:热由一个物体表面通过电磁波的形式传至另一个与它不接触物体表面的一种形式。在低温环境中,它是主要的散热方式,安静时的辐射散热所占的百分比较大,可达总热量的 60%。其散热量的多少与所接触物质的导热性能、接触面积和温差大小有关。②传导:机体的热量直接传给同它接触的温度较低的物体的一种散热方法。③对流:传导散热的特殊形式。是指通过气体或液体的流动来交换热量的一种散热方法。④蒸发:由液态转变不气态,同时带走大量热量的一种散热方法。

(二)异常体温的观察

人体最高的耐受热为 40.6~41.4 ℃,低于 34 ℃或高于 43 ℃,则极少存活。升高超过41 ℃,可引起永久性的脑损伤;高热持续在 42 ℃以上 24 小时常导致休克及严重并发症。所以对于体温过高或过低者应密切观察病情变化,不能有丝毫的松懈。

1.体温过高

体温过高又称发热,是由于各种原因使下丘脑体温调节中枢的调定点上移,产热增加而散热减少,导致体温升高超过正常范围。

(1)原因:①感染性,如病毒、细菌、真菌、螺旋体、立克次体、支原体、寄生虫等感染引起的发热,最多见。②非感染性,如无菌性坏死物质的吸收引起的吸收热、变态反应性发热等。

(2)以口腔温度为例,按照发热的高低将发热分为如下几类。低热:37.5~37.9 ℃。中等热:38.0~38.9 ℃。高热:39.0~40.9 ℃。超高热:41 ℃及以上。

(3)发热过程:发热的过程常依疾病在体内的发展情况而定,一般分为 3 个阶段。①体温上升期:特点是产热大于散热。主要表现:皮肤苍白、干燥无汗,患者畏寒、疲乏,体温升高,有时伴寒战。方式:骤升和渐升。骤升指体温在数小时内升至高峰,如肺炎球菌导致的肺炎;渐升指体温在数小时内逐渐上升,数天内达高峰,如伤寒。②高热持续期:特点是产热和散热在较高水平上趋于平衡。主要表现:体温居高不下,皮肤潮红,呼吸加深加快,脉搏增快并有头痛、食欲缺乏、恶心、呕吐、口干、尿量减少等症状,甚至惊厥、谵妄。③体温下降期:特点是散热增加,产热趋于正常,体温逐渐恢复至正常水平。主要表现:大量出汗、皮肤潮湿、温度降低。老年人易出现血压下降、脉搏细速、四肢厥冷等循环衰竭的症状。方式:骤降和渐降。骤降指体温在数小时内降至正常,如大叶性肺炎、疟疾;渐降指体温在数天内降至正常,如伤寒、风湿热。

(4)热型:将不同时间测得的体温绘制在体温单上,互相连接就构成体温曲线。各种体温曲线形状称为热型。有些发热性疾病有特殊的热型,通过观察体温曲线可协助诊断。但需注意,药物的应用可使热型变得不典型。常见的热型如下。①稽留热:体温持续在 39~40 ℃,达数天或数周,24 小时波动范围不超过 1 ℃。常见于大叶性肺炎、伤寒等急性感染性疾病的极期。②弛张热:体温多在 39 ℃以上,24 小时体温波动幅度可超过 2 ℃,但最低温度仍高于正常水平。常见于化脓性感染、败血症、浸润性肺结核等疾病。③间歇热:体温骤然升高达高峰后,持续数小时又迅速降至正常,经过一天或数天间歇后,体温又突然升高,如此有规律地反复发作,常见于疟疾。④不规则热:发热不规律,持续时间不定。常见于流行性感冒、肿瘤等疾病引起的发热。

2.体温过低

体温过低是指由于各种原因引起的产热减少或散热增加,导致体温低于正常范围,称为体温过低。当体温低于 35 ℃时,称为体温不升。体温过低的原因如下。

(1)体温调节中枢发育未成熟:如早产儿、新生儿。

(2)疾病或创伤:见于失血性休克、极度衰竭等患者。

(3)药物中毒。

（三）体温异常的护理

1.体温过高

降温措施有物理降温、药物降温及针刺降温。

（1）观察病情：加强对生命体征的观察，定时测量体温，一般每天测温 4 次，高热患者应每 4 小时测温 1 次，待体温恢复正常 3 天后，改为每天 1～2 次，同时观察脉搏、呼吸、血压、意识状态的变化；及时了解有关各种检查结果及治疗护理后病情好转还是恶化。

（2）饮食护理：①补充高蛋白、高热量、高维生素、易消化的流质或半流质饮食，如粥、鸡蛋羹、面片汤、青菜、新鲜果汁等。②多饮水，每天补充液量 3 000 mL，必要时给予静脉点滴，以保证入量。

由于高热时，热量消耗增加，全身代谢率加快，蛋白质、维生素的消耗量增加，水分丢失增多，同时消化液分泌减少，胃肠蠕动减弱，所以宜及时补充水分和营养。

（3）使患者舒适：①安置舒适的体位让患者卧床休息，同时调整室温和避免噪声。②每天早、晚刷牙，饭前、饭后漱口，不能自理者，可行特殊口腔护理。由于发热患者唾液分泌减少，口腔黏膜干燥，机体抵抗力下降，极易引起口腔炎、口腔溃疡，因此口腔护理可预防口腔及咽部细菌繁殖。③发热患者退热期出汗较多，此时应及时擦干汗液并更换衣裤和大单等，以保持皮肤的清洁和干燥，防止皮肤继发性感染。

（4）心理调护：注意患者的心理状态，对体温的变化给予合理的解释，以缓解患者紧张和焦虑的情绪。

2.体温过低

（1）保暖：①给患者加盖衣被、毛毯、电热毯等或放置热水袋，注意小儿、老人、昏迷者，热水袋温度不宜过高，以防烫伤。②暖箱：适用于体重低于 2 500 g，胎龄不足 35 周的早产儿、低体重儿。

（2）给予热饮。

（3）监测生命体征：每小时测体温 1 次，直至恢复正常且保持稳定，同时观察脉搏、呼吸、血压、意识的变化。

（4）设法提高室温：以 22～24 ℃为宜。

（5）积极宣教：教会患者避免导致体温过低的因素。

（四）测量体温的技术

1.体温计的种类及构造

（1）水银体温计：水银体温计又称玻璃体温计，是最常用的最普通的体温计。它是一种外标刻度为红线的真空玻璃毛细管。其刻度范围为 35～42 ℃，每小格为 0.1 ℃，在 37 ℃刻度处以红线标记，以示醒目。体温计一端贮存水银，当水银遇热膨胀后沿毛细管上升；因毛细管下端和水银槽之间有一凹陷，所以水银柱遇冷不致下降，以便检视温度。

根据测量部位的不同可将体温计分为口表、肛表、腋表。口表的水银端呈圆柱形，较细长；肛表的水银端呈梨形，较粗短，适合插入肛门；腋表的水银端呈扁平鸭嘴形。临床上口表可代替腋表使用。

（2）其他：如电子体温计、感温胶片、可弃式化学体温计等。

2.测体温的方法

（1）目的：通过测量体温，了解患者的一般情况及疾病的发生、发展规律，为诊断、预防、治疗提供依据。

（2）用物准备：①测温盘内备体温计（水银柱甩至35℃以下）、秒表、纱布、笔、记录本。②若测肛温，另备润滑油、棉签、手套、卫生纸、屏风。

（3）操作步骤：①洗手、戴口罩，备齐用物，携至床旁。②核对患者并解释目的。③协助患者取舒适卧位。④根据病情选择合适的测温方法。测腋温：擦干汗液，将体温计放在患者腋窝，紧贴皮肤屈肘臂过胸，夹紧体温计。测量10分钟后，取出体温计用纱布擦拭。测口温法：嘱患者张口，将口表汞柱端放于舌下热窝。嘱患者闭嘴用鼻呼吸，勿用牙咬体温计。测量时间3～5分钟。嘱患者张口，取出口表，用纱布擦拭。测肛温法：协助患者取合适卧位，露出臀部。润滑肛表前端，戴手套用手垫卫生纸分开臀部，轻轻插入肛表3～4 cm。测量时间3～5分钟。用卫生纸擦拭肛表。④检视读数，放体温计盒内，记录。⑤整理床单位。⑥洗手，绘制体温于体温单上。⑦消毒用过的体温计。

（4）注意事项：①测温前应注意有无影响体温波动的因素存在，如30分钟内有无进食、剧烈活动、冷热敷、坐浴等。②体温值如与病情不符，应重复测量。③腋下有创伤、手术或消瘦夹不紧体温计者不宜测腋温；腹泻、肛门手术、心肌梗死的患者禁测肛温；精神异常、昏迷、婴幼儿等不能合作者及口鼻疾病或张口呼吸者禁测口温；进热食或面颊部热敷者，应间隔30分钟后再测口温。④对小儿、重症患者测温时，护士应守护在旁。⑤测口温时，如不慎咬破体温计，应立即清除玻璃碎屑，以免损伤口腔黏膜；口服蛋清或牛奶，以保护消化道黏膜并延缓汞的吸收；病情允许者，进粗纤维食物，以加快汞的排出。

3.体温计的消毒与检查

（1）体温计的消毒：为防止测体温引起的交叉感染，保证体温计清洁，用过的体温计应消毒。先将体温计分类浸泡于含氯消毒液内30分钟后取出，再用冷开水冲洗擦干，放入清洁容器中备用。集体测温后的体温计，用后全部浸泡于消毒液中。①5分钟后取出清水冲净，擦干后放入另一消毒液容器中进行第二次浸泡，半小时后取出清水冲净，擦干后放入清洁容器中备用。②消毒液的容器及清洁体温计的容器每周进行2次高压蒸汽灭菌消毒，消毒液每天更换一次，若有污染随时消毒。③传染病患者应设专人体温计，单独消毒。

（2）体温计的检查：在使用新的体温计前，或定期消毒体温计后，应对体温计进行校对，以检查其准确性。将全部体温计的水银柱甩至35℃以下，同一时间放入已测好的40℃水内，3分钟后取出检视。若体温计之间相差0.2℃以上或体温计上有裂痕者，取出不用。

二、脉搏

（一）正常脉搏及生理性变化

1.正常脉搏

随着心脏节律性收缩和舒张，动脉内的压力也发生周期性的波动，这种周期性的压力变化可引起动脉血管发生扩张与回缩的搏动，这种搏动在浅表的动脉可触摸到，临床简称为脉搏。正常人的脉搏节律均匀、规则，间隔时间相等，每搏强弱相同且有一定的弹性，每分钟搏动的次数为60～100次（即脉率）。脉搏通常与心率一致，是心率的指标。

2.生理性变化

脉率受许多生理性因素影响而发生一定范围的波动。

（1）年龄：一般新生儿、幼儿的脉率较成人快。

(2)性别:同龄女性比男性快。

(3)情绪:兴奋、恐惧、发怒时脉率增快,忧郁时则慢。

(4)活动:一般人运动、进食后脉率会加快;休息、禁食则相反。

(5)药物:兴奋剂可使脉搏增快,镇静剂、洋地黄类药物可使脉搏减慢。

(二)异常脉搏的观察

1.脉率异常

(1)速脉:成人脉率在安静状态下超过 100 次/分,又称为心动过速。见于高热、甲状腺功能亢进(甲亢,由于代谢率增加而使脉率增快)、贫血或失血等患者。正常人可有窦性心动过速,为一过性的生理现象。

(2)缓脉:成人脉率在安静状态下低于 60 次/分,又称心动过缓。颅内压增高、病窦综合征、二度以上房室传导阻滞,或服用某些药物如地高辛、普尼拉明、利血平、普萘洛尔等可出现缓脉。正常人可有生理性窦性心动过缓,多见于运动员。

2.脉律异常

脉搏的搏动不规则,间隔时间时长时短,称为脉律异常。

(1)间歇脉:在一系列正常均匀的脉搏中出现一次提前而较弱的脉搏,其后有一较正常延长的间歇(即代偿性间歇),亦称期前收缩。见于各种心脏病或洋地黄中毒的患者;正常人在过度疲劳、精神兴奋、体位改变时也偶尔出现间歇脉。

(2)脉搏短绌:同一单位时间内脉率少于心率。绌脉是由于心肌收缩力强弱不等,有些心排血量少的搏动可发出心音,但不能引起周围血管搏动,导致脉率少于心率。特点:脉律完全不规则,心率快慢不一,心音强弱不等。多见于心房纤颤者。

3.强弱异常

(1)洪脉:当心排血量增加,血管充盈度和脉压较大时,脉搏强大有力,称洪脉。见于高热、甲状腺功能亢进、主动脉关闭不全等患者;运动后、情绪激动时也常触到洪脉。

(2)细脉:当心排血量减少,动脉充盈度降低时,脉搏细弱无力,扪之如细丝,称细脉或丝脉。见于大出血、主动脉瓣狭窄和休克、全身衰竭的患者,是一种危险的脉象。

(3)交替脉:节律正常而强弱交替时出现的脉搏,称为交替脉。交替脉是左心衰竭的重要体征。常见于高血压性心脏病、急性心肌梗死、主动脉关闭不全等患者。

(4)水冲脉:脉搏骤起骤落,有如洪水冲涌,故名水冲脉,主要见于主动脉关闭不全、动脉导管未闭、甲亢、严重贫血患者,检查方法是将患者前臂抬高过头,检查者用手紧握患者手腕掌面,可明显感知。

(5)奇脉:在吸气时脉搏明显减弱或消失为奇脉。其产生主要与吸气时,左心室的搏出量减少有关。常见于心包腔积液、缩窄性心包炎等患者,是心脏压塞的重要体征之一。

4.动脉壁异常

由于动脉壁弹性减弱,动脉变得迂曲不光滑,有条索感,如按在琴弦上,多见于动脉硬化的患者。

(三)测量脉搏的技术

1.部位

临床上常在靠近骨骼的动脉测量脉搏。最常用和最方便的是桡动脉,患者也乐于接受。其次为颞动脉、颈动脉、肱动脉、腘动脉、足背动脉和股动脉等。如怀疑患者心搏骤停或休克时,应选择大动脉为诊脉点,如颈动脉、股动脉。

2.测脉搏的方法

(1)目的:通过测量脉搏,可间接了解心脏的情况,观察相关疾病发生、发展规律,为诊断、治疗提供依据。

(2)准备:治疗盘内备带秒钟的表、笔、记录本及听诊器。

(3)操作步骤:①洗手、戴口罩,备齐用物,携至床旁。②核对患者,解释目的。③协助患者取坐位或半坐卧位,手臂放在舒适位置,腕部伸展。④以示指、中指、无名指的指端按在桡动脉表面,压力大小以能清楚地触及脉搏为宜,注意脉律,强弱动脉壁的弹性。⑤一般情况下以30秒所测得的数值乘以2,心脏病患者、脉率异常者、危重患者则应以1分钟记录。⑥协助患者取舒适体位。⑦将脉搏绘制在体温单上。

(4)注意事项:①诊脉前患者应保持安静,剧烈运动后应休息20分钟后再测。②偏瘫患者应选择健侧肢体测量。③脉搏细、弱难以测量时,用听诊器测心率。④脉搏短细的患者,应由2名护士同时测量,一人听心率,另一人测脉率,一人发出"开始""停止"的口令,记数1分钟,以分数式记录:心率/脉率,若心率每分钟120次,脉率90次,即应写成120/90次/分。

三、呼吸

(一)正常呼吸及生理变化

1.正常呼吸的观察

在安静状态下,正常成人的呼吸频率为16～20次/分。正常呼吸表现为节律规则,均匀无声且不费力。

2.生理性变化

(1)年龄:一般年龄越小,呼吸频率越快,小儿比成年人稍快,老年人稍慢。

(2)性别:同龄的女性呼吸频率比男性稍快。

(3)运动:运动后呼吸加深加快,休息和睡眠时减慢。

(4)情绪:强烈的情绪变化会刺激呼吸中枢,导致呼吸加快或屏气。如恐惧、愤怒、紧张等都可引起呼吸加快。

(5)其他:环境温度过高或海拔增加,均会使呼吸加深加快,呼吸的频率和深浅度还可受意识控制。

(二)异常呼吸的评估及护理

1.异常呼吸的评估

(1)频率异常:①在安静状态下,成人呼吸频率超过24次/分,称为呼吸过速或气促。见于高热、疼痛、甲亢、缺氧等患者,因血液中二氧化碳积聚,血氧不足,可刺激呼吸中枢,使呼吸加快。发热时,体温每升高1℃,每分钟呼吸增加3～4次。②在安静状态下,成人呼吸频率少于10次/分,称为呼吸过缓。常见于呼吸中枢抑制的疾病,如颅内压增高、麻醉剂及安眠药过量等患者。

(2)节律异常:①潮式呼吸又称陈-施呼吸,是一种周期性的呼吸异常,周期0.5～2.0分钟,需观察较长时间才能发现。特点表现为开始时呼吸浅慢,以后逐渐加深加快,又逐渐由深快变为浅慢,然后呼吸暂停5～30秒后,再重复上述状态的呼吸,如此周而复始,呼吸运动呈潮水涨落样,故称潮式呼吸(图2-2)。发生机制:当呼吸中枢兴奋性减弱或高度缺氧时,呼吸减弱至暂停,血中二氧化碳增高到一定程度时,通过颈动脉和主动脉的化学感受器反射性地刺激呼吸中枢,使呼吸恢复。随着呼吸的由弱到强,二氧化碳不断排出,使其分压降低,呼吸中枢又失去有效的刺激,呼吸再次减弱至暂停,从而形成了周期性呼吸。常见于中枢神经系统疾病,如脑炎、颅内压增高、酸中毒、巴比妥中毒等患者。②间断呼吸又称毕奥呼吸,表现为呼吸和呼吸暂停现象交替出现的呼吸。特点是有规律地呼吸几次后,突然暂停呼吸,间隔时间长短不同,随后又开始呼吸,然后反复交替出现(图 2-3)。其发生机制同潮式呼吸,是呼吸中枢兴奋性显著降低的表现,但比潮式呼吸更为严重,多在呼吸停止前出现,预后不佳。常见于颅内病变、呼吸中枢衰竭等患者。

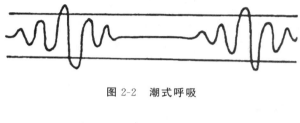

图 2-2　潮式呼吸

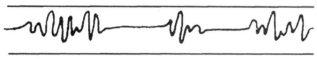

图 2-3　间断呼吸

(3)深浅度异常:①深度呼吸又称库斯莫呼吸,是一种深而规则的大呼吸。见于尿毒症、糖尿病等引起的代谢性酸中毒等患者。②浮浅性呼吸是一种浅表而不规则的呼吸。有时呈叹息样,见于呼吸肌麻痹或濒死的患者。

(4)音响异常:①蝉鸣样呼吸,吸气时有一种高音调的音响,声音似蝉鸣,称为蝉鸣样呼吸。其发生机制多由于声带附近有阻塞,使空气进入发生困难所致。见于喉头水肿、痉挛、喉头有异物等患者。②鼾声呼吸,呼气时发出粗糙的呼声。其发生机制由于气管或支气管内有较多的分泌物蓄积,多见于深昏迷等患者。

(5)呼吸困难:指呼吸频率、节律和深浅度都有异常。呼吸困难的患者主观上感到空气不足、呼吸费力;客观上表现用力呼吸、张口耸肩、鼻翼翕动、发绀,辅助呼吸肌也参与呼吸运动,在呼吸频率、节律、深浅度上出现异常改变,根据临床表现可分为如下几种。①吸气性呼吸困难:是由于上呼吸道部分梗阻,使得气体进入肺部不畅,肺内负压极度增高所致,患者感觉吸气费力,吸气时间显著长于呼气时间,辅助呼吸肌收缩增强,出现明显的三凹征(胸骨上窝、锁骨上窝和肋间隙及腹上角凹陷)。多见于喉头水肿或气管、喉头有异物等患者。②呼气性呼吸困难:是由于下呼吸道部分梗阻,使得气体呼出肺部不畅所致,患者呼气费力,呼气时间显著长于吸气时间,多见于支气管哮喘和阻塞性肺气肿患者。③混合性呼吸困难:呼气和吸气均感费力,呼吸的频率加快而表浅。多见于重症肺炎、大片肺不张或肺纤维化的患者。

(6)形态异常:①胸式呼吸渐弱,腹式呼吸增强。正常女性以胸式呼吸为主。当胸部或肺有疾病或手术时均使胸式呼吸渐弱,腹式呼吸增强。②腹式呼吸渐弱,胸式呼吸增强。正常男性及儿童以腹式呼吸为主。当有腹部疾病,如腹膜炎、腹部巨大肿瘤、大量腹水时,膈肌下降,腹式呼吸渐弱,胸式呼吸增强。

2.异常呼吸的护理

(1)观察:密切观察呼吸状态及相关症状、体征的变化。

(2)吸氧:酌情给予氧气吸入,必要时可用呼吸机辅助呼吸。

(3)心理护理:根据患者的反应,有针对性地对患者做好患者的心理护理,合理解释及安慰患者,以消除患者的紧张、恐惧心理,有安全感,主动配合治疗和护理。

(4)卧床休息:调节室内温度和湿度,保持空气清新,禁止吸烟;根据病情安置舒适体位,以保证患者的休息,减少耗氧量。

(5)保持呼吸道通畅:及时清除呼吸道分泌物,必要时给予吸痰。

(6)给药治疗:根据医嘱给药治疗,注意观察疗效及不良反应。

(7)健康教育:讲解有效咳嗽和正确呼吸方法,指导患者戒烟。

(三)呼吸测量技术

1.目的

(1)测量患者每分钟的呼吸次数。

(2)协助临床诊断,为预防、治疗、护理提供依据。

(3)观察呼吸的变化,了解患者疾病的发生、发展规律。

2.评估

(1)患者的病情、治疗情况及合作程度。

(2)患者在30分钟内有无活动、情绪激动等影响呼吸的因素存在。

3.操作前准备

(1)用物准备:有秒针的表、记录本和笔。

(2)患者准备:情绪稳定,保持自然的呼吸状态。

(3)护士准备:着装整洁,修剪指甲,洗手,戴口罩。

(4)环境准备:安静、整洁、光线充足。

4.操作步骤

见表2-3。

表2-3　呼吸测量技术操作步骤

流程	步骤	要点说明
1.核对	携用物到床旁,核对床号、姓名	*确定患者
2.取体位	测量脉搏后,护士仍保持诊脉手势	*分散患者的注意力
3.测量呼吸	(1)观察患者胸部或腹部的起伏(一起一伏为一次呼吸),一般情况测30秒,将所测数值乘以2即为呼吸频率,如患者呼吸不规则或婴儿应测1分钟 (2)如患者呼吸微弱不易观察时,可用少许棉花放于患者鼻孔前,观察棉花纤维被吹动的次数,计数1分钟	*男性多为腹式呼吸,女性多为胸式呼吸,同时应观察呼吸的节律、深浅度、音响及呼吸困难的症状
4.记录	记录呼吸值:次/分,洗手	

5.注意事项

测量患者呼吸时,患者应处于自然呼吸的状态,以保证测量数值的准确性。

四、血压

血压是指血液在血管内流动时对血管壁的侧压力。一般指动脉血压,如无特别注明均指肱动脉的血压。当心脏收缩时,主动脉压急剧升高,至收缩中期达最高值,此时的动脉血压称收缩压。当心室舒张时,主动脉压下降,至心舒末期达动脉血压的最低值,此时的动脉血压称舒张压。

(一)正常血压及生理性变化

1.正常血压

在安静状态下,正常成人的血压范围:(12.0～18.5)/(8.0～11.9)kPa,脉压为4.0～5.3 kPa。

血压的计量单位,过去多用 mmHg(毫米汞柱),后改用国际统一单位 kPa(千帕斯卡)。目前临床仍用 mmHg(毫米汞柱)。两者换算公式:1 kPa＝7.5 mmHg、1 mmHg＝0.133 kPa。

2.生理性变化

在各种生理情况下,动脉血压可发生各种变化,影响血压的生理因素有以下几种。

(1)年龄:随着年龄的增长血压逐渐增高,以收缩压增高较显著。儿童血压的计算公式如下。

$$收缩压＝80＋年龄×2$$
$$舒张压＝收缩压×2/3$$

(2)性别:青春期前的男女血压差别不显著。成年男子的血压比女性高0.7 kPa(5 mmHg);绝经期后的女性血压又逐渐升高,与男性差不多。

(3)昼夜和睡眠:血压在上午8～10小时达全天最高峰,之后逐渐降低;午饭后又逐渐升高,下午4～6小时出现全天次高值,然后又逐渐降低;至入睡后2小时,血压降至全天最低值;早晨醒来又迅速升高。睡眠欠佳时,血压稍增高。

(4)环境:寒冷时血管收缩,血压升高;气温高时血管扩张,血压下降。

(5)部位:一般右上肢血压常高于左上肢,下肢血压高于上肢。

(6)情绪:紧张、恐惧、兴奋及疼痛均可引起血压增高。

(7)体重:血压正常的人发生高血压的危险性与体重增加呈正比。

(8)其他:吸烟、劳累、饮酒、药物等都对血压有一定的影响。

(二)异常血压的观察

1.高血压

目前基本上采用1999年世界卫生组织(WHO)和国际抗高血压联盟(ISH)高血压治疗指南的高血压定义:在未服抗高血压药的情况下,成人收缩压≥18.7 kPa(140 mmHg)和(或)舒张压≥12.0 kPa(90 mmHg)者。95％的患者为病因不明的原发性高血压,多见于动脉硬化、肾炎、颅内压增高等,最易受损的部位是心、脑、肾、视网膜。

2.低血压

一般认为血压低于正常范围且有明显的血容量不足表现如脉搏细速、心悸、头晕等,即可诊断为低血压。常见于休克、大出血等。

3.脉压异常

脉压增大多见于主动脉瓣关闭不全、主动脉硬化等;脉压减小多见于心包积液、缩窄性心包炎等。

(三)血压的测量

1.血压计的种类和构造

(1)水银血压计:分立式和台式两种,其基本结构都包括输气球、调节空气的阀门、袖带、能充水银的玻璃管、水银槽几部分。袖带的长度和宽度应符合标准:宽度比被测肢体的直径宽20%,长度应能包绕整个肢体。充水银的玻璃管上标有刻度,范围为0~40.0 kPa(0~300 mmHg),每小格表示0.3 kPa(2 mmHg);玻璃管上端和大气相通,下端和水银槽相通。当输气球送入空气后,水银由玻璃管底部上升,水银柱顶端的中央凸起可指出压力的刻度。水银血压计测得的数值相当准确。

(2)弹簧表式血压计:由一袖带与有刻度2.7~4.0 kPa(20~30 mmHg)的圆盘表相连而成,表上的指针指示压力。此种血压计携带方便,但欠准确。

(3)电子血压计:袖带内有一换能器,可将信号经数字处理,在显示屏上直接显示收缩压、舒张压和脉搏的数值。此种血压计操作方便,清晰直观,不需听诊器,使用方便、简单,但欠准确。

2.测血压的方法

(1)目的:通过测量血压,了解循环系统的功能状况,为诊断、治疗提供依据。

(2)准备:听诊器、血压计、记录纸、笔。

(3)操作步骤:①测量前,让患者休息片刻,以消除活动或紧张因素对血压的影响;检查血压计,如袖带的宽窄是否适合患者、玻璃管有无裂缝、橡胶管和输气球是否漏气等。②向患者解释,以取得合作。患者取坐位或仰卧,被侧肢体的肘臂伸直、掌心向上,肱动脉与心脏在同一水平。坐位时,肱动脉平第4软骨;卧位时,肱动脉平腋中线。如手臂低于心脏水平,血压会偏高;手臂高于心脏水平,血压会偏低。③放平血压计于上臂旁,打开水银槽开关,将袖带平整地缠于上臂中部,袖带的松紧以能放入一指为宜,袖带下缘距肘窝2~3 cm。如测下肢血压:袖带下缘距腘窝3~5 cm,将听诊器胸件置于腘动脉搏动处,记录时注明下肢血压。④戴上听诊器,关闭输气球气门,触及肱动脉搏动。将听诊器胸件放在肱动脉搏动最明显的地方,但勿塞入袖带内,以一手稍加固定。⑤挤压输气球囊打气至肱动脉搏动音消失,水银柱又升高2.7~4.0 kPa(20~30 mmHg)后,以每秒0.5 kPa(4 mmHg)左右的速度放气,使水银柱缓慢下降,视线与水银柱所指刻度平行。⑥在听诊器中听到第一声动脉音时,水银柱所指刻度即为收缩压;当搏动音突然变弱或消失时,水银柱所指的刻度即为舒张压。当变音与消失音之间有差异或为危重者时,应记录两个读数。⑦测量后,驱尽袖带内的空气,解开袖带。安置患者于舒适卧位。⑧将血压计右倾45°,关闭气门,输气球放在固定的位置,以免压碎玻璃管;关闭血压计盒盖。⑨用分数式,即收缩压/舒张压 mmHg记录测得的血压值,如14.7/9.3 kPa(110/70 mmHg)。

(4)注意事项:①测血压前,要求安静休息20~30分钟,如运动、情绪激动、吸烟、进食等可导致血压偏高。②血压计要定期检查和校正,以保证其准确性,切勿倒置或震动。③打气不可过猛、过高,如水银柱里出现气泡,应调节或检修,不可带着气泡测量。④降至"0",稍等片刻再行第二次测量。⑤对偏瘫、一侧肢体外伤或手术后患者,应在健侧手臂上测量。⑥排除影响血压值的外界因素,如袖带太窄、袖带过松、放气速度太慢测得的血压值偏高,反之则血压值偏低。⑦长期测血压应做到四定,即定部位、定体位、定血压计、定时间。

(陈雪松)

第三节 患者体位的移动

一、移动技术

(一)目的

协助不能自行移动的患者进行床上移动,达到患者舒适的目的。

(二)操作前准备

1.告知患者

操作目的、方法、注意事项、配合方法。

2.评估患者

(1)病情、意识状态、皮肤情况、活动耐力及配合程度。

(2)肢体活动能力、体重,有无约束、伤口、引流管、骨折和牵引等。

3.操作护士

着装整洁、修剪指甲、洗手、戴口罩。

4.物品准备

快速手消毒剂、必要时备软枕。

5.环境

整洁、安静。

(三)操作步骤

1.协助患者移向床头

(1)一人协助法:适用于轻症或疾病恢复期患者。①核对患者腕带、床头卡。②固定床脚刹车,妥善安置各种管路。③视病情放平床头,将软枕横立于床头。④患者仰卧屈膝,双手握住床头栏杆,也可搭在护士肩部或抓住床沿。⑤护士一手托在患者肩部,另一手托住臀部,同时让患者两臂用力,脚蹬床面,托住患者重心顺势向床头移动。⑥放回软枕,根据病情摇起床头。⑦固定管路,整理床单位。⑧洗手。

(2)二人协助法:适用于重症或体重较重的患者。①同一人协助法①~③。②患者仰卧屈膝。③两位护士分别站在床的两侧,交叉托住患者颈肩部和臀部,或一人托住肩及腰部,另一人托住臀部及腘窝部,两人同时抬起患者移向床头。④放回枕头。⑤协助患者取舒适卧位,固定管路,整理床单位。⑥洗手。

2.协助患者翻身侧卧

(1)一人协助法:适用于体重较轻的患者。①核对患者腕带、床头卡。②固定床脚刹车,妥善安置各种管路。③患者仰卧,两手放于腹部。④将患者肩部、臀部移向护士侧床缘,护士两腿分开 11~15 cm,以保持平衡,使重心稳定。⑤移上身:护士将患者近侧肩部稍托起,一手伸入肩部,并用手臂扶托颈项部;另一手移至对侧肩背部,用合力抬起患者上身移至近侧。再将患者臀部、双下肢移近并屈膝,使患者尽量靠近护士。⑥护士一手托肩,一手扶膝,轻轻将患者转向对侧,背向护士。⑦按侧卧要求,在患者背部及所需部位垫上软枕。⑧固定管路,整理床单位。

⑨洗手。⑩记录翻身时间和皮肤情况。

(2)二人协助法：适用于重症或体重较重的患者。①同一人协助法①～③。②护士两人站在床的同一侧，一人托住患者颈肩部和腰部，另一人托住患者臀部和腘窝部，两人同时抬起患者移向近侧。③分别托扶患者的肩、腰、臀和膝，轻轻将患者翻向对侧。④同一人协助法⑦～⑩。

(四)注意事项

(1)注意各种体位转换间的患者安全，保护管路。

(2)注意体位转换后患者的舒适；观察病情、生命体征的变化，记录体位维持时间。

(3)协助患者体位转换时，不可拖拉，注意节力。

(4)被动体位患者翻身后，应使用辅助用具支撑体位保持稳定，确保肢体和关节处于功能位。

(5)注意各种体位受压处的皮肤情况，做好预防压疮的护理。

(6)颅脑手术后，不可剧烈翻转头部，应取健侧卧位或平卧位。

(7)颈椎或颅骨牵引患者，翻身时不可放松牵引。

(8)石膏固定和伤口较大患者翻身后应使用软垫支撑，防止局部受压。

(五)评价标准

(1)患者/家属能够知晓护士告知的事项，对服务满意。

(2)卧位正确，管道通畅。

(3)护理过程安全，患者局部皮肤无擦伤，无其他并发症。

(4)操作规范，动作熟练。

二、运送技术

(一)目的

运送不能下床的患者。

(二)操作前准备

1.告知患者

操作目的、方法、注意事项、配合方法。

2.评估患者

(1)病情、意识状态、体重及配合能力。

(2)躯体活动能力、皮肤情况。

(3)有无约束、各种管路情况，身体有无移动障碍。

3.操作护士

着装整洁、修剪指甲、洗手、戴口罩。

4.物品准备

轮椅/平车、被单。

5.环境

安全。

(三)操作步骤

(1)轮椅运送：①携用物至患者床旁，核对腕带、床头卡。②从床上向轮椅移动时，在床尾处备轮椅，轮椅应放在患者健侧，固定轮椅。③协助患者下床、转身，坐入轮椅后，放好足踏板。④患者坐不稳或轮椅下斜坡时，用束腰带保护患者。⑤下坡时，倒转轮椅，使轮椅缓慢下行，患者头及背部应向后靠。⑥从轮椅向床上移动时,推轮椅至床尾,轮椅朝向床头,并固定轮椅。⑦协助患者站起、转身、坐至床边。⑧协助患者取舒适卧位,整理床单位。⑨整理用物,洗手。

(2)平车运送:①携用物至患者床旁,核对腕带、床头卡。②挪动法:适用于能在床上配合移动的患者。将平车推至与床平行,并紧靠床边,固定平车,将盖被平铺于平车上,协助患者移动到平车上,盖好被单。③搬运法:儿童或体重较轻者可采用1人搬运法;不能自行活动或体重较重者采用2~3人搬运法;病情危重或颈、胸、腰椎骨折患者采用4人以上搬运法;应先将平车推至床尾,使平车头端与床尾成钝角,固定平车,1人或以上人员将患者搬运至平车上,盖好被单。④拉起护栏。⑤头部置于平车的大轮端。⑥推车时小轮在前,车速适宜,护士站于患者头侧,上下坡时应使患者头部在高处一端。⑦返回病房时,同法移回病床,协助患者取舒适卧位。⑧整理用物及床单位。⑨洗手。

(四)注意事项

(1)使用前应先检查轮椅和平车,保证完好无损方可使用;轮椅、平车放置位置合理,移动前应先固定。

(2)轮椅、平车使用中注意观察病情变化,确保安全。

(3)保护患者安全、舒适,注意保暖,骨折患者应固定好骨折部位再搬运。

(4)遵循节力原则,速度适宜。

(5)在搬运过程中,妥善安置各种管路,避免牵拉。

(五)评价标准

(1)患者/家属能够知晓护士告知的事项,对服务满意。

(2)护理过程安全,患者出现异常情况时,护士处理及时。

三、预防跌倒

(一)目的

评估患者及客观危险因素,采取防止患者跌倒的有效措施,保证患者安全。

(二)操作前准备

1.告知患者/家属

(1)操作目的、注意事项、配合方法。

(2)预防跌倒的方法。

2.评估患者

(1)病情、年龄、意识、自理能力、步态、合作程度、心理状态。

(2)用药、既往病史、目前疾病状况等。

3.操作护士

着装整洁、洗手、戴口罩。

4.物品准备

根据患者情况适时准备污物桶、快速手消毒剂、隔离衣。

5.环境

(1)地面、各种标识、灯光照明、病房设施。

(2)易跌倒的因素。

(3)整洁、私密、温度适宜。

（三）操作步骤

（1）穿隔离衣，携用物至患者床旁，核对腕带、床头卡。

（2）协助患者取舒适、安全卧位。

（3）定时巡视患者，严密观察患者的生命体征及病情变化，合理安全陪护。

（4）遵医嘱按时给患者服药，告知患者服药后注意事项，患者服药后，密切观察患者状况。

（5）将病床调至最低位置，并固定好脚刹，必要时加床挡。

（6）患者坐凳稳定，螺丝固定牢固。

（7）呼叫器、便器等常用物品放在患者易取处。

（8）搬运患者时将平车（轮椅）固定，防止滑动，就位后拉好护栏。

（9）创造良好的病室安全环境，保持地面干净无水迹，走廊畅通，无障碍物、光线明亮。

（10）加强与患者及家属的交流沟通，关注患者的心理需求，给予必要的生活帮助和护理。

（11）整理用物及床单位，用物按医疗垃圾分类处理。

（12）脱隔离衣，洗手、记录。

（四）注意事项

（1）做好防止患者跌倒的宣教工作。

（2）对年老体弱、活动不便者，下床活动时应有保护措施。

（3）搬运患者时将平车（轮椅）固定，防止滑动，就位后拉好护栏。

（4）创造良好的病室安全环境，保持地面干净无水迹，走廊畅通，无障碍物、光线明亮。

（5）加强与患者及家属的交流沟通，关注患者的心理需求，给予必要的生活帮助和护理。

（五）评价标准

（1）患者/家属能够知晓护士告知的事项，对服务满意。

（2）操作规范，动作娴熟。

（3）护理过程安全。

（朱翠娟）

第四节 给 药 技 术

药物治疗是临床最常用的一种治疗手段，通过药物治疗可以达到治疗疾病、减轻症状、预防疾病、协助诊断和维护正常生理功能的目的。护士是药物疗法的实施者和用药过程的监护者，因此，为了合理、安全、有效地用药，护士应该了解和熟悉有关药物的药理学理论与知识，熟悉掌握正确的给药方法和技术，能指导患者安全正确地接受药物治疗并能准确地评估患者用药后的疗效和反应。

一、口服给药法

（一）摆药（病房摆药）

1.目的

按医嘱准备住院患者口服药。正确提供药物剂量和用药时间，用于预防、诊断和治疗疾病。

2.用物

药柜(备有各种药物及用具,如量杯、滴管、乳钵、药匙、纱布或小毛巾),发药盘或发药车,药杯,服药单。

3.操作要点

(1)洗手、戴口罩,将用物备齐。

(2)核对服药单。

(3)摆固体药物,应用药匙取,药粉或含化药物须另用纸包裹后放入杯内。

(4)摆药过程中,严格核对药瓶标签3遍,取药前、取药中、取药后各核对1遍。

(5)摆水剂时应用量杯计量。先将药水摇匀,再手持量杯或带刻度的药杯,拇指在所需刻度处,使之与视线同一水平,右手持药瓶,标签朝向掌心,倒毕以湿纱布擦净瓶口,放回原处。

(6)药液量不足1 mL时,须用滴管测量(1 mL:15滴),将药液滴入盛少许凉开水的药杯内,以免黏附杯上。

(7)药物全部摆完后,与服药单查对1次。对婴幼儿和鼻饲或上消化道出血患者,将药片研碎后用纸包好放入药杯内。

(8)清洗滴管、乳钵等,整理药柜。

(9)经第二人核对后发药。

(二)发药

1.目的

按医嘱将口服药发给患者,并指导、协助患者服下。

2.用物

温度适宜的白开水,服药单,发药盘或发药车。

3.操作要点

(1)洗手,戴口罩。

(2)按规定时间送药至床前,核对床号、姓名无误后发药。帮助患者及时服下。

(3)老人、体弱者、小儿及危重患者应喂药,鼻饲患者应将研碎药液溶解后从胃管内灌入,并注入少量温开水冲净。

(4)若患者不在或因故暂不能服药者应将药品取回保管并交班。

(5)药杯浸泡消毒,清洗干燥后备用。

4.注意事项

(1)摆药、发药时必须严格执行查对制度。①三查:操作前、操作中、操作后查。②七对:床号、姓名、药名、浓度、剂量、用药方法及时间。

(2)剂量要准确,同时服用几种水剂时,应分别倒入各自药杯内。同时服用2杯以上药物时应一次取离药盘,以免再次取药时拿错。

(3)如病情需要或为幼儿,可将药片磨碎后送服。

(4)严格依照医嘱按时给药。因特殊情况暂不发药,要做好交班。

(5)对易发生变态反应的药物,应在使用前了解患者有无变态反应史,使用中须加强病情观察。

(6)了解患者所服药物的作用、毒副反应及特殊要求,做必要宣教。

(7)发药时,患者如提出疑问,应虚心听取,重新核对,确认无误后给予解释,再给患者服下。

(8)发药后,随时观察服药效果及不良反应,及时与医师联系,酌情处理。

二、皮内注射法

皮内注射是将少量药液或生物制剂注射于表皮与真皮之间的方法。

(一)目的

(1)用于药物过敏试验,观察有无变态反应。

(2)预防接种。

(3)作为局部麻醉的起始步骤。

(二)评估

(1)患者的诊断、治疗情况,用药史、药物变态反应史。

(2)患者的意识状态、心理状态,对用药的认知与合作程度。

(3)患者注射部位皮肤状况。一般选择毛发与色素较少、皮肤浅薄的前臂掌侧下段内侧或三角肌下缘。

(三)用物

注射盘(安尔碘或生理盐水、无菌持物镊、无菌棉签、弯盘、1 mL 注射器1副),按医嘱备好药液放无菌盘内。

(四)操作要点

要点如下:①核对医嘱,洗手,戴口罩。②携物品至病床旁,三查七对,向患者解释。③询问有无变态反应史。④选择部位。预防接种在上臂三角肌下缘,过敏试验在前臂掌侧下 1/3 处。⑤以生理盐水消毒皮肤,待干。再次核对,注射器排气。⑥左手绷紧注射部位皮肤,右手持注射器,针头斜面向上与皮肤呈 5°刺入皮内。待针尖斜面全部进入皮内后以左手拇指固定针栓,右手推注药液0.1 mL局部可见皮丘,并显露毛孔。⑦注射完毕拔出针头,切勿按压。⑧向患者交代注意事项,医嘱打钩签字,清理用物。⑨记录时间,按规定时间观察结果。

(五)注意事项

(1)严格执行查对制度和无菌操作原则。

(2)药物过敏试验前,详细询问用药史、变态反应史及家族史,如患者对需要注射的药物有变态反应史,则不可行皮试。

(3)药物过敏试验须准备好 0.1‰盐酸肾上腺素、氧气等急救药物和设备。

(4)药物过敏试验忌用安尔碘消毒,以免影响对局部反应的观察。

(5)进针勿过深,以针尖斜面完全进入皮内为宜。注射完毕嘱患者避免按揉、遮盖注射部位,以免影响对结果的观察。

(6)若需做对照试验,则用另一注射器及针头,在另一侧前臂相应部位注入 0.1 mL 生理盐水。

(7)应嘱患者20分钟内不可离开、不可剧烈活动,如有不适立即通知医务人员。

(8)药物过敏试验结果判断:注射部位皮丘隆起增大,出现红晕,直径超过 1 cm,周围有伪足伴局部痒痛;或患者出现头晕、心慌、恶心,甚至发生过敏性休克为阳性;皮丘大小无改变,周围不红肿,无红晕,无自觉症状为阴性。

三、皮下注射法

(一)目的

(1)用于不宜经口服给药,或要求较口服给药产生作用迅速而又较肌内或静脉注射吸收慢的情况用药。

(2)局部给药,如局部麻醉。

(2)预防接种各种疫苗。

(二)评估

(1)患者的病情、诊断与治疗情况,用药史、药物变态反应史。

(2)患者的意识状态、心理状态,对用药的认知与合作程度。

(3)患者肢体活动能力,注射部位皮肤及皮下组织状况。

(三)用物

注射盘(同皮内注射)、1～5 mL 注射器、按医嘱备药液放置在无菌盘内。

(四)操作要点

要点如下:①同皮内注射前 2 项操作步骤;②选择注射部位(上臂三角肌下缘、上臂外侧、大腿外侧位或腹部等),常规消毒皮肤(安尔碘消毒)待干;③再次核对,注射器排气;④左手绷紧皮肤,右手持注射器,以示指固定针栓使针头与皮肤呈 30°～40°(过瘦者可捏起注射部位皮肤,同时角度可减小)迅速刺入针头的 1/2～2/3,固定针栓,以左手抽吸活塞,无回血即可推药;⑤注射毕,以干棉球轻压针刺点,快速拔针勿按揉,按压片刻;⑥安置患者于舒适体位,医嘱打钩签字,清理用品。

(五)注意事项

(1)严格执行查对制度和无菌操作原则。

(2)凡对组织刺激性强的药物,不可用作皮下注射。

(3)对需经常注射的患者,应更换注射部位,建立轮流交替注射部位的计划,以增加药液吸收。

(4)针头刺入角度不宜超过 45°,以免刺入肌肉层。注射药液<1 mL 时,必须用 1 mL 注射器抽吸药液,以保证剂量准确。

(5)在注射过程中,手不能接触针梗,以免污染;进针角度为 30°～40°,深度为针梗的1/2～2/3。

(6)对过于消瘦者,护士可捏起局部组织,适当减少穿刺角度。

四、肌内注射

(一)目的

(1)由于药物或病情因素不宜采用口服给药者。

(2)要求药物在较短时间内发生疗效,而又不适于或不必要采用静脉注射。

(3)药物刺激性较强或药量较大,不适于皮下注射。

(二)评估

(1)患者的病情、诊断与治疗情况。

(2)患者的意识状态、心理状态,对用药的认知与合作程度。

(3)患者肢体活动能力,注射部位的皮肤及肌肉组织状况。

(三)用物

注射盘(同皮内注射)、2～5 mL 无菌注射器、按医嘱备药放在无菌盘内。

(四)操作要点

要点如下:①同皮内注射前 2 项操作步骤。②选择注射部位(臀大肌、臀中肌、臀小肌、股外侧肌及上臂三角肌)。③帮助患者取适当体位,常规消毒皮肤,消毒范围直径至少 5 cm。④再次核对,驱尽注射器内空气。⑤左手拇指、示指绷紧皮肤,右手持针以中指固定针栓,将针头迅速垂直刺入肌肉内 2.5～3 cm(针头的 1/2～2/3,消瘦者及小儿酌减)。松开左手抽动活塞,无回血,缓缓注入药物。⑥同皮下注射后 2 项操作步骤。

(五)注意事项

(1)严格执行查对制度和无菌操作原则。

(2)为使臀部肌肉放松,可取下列体位:侧卧位,上腿伸直、下腿稍弯曲;俯卧位,足尖相对、足跟分开;仰卧位,常用于危重患者及不能翻身者;坐位,便于操作、但坐位要稍高。

(3)2 岁以下婴幼儿不宜选用臀大肌注射,因幼儿在未能独立走路前,其臀部肌肉发育不好,臀大肌注射有损伤坐骨神经的危险,应选用臀中肌、臀小肌注射。

(4)切勿将针梗全部刺入,以防针梗从根部衔接处折断,难以取出。

(5)注射针头刺入后若有血液回流,应立即将针头拔出,更换注射部位。

(6)需 2 种药液同时注射时,应注意配伍禁忌。需长期肌内注射者,要有计划地更换注射部位。

五、静脉注射

静脉注射是自静脉注入药液的方法。

(一)目的

(1)不宜口服及肌内注射的药物,通过静脉注射迅速发挥药效。

(2)通过静脉注入用于诊断性检查的药物。

(3)静脉营养治疗。

(二)评估

(1)患者的病情、诊断与治疗情况。

(2)患者的意识状态、心理状态,对用药的认知与合作程度。

(3)患者肢体活动能力,穿刺部位的皮肤状况、静脉充盈度及管壁弹性。

(三)用物

注射盘(同皮内注射)、无菌注射器(根据药液量选用规格)、止血带、治疗巾、按医嘱备药液放在无菌盘内。

(四)操作要点

要点如下:①同皮内注射前 2 项操作步骤。②选择合适静脉。四肢浅静脉:肘部静脉(贵要静脉、正中静脉、头静脉),以及腕部、手背、足背部浅静脉,股静脉。注射部位下铺治疗巾,穿刺处上部约 6 cm 处系止血带,止血带松紧度适宜,常规消毒皮肤。③再次核对,排尽注射器内空气,左手拇指绷紧静脉下端皮肤,右手持注射器针头斜面向上,与皮肤呈 20°,于静脉上方或侧面刺入皮下,再沿静脉方向潜行刺入,见回血可再沿静脉进针少许。④松开止血带,固定针头缓缓注入药液。⑤同皮下注射后2项操作步骤。

（五）注意事项

（1）严格执行查对制度和无菌操作原则。需长期静脉给药者,应有计划地由小到大、由远心端到近心端选择静脉。

（2）根据病情及药物性质,掌握注入药液的速度,并随时听取患者主诉,观察注射局部情况及病情变化。

（3）穿刺后必须有通畅的回血方可推药。对组织有强烈刺激性的药物,应另备抽有生理盐水的注射器和头皮针,注射穿刺成功后,先注入少量生理盐水,证实针头确在静脉内,再换上抽有药液的注射器进行推药,以免药液外溢而致组织坏死。

（4）针对不同患者及注射环境等情况,采用相应的穿刺要点。①肥胖患者:肥胖患者皮下脂肪较厚,静脉位置比较深,有时候在皮肤表面较难辨认。可先扎上止血带,找到合适的静脉,摸清其走向后放松止血带;常规消毒皮肤后扎上止血带,并消毒左示指指头,用该指摸准静脉位置,右手持注射器与针头,稍加大进针角度（为 $30°\sim40°$）,顺静脉走向从血管的正面刺入。②消瘦患者:皮下脂肪少,静脉滑动,但静脉较明显,可以固定静脉的上下端,从正面或侧面刺入。③水肿患者:由于水肿,静脉不明显,可按肢体浅静脉走行位置,先用手指按压局部,将皮下组织间液暂时推开,使血管形态显露,然后尽快消毒皮肤,扎上止血带后进针。④休克患者:因静脉充盈不良致使穿刺困难,可在扎止血带后,从穿刺部位远心端向近心端方向反复推揉,以使血管充盈便于进针。⑤老年人:因老年人皮下脂肪较少,血管易滑动,且脆性较大而易被穿破。可先以一手示指和拇指分别置于穿刺段静脉上下端,固定静脉后再沿其走向穿刺,注意穿刺时用力勿过猛。⑥天气寒冷:浅表静脉收缩,可先用热毛巾或热水袋热敷局部,使血管充盈显露便于进针。待静脉暴露后再穿刺。消毒、穿刺动作要快,否则被驱散的水分又掩藏血管。

六、密闭式静脉输液法

静脉输液术是利用大气压和液体静压原理将大量无菌溶液或药物由周围浅静脉输入体内的治疗方法。

（一）目的

（1）补充水分及电解质,预防和纠正水、电解质及酸碱平衡紊乱。

（2）增加循环血量,改善微循环,维持血压及微循环灌注量。

（3）供给营养物质,促进组织修复,增加体重,维持正氮平衡。

（4）输入药物,治疗疾病。

（二）评估

（1）患者的年龄、病情、意识状态及营养状况等。

（2）患者的心理状态及配合程度。

（3）患者穿刺部位的皮肤、血管状况及肢体活动度。

（三）用物

注射盘(同皮内注射)、一次性无菌输液器、头皮针、治疗巾、止血带、胶布、开瓶器、瓶套、输液架、药液,必要时备夹板及绷带。

（四）操作要点

（1）洗手,戴口罩。

（2）检查输液器完整性、有效期等。

（3）核对医嘱,检查药物,如药名、浓度、剂量和有效期等,瓶口有无松动,将输液瓶或输液袋上下轻摇 2 次,无破裂,无渗漏,药液无浑浊、无沉淀或絮状物出现。常规消毒,根据医嘱加药并在溶液瓶或袋上注明。

（4）取出输液器持输液管及排气管针头插入瓶塞至针头根部,关紧水止。

（5）推用品至病床旁,核对床号、姓名,向患者解释,以取得合作。协助患者排尿,并取适当体位。将输液瓶或输液袋倒挂在输液架上排气,连接针头。

（6）选择静脉,放治疗巾和止血带于穿刺部位下面,用安尔碘消毒皮肤,待干;备胶条,扎紧止血带,安尔碘再次消毒。

（7）取下静脉护针帽进行穿刺,见回血将针头再顺静脉送入少许,松开止血带,打开调节器,以胶布固定针头,取下止血带和治疗巾,将输液肢体放置舒适,必要时,用夹板固定。

（8）根据患者病情调节输液流速,一般成人 40～60 滴/分,儿童 20～40 滴/分。

（9）整理床单位,放置信号开关于患者可及处。

（10）医嘱打钩签字,清理用物。

（11）观察输液反应等情况。

（12）需继续输液者,消毒后,拔去第 1 瓶内通气管、输液管,插入第 2 瓶内,待滴液通畅,方可离去。

（13）输液毕,关紧输液导管,除去胶布,用消毒棉球按压穿刺点上方,拔除针头,按压片刻至无出血,清理用物。

（五）注意事项

（1）严格执行无菌技术操作和查对制度。

（2）根据患者病情需要,有计划地安排输液顺序,如需加入药物注意配伍禁忌。

（3）对长期输液的患者,应注意保护和合理使用静脉血管。一般从远端开始选用。选择粗、直、弹性好、易固定,不影响患者活动的部位。

（4）输液前排尽空气,药液滴尽前及时更换液体或拔针,严防空气栓塞。

（5）不可在输液的肢体抽取血液检验或测量血压。

（6）在输液过程中加强巡视。

（7）连续输液应 24 小时更换输液器 1 次。

（8）加强巡视,随时观察输液是否通畅、滴速等,以及患者对治疗的反应,一旦发现异常立即处理,必要时中止输液,通知医师。

七、常规体表静脉留置针法

（一）目的

（1）减轻患者痛苦,保护血管。

（2）合理用药,提高疗效。

（3）保持静脉通道的通畅,便于抢救。

（二）用物

同静脉输液,另备不同规格的留置针,必要时备肝素帽。

(三)操作要点

要点如下：①同静脉输液步骤前6项操作步骤。②根据静脉情况,确定留置针的规格。③松动留置针外套管,左手绷紧皮肤,右手拇指与示指握紧留置针回血腔两侧,以15°～30°进针,直刺静脉。④见到回血后,压低角度,将穿刺针送入少许。⑤一手固定针芯,一手拇指与示指将外套管全部送入血管。⑥松开止血带,并压住导管尖端处的静脉,抽出针芯。⑦连接肝素帽,固定。⑧将输液器的头皮针扎入肝素帽。⑨余同静脉输液操作步骤。⑩如使用头皮静脉留置针,可直接将输液管路与头皮静脉留置针连接后穿刺。⑪封管。消毒肝素帽,将抽取5～10 mL肝素盐水或生理盐水的注射器针头刺入肝素帽,使用边退针、边推注的正压封管方法。⑫如使用可来福接头替代肝素帽,可不用封管。⑬再次输液时,消毒肝素帽,将输液针头刺入,打开调节器。

(四)注意事项

注意事项如下：①严格无菌操作;②留置针一般保留3～5天,注意保持穿刺部位清洁干燥;③每天封管,并正确使用正压封管;④保护使用留置针的肢体,不输液时,也尽量避免肢体下垂姿势,以免由于重力作用造成回血而堵塞导管;⑤做好患者的健康宣教;⑥注意观察穿刺部位变化及患者主诉,做好记录;⑦更换穿刺点应选用对侧手臂或不同的静脉;⑧穿刺部位有红肿、疼痛等异常情况,应及时拔除导管,并给予处理。

八、密闭式静脉输血法

静脉输血是将全血或某些成分血通过静脉输入体内的方法。输血是临床上常用的急救和治疗的重要措施之一。

(一)目的

(1)补充血容量,提高血压,促进血液循环。

(2)增加血红蛋白含量,促进血液的携氧功能,纠正贫血。

(3)供给各种凝血因子,有助于止血。

(4)增加清蛋白,纠正低蛋白血症。

(5)补充抗体、补体,增强机体免疫力。

(6)促进骨髓系统和网状内皮系统的功能。

(7)排除有害物质。

(二)评估

(1)患者的年龄、病情及治疗情况等。

(2)患者的血型、输血史及变态反应史。

(3)患者穿刺部位的皮肤、血管状况及肢体活动度。

(4)患者的意识状态、心理状态及配合程度。

(三)用物

一次性输血器、0.9%氯化钠注射液、同型血液及配血单,余同周围静脉输液法。

(四)操作要点

要点如下：①按密闭输液操作为患者建立静脉通道,输生理盐水;②按医嘱给抗过敏药;③向患者做好解释;④核对;⑤将备血以手腕旋转动作轻轻转动数次,使血液均匀后,挂血袋于输液架上;⑥检查输液管道通畅,以无菌技术将密闭输血器管道移到血袋内;⑦观察无反应后将流速调至每分钟40～60滴,根据不同患者情况调节速度;⑧输血结束时,继续滴入少量生理盐水,使输液器中余血全部输入体内;⑨关调节器,拔针头,局部按压片刻。

(五)注意事项

(1)严格执行无菌操作及查对制度。在输血前,一定要由2名护士再次进行"三查八对",避免差错事故发生。①三查:查血液的有效期、血液的质量和血液包装是否完好。②八对:核对患者床号、姓名、住院号、血袋号、血型、交叉配血试验结果、血液种类、血量。

(2)输血前后及2袋血液之间,应输入少量生理盐水,以防发生不良反应。

(3)血液内不可随意加入其他药物,防止溶血或凝集。

(4)在输血过程中,应加强巡视,观察患者反应,及时发现有无输血反应发生。

(5)严格掌握输血速度,对年老体弱、严重贫血、心力衰竭患者应谨慎,滴速宜慢。

(6)输完的血袋应保留24小时,以备患者在输血后发生反应时检查、分析原因。

(7)输血最好在领出血液后30分钟内进行,并要求在4小时内输完。凡事先估计静脉穿刺有困难者,待静脉穿刺成功后再到血库取血。

九、输液泵的使用

输液泵是机械或电子的输液控制装置,它通过作用于输液导管达到控制输液速度的目的。

(一)注射器微量输液泵

1.目的

用于需要严格控制输液速度和药量的情况,如应用抗心律失常药物、升压药物及婴幼儿的静脉输液或静脉麻醉时。

2.评估

(1)患者的年龄、病情和意识状态等。

(2)患者穿刺部位的皮肤、血管状况及肢体活动度。

(3)患者心理状态及配合程度。

3.用物

微量输液泵、泵用注射器或普通注射器、注射盘(同皮内注射)、药液。

4.操作要点

要点如下:①洗手、戴口罩;②配制药液,用注射器抽吸准备好,在注射器上注明药液名称及药物浓度;③连接注射器与微量输液泵泵管,排尽空气;④将注射器安装在微量输液泵上;⑤携用物至患者床旁,核对姓名、床号;⑥连接电源,打开微量泵开关;⑦根据医嘱要求,设定输液液量、速率;⑧连接输液泵及穿刺针;⑨整理用物,做好记录。

(二)静脉输液泵

1.用物

输液泵、泵管、注射盘(同皮内注射)、液体。

2.操作要点

要点如下:①洗手、戴口罩;②检查泵管的完整性、有效期;③核对医嘱,按输液法连接液体与泵管,将输液泵管充满液体,排净空气;④将输液泵管安装在输液泵上;⑤携用物至患者床旁,核对床号、姓名;⑥打开输液泵开关,遵医嘱设定输液量、速率及所需其他参数;⑦将输液泵管与穿刺针连接,并固定妥当;⑧整理用物,做好记录。

（三）使用输液泵的注意事项

（1）经常巡视，注意输液泵的工作是否正常，及时发现和处理输液泵的故障。

（2）严密观察液体输注情况，防止空气栓塞的发生。

（3）做好输液泵的维护和保养。

（刘艳萍）

第五节　标本采集技术

标本采集是根据临床疾病诊断、治疗的需要，采集患者少量的血液、体液、分泌物、排泄物及组织细胞等标本，经过物理、化学和生物学的实验室技术和方法进行检验，以协助临床疾病的诊断、治疗及判断预后等。护士为了正确采集各种标本，必须了解各项检验的目的、临床意义，掌握正确的标本采集、送检、监测和保管的方法。

标本采集的原则：①按医嘱采集标本。②采集前做好评估工作。③认真做好核对和解释工作。④正确采集标本。采集方法、采集量和采集时间要正确，确保标本的质量，以免影响检验结果，导致漏诊或误诊；及时采集，按时送检，不可放置时间过久，特殊标本需注明采集时间。⑤培养标本的采集应在患者使用抗生素前采集，如已经使用，应在检验单上注明；采集时严格执行无菌操作，标本须放入无菌容器内，不可混入防腐剂、消毒剂及其他药物，培养基应足量、无浑浊及变质，以保证检验结果的准确性。

一、血标本采集法

（一）目的

1.静脉血标本

静脉血标本包括全血标本，用 T-N 定血液中某些物质的含量（如血糖、尿素氮等）；血清标本，用于测定血清酶、脂类、电解质及肝功能等。

2.动脉血标本

动脉血标本常用于做血气分析。

3.血培养标本

血培养标本用于血液的细菌学检查。

（二）用物准备

注射盘内放无菌的 5 mL 或 10 mL 一次性注射器（或一次性采血针和真空标本容器）、干燥试管、抗凝试管或血培养瓶、按需要备酒精灯、火柴。采集动脉血另备肝素、无菌纱布、无菌软木塞，必要时备无菌手套。

（三）操作要点

1.静脉血标本采集法

（1）准备：备齐用物，容器外贴好标签，核对检验单，采集血培养标本时，应检查容器有无裂缝，培养基是否足够，有无浑浊、变质。

（2）核对解释：携用物至床边，核对并解释，以取得患者合作。

（3）选择静脉：选择合适的静脉，按静脉注射法扎紧止血带，常规消毒皮肤，嘱患者握拳，使静脉充盈；婴幼儿可采用股静脉采血。

（4）取血：按静脉穿刺法将针头刺入静脉，见回血后，抽动活塞，抽血至所需量。抽血毕，松开止血带，嘱患者松拳，以干棉签按压穿刺点，迅速拔出针头，嘱患者屈肘按压进针点片刻。

（5）留标本：将血液注入标本瓶。①血清标本：取下针头，将血液沿管壁缓慢注入干燥试管内，勿将泡沫注入，勿震荡，以防红细胞破裂而造成溶血。②全血标本：将血液如上法注入盛有抗凝剂的试管内，立即轻轻摇动，使血液和抗凝剂混匀，以防血液凝固。③血培养标本：培养瓶有密封瓶和三角烧瓶2种。注入密封瓶时，除去铝盖中部，用2％碘酊、70％乙醇溶液消毒，更换针头后将抽出的血液注入瓶内，轻轻摇匀。若注入三角烧瓶内，应先将纱布松开，取出硅胶塞，迅速在酒精灯火焰上消毒瓶口，将血液注入瓶内，轻轻摇匀，再将硅胶塞至火焰上消毒后塞好，扎紧封瓶纱布。

（6）整理：协助患者取舒适卧位，清理用物。

（7）送检：将标本连同化验单及时送检。

2.动脉血标本采集法

（1）核对解释：携用物至床边，核对，解释目的和方法，以取得患者合作。

（2）选择动脉：选择合适的穿刺部位，多用桡动脉（穿刺点位于前臂掌侧腕关节上2 cm，动脉搏动明显处）或股动脉（穿刺点按股静脉定位法确定）。操作者立于穿刺侧，常规消毒皮肤，消毒范围要广泛。

（3）抽吸肝素：抽吸肝素0.5 mL入注射器，使注射器内壁湿润后，余液全部弃去。

（4）取血：操作者戴无菌手套或常规消毒左手的示指、中指，以固定欲穿刺的动脉。右手持注射器，在两指间垂直或与动脉走向呈40°刺入动脉，见有鲜红色回血，右手固定穿刺针，左手抽取血液。抽血完毕，迅速拔出针头，同时用无菌纱布加压止血5～10分钟。

（5）隔绝空气：立即将针尖斜面刺入软木塞，以隔绝空气，连同化验单立即送检。

（6）整理：帮助患者取舒适卧位，清理用物。

（四）注意事项

1.静脉血标本采集法

（1）做生化检验，应事先通知患者在空腹时采集血标本，以免因进食影响检验结果。

（2）根据不同的检验目的准备标本容器，并掌握采血量。一般血培养取血5 mL，急性细菌性心内膜炎患者，为提高培养阳性率，采血量需增至10～15 mL。

（3）严禁在输液、输血的针头处采集血标本，以免影响检验结果。

（4）同时抽取几个项目的血标本，应先注入血培养瓶，其次注入抗凝管，最后注入干燥试管，动作需迅速准确。

2.动脉血标本采集法

（1）严格执行无菌技术，以防感染。

（2）有出血倾向的患者，谨慎使用。

（3）采集方法正确，标本及时送检。

二、尿标本采集法

(一)目的

1.常规标本采集法

常规标本采集法用于检查尿液的色泽、透明度、细胞及管型,测定比重,并做尿蛋白及尿糖定性。

2.12 小时或 24 小时尿标本采集法

12 小时或 24 小时尿标本采集法用于做尿的定量检查,如钠、钾、氯、17-羟类固醇、17-酮类固醇、肌酐、肌酸及尿糖定量或尿浓缩查结核杆菌等。

3.尿培养标本采集法

尿培养标本采集法用于做尿液的细菌学检查,常通过导尿术或留取中段尿法采集未被污染的尿液标本。

(二)用物及环境准备

根据采集标本种类及评估资料准备容量为 10 mL、3 000 mL 的清洁大口容器或无菌试管等,外贴标签。病室整洁,必要时备屏风或床帘遮挡患者,容器妥善放置。

(三)操作要点

1.常规标本采集法

步骤如下:①核对,解释目的和方法,以取得合作;②嘱患者将晨起第一次尿约 10 mL 留于清洁瓶内。

2.12 小时或 24 小时尿标本采集法

(1)准备:容器贴标签,注明起止时间。

(2)核对解释:核对,解释目的和方法,以取得合作。

(3)指导留尿:指导患者于晨 7 时排空膀胱后开始留尿,至次晨 7 时留完最后一次尿,将 24 小时全部尿液留于容器中送检(如留 12 小时尿标本,则自晚间 7 时至次晨 7 时止)。

(4)将容器置于阴凉处,按检验要求加入防腐剂,避免尿液久放变质。

3.尿培养标本采集法

常通过导尿术或留取中段尿法采集未被污染的尿液标本。留取中段尿时,另加试管夹。①导尿术方法:按无菌导尿术留取尿培养标本。②留取中段尿法:核对,向患者解释目的和方法,确认膀胱充盈并且有尿意。按导尿术要求清洁、消毒外阴(不铺洞巾),嘱患者自行排尿,弃去前段尿,以试管夹夹住无菌试管,接取中段尿 5 mL,盖紧塞子,贴标签。协助患者穿裤,整理床单位,清理用物,标本及时送检。

(四)注意事项

(1)采集常规标本:①嘱患者不可将粪便混于尿液中,粪便中的微生物可使尿液变质,影响检查结果;②昏迷或尿潴留患者可通过导尿术留取标本;女患者在月经期不宜留取尿标本。

(2)12 小时或 24 小时尿标本采集应做好交接班,以督促检查患者正确留取尿标本。

(3)尿培养标本采集时,应注意严格无菌操作,以防尿液污染。

三、大便标本采集法

(一)目的

1.常规标本采集法

常规标本采集法用于检查大便的性状、颜色、混合物及寄生虫等。

2.隐血标本采集法

隐血标本采集法用于检查大便肉眼不能观察到的微量血液。

3.寄生虫及虫卵标本采集法

寄生虫及虫卵标本采集法用于检查寄生虫成虫、幼虫及虫卵。

(二)用物及环境准备

据采集标本种类及评估资料准备蜡纸盒或容器(如小瓶、塑料盒便器)、竹签。培养标本备无菌培养管、蜡纸盒和无菌长棉签、竹签;病室整洁,必要时用屏风或床帘遮挡患者。

(三)操作要点

1.常规标本采集法

核对,向患者解释目的;用竹签取少量异常大便(约蚕豆大小)放入盒内;如为腹泻者应取黏液部分,如为水样便应盛于容器中送检。

2.隐血标本采集法

操作步骤按以上常规标本留取法采集。

3.寄生虫及虫卵标本采集法

核对解释:核对,解释目的和方法,根据检验目的采取不同的方法。留取标本:检查寄生虫卵时,应在不同部位取带血及黏液的大便标本 5~10 g 送检;服驱虫剂后或作血吸虫孵化检查,应留取全部大便,及时送检;查阿米巴原虫,应在采集前将容器用热水加温,便后连同容器立即送检。因阿米巴原虫在低温下可失去活力而难以找到。

4.培养标本采集法

检查核对,解释留取标本的目的和方法。嘱患者排便于便盆中,用无菌竹签取带脓血或黏液的大便少许,置培养管或无菌蜡纸盒中,立即送检。如患者无便意,可用长棉签蘸无菌 0.9% 氯化钠溶液,由肛门插入 6~7 cm,沿一方向边旋转边退出棉签,置于无菌培养管中,塞紧送检。

(四)注意事项

(1)采集常规标本,对于腹泻者应取黏液部分送检;如为水样便应盛于容器中送检。

(2)采集寄生虫及虫卵标本,应在不同部位取带血及黏液的大便标本送检。

(3)查阿米巴原虫,应在采集前将容器用热水加温,便后连同容器立即送检。

四、痰标本采集法

(一)目的

1.常规标本采集

常规标本采集用于检查细菌、虫卵或癌细胞等(如涂片可找到革兰阳性肺炎链球菌、肺吸虫卵或癌细胞)。

2.24 小时标本采集法

24 小时标本采集法用于检查 1 天的痰量,同时观察痰液的性状,协助诊断。

3.培养标本采集法

培养标本采集法用于检查痰液的致病菌。

(二)用物及环境准备

根据采集标本种类及评估资料准备蜡纸盒、痰杯或广口玻璃瓶;培养标本备漱口溶液、无菌培养瓶(盒),并贴好标签;病室整洁,容器妥善放置。

(三)操作要点

1.常规标本采集法

核对,向患者解释目的;嘱患者晨起后漱口,以除去口腔中杂质,然后用力咳出气管深处的痰液,盛于清洁容器内送检。如找癌细胞,应立即送检,也可用95%乙醇溶液或10%甲醛溶液固定后送检。

2.24小时标本采集法

将容器贴好标签,注明留痰的起止时间,向患者解释留痰目的,嘱其不可将唾液、漱口水、鼻涕等混入,将24小时(晨7时至次晨7时)的痰液全部置于容器中送检。

3.培养标本采集法

应于清晨收集,因此时痰量较多,痰内细菌也较多;护士须戴口罩,嘱患者用朵贝尔溶液漱口,再用清水漱口(避免混入口腔中细菌),深吸气后用力咳嗽,将痰吐入无菌培养盒内,加盖立即送检。昏迷患者留取痰培养标本时,可用吸痰管,外接大号注射器抽吸;也可用吸引器吸取,在吸引器吸管中段接一特殊无菌瓶,无菌瓶两侧各有一开口小管,其中一管接吸痰管,另一管接吸引器,开动吸引器后痰液即被吸进瓶内。

(四)注意事项

(1)采集常规标本找癌细胞,用95%乙醇溶液或10%甲醛溶液固定后立即送检。

(2)采集24小时标本,嘱患者不可将唾液、漱口水、鼻涕等混入,将24小时痰液全部置于容器中送检。

(3)采集培养标本应于清晨收集,护士须戴口罩,嘱患者用朵贝尔溶液。

五、咽拭子标本采集

(一)目的

从咽部及扁桃体采取分泌物做细菌培养。

(二)用物

无菌咽拭子培养管、酒精灯、火柴、压舌板、生理盐水。

(三)操作要点

要点如下:①携用物至患者床前,核对姓名、床号等,解释目的及方法;②点燃酒精灯;③患者张口发"啊"音,必要时用压舌板;④用蘸生理盐水的长棉签轻柔迅速地擦拭两腭弓、咽及扁桃体的分泌物;⑤试管口在酒精灯火焰上消毒;⑥棉签插入试管中;⑦清理用物,及时送检。

(四)注意事项

需注意:①做真菌培养时,需在口腔溃疡面上采集分泌物;②采集过程中,无菌容器应保持无菌。

六、真空采血管的应用

(一)目的
采取各种血标本。

(二)用物
采血双向针头、持针器、真空采血管、治疗盘(同皮内注射)。

(三)操作要点
(1)核对患者无误,说明穿刺目的、方法、注意事项等,取得患者合作,协助患者摆好体位。

(2)连接采血双向针头及持针器:双手握住双向针两端的针套并反向拧开,除去白色针套,暴露双向针后端(带弹性胶套的一端),将双向针后端顺时针方向拧入持针器中。彩色针套仍保护针头前端,避免细菌污染。

(3)选择穿刺血管,消毒。

(4)拔除彩色针头护套,暴露双向针前端。以注射器采血方式进行静脉穿刺,在可见回血双向针的中部透明回血腔内可看到回血。

(5)将真空采血管标签向下置入持针器中,左手示指和中指卡住持针器后端的凸缘,拇指推采血管底,将采血管推到持针器顶端,使双向针后端针尖穿透采血管胶塞。

(6)真空采血管内真空将血标本吸入管内,当真空耗尽,血流停止。一手固定持针器,用一手拇指和中指捏住试管下部,用示指推持针器的凸缘,使管塞脱离采血针后端的针头,取出试管。

(7)需要混匀的采血管在脱离持针器后要立即将采血管轻轻颠倒混匀。

(8)如需采多管血,再向持针器内插入另一根采血管。

(9)采血毕,先取出采血管,然后退出带针持针器。

(10)用棉球按压穿刺处片刻。

(11)整理用物,洗手。

(12)血标本及时送检。

(四)注意事项
需注意:①选择适宜的采血双向针;②按标本类型选用合适的真空采血管;③正确连接采血针头及持针器;④采多管血时,固定好持针器,并按采集顺序要求采血。

(薛丹萍)

第三章

内科护理

第一节　原发性高血压

一、概述

高血压（hypertension，HT）是一种以体循环动脉收缩期和（或）舒张期血压持续升高为主要特点的全身性疾病。高血压病是心、脑血管疾病的重要病因和危险因素。迄今仍是心血管疾病死亡的主要原因之一。

高血压患病率和发病率在不同国家、地区或种族之间有差别，工业化国家较发展中国家高，美国黑种人约为白种人的 2 倍。高血压患病率、发病率及血压水平随年龄增加而升高，高血压在老年人较为常见，尤以收缩压性高血压多见。我国流行病学调查显示，高血压患病率呈明显上升趋势，北方高于南方，沿海高于内地，城市高于农村。青年期男性高于女性，中年后女性略高于男性。

高血压的标准是根据临床及流行病学资料人为界定的。中国高血压防治指南推荐高血压的定义为在未服用抗高血压药物的情况下，非同日 3 次测量，收缩压≥18.7 kPa（140 mmHg）和（或）舒张压≥12.0 kPa（90 mmHg），可诊断为高血压。高血压可分为原发性高血压（高血压病）和继发性高血压（症状性高血压）两大类。其中原发性高血压占高血压的 90% 以上。

二、病因及发病机制

原发性高血压是一种原因不明，以血压增高为主要临床表现的综合征。目前认为原发性高血压是在一定的遗传背景下由于多种后天环境因素作用，使正常血压调节机制失代偿所致。一般认为遗传因素占 40%，环境因素约占 60%。

（一）遗传因素

原发性高血压有明显的家族聚集性。双亲均有高血压，子女的发病概率高达 46%。约 60% 的高血压患者有家族史，提示其有遗传学基础或伴有遗传生化异常。

（二）环境因素

1.饮食

流行病学和临床观察均显示食盐摄入量与高血压的发生和血压水平呈正相关，饮食中摄入食盐越多,血压水平越高。而低钾、低钙、低动物蛋白的膳食更加重了钠对血压的不良影响。

2.精神应激

长期精神紧张、压力、焦虑或长期环境噪声、视觉刺激下也可引起高血压。

3.其他因素

肥胖、服避孕药也与高血压的发生有关,肥胖是血压升高的重要危险因素,一般采用体质指数(BMI)来衡量肥胖程度,即体重(kg)/身高(m)^2(20～24 为正常范围)。约 1/3 的高血压患者有不同程度的肥胖。服避孕药的妇女血压升高发生率及程度与服用时间长短有关,口服避孕药引起的高血压一般为轻度,并且可逆转。另外,阻塞性睡眠呼吸暂停综合征(OS-AS)亦与高血压有关,50%OS-AS 患者有高血压。

三、临床表现

(一)症状

根据起病病情进展的缓急及病程的长短,原发性高血压可分为缓进型(良性)和急进型(恶性)。缓进型高血压通常起病缓慢,病程长,早期多无症状,可于查体时发现血压升高,少数患者则发生心、脑、肾等并发症时才被发现。患者可有头晕、头痛、颈项板紧、疲劳、心悸、眼花、耳鸣等症状,也可出现视物模糊、鼻出血等较重症状。急进型高血压一般起病较急骤,也可发病前有病程不一的缓进型高血压,典型表现为血压显著升高,舒张压多持续在 17.3～18.7 kPa(130～140 mmHg)或更高。危急状态的高血压包括恶性或急进型高血压、高血压危象、高血压脑病、心力衰竭、慢性肾衰竭、主动脉夹层、脑血管病(如脑出血、脑血栓形成和短暂性脑缺血发作等)。

当高血压病情发展到中、晚期的时候,血压增高可趋向稳定在一定范围内,尤其以舒张压增高更为明显。全身细小动脉长期反复痉挛及脂类物质在管壁沉着引起管壁硬化,可造成心、脑、肾等重要脏器的缺血性病变,由于这些脏器损害及代偿功能的程度不同,除以上早期的一般症状外,还可出现如下一个或多个脏器相应的临床表现。

1.心脏

血压长期升高,左心室出现代偿性肥厚,当此种高血压性心脏病进一步发展时,可导致左心功能不全,继而出现右心室肥厚和右心功能不全。

2.肾脏

主要因为肾小动脉硬化,使肾功能逐渐减退,出现多尿、夜尿,尿检时可有少量红细胞、管型、蛋白,尿比重降低。随着病情的不断发展,最终还可导致肾衰竭,而出现氮质血症或尿毒症。

3.脑

脑血管硬化或间歇性痉挛时,常导致脑组织缺血、缺氧,产生不同程度的头痛、头晕、眼花、肢体麻木或暂时性失语、瘫痪等症状。脑血管在以上的病理基础上,可进一步发展而引起脑卒中,其中以脑出血及脑动脉血栓形成最常见。

4.眼底

在早期可见眼底视网膜细小动脉痉挛或轻、中度硬化,到晚期可见有出血及渗出物,视乳头水肿。

原发性高血压的主要并发症有高血压危象、高血压脑病、脑血管病、高血压心脏病与心力衰竭、慢性肾衰竭和主动脉夹层。少数原发性高血压患者病情急骤发展,舒张压持续≥17.3 kPa(130 mmHg),并有头痛、视物模糊、眼底出血和视盘水肿,肾脏损害突出,持续蛋白尿、血尿与管型尿。病情进展迅速,如不及时有效降压治疗,预后很差,常死于肾衰竭、脑卒中或心力衰竭。病理上以肾小动脉纤维样坏死为特征,发病机制尚不清楚。

(二)体征

血压随季节、昼夜、情绪等因素有较大波动。冬季血压较高,夏季较低;血压有明显昼夜波动,一般夜间血压较低,清晨起床活动后血压迅速升高,形成清晨血压高峰。患者在家中的自测血压值往往低于在医院所测的血压值。心脏听诊时可有主动脉瓣区第二心音亢进、收缩期杂音或收缩早期喀喇音。高血压后期的临床表现常与心、脑、肾损害程度有关。

(三)并发症

常见并发症:高血压危象、高血压脑病、脑血管病、心力衰竭、慢性肾衰竭、主动脉夹层等。

四、实验室及辅助检查

(一)查体

除正确的血压测量外,要全面检查心、肺,计算体质指数;听诊颈动脉、腹主动脉、肾动脉和股动脉有无杂音;触诊甲状腺及腹部,对后者注意有无肿大的肾脏、包块或异常的腹主动脉搏动,触诊下肢有无水肿和动脉搏动异常;此外,还应进行神经系统和眼底的检查。

根据偶测几次血压决定是否是高血压,是非常不全面也是不科学的。而24小时动态血压能测量人体昼夜不同时间内的血压。需要注意的是,睡眠质量也可以影响昼夜节律,因此某些学者建议:夜间血压应该指患者生活日志上记录有正常睡眠情况下的夜间平均血压值。通过以上资料显示正常血压在夜间2:00~3:00时处于最低谷,凌晨血压急骤上升,白昼基本上处于相对较高水平,多数人有双峰(8:00~9:00和16:00~18:00),18:00以后血压呈缓慢下降趋势。高血压病患者血压昼夜波动曲线也相类似,但整体水平较高,波动幅度增大。

(二)实验室检查

血、尿常规,血脂如总胆固醇(TC)、甘油三酯(TG)、高密度和低密度脂蛋白胆固醇(HDL-C及LDL-C),血糖(肥胖患者还应查餐后2小时血糖),肾功能(血肌酐、尿素氮),血尿酸和电解质(钾、钠、氯、钙),以及心电图。必要时,可行心三维X线检查和多普勒超声心动图检查。

五、诊断及鉴别诊断

(一)诊断

高血压病诊断主要根据诊所测量的血压值,采用经核准的水银柱或电子血压计,测量安静休息坐位时上臂肱动脉部位血压。一般来说,左、右上臂的血压相差<2.7 kPa(20 mmHg),右侧大于左侧。如果左、右上臂血压相差较大,要考虑一侧锁骨下动脉及远端有阻塞性病变,如大动脉有炎症、粥样斑块。必要时还应测量平卧位和站立位血压。是否血压升高,不能仅凭1次或2次诊所血压测量值来确定,需要一段时间的随访,观察血压变化和总体水平。临床随访资料显示,某些偶然测量血压发现血压升高的人,在后来3~4年的随访过程中,血压并未升高。因此,目前世界各国对高血压的诊断标准或分级标准只定范围,而不具体规定测量次数。一旦诊断高血压,必须鉴别是原发性还是继发性。原发性高血压患者需有关实验室检查,评估靶器官损害和相关危险因素。

随着动态血压检测的临床应用,扩展了人们对血压波动规律的认识。动态血压(ABP)不同于诊所血压(CBP),前者在日常生活起居活动情况下,包括睡眠和不同体位,由仪器自动测量数十次;后者在休息5～10分钟后取坐位由医护人员测量单次或数次。判断血压升高的标准也不同:诊所血压为≥18.7/12.0 kPa(140/90 mmHg);动态血压白昼为≥18.0/11.3 kPa(135/85 mmHg)。因此,动态血压和诊所血压的诊断价值与临床意义不完全相同。

ABP与CBP之间的关系,在不同人群中并不相同,表现为以下4种类型。

(1)CBP不高,白昼ABP也不高,CBP略低于白昼ABP,见于健康者。

(2)CBP升高,白昼ABP也升高,CBP略高于或接近白昼ABP,见于大部分高血压患者。

(3)CBP升高,但白昼ABP不高,CBP明显高于白昼ABP,称为"白大衣性高血压"或"单纯性诊所高血压"。

(4)CBP不高,但白昼ABP升高,CBP明显低于白昼ABP,称为"隐蔽性高血压"或"逆白大衣性高血压"。

(二)鉴别诊断

1.与继发性高血压相鉴别

继发性高血压是指由于某种潜在的,可能治愈的原因引起的高血压,占高血压患者中的5%～10%,应注意鉴别。继发性高血压可由于肾实质疾病、肾动脉狭窄、主动脉缩窄、胸或腹主动脉炎、肾上腺肿瘤(如嗜铬细胞瘤、原发性醛固酮增多症、皮质醇增多症)、脑垂体肿瘤(如肢端肥大症)、甲状腺功能亢进、阻塞性睡眠呼吸暂停症等原因所致。其中,许多患者可通过手术治愈。还要注意,一些药物也可引起或加重高血压:如免疫抑制剂中的环孢菌素、FK-506、皮质激素等,后者可使高达80%的器官移植患者的血压增高。最常用于口服避孕的雌激素的剂量(30～35 µg),只有轻度升高血压的效应。其他如非甾体抗炎药(NSAIDs)和环氧合酶(cyclooxygenase-2,COX-2)抑制剂,如塞来昔布、罗非昔布、伐地考昔等,通过其抗前列腺素作用使血压增高。减肥药如西布曲明、芬特明、麻黄等;兴奋剂如烟碱、苯异丙胺等;抗帕金森药如溴隐亭,单胺氧化酶抑制剂如苯乙肼,合成激素如睾酮及拟交感神经药如盐酸右旋麻黄碱等,均可使血压增高。

2.与肾实质性高血压相鉴别

肾实质性高血压包括急、慢性肾小球肾炎,糖尿病性肾病,慢性肾盂肾炎,多囊肾和肾移植后等多种肾脏病变引起的高血压,是最常见的继发性高血压。除了恶性高血压,原发性高血压很少出现明显蛋白尿,血尿罕见,肾功能减退首先从肾小管浓缩功能开始,肾小球滤过功能仍可长期保持正常或增强,直到最后阶段才有肾小球滤过率降低,血肌酐上升;肾实质性高血压往往在发现血压升高时已有蛋白尿、血尿和贫血,肾小球滤过功能减退,肌酐清除率下降。肾穿刺组织学检查有助于确诊。

3.与肾血管性高血压相鉴别

肾血管性高血压是单侧或双侧肾动脉主干或分支狭窄引起的高血压。常见病因有多发性大动脉炎,肾动脉纤维肌性发育不良和动脉粥样硬化,前两者主要见于青少年,后者见于老年人。多进展迅速,表现为舒张压中、重度升高,上腹部或背部肋脊角可闻及血管杂音,静脉肾盂造影、多普勒超声、放射性核素肾图有助于诊断。

4.与原发性醛固酮增多症相鉴别

本症是肾上腺皮质增生或肿瘤分泌过多醛固酮所致。临床上以长期高血压伴低血钾为特征。可有肌无力、周期性瘫痪、烦渴、多尿等症状。血压大多为轻、中度升高,约1/3的患者表现为顽固性高血压。实验室检查有低血钾、高血钠、代谢性碱中毒、血浆肾素活性降低、血浆及尿醛固酮增多。血浆醛固酮/血浆肾素活性比值增大有较高诊断敏感性和特异性。超声、放射性核素、CT、MRI可确定病变性质和部位。

5.与嗜铬细胞瘤相鉴别

嗜铬细胞瘤起源于肾上腺髓质、交感神经节和体内其他部位嗜铬组织,肿瘤间歇或持续释放过多肾上腺素、去甲肾上腺素与多巴胺。临床表现变化多端,典型的发作表现为阵发性血压升高伴心动过速、头痛、出汗、面色苍白。在发作期间可测定血或尿儿茶酚胺或其代谢产物3-甲氧基-4-羟基苦杏仁酸(VMA),如有显著增高,提示嗜铬细胞瘤。超声、放射性核素、CT或MRI等可进行定位诊断。

6.与皮质醇增多症相鉴别

皮质醇增多症又称Cushing综合征,主要是由于促肾上腺皮质激素(ACTH)分泌过多导致肾上腺皮质增生或者肾上腺皮质腺瘤,引起糖皮质激素过多所致。80%患者有高血压,同时有向心性肥胖、满月脸、水牛背、皮肤紫纹、毛发增多、血糖增高等表现。24小时尿中17-羟和17-酮类固醇增多,地塞米松抑制试验和肾上腺皮质激素兴奋试验有助于诊断。颅内蝶鞍X线检查、肾上腺CT、放射性核素肾上腺扫描可确定病变部位。

7.与主动脉缩窄相鉴别

多数为先天性,少数是多发性大动脉炎所致。临床表现为上臂血压增高,而下肢血压不高或降低。在肩胛间区、胸骨旁、腋部有侧支循环的动脉搏动和杂音,腹部听诊有血管杂音。胸部X线检查可见肋骨受侧支动脉侵蚀引起的切迹。主动脉造影可确定诊断。

六、健康评估

(一)健康史

评估患者年龄,高血压发病率随年龄增长而上升,35岁以后发病明显增加。注意有高血压病家族史的患者的高血压发病率明显增高。肥胖者易患高血压,其发病率是体重正常者的2～6倍。盐摄入量与高血压的发生有密切关系,盐摄入量高的地区发病率明显高于摄入量低的地区。脑力劳动者发病率高于体力劳动者。大量吸烟、长期的噪声影响、反复的精神刺激、持续精神的紧张等均与高血压病的发生有相关性。

(二)身体状况

1.症状

大多数起病缓慢、渐进,早期症状不明显,一般缺乏特殊的临床表现。只是在精神紧张、情绪激动后才出现血压暂时性升高,随后即可恢复正常;部分患者没有症状,常见症状有头痛、头晕、颈项板紧、疲劳、心悸等,在紧张或劳累后加重,不一定与血压水平有关,多数症状可自行缓解。也可出现视物模糊、鼻出血等较重症状。约1/5的患者无症状,仅在测量血压时或发生心、脑、肾等并发症时才被发现。

2.体征

心脏听诊可闻及主动脉瓣区第二心音亢进及收缩期杂音。

(三)辅助检查

1.常规检查

尿常规、血糖、血胆固醇、血甘油三酯、肾功能、血尿酸和心电图检查。

2.眼底、超声心动图检查

部分患者可根据需要检查眼底、超声心动图、电解质等。

3.24 小时动态血压监测

有助于判断血压升高严重程度,了解血压昼夜节律,指导降压治疗及评价降压药物疗效。

七、护理诊断

(1)有受伤的危险:与头晕、视物模糊、意识改变或发生直立性低血压有关。

(2)疼痛:头痛,与血压增高有关。

(3)知识缺乏:缺乏疾病预防、保健知识和高血压用药知识。

(4)潜在并发症:高血压危象、高血压脑病等。

八、护理措施

(一)病情观察

密切观察患者生命体征,观察患者有无头晕、头痛、耳鸣、失眠、乏力等症状。注意观察患者有无血压显著增高、剧烈头痛、呕吐、眩晕、视物模糊、抽搐或意识障碍、胸背部疼痛或呼吸困难等高血压急症的临床表现。

(二)环境与休息

保持病室安静,减少探视。患者血压高时应卧床休息,减少活动。午后控制水分的摄入,以减少夜尿次数。科学地安排治疗、检查的时间,避免干扰休息。避免劳累、情绪激动、精神紧张、吸烟、酗酒、环境嘈杂等。

(三)饮食护理

限制钠盐摄入,WHO 建议每人每天食盐量不超过 6 g。我国膳食中约 80% 的钠来自烹调或含盐高的腌制品,因此限盐首先要减少烹调用盐及含盐高的调料,少食各种咸菜及腌制食品。减少膳食脂肪,补充适量优质蛋白质,有降压及预防脑卒中的作用。维持足够的钾、钙摄入,应用利尿剂患者应尤为注意。

(四)对症护理

1.头晕、头痛

评估患者头痛的情况,如头痛程度、持续时间、是否伴有恶心、呕吐、视物模糊等伴随症状。改变体位时动作要缓慢,从卧位到站位前先坐一会儿。卧床休息时将头部抬高。如起床活动时头晕应立即坐下或躺下。血压不稳定或症状加重时必须卧床休息。监测血压,发现血压变化时立即与医师联系,及时给予处理。保证患者有充足的睡眠,尽量减少或避免引起或加重头痛的因素。

2.高血压危象

绝对卧床休息,避免一切不良刺激,保证良好的休息环境,持续监测血压和尽快应用适合的降压药。遵医嘱给予药物进行降压治疗,注意监测血压,防止血压过度降低引起肾、脑或冠状动脉缺血。加强巡视,协助患者做好生活护理。嘱患者定时服用降压药,保证血药浓度。安抚患者,做好心理护理,严密观察患者病情变化。

3.用药护理

一般从小剂量开始用药,遵医嘱调整剂量,不可自行增减或突然撤换药物,多数患者需长期服用维持量;注意降压不可过快、过低,某些降压药物有直立性低血压反应,应指导患者改变体位时动作宜缓慢,警惕服降压药后可能发生的低血压反应,服药后如有晕厥、恶心、乏力时,立即平卧,头低足高位,以促进静脉回流,增加脑部血流量;服药后不要站立太久,因长时间站立会使腿部血管扩张,血液淤积于下肢,脑部血流量减少;避免用过热的水洗澡或蒸气浴,防止外周血管扩张导致晕厥。

(五)心理护理

负性情绪反应可使血压升高,教会患者进行自我心理平衡调整、减轻焦虑的方法,如放松疗法、散步、听音乐及进行有益的娱乐活动等,以保持良好的心境。

(六)健康教育

指导患者及家属掌握正确测量血压的方法。避免长期的过度紧张、精神刺激、情绪激动和劳累。做到生活规律,有充足的休息和睡眠。坚持低盐饮食,减少膳食中脂肪摄入,补充适量蛋白质,多食蔬菜和水果,摄入足量钾、镁、钙。进食应少量多餐,避免暴饮暴食及饮用刺激性饮料,戒烟酒。可根据年龄及身体状况选择慢跑、太极拳等不同方式的运动,应避免提重物或自高处取物,因屏气用力,可导致血压升高。鼓励患者参加有兴趣的休闲娱乐活动,以不感受到有压力为宜,如养花、养鸟。告诉患者及家属有关降压药的名称、剂量、用法、作用与不良反应和降压药应用注意事项,并提供书面材料。教育患者服药剂量必须遵医嘱执行,不可随意增减药量或突然撤换药物。当心、脑、肾功能出现异常症状时应及时就医。

(杨　云)

第二节　心律失常

心律失常是指心脏冲动起源、频率、节律、传导速度或激动次序的异常。引起心律失常的原因很多,可以是生理性的,也可以是病理性的。各种器质性心脏病是引发心律失常的最常见原因,其中缺血性心脏病、充血性心力衰竭和心源性休克等较易引发严重的心律失常,可导致严重的血流动力学障碍,甚至死亡。除上述疾病外,自主神经功能紊乱、药物中毒、内分泌代谢失常、酸碱平衡失调、电解质紊乱、急性感染、手术和心导管刺激等均可引起心律失常。健康人在紧张、激动、疲劳、吸烟、饮酒和饱餐等情况下,也可发生心律失常。本节仅介绍临床常见的心律失常。

一、房性期前收缩

房性期前收缩是指激动起源于窦房结以外心房任何部位的一种主动性异位搏动。正常成人进行 24 小时心电监测,大约 60% 有房性期前收缩发生。

(一)病因
各种器质性心脏病患者均可发生房性期前收缩,并可能是快速性房性心律失常的先兆。

(二)临床表现
患者一般无明显症状,频发房性期前收缩者可有心悸或心跳暂停感。

(三)心电图特征
(1)房性期前收缩的 P 波提前发生,形态与窦性 P 波不同。

（2）下传的 QRS 波群形态通常正常，少数无 QRS 波出现。

（3）常见不完全性代偿间歇。

（四）治疗要点

房性期前收缩通常无须治疗。吸烟、饮酒与咖啡可诱发，应劝导患者减量。有明显症状时可给予药物治疗。

二、心房颤动

心房颤动是指规则有序的心房电活动丧失，代之以快速无序的心房颤动波，是最严重的心房电活动紊乱，也是常见的快速性心律失常之一。心房由于无序颤动，从而失去了有效的收缩和舒张，进而导致泵血功能下降或丧失，因此心室律紊乱、心功能受损和心房附壁血栓形成是心房颤动患者的主要病理、生理特点。

（一）病因

心房颤动常发生于有基础心血管疾病的患者，如冠心病、高血压病、风湿性心脏瓣膜病、甲状腺功能亢进性心脏病、心肌病、感染性心内膜炎和缩窄性心包炎。

（二）临床表现

心房颤动主要表现为心慌，症状轻重程度也受心室率快慢的影响，心室率不快，可无明显症状，心率超过 150 次/分时，患者可发生心绞痛或心力衰竭。心房颤动产生血栓、引起体循环栓塞的风险极大，如心房颤动患者突发偏瘫、失语需考虑到脑栓塞，发生急性腹痛但又排除其他常见急腹症时也应考虑肠系膜动脉栓塞的可能性。心房颤动特异性体征主要为心律绝对不齐、心音强弱不等和脉搏短绌。

（三）心电图特点

（1）P 波消失，代之以大小不等、形态不一、间期不等的心房颤动波——f 波，频率为 350～600 次/分。

（2）RR 间期绝对不等。

（3）QRS 波群形态通常正常，当心室率过快，发生室内差异性传导时，QRS 波群增宽、变形。

（四）治疗要点

（1）积极控制基础心脏疾病、控制诱发因素。

（2）控制心室率：常用药物有洋地黄、β 受体阻滞剂及钙通道阻滞剂等。

（3）药物复律和同步直流电复律。

（4）导管消融和外科治疗。

（5）抗凝治疗。

三、室性期前收缩

室性期前收缩是指起源于心室肌或心室肌内浦肯野纤维的提前出现的异常电激动，是最常见的心律失常之一。在正常人和各类心脏疾病患者中均可发生。但临床上患者多伴有黑矇、眩晕，有器质性心脏病，心脏结构和功能改变，当心电图表现为多源、成对、成串的室性期前收缩时应引起重视。

（一）病因

正常人与各种心脏病患者均可发生室性期前收缩。心肌炎、缺血、缺氧、麻醉和手术等均可使心肌受到机械、电、化学性刺激而发生室性期前收缩,常见于冠心病、心肌病、心肌炎、风湿性心脏病。

(二)临床表现

室性期间收缩常无与之直接相关的症状,患者是否有症状及症状的轻重程度与期前收缩的频发程度不直接相关。患者可感到心悸,类似电梯快速升降的失重感或代偿间歇后一次有力的心脏搏动,多数人称"偷停"。听诊时可闻及期前收缩后出现一较长的停歇,期前收缩的第二心音减弱,仅能听到第一心音,桡动脉搏动减弱或消失。

(三)心电图特征

(1)提前出现的 QRS 波前无 P 波或无相关的 P 波。

(2)提前出现的 QRS 形态宽大畸形,时限通常>0.12 毫秒,T 波方向多与 QRS 的主波方向相反。

(3)往往为完全性代偿间歇,即期前收缩前后 RR 间距等于窦性周期的 2 倍。

(四)治疗要点

(1)无器质性心脏疾病,考虑为良性室性期前收缩,预后良好,从危险效益比来说,不支持常规抗心律失常药物治疗,应首先考虑祛除诱发或加重室性期前收缩的因素如吸烟、喝咖啡等。对于此类患者的治疗重点是缓解症状。

(2)对于器质性心脏病伴频发室性期前收缩的患者,其治疗目的是预防心脏性猝死。

四、室性心动过速

室性心动过速是指起源于希氏束以下水平连续 3 个或 3 个以上的快速性心律失常。

(一)病因

常发生于各种器质性心脏病患者,最常见于冠心病,尤其是急性心肌梗死患者。也发生于无明显器质性心脏病的原发性心电疾病,如先天性长 QT 综合征。10%～20%的室性心动过速为特发性室性心动过速,常见于年轻男性。

(二)临床表现

患者可表现为心悸、胸闷、胸痛和黑矇等,但临床表现并不一致,非持续性室速(<30 秒,能自行终止)的患者除心悸外可无其他任何症状,而持续性室速(>30 秒,需药物或电复律终止发作)的患者常伴有明显血流动力学障碍和心肌缺血,其表现包括低血压、四肢厥冷、乏力、晕厥、少尿、气短和心绞痛等。听诊心律轻度不规则。

(三)心电图特征

(1)频率多在 100～250 次/分,节律可稍不齐。

(2)QRS 波群形态宽大畸形,时限通常超过 0.12 秒;ST-T 波方向与 QRS 波主波方向相反。

(3)心房独立活动与 QRS 波无固定关系,房室分离。

(4)偶尔心房激动夺获心室或发生室性融合波或 1∶1 传导。

(四)治疗要点

(1)立即终止室性心动过速的发作:根据血流动力学是否稳定采取抗心律失常药物治疗或直流电复律治疗的方法。

(2)纠正和治疗室性心动过速的诱因和病因:如低血钾、心肌缺血和心功能不全。

五、心室扑动与心室颤动

心室扑动与心室颤动为致命性心律失常。

(一)病因

常见于缺血性心脏病。心室颤动往往是心脏停搏前的短暂征象,也可以因急性心肌缺血或心电紊乱而发生。由于心脏出现多灶性局部兴奋,以致完全失去排血功能,心室扑动常不能持久,没有很快恢复,便会转为心室颤动而导致死亡。

(二)临床表现

心室扑动与心室颤动为最恶性的心律失常,短时间即可引起意识丧失、抽搐、呼吸停顿甚至死亡。触诊时大动脉搏动消失、听诊心音消失、血压无法测到。

(三)心电图特征

(1)心室扑动心电图特征:无正常 QRS-T 波,代之以连续快速而相对规则的大振幅波动,频率达 200～250 次/分,心脏失去排血功能。

(2)心室颤动心电图特征:QRS-T 波完全消失,出现大小不等、极不匀齐的低小波,频率在 200～500 次/分。心室扑动和心室颤动均是极严重的致死性心律失常。

(四)治疗要点

心室扑动和心室颤动发生后即为心搏骤停,如果未能积极救治,多在数分钟内因组织缺氧而导致重要生命器官损害或死亡,因此应及时采取积极有效的复苏措施。长期治疗包括病因治疗、祛除诱因、药物治疗和植入式心脏复律除颤器治疗。

六、房室传导阻滞

房室传导阻滞是指房室交界区脱离了生理不应期后,心房冲动传导延迟或不能传导至心室。根据阻滞不同,房室阻滞分为一度、二度和三度。一度房室传导阻滞指房室传导时间延长。二度房室传导阻滞指激动自心房至心室过程中有部分传导中断,即有心室脱漏现象。二度房室传导阻滞又分为两型,称二度Ⅰ型房室阻滞和二度Ⅱ型房室阻滞。三度房室传导阻滞又称完全性房室传导阻滞,指心房激动全部不能传入心室。

(一)病因

主要有先天性、原发性和继发性,临床上以继发性多见。

(二)临床表现

对于房室传导阻滞,一度房室传导阻滞通常无症状;二度房室传导阻滞可引起心搏脱落,可有心悸;三度房室传导阻滞的症状取决于心室率的快慢,包括疲倦、乏力、头晕、晕厥、心绞痛及心力衰竭等。当心室率严重缓慢导致脑供血不足时,可引起短暂意识丧失,甚至抽搐。室内传导阻滞多无特殊的临床表现,主要为基础心脏病变的症状。对于房室传导阻滞,一度房室传导阻滞时第一心音减弱;二度房室传导阻滞时有心搏脱漏,Ⅰ型者第一心音逐渐减弱,Ⅱ型者强度恒定;三度房室传导阻滞时心率慢而规则,第一心音强弱不等。

(三)心电图特征

1.一度房室传导阻滞

(1)PR 间期延长,成人>0.20 秒(老年人>0.21 秒)。

(2)每个 P 波后均有 QRS 波群。

2.二度房室传导阻滞

二度Ⅰ型心电图特征:P波规律出现,PR间期逐渐延长,直到P波下传受阻,脱漏1个QRS波群,漏搏后房室阻滞得到一定改善,PR间期又趋缩短,之后又逐渐延长,如此周而复始地出现。二度Ⅱ型心电图特征:表现为PR间期恒定,部分P波后无QRS波群。凡连续出现2次或者2次以上的QRS波群脱漏者,常称为高度房室阻滞。

3.三度房室传导阻滞

(1)P波与QRS波群各自独立,互不相关,呈完全性房室分离。

(2)心房率>心室率。

(3)QRS波群形态和时限取决于阻滞部位,如阻滞位于希氏束及其附近,心室率为40～60次/分,QRS波群正常;如阻滞部位在希氏束分叉以下,心室率可<40次/分,QRS波群宽大畸形。

(四)治疗要点

针对不同病因进行治疗。一度或二度Ⅰ型房室传导阻滞心室率不太慢者无须特殊治疗。二度Ⅱ型或三度房室传导阻滞如心室率慢伴有明显症状或血流动力学障碍,甚至阿-斯综合征者,应给予心脏起搏治疗。

七、心律失常患者护理评估

(一)病史

评估患者之前出现心律失常的情况,如发作时间、次数和发作时的心电图表现、起止方式及就医情况;是否服用抗心律失常药物,其名称、服用方法、效果及不良反应等;是否行电复律、起搏器植入术、射频消融术及外科手术等,效果如何。询问患者是否有心脏本身的疾病,如冠心病、风心病、高血压、心肌病及心力衰竭等;是否伴有其他系统疾病,如甲状腺功能亢进症或低下、呼吸衰竭导致的低氧血症或高碳酸血症等;是否有全身性感染、电解质紊乱及转移到心脏的肿瘤等。

(二)身体状况

包括患者入院时的意识、精神状态及生命体征(呼吸、心率、血压、脉搏情况)。心脏有无扩大,心脏冲动的位置和范围等。

(三)心理-社会状况

心律失常患者有各种不舒适的感觉,甚至有濒死感,因而存在焦虑、恐惧的情绪。护理人员需及时评估患者是否存在焦虑、恐惧等负性情绪及其严重程度,以及其他情况。

八、心律失常患者护理措施

(一)休息与活动

评估患者心律失常的类型及临床表现,与患者及家属共同制订休息与活动计划。对于无器质性心脏病的良性心律失常患者鼓励其正常工作和生活,建立健康的生活方式,保持心情舒畅,避免过度劳累。当患者出现因心律失常发作导致的胸闷、心悸、头晕等不适症状时采取高枕卧位、半卧位,尽量避免左侧卧位,因左侧卧位时患者常能感觉到心脏搏动而使不适感加重。当心律失常频繁发作,伴有头晕、晕厥或曾有跌倒病史时,应嘱患者卧床休息,避免单独外出,防止意外。当患者出现由窦性停搏、二度Ⅱ型或三度房室传导阻滞、持续性室速等严重心律失常或快速心室率引起血压下降的情况时,应卧床休息,以减少心肌耗氧量。

(二)用药护理

严格遵医嘱按时按量给予抗心律失常药物,静脉注射时速度宜慢,静脉滴注药物时尽量用输液泵调节速度,以及观察患者的生命体征和心电图变化,密切观察药物的效果及不良反应。胺碘酮静脉用药易引起静脉炎,应选择大血管并注意保护血管,严密观察穿刺局部情况,谨防药物外渗。

(三)病情观察

观察患者有无心悸、乏力、胸闷及头晕等症状,以及心律失常发生的程度、持续时间及给日常生活带来的影响。定时测量脉搏、心律及心率,判断有无心律失常的发生。心房颤动患者应同时测量心率和脉率 1 分钟,观察脉搏短绌的变化,有无晕厥,询问其诱因、发作时间及过程。进行24 小时动态心电图监测的患者,嘱其保持日常的生活和活动,并记录发病时的症状和出现的时间及当时所从事的活动,以利于发现病情、查找病因。对严重心律失常者,应持续心电监护,严密监测心律、心率、心电图、生命体征、血氧饱和度的变化,如发现异常应立即报告医师。安放监护电极片应注意清洁皮肤,电极放置位置应避开胸骨右缘及心前区,以免影响做心电图和紧急电复律。伴呼吸困难、发绀等缺氧表现时给予氧气吸入,流量为 2～4 L/min。

(四)配合抢救

对于高危患者,应留置静脉通道,备好抗心律失常药物及其他抢救药品,准备好各种抢救器材,如除颤仪、临时起搏器等。一旦发生猝死,立即配合抢救。

(五)心理护理

为患者提供舒适安静的环境,了解患者的需要,倾听患者的主诉和感受,耐心解答患者提出的问题,向患者介绍病情及预后,鼓励患者参与制订护理计划。合理安排护理操作时间,保证患者的休息与睡眠时间,必要时遵医嘱使用镇静药。对于使用的各种仪器要有针对性地介绍使用的目的、功能、安全性和必要性,必要时关闭仪器报警功能,尽可能减少不良刺激。

九、心律失常患者健康指导

(1)向患者及家属讲解心律失常的常见原因、诱发因素及防治知识,避免诱发因素如情绪紧张、过度劳累、急性感染、寒冷刺激、不良生活习惯(吸烟、饮浓茶和咖啡等),避免饱餐。指导患者注意劳逸结合,有规律的生活,保证充足的睡眠时间。低钾血症易诱发室性期前收缩或室速,应注意预防、监测与纠正。心动过缓患者应避免排便时过度屏气,以免兴奋迷走神经而加重心动过缓。

(2)指导患者严格遵医嘱服药,说明按医嘱服药的重要性,严禁随意更改剂量或更换药物。指导患者观察药物产生的疗效和不良反应,发现异常时及时就诊。

(3)指导患者及家属监测脉搏的方法和心律失常发作时的应对措施。教会家属心肺复苏术,以备紧急需要时应用。对于进行电复律术、导管消融术、植入永久起搏器或外科手术后的患者注意加强相关指导。

(4)指导患者出院后定期随访,发现异常及时就诊。

(陈雪松)

第三节　急性呼吸道感染

急性呼吸道感染通常包括急性上呼吸道感染和急性气管-支气管炎。急性上呼吸道感染是鼻腔、咽或喉部急性炎症的总称,常见病原体为病毒,仅有少数由细菌引起。本病全年皆可发病,但冬春季节多发,具有一定的传染性,有时引起严重的并发症,应积极防治。急性气管-支气管炎是指感染、物理、化学、过敏等因素引起的气管-支气管黏膜的急性炎症,可由急性上呼吸道感染蔓延而来。多见于寒冷季节或气候多变时。

一、病因及发病机制

(一)急性上呼吸道感染

急性上呼吸道感染有70%～80%由病毒引起,其中主要包括流感病毒、副流感病毒、呼吸道合胞病毒、腺病毒、鼻病毒等。由于感染病毒类型较多,又无交叉免疫,人体产生的免疫力较弱且短暂,同时在健康人群中有病毒携带者,故一个人可有多次发病。细菌感染占20%～30%,可直接或继病毒感染之后发生,以溶血性链球菌最为多见,其次为流感嗜血杆菌、肺炎球菌和葡萄球菌等,偶见革兰阴性杆菌。当全身或呼吸道局部防御功能降低时,尤其是年老体弱或有慢性呼吸道疾病者更易患病,原先存在于上呼吸道或外界侵入的病毒和细菌迅速繁殖,引起本病。通过含有病毒的飞沫或被污染的用具传播,引起发病。

(二)急性气管-支气管炎

急性气管-支气管炎由病毒、细菌直接感染,或急性上呼吸道病毒(如腺病毒、流感病毒)、细菌(如流感嗜血杆菌、肺炎链球菌)感染迁延而来,也可在病毒感染后继发细菌感染,也可为衣原体和支原体感染。过冷空气、粉尘、刺激性气体或烟雾的吸入使气管-支气管黏膜受到急性刺激和损伤,引起本病。花粉、有机粉尘、真菌孢子等的吸入及对细菌蛋白质过敏等,均可引起气管-支气管的变态反应。寄生虫(如钩虫、蛔虫的幼虫)移行至肺,也可致病。

二、临床表现

(一)急性上呼吸道感染

主要症状和体征个体差异大,根据病因不同可有不同类型,各型症状、体征之间无明显界定,也可互相转化。

1.普通感冒

普通感冒又称急性鼻炎或上呼吸道卡他,以鼻咽部卡他症状为主要表现,俗称"伤风"。成人多为鼻病毒所致,起病较急,初期有咽干、咽痒或咽痛,同时或数小时后有打喷嚏、鼻塞、流清水样鼻涕,2～3天后分泌物变稠,伴咽鼓管炎可引起听力减退,伴流泪、味觉迟钝、声嘶、少量咳嗽、低热不适、轻度畏寒和头痛。检查可见鼻腔黏膜充血、水肿、有分泌物,咽部轻度充血。如无并发症,一般经5～7天痊愈。

2.流行性感冒

流行性感冒(简称流感)则由流感病毒引起,起病急,鼻咽部症状较轻,但全身症状较重,伴高热、全身酸痛和眼结膜炎症状。而且常有较大或大范围的流行。

3.病毒性咽炎和喉炎

临床特征为咽部发痒、不适和灼热感、声嘶、讲话困难、咳嗽、咳嗽时咽喉疼痛,无痰或痰呈黏液性,有发热和乏力,伴有咽下疼痛时,常提示有链球菌感染,体检发现咽部明显充血和水肿、局部淋巴结肿大且触痛,提示流感病毒和腺病毒感染,腺病毒咽炎可伴有眼结膜炎。

4.疱疹性咽峡炎

主要由柯萨奇病毒 A 引起,夏季好发。有明显咽痛、常伴有发热,病程约 1 周。体检可见咽充血,软腭、腭垂、咽和扁桃体表面有灰白色疱疹及浅表溃疡,周围有红晕。多见儿童,偶见于成人。

5.咽结膜热

常为柯萨奇病毒、腺病毒等引起。夏季好发,游泳传播为主,儿童多见。表现为发热、咽痛、畏光、流泪、咽及结膜明显充血。病程为 4～6 天。

6.细菌性咽-扁桃体炎

多由溶血性链球菌感染所致,其次为流感嗜血杆菌、肺炎球菌、葡萄球菌等引起。起病急,咽痛明显、伴畏寒、发热,体温超过 39 ℃。检查可见咽部明显充血,扁桃体充血肿大,其表面有黄色点状渗出物,颌下淋巴结肿大伴压痛,肺部无异常体征。

(二)急性气管-支气管炎

起病较急,常先有急性上呼吸道感染的症状,继之出现干咳或少量黏液性痰,随后可转为黏液脓性或脓性痰液,痰量增多,咳嗽加剧,偶可痰中带血。全身症状一般较轻,可有发热,38 ℃左右,多于 3～5 天后消退。咳嗽、咳痰为最常见的症状,常为阵发性咳嗽,咳嗽、咳痰可延续 2～3 周才消失,如迁延不愈,则可演变为慢性支气管炎。呼吸音常正常或增粗,两肺可听到散在干、湿性啰音。

三、护理

(一)护理目标

患者躯体不适缓解,日常生活不受影响;体温恢复正常;呼吸道通畅;睡眠改善;无并发症发生或并发症被及时控制。

(二)护理措施

1.一般护理

注意隔离患者,减少探视,避免交叉感染。患者咳嗽或打喷嚏时应避免对着他人。患者使用的餐具、痰盂等用具应按规定消毒,或用一次性器具,回收后焚烧弃去。多饮水,补充足够的热量,给予清淡易消化、高热量、丰富维生素、富含营养的食物。避免刺激性食物,戒烟、酒。患者以休息为主,特别是在发热期间。部分患者往往因剧烈咳嗽而影响正常的睡眠,可给患者提供容易入睡的休息环境,保持病室适宜温度、湿度和空气流通。保证周围环境安静,关闭门窗。指导患者运用促进睡眠的方式,如睡前泡脚、听音乐等。必要时可遵医嘱给予镇咳、祛痰或镇静药物。

2.病情观察

关注疾病流行情况、鼻咽部发生的症状、体征及血常规和 X 线检查改变。注意并发症,如耳痛、耳鸣、听力减退、外耳道流脓等提示中耳炎;如头痛剧烈、发热、伴脓涕、鼻窦有压痛等提示鼻窦炎;如在恢复期出现胸闷、心悸、眼睑水肿、腰酸和关节痛等提示心肌炎、肾炎或风湿性关节炎,应及时就诊。

3.对症护理

(1)高热护理:体温超过 37.5 ℃,应每 4 小时测体温 1 次,观察体温过高的早期症状和体征,体温突然升高或骤降时,应随时测量和记录,并及时报告医师。体温＞39 ℃时,要采取物理降温。降温效果不好可遵照医嘱选用适当的解热剂进行降温。患者出汗后应及时处理,保持皮肤的清洁和干燥,并注意保暖。鼓励多饮水。

(2)保持呼吸道通畅:清除气管、支气管内分泌物,减少痰液在气管、支气管内的聚积。指导患者采取舒适的体位进行有效咳嗽。观察咳痰情况,如痰液较多且黏稠,可嘱患者多饮水,或遵照医嘱给予雾化吸入治疗,以湿润气道、利于痰液排出。

4.用药护理

(1)对症治疗:选用抗感冒复合剂或中成药减轻发热、头痛,减少鼻、咽充血和分泌物,如对乙酰氨基酚(扑热息痛)、银翘解毒片等。干咳者可选用右美沙芬、喷托维林(咳必清)等;咳嗽有痰可选用复方氯化铵合剂、溴己新(必嗽平)或雾化祛痰。咽痛者可含服喉片或草珊瑚片等。气喘者可用平喘药,如特布他林、氨茶碱等。

(2)抗病毒药物:早期应用抗病毒药有一定疗效,可选用利巴韦林、奥司他韦、金刚烷胺、吗啉胍和抗病毒中成药等。

(3)抗菌药物:如有细菌感染,最好根据药物敏感试验选择有效抗菌药物治疗,常可选用大环内酯类、青霉素类、氟喹诺酮类及头孢菌素类。

根据医嘱选用药物,告知患者药物的作用、可能发生的不良反应和服药的注意事项,如按时服药;应用抗生素者,注意观察有无迟发变态反应发生;对于应用解热镇痛药者注意避免大量出汗引起虚脱等。发现异常及时就诊等。

5.心理护理

急性呼吸道感染预后良好,多数患者于一周内康复,仅少数患者可因咳嗽迁延不愈而发展为慢性支气管炎,患者一般无明显心理负担。但如果咳嗽较剧烈,加之伴有发热,可能会影响患者的休息、睡眠,进而影响工作和学习,个别患者产生急于缓解咳嗽等症状的焦虑情绪。护理人员应与患者进行耐心、细致的沟通,通过对病情的客观评价,解除患者的心理顾虑,建立治疗疾病的信心。

6.健康指导

(1)疾病知识指导:帮助患者和家属掌握急性呼吸道感染的诱发因素及本病的相关知识,避免受凉、过度疲劳,注意保暖;外出时可戴口罩,避免寒冷空气对气管、支气管的刺激。积极预防和治疗上呼吸道感染,症状改变或加重时应及时就诊。

(2)生活指导:平时应加强耐寒锻炼,增强体质,提高机体免疫力。有规律生活,避免过度劳累。室内空气保持新鲜、阳光充足。少去人群密集的公共场所。戒烟、酒。

(三)护理评价

患者舒适度改善;睡眠质量提高;未发生并发症或发生后被及时控制。

(陈雪松)

第四节 慢性支气管炎

慢性支气管炎是由于感染或非感染因素引起气管、支气管黏膜及其周围组织的慢性非特异性炎症。临床以咳嗽、咳痰或伴有喘息反复发作为特征,每年持续3个月以上,且连续2年以上。

一、病因和发病机制

慢性支气管炎的病因极为复杂,迄今尚有许多因素还不够明确,往往是多种因素长期相互作用的综合结果。

(一)感染

病毒、支原体和细菌感染是本病急性发作的主要原因。病毒感染以流感病毒、鼻病毒、腺病毒和呼吸道合胞病毒常见;细菌感染以肺炎链球菌、流感嗜血杆菌和卡他莫拉菌及葡萄球菌常见。

(二)大气污染

化学气体如氯气、二氧化氮、二氧化硫等刺激性烟雾,空气中的粉尘等均可刺激支气管黏膜,使呼吸道清除功能受损,为细菌入侵创造条件。

(三)吸烟

吸烟为本病发病的主要因素。吸烟时间的长短与吸烟量决定发病率的高低,吸烟者的患病率较不吸烟者高2~8倍。

(四)过敏因素

喘息型支气管患者,多有过敏史。患者痰中嗜酸性粒细胞和组胺的含量及血中IgE明显高于正常。此类患者实际上应属慢性支气管炎合并哮喘。

(五)其他因素

气候变化,特别是寒冷空气对慢支的病情加重有密切关系。自主神经功能失调,副交感神经功能亢进,老年人肾上腺皮质功能减退,慢性支气管炎的发病率增加。维生素C缺乏,维生素A缺乏,易患慢性支气管炎。

二、临床表现

(一)症状

患者常在寒冷季节发病,出现咳嗽、咳痰,尤以晨起显著,白天多于夜间。病毒感染痰液为白色黏液泡沫状,继发细菌感染,痰液转为黄色或黄绿色黏液脓性,偶可带血。慢性支气管炎反复发作后,支气管黏膜的迷走神经感受器反应性增高,副交感神经功能亢进,可出现过敏现象而发生喘息。

(二)体征

早期多无体征。急性发作期可有肺底部闻及干、湿啰音。喘息型支气管炎在咳嗽或深吸气后可闻及哮鸣音,发作时,有广泛哮鸣音。

（三）并发症

（1）阻塞性肺气肿：为慢性支气管炎最常见的并发症。

（2）支气管肺炎：慢性支气管炎蔓延至支气管周围肺组织中，患者表现寒战、发热、咳嗽加剧、痰量增多且呈脓性；白细胞总数及中性粒细胞增多；X线检查显示双下肺野有斑点状或小片阴影。

（3）支气管扩张症。

三、诊断

（一）辅助检查

1.血常规

白细胞总数及中性粒细胞数可升高。

2.胸部X线检查

单纯型慢性支气管炎，X线检查阴性或仅见双下肺纹理增多、增粗、模糊、呈条索状或网状。继发感染时为支气管周围炎症改变，表现为不规则斑点状阴影，重叠于肺纹理之上。

3.肺功能检查

早期病变多在小气道，常规肺功能检查多无异常。

（二）诊断要点

凡咳嗽、咳痰或伴有喘息，每年发作持续3个月，连续2年或2年以上者，并排除其他心、肺疾病（如肺结核、肺尘埃沉着病、支气管哮喘、支气管扩张症、肺癌、肺脓肿、心脏病、心功能不全等）、慢性鼻咽疾病后，即可诊断。如每年发病不足3个月，但有明确的客观检查依据（如胸部X线检查、肺功能等）亦可诊断。

（三）鉴别诊断

1.支气管扩张

多于儿童或青年期发病，常继发于麻疹、肺炎或百日咳后，并有咳嗽、咳痰反复发作的病史，合并感染时痰量增多，并呈脓性或伴有发热，病程中常反复咯血。在肺下部周围可闻及不易消散的湿啰音。晚期重症患者可出现杵状指（趾）。胸部X线检查中可见双肺下野纹理粗乱或呈卷发状。薄层高分辨CT（HRCT）检查有助于确诊。

2.肺结核

活动性肺结核患者多有午后低热、消瘦、乏力、盗汗等中毒症状。咳嗽痰量不多，常有咯血。老年肺结核的中毒症状多不明显，常被慢性支气管炎的症状所掩盖而误诊。胸部X线检查可发现结核病灶，部分患者痰结核菌检查可获阳性。

3.支气管哮喘

支气管哮喘常为特质性患者或有过敏性疾病家族史，多于幼年发病。一般无慢性咳嗽、咳痰史。哮喘多突然发作，且有季节性，血和痰中嗜酸性粒细胞常增多，治疗后可迅速缓解。发作时双肺布满哮鸣音，呼气延长，缓解后可消失，且无症状，但气道反应性仍增高。慢性支气管炎合并哮喘的患者，病史中咳嗽、咳痰多发生在喘息之前，迁延不愈较长时间后伴有喘息，且咳嗽、咳痰的症状多较喘息更为突出，平喘药物疗效不如哮喘等可资鉴别。

4.肺癌

肺癌多发生于40岁以上男性，并有多年吸烟史的患者，刺激性咳嗽常伴痰中带血和胸痛。

X线检查肺部常有块影或反复发作的阻塞性肺炎。痰脱落细胞及支气管镜等检查,可明确诊断。

5.慢性肺间质纤维化

慢性咳嗽,咳少量黏液性非脓性痰,进行性呼吸困难,双肺底可闻及爆裂音(Velcro 啰音),严重者发绀并有杵状指。X线检查见中下肺野及肺周边部纹理增多紊乱呈网状结构,其间见弥漫性细小斑点阴影。肺功能检查呈限制性通气功能障碍,弥散功能减低,PaO_2 下降。肺活检是确诊的手段。

四、治疗

(一)急性发作期及慢性迁延期的治疗

以控制感染、祛痰、镇咳为主,同时解痉平喘。

1.抗感染药物

及时、有效、足量,感染控制后及时停用,以免产生细菌耐药或二重感染。一般患者可按常见致病菌用药。可选用青霉素 G 80 万单位肌内注射;复方磺胺甲噁唑(SMZ),每次 2 片,2 次/天;阿莫西林 2～4 g/d,3～4 次口服;氨苄西林 2～4 g/d,分 4 次口服;头孢氨苄 2～4 g/d 或头孢拉定 1～2 g/d,分 4 次口服;头孢呋辛 2 g/d 或头孢克洛 0.5～1 g/d,分 2～3 次口服。亦可选择新一代大环内酯类抗生素,如罗红霉素,0.3 g/d,2 次口服。抗菌治疗疗程一般 7～10 天,反复感染病例可适当延长。严重感染时,可选用氨苄西林、环丙沙星、氧氟沙星、阿米卡星、奈替米星或头孢菌素类联合静脉滴注给药。

2.祛痰镇咳药

刺激性干咳者不宜单用镇咳药物,否则痰液不易咳出。可给盐酸溴环己胺醇 30 mg 或羧甲基半胱氨酸 500 mg,3 次/天口服。乙酰半胱氨酸(富露施)及氯化铵甘草合剂均有一定的疗效。α-糜蛋白酶雾化吸入亦有消炎祛痰的作用。

3.解痉平喘

解痉平喘主要为解除支气管痉挛,利于痰液排出。常用药物为氨茶碱 0.1～0.2 g,8 次/小时口服;丙卡特罗 50 mg,2 次/天;特布他林 2.5 mg,2～3 次/天。慢性支气管炎有可逆性气道阻塞者应常规应用支气管舒张剂,如异丙托溴铵(异丙阿托品)气雾剂、特布他林等吸入治疗。阵发性咳嗽常伴不同程度的支气管痉挛,应用支气管扩张药后可改善症状,并有利于痰液的排出。

(二)缓解期的治疗

应以增强体质,提高机体抗病能力和预防发作为主。

(三)中药治疗

采取扶正固本原则,按肺、脾、肾的虚实辨证施治。

五、护理措施

(一)常规护理

1.环境

保持室内空气新鲜,流通,安静,舒适,温湿度适宜。

2.休息

急性发作期应卧床休息,取半卧位。

3.给氧

持续低流量吸氧。

4.饮食

给予高热量、高蛋白、高维生素易消化饮食。

(二)专科护理

(1)解除气道阻塞,改善肺泡通气。及时清除痰液,神志清醒患者应鼓励咳嗽,痰稠不易咯出时,给予雾化吸入或雾化泵药物喷入,减少局部淤血水肿,以利痰液排出。危重体弱患者,定时更换体位,叩击背部,使痰易于咳出,餐前应给予胸部叩击或胸壁震荡。方法:患者取侧卧位,护士两手手指并拢,手背隆起,指关节微屈,自肺底由下向上,由外向内叩拍胸壁,震动气管,边拍边鼓励患者咳嗽,以促进痰液的排出,每侧肺叶叩击 3～5 分钟。对神志不清者,可进行机械吸痰,需注意无菌操作,抽吸压力要适当,动作轻柔,每次抽吸时间不超过 15 秒,以免加重缺氧。

(2)合理用氧减轻呼吸困难。根据缺氧和二氧化碳潴留的程度不同,合理用氧,一般给予低流量、低浓度、持续吸氧,如病情需要提高氧浓度,应辅以呼吸兴奋剂刺激通气或使用呼吸机改善通气,吸氧后如呼吸困难缓解、呼吸频率减慢、节律正常、血压上升、心率减慢、心律正常、发绀减轻、皮肤转暖、神志转清、尿量增加等,表示氧疗有效。若呼吸过缓,意识障碍加深,需考虑二氧化碳潴留加重,必要时采取增加通气量措施。

(陈雪松)

第五节　支气管哮喘

支气管哮喘(简称哮喘)是由多种细胞(如嗜酸性粒细胞、肥大细胞、T 淋巴细胞、中性粒细胞、气道上皮细胞等)和细胞组分参与的气道慢性炎症性疾病。这种慢性炎症导致气道高反应性和广泛多变的可逆性气流受限,并引起反复发作性的喘息、气急、胸闷或咳嗽等症状,常在夜间和(或)清晨发作和加重,多数患者可自行缓解或治疗后缓解。支气管哮喘如贻误诊治,随病程的延长可产生气道不可逆性狭窄和气道重塑。因此,合理的防治至关重要。

一、病因及发病机制

(一)病因

本病的病因不十分清楚。目前认为哮喘是多基因遗传病,受遗传因素和环境因素双重影响。

1.遗传因素

哮喘发病具有明显的家族集聚现象,临床家系调查发现,哮喘患者亲属患病率高于群体患病率,且亲缘关系越近患病率越高;病情越严重,其亲属患病率也越高。

2.环境因素

主要为哮喘的激发因素,如下。

(1)吸入性变应原:尘螨、花粉、真菌、动物毛屑、二氧化硫、氨气等各种特异和非特异性吸入物。

(2)感染:细菌、病毒、原虫、寄生虫等。

（3）食物：鱼、虾、蟹、蛋类、牛奶等。

（4）药物：普萘洛尔（心得安）、阿司匹林等。

（5）其他：气候改变、运动、妊娠等。

(二)发病机制

哮喘的发病机制非常复杂（图 3-1），变态反应、气道炎症、气道反应性增高和神经等因素及其相互作用被认为与哮喘的发病关系密切。其中气道炎症是哮喘发病的本质，而气道高反应性是哮喘的重要特征。根据变应原吸入后哮喘发生的时间，可分为速发性哮喘反应（IAR）、迟发性哮喘反应（LAR）和双相型哮喘反应（DAR）。IAR 在吸入变应原的同时立即发生反应，15～30 分钟达高峰，2 小时逐渐恢复正常。LAR 在吸入变应原 6 小时左右发作，持续时间长，症状重，常呈持续性哮喘表现，为气道慢性炎症反应的结果。

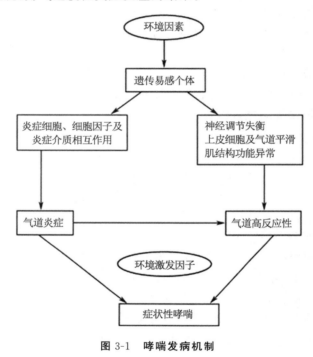

图 3-1　哮喘发病机制

二、临床表现

(一)症状

典型表现为发作性呼气性呼吸困难或发作性胸闷和咳嗽，伴有哮鸣音。严重者呈强迫坐位或端坐呼吸，甚至出现发绀等；干咳或咳大量泡沫样痰。哮喘发作前常有干咳、呼吸紧迫感、连打喷嚏、流泪等先兆表现；有时仅以咳嗽为唯一的症状（咳嗽变异性哮喘）。哮喘症状可在数分钟内发作，经数小时至数天，用支气管舒张药可缓解或自行缓解。在夜间及凌晨发作和加重常是哮喘的特征之一。有些青少年，在运动时出现咳嗽、胸闷和呼吸困难（运动性哮喘）。

(二)体征

发作时胸部呈过度充气征象，双肺可闻及广泛的哮鸣音，呼气音延长。严重者可有辅助呼吸肌收缩加强，心率加快、奇脉、胸腹反常运动和发绀。但在轻度哮喘或非常严重哮喘发作时，哮鸣音可不出现,称为寂静胸。非发作期可无阳性体征。

三、分期

根据临床表现哮喘分为急性发作期、慢性持续期和缓解期。

(一)急性发作期

急性发作期是指气促、咳嗽、胸闷等症状突然发生,常有呼吸困难,以呼气流量降低为其特征,常因接触刺激物或治疗不当所致。哮喘急性发作时严重程度评估见表3-1。

表 3-1　哮喘急性发作时病情严重程度的分级

病情程度	临床表现	生命体征	血气分析	支气管舒张剂
轻度	对日常生活影响不大,可平卧,说话连续成句,步行、上楼时有气短	脉搏<100 次/分	基本正常	能被控制
中度	日常生活受限,稍事活动便有喘息,喜坐位,讲话时断时续,有焦虑和烦躁,哮鸣音响亮而弥漫	脉搏 100～120 次/分	PaO_2 8.0～10.7 kPa(60～80 mmHg) $PaCO_2$<6.0 kPa(45 mmHg)	仅有部分缓解
重度	喘息持续发作,日常生活受限,休息时也喘,端坐前弓位,大汗淋漓,常有焦虑和烦躁	脉搏明显增快,有奇脉、发绀	PaO_2<8.0 kPa(60 mmHg) $PaCO_2$>6.0 kPa(45 mmHg)	无效
危重	患者不能讲话,出现意识障碍,呼吸时,哮鸣音明显减弱或消失,胸腹部矛盾运动	脉搏>120 次/分或脉律徐缓不规则,血压下降	PaO_2<8.0 kPa(60 mmHg) $PaCO_2$>6.0 kPa(45 mmHg)	无效

注:1 mmHg＝0.13 kPa。

(二)慢性持续期

在哮喘非急性发作期,患者仍有不同程度的哮喘症状或PEF降低。根据临床表现和肺功能可将慢性持续期的病情程度分为 4 级,见表3-2。

表 3-2　哮喘慢性持续期病情严重度的分级

分级	临床表现	肺功能改变
间歇发作(第一级)	症状<每周 1 次,短暂发作,夜间哮喘症状<每月 2 次	FEV_1≥80%预计值或 PEF≥80%个人最佳值,PEF 或 FEV_1 变异率<20%
轻度持续(第二级)	症状≥每周 1 次,但<每天 1 次,可能影响活动及睡眠,夜间哮喘症状>每月 2 次,但<每周 1 次	FEV_1≥80%预计值或 PEF≥80%个人最佳值,PEF 或 FEV_1 变异率 20%～30%
中度持续(第三级)	每天有症状,影响活动及睡眠,夜间哮喘症状≥每周 1 次	FEV_1 60%～79%预计值或 PEF 60%～79%个人最佳值,PEF 或 FEV_1 变异率>30%
重度持续(第四级)	每天有症状,频繁发作,经常出现夜间哮喘症状,体力活动受限	FEV_1<60%预计值或 PEF<60%个人最佳值,PEF 或 FEV_1 变异率>30%

(三)缓解期

缓解期是指经过或未经过治疗症状、体征消失,肺功能恢复到急性发作前水平,并维持 4 周以上。

四、护理

(一)护理目标

患者呼吸困难缓解,能进行有效呼吸;痰液能排出;能正确使用雾化吸入器;未发生并发症。

(二)护理措施

支气管哮喘目前尚无根治的方法。护理措施和治疗的目的为控制症状,防止病情恶化,尽可能保持肺功能正常,维持正常活动能力(包括运动),避免治疗不良反应,防止不可逆气道阻塞,避免死亡。

1.一般护理

(1)环境与体位:提供安静、舒适、温湿度适宜的环境,保持室内清洁、空气流通。脱离变应原非常必要,找到引起哮喘发作的变应原或其他非特异刺激因素,并使患者迅速脱离,这是防治哮喘最有效的方法。病室不宜布置花草,避免使用羽绒或蚕丝织物。发作时,协助患者采取舒适的半卧位或坐位,或用过床桌使患者伏桌休息,以减轻体力消耗。

(2)饮食护理:大约 20% 的成年人和 50% 的哮喘患儿可因不适当饮食而诱发或加重哮喘。护理人员应帮助患者找出与哮喘发作的有关食物。哮喘患者的饮食以清淡、易消化、高蛋白,富含维生素 A、维生素 C、钙食物为主,如哮喘发作与进食某些异体蛋白如鱼、虾、蟹、蛋类、牛奶等有关,应忌食;某些食物添加剂如酒石黄、亚硝酸盐(制作糖果、糕点用于漂白、防腐)也可诱发哮喘发作,应当引起注意。慎用或忌用某些引起哮喘的药物,如阿司匹林或阿司匹林的复方制剂。戒酒、戒烟。哮喘发作时,患者呼吸增快、出汗,极易形成痰栓阻塞小支气管,若无心、肾功能不全时,应鼓励患者饮水 2 000~3 000 mL/d,必要时,遵医嘱静脉补液,注意输液速度。

(3)保持身体清洁舒适:哮喘患者常会大量出汗,应每天以温水擦浴,勤换衣服和床单,保持皮肤的清洁、干燥和舒适。协助并鼓励患者咳嗽后用温水漱口,保持口腔清洁。

(4)氧疗护理:重症哮喘患者常伴有不同程度的低氧血症存在,应遵医嘱给予吸氧,吸氧流量为每分钟 1~3 L,吸氧浓度一般不超过 40%。为避免气道干燥和寒冷气流的刺激而导致气道痉挛,吸入的氧气应尽量温暖湿润。

2.病情观察

观察哮喘发作的前驱症状,如鼻咽痒、喷嚏、流涕、眼痒等黏膜过敏症状;哮喘发作时,观察患者意识状态、呼吸频率、节律、深度及辅助呼吸肌是否参与呼吸运动等,监测呼吸音、哮鸣音变化,监测动脉血气分析和肺功能情况,了解病情和治疗效果。呼吸困难时遵医嘱给予吸氧,注意氧疗效果;哮喘发作严重时,如经治疗病情无缓解,做好机械通气准备工作;加强对急性期患者的监护,尤其在夜间和凌晨易发生哮喘的时间段内,严密观察有无病情变化。

3.用药护理

(1)β_2 受体激动剂:是控制哮喘急性发作症状的首选药物,短效 β_2 受体激动剂起效较快,但药效持续时间较短,一般仅维持 4~6 小时,常用药物有沙丁胺醇、特布他林等。长效 β_2 受体激动剂作用时间均在 10 小时以上,且有一定抗感染作用,如福莫特罗、沙美特罗及丙卡特罗等,用药方法可采用定量气雾剂(MDI)吸入、干粉吸入、持续雾化吸入等,也可用口服或静脉注射。首选吸入法,因药物直接作用于呼吸道,局部浓度高且作用迅速,所用剂量较小,全身性不良反应少。常用沙丁胺醇或特布他林,每天 3~4 次,每次 1~2 喷。干粉吸入方便较易掌握。持续雾化吸入多用于重症和儿童患者,方法简单易于配合。β_2 受体激动剂的缓(控)释型口服制剂,用于防治反复发作性哮喘和夜间哮喘。注射用药,用于严重哮喘,一般每次用量为沙丁胺醇 0.5 mg,只在其他疗法无效时使用。指导患者按医嘱用药,不宜长期规律、单一、大量使用,否则会引起气道 β_2 受体功能下调,药物减效;由于本类药物(特别是短效制剂)无明显抗炎作用,故宜与吸入激素等抗炎药配伍使用。口服沙丁胺醇或特布他林时,观察有无心悸、骨骼肌震颤等不良反应。静脉点滴沙丁胺醇注意滴速 $2\sim4\ \mu g/min$,并注意有无心悸等不良反应。

(2)糖皮质激素:是当前控制哮喘发作最有效的药物。可分为吸入、口服和静脉用药。吸入治疗是目前推荐长期抗感染治疗哮喘的最常用的方法。常用吸入药物有倍氯米松、氟替卡松、莫米松等,起效慢,通常需规律用药一周以上方能起效。口服药物用于吸入糖皮质激素无效或需要短期加强的患者。有泼尼松、泼尼松龙,起始 $30\sim60$ mg/d,症状缓解后逐渐减量至 $\leqslant10$ mg/d。然后停用,或改用吸入剂。在重度或严重哮喘发作时,提倡及早静脉给药。吸入治疗药物全身性不良反应少,少数患者可出现口腔念珠菌感染、声音嘶哑或呼吸道不适,指导患者吸药后必须立即用清水充分漱口以减轻局部反应和胃肠吸收。全身用药应注意肥胖、糖尿病、高血压、骨质疏松、消化性溃疡等不良反应,口服用药宜在饭后服用,以减少对胃肠道黏膜的刺激。气雾吸入糖皮质激素可减少其口服量,当用吸入剂替代口服剂时,通常需同时使用两周后逐步减少口服量,指导患者不得自行减量或停药。

(3)茶碱类:是目前治疗哮喘的有效药物,通过抑制磷酸二酯酶,提高平滑肌细胞内的 cAMP 浓度,拮抗腺苷受体,刺激肾上腺分泌肾上腺素,增强呼吸肌的收缩;同时具有气道纤毛清除功能和抗炎作用。口服氨茶碱一般剂量每天 $6\sim10$ mg/kg,控(缓)释茶碱制剂,可用于夜间哮喘。静脉给药主要应用于危、重症哮喘,静脉注射首次剂量 $4\sim6$ mg/kg,注射速度不超过 0.25 mg/(kg·min),静脉滴注维持量为 $0.6\sim0.8$ mg/(kg·h)日注射量一般不超过 1.0 g。其主要不良反应为胃肠道、心脏和中枢神经系统的毒性反应。氨茶碱用量过大或静脉注射(滴注)速度过快可引起恶心、呕吐、头痛、失眠、心律失常,严重者引起室性心动过速,抽搐乃至死亡。静脉注射时浓度不宜过高、速度不宜过快,注射时间宜在 10 分钟以上,以防中毒症状发生,观察用药后疗效和不良反应,最好在用药中监测血药浓度,其安全有效浓度为 $6\sim15\ \mu g/mL$。发热、妊娠、小儿或老年有心、肝、肾功能障碍及甲状腺功能亢进者慎用。合用西咪替丁(甲氰米胍)、喹诺酮类、大环内酯类药物等可影响茶碱代谢而使其排泄减慢,应减少用量。茶碱缓释片或茶碱控释片由于药片有控释材料,不能嚼服,必须整片吞服。

(4)抗胆碱药:胆碱能受体(M 受体)拮抗剂,有舒张支气管及减少痰液的作用。常用异丙托溴铵吸入或雾化吸入,约 10 分钟起效,维持 $4\sim6$ 小时;长效抗胆碱药噻托溴铵作用维持时间可达 24 小时。

(5)其他:色苷酸钠是非糖皮质激素抗炎药物。对预防运动或变应原诱发的哮喘最为有效。色苷酸钠雾化吸入 $3.5\sim7.0$ mg 或干粉吸入 20 mg,每天 $3\sim4$ 次。酮替酚和新一代组胺 H_1 受体拮抗剂阿司咪唑、曲尼斯特等对轻症哮喘和季节性哮喘有效,也可与 β_2 受体激动剂联合用药。色苷酸钠及尼多酸钠,少数病例可有咽喉不适、胸闷、偶见皮疹,孕妇慎用。抗胆碱药吸入后,少数患者可有口苦或口干感。白三烯(LT)拮抗剂具有抗炎和舒张支气管平滑肌的作用。白三烯调节剂的主要不良反应是较轻微的胃肠道症状,少数有皮疹、血管性水肿、转氨酶升高,停药后可恢复正常。

4.吸入器的正确使用

(1)定量雾化吸入器(MDI):MDI 的使用需要患者协调呼吸动作,正确使用是保证吸入治疗成功的关键。根据患者文化层次、学习能力,提供雾化吸入器的学习资料。

MDI 使用方法:打开盖子,摇匀药液,深呼气至不能再呼时,张口,将 MDI 喷嘴置于口中,双唇包住咬口,以慢而深的方式经口吸气,同时以手指按压喷药,至吸气末屏气 10 秒,使较小的雾粒沉降在气道远端,然后缓慢呼气,休息 3 分钟后可再重复使用一次。指导患者反复练习,医护人员演示,直至患者完全掌握。

特殊 MDI 的使用:对不易掌握 MDI 吸入方法的儿童或重症患者,可在 MDI 上加储物罐,可以简化操作,增加吸入到下呼吸道和肺部的药物量,减少雾滴在口咽部沉积引起刺激,增加雾化吸入疗效。

(2)干粉吸入器:较常用的有蝶式吸入器、都宝装置和准纳器。①蝶式吸入器:指导患者正确将药物转盘装进吸入器中,打开上盖至垂直部位(刺破胶囊),用口唇含住吸嘴用力深吸气,屏气数秒钟。重复上述动作 3~5 次,直至药粉吸尽为止。完全拉出滑盘,再推回原位(此时旋转转盘至一个新囊泡备用)。②都宝装置:使用时移去瓶盖,一手垂直握住瓶体,另一手握住底盖,先右转再向左旋转至听到"喀"的一声。吸入前先呼气,然后含住吸嘴,仰头,用力深吸气,屏气 5~10 秒。③准纳器:使用时一手握住外壳,另一手的大拇指放在拇指柄上向外推动至完全打开,推动滑杆直至听到"咔哒"声,将吸嘴放入口中,经口深吸气,屏气 10 秒。

5.心理护理

研究证明,精神因素在哮喘的发生发展过程中起重要作用,培养良好的情绪和战胜疾病的信心是哮喘治疗和护理的重要内容。哮喘患者的心理表现类型多种多样,可有抑郁、焦虑、恐惧、性格的改变(如悲观、失望、孤独、脆弱、躁动、敌对、易于冲动、神经质、自卑等)、社会工作能力的下降(如自信心及适应能力下降、交际减少等)或自主神经紊乱的表现,如多汗、头晕、眼花、食欲减退、手颤、胸闷、气短、心悸等。针对哮喘患者心理障碍的情况,护理人员应体谅和同情患者的痛苦,尤其对于慢性哮喘治疗效果不佳的患者更应关心,给予心理疏导和教育,向患者解释避免不良情绪的重要性,多用鼓励性语言,减轻患者的心理压力,提高治疗的信心和依从性。

6.健康指导

(1)疾病知识指导:通过教育使患者能懂得哮喘虽不能彻底治愈,但只要坚持充分地正规治疗,完全可以有效地控制哮喘的发作,即患者可达到没有或仅有轻度症状,能坚持日常工作和学习。

(2)识别和避免触发因素:针对个体情况,指导患者有效控制可诱发哮喘发作的各种因素,如避免摄入引起过敏的食物;室内布局力求简洁,避免使用地毯、种植花草、不养宠物;经常打扫房间,清洗床上用品;避免接触刺激性气体及预防呼吸道感染;避免进食易引起哮喘的食物;避免强烈的精神刺激和剧烈的运动;避免大笑、大哭、大喊等过度换气动作;在缓解期应加强体育锻炼、耐寒锻炼及耐力训练,以增强体质。

(3)自我监测病情:识别哮喘加重的早期情况,学会哮喘发作时进行简单的紧急自我处理方法,学会利用峰流速仪来监测最大呼气峰流速(PEFR),做好哮喘日记,为疾病预防和治疗提供参考资料。峰流速仪是一种可随身携带,能测量 PEFR 的一种小型仪器。使用方法:取站立位,尽可能深吸一口气,然后用唇齿部分包住口含器后,以最快的速度,用一次最有力的呼气吹动游标滑动,游标最终停止的刻度,就是此次峰流速值。峰流速测定是发现早期哮喘发作最简便易行的方法,在没有出现症状之前,PEFR 下降,提示早期哮喘的发生。临床试验观察证实,每天测量的 PEFR 与标准的 PEFR 进行比较,不仅能早期发现哮喘发作,还能判断哮喘控制的程度和选择治疗措施。如果 PEFR 经常地、有规律地保持在80%～100%,为安全区,说明哮喘控制理想;如果 PEFR 在 50%～80%,为警告区,说明哮喘加重,需及时调整治疗方案;如果 PEFR ＜50%,为危险区,说明哮喘严重,需要立即到医院就诊。

(4)用药指导:哮喘患者应了解自己所用的每种药的药名、用法及使用时的注意事项,了解药物的主要不良反应及如何采取相应的措施来避免。指导患者或家属掌握正确的药物吸入技术。一般先用 β_2 受体激动剂,后用糖皮质激素吸入剂。与患者共同制订长期管理、防止复发的计划。坚持定期随访保健,指导正确用药,使药物不良反应减至最少,受体激动剂使用量减至最小,甚至不用也能控制症状。

(5)心理-社会指导:保持有规律的生活和乐观情绪,积极参加体育锻炼,最大限度恢复劳动能力,特别向患者说明发病与精神因素和生活压力的关系。动员与患者关系密切的力量,如家人或朋友参与对哮喘患者的管理;为其身心健康提供各方面的支持,并充分利用社会支持系统。

(三)护理评价

患者呼吸平稳,肺部听诊呼吸音正常,哮鸣音消失。动脉血气检测结果维持在正常范围;患者能摄入足够的液体,痰液稀薄,容易咳出;患者能描述使用吸入器的目的、注意事项、正确掌握使用方法。

(陈雪松)

第六节　肺　　炎

肺炎是指终末气道、肺泡和肺间质的炎症,可由病原微生物、理化因素、免疫损伤、过敏及药物所致。细菌性肺炎是最常见的肺炎,也是最常见的感染性疾病之一。尽管新的强效抗生素不断投入应用,但其发病率和病死率仍很高。

一、概述

(一)分类

1.解剖分类

(1)大叶性(肺泡性)肺炎:为肺实质炎症,通常并不累及支气管。病原体先在肺泡引起炎症,经肺泡间孔向其他肺泡扩散,导致部分或整个肺段、肺叶发生炎症改变。致病菌多为肺炎链球菌。

(2)小叶性(支气管)肺炎:指病原体经支气管入侵,引起细支气管、终末细支气管和肺泡的炎症。病原体有肺炎链球菌、葡萄球菌、病毒、肺炎支原体及军团菌等。常继发于其他疾病,如支气管炎、支气管扩张、上呼吸道病毒感染及长期卧床的危重患者。

(3)间质性肺炎:以肺间质炎症为主,病变累及支气管壁及其周围组织,有肺泡壁增生及间质水肿。可由细菌、支原体、衣原体、病毒或肺孢子菌等引起。

2.病因分类

(1)细菌性肺炎:如肺炎链球菌、金黄色葡萄球菌、甲型溶血性链球菌、肺炎克雷伯杆菌、流感嗜血杆菌、铜绿假单胞菌、棒状杆菌、梭形杆菌等引起的肺炎。

（2）非典型病原体所致肺炎：如支原体、军团菌和衣原体等。

（3）病毒性肺炎：如冠状病毒、腺病毒、呼吸道合胞病毒、流感病毒、麻疹病毒、巨细胞病毒、单纯疱疹病毒等。

（4）真菌性肺炎：如白念珠菌、曲霉、放射菌等。

（5）其他病原体所致的肺炎：如立克次体、弓形虫、寄生虫等。

（6）理化因素所致的肺炎：如放射性损伤引起的放射性肺炎、胃酸吸入、药物等引起的化学性肺炎等。

3.患病环境分类

（1）社区获得性肺炎：是指在医院外罹患的感染性肺实质炎症，也称院外肺炎，包括具有明确潜伏期的病原体感染而在入院后平均潜伏期内发病的肺炎。常见致病菌为肺炎链球菌、流感嗜血杆菌、卡他莫拉菌和非典型病原体。

（2）医院获得性肺炎：简称医院内肺炎，是指患者入院时既不存在，也不处于潜伏期，而于入院 48 小时后在医院（包括老年护理院、康复院等）内发生的肺炎，也包括出院后 48 小时内发生的肺炎。无感染高危因素患者的常见病原体依次为肺炎链球菌、流感嗜血杆菌、金黄色葡萄球菌、铜绿假单胞菌、大肠埃希菌、肺炎克雷伯杆菌等；有感染高危因素患者的常见病原体依次为金黄色葡萄球菌、铜绿假单胞菌、肠杆菌属、肺炎克雷伯杆菌等。

（二）病因及发病机制

正常的呼吸道免疫防御机制（支气管内黏液-纤毛运载系统、肺泡巨噬细胞防御的完整性等）使气管隆凸以下的呼吸道保持无菌。肺炎的发生主要由病原体和宿主两个因素决定。如果病原体数量多、毒力强和（或）宿主呼吸道局部和全身免疫防御系统损害，即可发生肺炎。病原体可通过空气吸入、血行播散、邻近感染部位蔓延、上呼吸道定植菌的误吸引起社区获得性肺炎。医院获得性肺炎还可通过误吸胃肠道的定植菌（胃食管反流）和通过人工气道吸入环境中的致病菌引起。

二、肺炎链球菌肺炎

肺炎链球菌肺炎或称肺炎球菌肺炎，是由肺炎链球菌或称肺炎球菌所引起的肺炎，占社区获得性肺炎的半数以上。通常急骤起病，以高热、寒战、咳嗽、血痰及胸痛为特征。X 线检查呈肺段或肺叶急性炎性实变，近年来因抗菌药物的广泛使用，致使本病的起病方式、症状及 X 线检查改变均不典型。

（一）临床表现

1.症状

起病多急骤，高热、寒战，全身肌肉酸痛，体温通常在数小时内升至 39～40 ℃，高峰在下午或傍晚，或呈稽留热，脉率随之增速。可有患侧胸部疼痛，放射到肩部或腹部，咳嗽或深呼吸时加剧。痰少，可带血或呈铁锈色，食欲锐减，偶有恶心、呕吐、腹痛或腹泻，易被误诊为急腹症。

2.体征

患者呈急性病容，面颊绯红，鼻翼翕动，皮肤灼热、干燥，口角及鼻周有单纯疱疹；病变广泛时可出现发绀。有败血症者，可出现皮肤、黏膜出血点，巩膜黄染。早期肺部体征无明显异常，仅有胸廓呼吸运动幅度减小，叩诊稍浊，听诊可有呼吸音减低及胸膜摩擦音。肺实变时叩诊浊音、触觉语颤增强并可闻及支气管呼吸音。消散期可闻及湿啰音。心率增快，有时心律不齐。重症患者有肠胀气,上腹部压痛多与炎症累及膈胸膜有关。重症感染时可伴休克、急性呼吸窘迫综合征及神经精神症状,表现为神志模糊、烦躁、呼吸困难、嗜睡、谵妄、昏迷等。累及脑膜时有颈抵抗及出现病理性反射。

本病自然病程大致为 1～2 周。发病 5～10 天,体温可自行骤降或逐渐消退;使用有效的抗菌药物后可使体温在 1～3 天恢复正常。患者的其他症状与体征也随之逐渐消失。

(二)护理

1.护理目标

体温恢复正常范围;患者呼吸平稳,发绀消失;症状减轻呼吸道通畅;疼痛减轻,感染控制未发生休克。

2.护理措施

(1)一般护理。①休息与环境:保持室内空气清新,病室保持适宜的温、湿度,环境安静、清洁、舒适。限制患者活动,限制探视,避免因谈话过多影响体力。要集中安排治疗和护理活动,保证足够的休息,减少氧耗量,缓解头痛、肌肉酸痛、胸痛等症状。②体位:协助或指导患者采取合适的体位。对有意识障碍患者,如病情允许可取半卧位,增加肺通气量;或侧卧位,以预防或减少分泌物吸入肺内。为促进肺扩张,每 2 小时变换体位 1 次,减少分泌物淤积在肺部而引起并发症。③饮食与补充水分:给予高热量、高蛋白质、高维生素、易消化的流质或半流质饮食,以补充高热引起的营养物质消耗。宜少食多餐,避免压迫膈肌。若有明显麻痹性肠梗阻或胃扩张,应暂时禁食,遵医嘱给予胃肠减压,直至肠蠕动恢复。鼓励患者多饮水(1～2 L/d),来补充发热、出汗和呼吸急促所丢失的水分,并利于痰液排出。轻症者无须静脉补液,脱水严重者可遵医嘱补液,补液有利于加快毒素排泄和热量散发,尤其是食欲差或不能进食者。心脏病或老年人应注意补液速度,过快过多易导致急性肺水肿。

(2)病情观察:监测患者神志、体温、呼吸、脉搏、血压和尿量,并做好记录。尤其应注意密切观察体温的变化。观察有无呼吸困难及发绀,及时适宜给氧。重点观察儿童、老年人、久病体弱者的病情变化,注意是否伴有感染性休克的表现。观察痰液颜色、性状和量,如肺炎球菌肺炎者痰液呈铁锈色,葡萄球菌肺炎者痰液呈粉红色乳状,厌氧菌感染者痰液多有恶臭等。

(3)对症护理。①高热的护理:体温超过 37.5 ℃,应每 4 小时测体温 1 次,观察体温过高的早期症状和体征,体温突然升高或骤降时,应随时测量和记录,并及时报告医师。体温＞39 ℃时,要采取物理降温。降温效果不好可遵照医嘱选用适当的解热剂进行降温。患者出汗后应及时处理,保持皮肤的清洁和干燥,并注意保暖。鼓励多饮水。②咳嗽、咳痰的护理:协助和鼓励患者有效咳嗽、排痰,及时清除口腔和呼吸道内痰液、呕吐物。痰液黏稠不易咳出时,在病情允许情况下可扶患者坐起,给予拍背,协助咳痰,遵医嘱应用祛痰药及超声雾化吸入,稀释痰液,促进痰的排出。必要时吸痰,预防窒息。吸痰前,注意告知病情。③气急发绀的护理:监测动脉血气分析值,给予吸氧,提高血氧饱和度,改善发绀,增加患者的舒适度。氧流量一般为每分钟4～6 L,若为 COPD 患者,应给予低流量低浓度持续吸氧。注意观察患者呼吸频率、节律、深度等变化,皮肤色泽和意识状态有无改变,如果病情恶化,准备气管插管和呼吸机辅助通气。④胸痛的护理:维持患者舒适的体位。患者胸痛时,常随呼吸、咳嗽加重,可采取患侧卧位,在咳嗽时可用枕头等物夹紧胸部,必要时用宽胶布固定胸廓,以降低胸廓活动度,减轻疼痛。疼痛剧烈者,遵医嘱应用镇痛、止咳药,缓解疼痛和改善肺通气,如口服可待因。⑤其他:鼓励患者经常漱口,做好口腔护理。口唇疱疹者局部涂液状石蜡或抗病毒软膏,防止继发感染。烦躁不安、谵妄、失眠者酌情使用地西泮或水合氯醛,禁用抑制呼吸的镇静药。

（4）感染性休克的护理。①观察休克的征象:密切观察生命体征、实验室检查和病情的变化。发现患者神志模糊、烦躁、发绀、四肢湿冷、脉搏细数、脉压变小、呼吸浅快、面色苍白、尿量减少（<30 mL/h）等休克早期症状时,及时报告医师,采取救治措施。②环境与体位:应将感染性休克的患者安置在重症监护室,注意保暖和安全。取仰卧中凹位,抬高头胸部20°,抬高下肢约30°,有利于呼吸和静脉回流,增加心排血量。尽量减少搬动。③吸氧:应给高流量吸氧,维持动脉氧分压在8.0 kPa（60 mmHg）以上,改善缺氧状况。④补充血容量:快速建立两条静脉通路,遵医嘱给予右旋糖酐或平衡液以维持有效血容量,降低血液的黏稠度,防止弥散性血管内凝血。随时监测患者一般情况、血压、尿量、尿比重、血细胞比容等;监测中心静脉压,作为调整补液速度的指标,中心静脉压<5 cmH$_2$O可放心输液,达到10 cmH$_2$O应慎重。以中心静脉压不超过10 cmH$_2$O、尿量每小时在30 mL以上为宜。补液不宜过多过快,以免引起心力衰竭和肺水肿。若血容量已补足而24小时尿量仍<400 mL、尿比重<1.018时,应及时报告医师,注意是否合并急性肾衰竭。⑤纠正酸中毒:有明显酸中毒可静脉滴注5％的碳酸氢钠,因其配伍禁忌较多,宜单独输入。随时监测和纠正电解质和酸碱失衡等。⑥应用血管活性药物的护理:遵医嘱在应用血管活性药物,如多巴胺、间羟胺（阿拉明）时,滴注过程中应注意防止液体溢出血管外,引起局部组织坏死和影响疗效。可应用输液泵单独静脉输入血管活性药物,根据血压随时调整滴速,维持收缩压在12.0～13.3 kPa（90～100 mmHg）,保证重要器官的血液供应,改善微循环。⑦对因治疗:应联合、足量应用强有力的广谱抗生素控制感染。⑧病情转归观察:随时监测和评估患者意识、血压、脉搏、呼吸、体温、皮肤、黏膜、尿量的变化,判断病情转归。如患者神志逐渐清醒、皮肤及肢体变暖、脉搏有力、呼吸平稳规则、血压回升、尿量增多,预示病情已好转。

（5）用药护理:遵医嘱及时使用有效抗感染药物,注意观察药物疗效及不良反应。

抗菌药物治疗:一经诊断即应给予抗菌药物治疗,不必等待细菌培养结果。首选青霉素G,用药途径及剂量视病情轻重及有无并发症而定。对于成年轻症患者,可用24×10^5 U/d,分3次肌内注射,或用普鲁卡因青霉素每12小时肌内注射6×10^5 U;病情稍重者,宜用青霉素G每天（24～48）×10^5 U,每6～8小时静脉滴注1次;重症及并发脑膜炎者,可增至每天（1～3）×10^7 U,分4次静脉滴注;对青霉素过敏者或耐青霉素或多重耐药菌株感染者,可用呼吸氟喹诺酮类、头孢噻肟或头孢曲松等药物,多重耐药菌株感染者可用万古霉素、替考拉宁等。药物治疗48～72小时后应对病情进行评价,治疗有效表现为体温下降、症状改善、白细胞数量逐渐降低或恢复正常等。如用药72小时后病情仍无改善,需及时报告医师并作相应处理。药物不良反应及护理措施可参见表3-3。

支持疗法:患者应卧床休息,注意补充足够蛋白质、热量及维生素。密切监测病情变化,注意防止休克。剧烈胸痛者,可酌情用少量镇痛药,如可待因15 mg。不用阿司匹林或其他解热药,以免过度出汗、脱水及干扰真实热型,导致临床判断错误。鼓励饮水每天1～2 L,轻症患者不需要常规静脉输液,确有失水者可输液,保持尿比重<1.020,血清钠<145 mmol/L。中等或重症患者[PaO$_2$<8.0 kPa（60 mmHg）或有发绀]应给氧。若有明显麻痹性肠梗阻或胃扩张,应暂时禁食、禁饮和胃肠减压,直至肠蠕动恢复。烦躁不安、谵妄、失眠者酌用地西泮5 mg或水合氯醛1.0～1.5 g,禁用抑制呼吸的镇静药。

表 3-3 治疗肺炎常用抗感染药物的剂量用法、主要不良反应及护理措施

药名	剂量及用法	主要不良反应	注意事项和(或)护理措施
青霉素 G	40 万～80 万单位/次,肌内注射或静脉滴注,每天 1～2 次,重症患者每天剂量可增至 $(1～3)×10^7$ U	变态反应最常见,以荨麻疹、药疹和血清样反应多见。最严重的是过敏性休克,另外可出现局部红肿、疼痛和硬结	1.仔细询问病史,对青霉素过敏者禁用,使用前要进行皮试;避免滥用和局部用药,避免在饥饿时注射,注射液要现用现配,同时要准备好急救药物和抢救设备,用药后需观察 30 分钟。一旦发生过敏性休克,立即组织抢救 2.避免快速给药,注意皮疹及局部反应情况
苯唑西林	每次 0.5～1 g,空腹口服或肌内注射或静脉滴注,每 4～6 小时一次	不良反应少,除与青霉素 G 有交叉变态反应外,少数患者可出现口干、恶心、腹痛、腹胀、胃肠道反应	1.观察药物疗效及胃肠道反应,反应较重者可遵医嘱服用制酸剂等药物 2.注意变态反应的发生,变态反应的注意事项和(或)护理措施同上
头孢呋辛	每次 0.75～1.50 g,肌内注射或静脉滴注,每天 3 次	不良反应较少,常见的是变态反应,多表现为皮疹,过敏性休克少见	注意观察用药疗效及皮疹出现情况
左氧氟沙星	每次 0.1 g,口服,每天 3 次	胃肠道反应	1.嘱患者餐后服药,注意观察用药效果,胃肠道反应较重者可遵医嘱加服制酸剂 2.儿童、孕妇、哺乳期妇女慎用或禁用
红霉素	每次 0.25～0.50 g,口服,每天 3～4 次	胃肠道反应较多见,少数患者可发生肝损害、药疹、耳鸣、耳聋等反应	1.嘱患者餐后服药以减轻胃肠道反应,反应较重者及时报告医师 2.注意有无黄疸及肝大等情况,同时要检测肝功能 3.注意有无过敏性药疹、耳鸣、耳聋等反应
利巴韦林	0.8～1.0 g/d,分 3～4 次口服;或肌内注射或静脉滴注每天 10～15 mg/kg,分 2 次缓慢静脉滴注	少数患者可出现口干、稀便、白细胞减少等症状,另动物试验有致畸作用	注意监测血常规及消化道反应,发现异常及时向医师汇报。妊娠初期 3 月内孕妇禁用

并发症的处理:经抗菌药物治疗后,高热常在 24 小时内消退,或数天内逐渐下降。若体温降而复升或 3 天后仍不降者,应考虑肺炎链球菌的肺外感染,如脓胸、心包炎或关节炎等。持续发热的其他原因尚有耐青霉素的肺炎链球菌(PRSP)或混合细菌感染、药物热或并存其他疾病。肿瘤或异物阻塞支气管时,经治疗后肺炎虽可消散,但阻塞因素未除,肺炎可再次出现。10%～20%肺炎链球菌肺炎伴发胸腔积液者,应酌情取胸液检查及培养以确定其性质。若治疗不当,约 5%并发脓胸,应积极排脓引流。

(6)心理护理:患病前健康状态良好的患者会因突然患病而焦虑不安;病情严重或患有慢性基础疾病的患者则可能出现消极、悲观和恐慌的心理反应。要耐心给患者讲解疾病的有关知识,解释各种症状和不适的原因,讲解各项诊疗、护理操作目的、操作程序和配合要点,使患者清楚大部分肺炎治疗、预后良好。询问和关心患者的需要,鼓励患者说出内心感受,与患者进行有效的沟通。帮助患者祛除不良心理反应,树立治愈疾病的信心。

(7)健康指导。①疾病知识指导：让患者及家属了解肺炎的病因和诱因,有皮肤疖、痈、伤口感染、毛囊炎、蜂窝织炎时应及时治疗。避免受凉、淋雨、酗酒和过度疲劳,特别是年老体弱和免疫功能低下者,如糖尿病、慢性肺病、慢性肝病、血液病、营养不良、艾滋病等。天气变化时随时增减衣服,预防上呼吸道感染。可注射流感或肺炎免疫疫苗,使之产生免疫力。②生活指导：劝导患者要注意休息,劳逸结合,生活有规律。保证摄取足够的营养物质,适当参加体育锻炼,增强机体抗病能力。对有意识障碍、慢性病、长期卧床者,应教会家属注意帮助患者经常改变体位、翻身、拍背,协助并鼓励患者咳出痰液,有感染征象时及时就诊。③出院指导：出院后需继续用药者,应指导患者遵医嘱按时服药,向患者介绍所服药物的疗效、用法、疗程、不良反应,不能自行停药或减量。教会患者观察疾病复发症状,如出现发热、咳嗽、呼吸困难等不适表现时,应及时就诊。告知患者随诊的时间及需要准备的有关资料,如 X 线胸片等。

3.护理评价

患者体温恢复正常;能进行有效咳嗽,痰容易咳出,显示咳嗽次数减少或消失,痰量减少;休克发生时及时发现并给予及时的处理。

三、其他类型肺炎

(一)葡萄球菌肺炎

葡萄球菌肺炎是由葡萄球菌引起的急性肺部化脓性炎症。葡萄球菌的致病物质主要是毒素与酶,具有溶血、坏死、杀白细胞和致血管痉挛等作用。其致病力可用血浆凝固酶来测定,阳性者致病力较强,是化脓性感染的主要原因。但其他凝固酶阴性的葡萄球菌也可引起感染。随着医院内感染的增多,由凝固酶阴性葡萄球菌引起的肺炎也不断增多。医院获得性肺炎中,葡萄球菌感染占 11%～25%。常发生于有糖尿病、血液病、艾滋病、肝病或慢性阻塞性肺疾病等原有基础疾病者。若治疗不及时或不当,病死率甚高。

1.临床表现

(1)症状：起病多急骤,寒战、高热,体温高达 39～40 ℃,胸痛,咳大量脓性痰,带血丝或呈脓血状。全身肌肉和关节酸痛,精神萎靡,病情严重者可出现周围循环衰竭。院内感染者常起病隐袭,体温逐渐上升,咳少量脓痰。老年人症状可不明显。

(2)体征：早期可无体征,晚期可有双肺散在湿啰音。病变较大或融合时可出现肺实变体征。但体征与严重的中毒症状和呼吸道症状不平行。

2.治疗要点

早期清除原发病灶,积极抗感染治疗,加强支持疗法,预防并发症。通常首选耐青霉素酶的半合成青霉素或头孢菌素,如苯唑西林、头孢呋辛等。用法、剂量等可见表3-3。对甲氧西林耐药株可用万古霉素、替考拉宁等治疗。疗程为 2～3 周,有并发症者需 4～6 周。

(二)肺炎支原体肺炎

肺炎支原体肺炎是由肺炎支原体引起的呼吸道和肺部的急性炎症。常同时有咽炎、支气管炎和肺炎。肺炎支原体是介于细菌和病毒之间,兼性厌氧、能独立生活的最小微生物。健康人吸入患者咳嗽、打喷嚏时喷出的口鼻分泌物可感染,即通过呼吸道传播。病原体通常吸附宿主呼吸道纤毛上皮细胞表面,不侵入肺实质,抑制纤毛活动和破坏上皮细胞。其致病性可能与患者对病原体及其代谢产物的变态反应有关。支原体肺炎占非细菌性肺炎的 1/3 以上,或各种原因引起的肺炎的 10%。以秋冬季发病较多,可散发或小流行,患者以儿童和青年人居多,婴儿间质性肺炎亦应考虑本病的可能。

1.临床表现

(1)症状:通常起病缓慢,潜伏期2～3周,症状主要为乏力、咽痛、头痛、咳嗽、发热、食欲缺乏、肌肉酸痛等。多为刺激性咳嗽,咳少量黏液痰,发热可持续2～3周,体温恢复正常后可仍有咳嗽。偶伴有胸骨后疼痛。

(2)体征:可见咽部充血、颈部淋巴结肿大等体征。肺部可无明显体征,与肺部病变的严重程度不相称。

2.治疗要点

肺炎支原体肺炎首选大环内酯类抗生素,如红霉素,用法、剂量等可见表3-3。疗程一般为2～3周。

(三)病毒性肺炎

病毒性肺炎是由上呼吸道病毒感染,向下蔓延所致的肺部炎症。常见病毒为甲、乙型流感病毒、腺病毒、副流感病毒、呼吸道合胞病毒和冠状病毒等。患者可同时受一种以上病毒感染,气道防御功能降低,常继发细菌感染。病毒性肺炎为吸入性感染,常有气管-支气管炎。呼吸道病毒通过飞沫与直接接触而迅速传播,可暴发或散发流行。病毒性肺炎约占需住院的社区获得性肺炎的8%,大多发生于冬春季节。密切接触的人群或有心肺疾病者、老年人等易受感染。

1.临床表现

(1)症状:一般临床症状较轻,与支原体肺炎症状相似。起病较急,发热、头痛、全身酸痛、乏力等较突出。有咳嗽、少痰或白色黏液痰、咽痛等症状。老年人或免疫功能受损的重症患者,可表现为呼吸困难、发绀、嗜睡、精神萎靡,甚至并发休克、心力衰竭和呼吸衰竭,严重者可发生急性呼吸窘迫综合征。

(2)体征:本病常无显著的胸部体征,病情严重者有呼吸浅速、心率增快、发绀、肺部干湿啰音。

2.治疗要点

病毒性肺炎以对症治疗为主,板蓝根、黄芪、金银花、连翘等中药有一定的抗病毒作用。对某些重症病毒性肺炎应采用抗病毒药物,如选用利巴韦林、阿昔洛韦等。

(四)真菌性肺炎

肺部真菌感染是最常见的深部真菌病。真菌感染的发生是机体与真菌相互作用的结果,最终取决于真菌的致病性、机体的免疫状态及环境条件对机体与真菌之间关系的影响。广谱抗生素、糖皮质激素、细胞毒药物及免疫抑制剂的广泛使用,人免疫缺陷病毒(HIV)感染和艾滋病增多使肺部真菌感染的机会增加。

1.临床表现

真菌性肺炎多继发于长期应用抗生素、糖皮质激素、免疫抑制剂、细胞毒药物或因长期留置导管、插管等诱发,其症状和体征无特征性变化。

2.治疗要点

真菌性肺炎目前尚无理想的药物,两性霉素 B 对多数肺部真菌仍为有效药物,但由于其不良反应较多,使其应用受到限制。其他药物尚有氟胞嘧啶、米康唑、酮康唑、制霉菌素等也可选用。

（五）重症肺炎

目前重症肺炎还没有普遍认同的标准，各国诊断标准不一，但都注重肺部病变的范围、器官灌注和氧合状态。我国制定的重症肺炎标准：①意识障碍。②呼吸频率>30 次/分。③PaO_2<8.0 kPa（60 mmHg），PO_2/FiO_2<300，需行机械通气治疗。④血压<12.0/8.0 kPa（90/60 mmHg）。⑤胸片显示双侧或多肺叶受累，或入院 48 小时内病变扩大≥50%。⑥少尿：尿量<20 mL/h，或每 4 小时<80 mL，或急性肾衰竭需要透析治疗。

（陈雪松）

第七节　系统性红斑狼疮

一、概述

系统性红斑狼疮（systemic lupus erythematosus，SLE）是自身免疫介导的，以免疫性炎症为突出表现的弥漫性结缔组织病。血清中出现以抗核抗体为代表的多种自身抗体和多系统受累是SLE 的两个主要临床特征。多数为慢性起病，病程迁延反复。死亡原因主要是感染、肾衰竭和中枢神经系统病变。SLE 好发于生育年龄的女性，多见于 15～45 岁的人群，女性与男性的比例为 7/1～9/1，患病率为 0.7‰。

二、病因与病理生理

遗传、感染、环境、性激素、药物等综合因素所致的免疫紊乱导致了 SLE 的发生。其基本病理改变是免疫复合物介导的血管炎。

三、临床表现

SLE 的临床表现复杂多样。多数呈隐匿起病，开始时仅累及 1～2 个系统，表现为轻度的关节炎、皮疹、隐匿性肾炎、血小板减少性紫癜等，部分患者长期稳定在亚临床状态或轻型狼疮，部分患者可由轻型突然变为重症狼疮，更多的则由轻型逐渐转变为多系统损害，也有一些患者一起病就累及多个系统，甚至表现为狼疮危象。SLE 的自然病程多表现为病情加重与缓解的交替。

（一）全身表现

患者常常出现发热，可能是 SLE 活动的表现，但应除外感染因素，尤其需要警惕在免疫抑制治疗中出现的发热。疲乏是 SLE 常见但容易被忽视的症状，常是狼疮活动的先兆。

（二）皮肤与黏膜

在鼻梁和双颧颊部呈蝶形分布的红斑是 SLE 特征性的改变，其他皮肤损害还有光敏感、脱发、手足掌面红斑、甲周红斑、盘状红斑、结节性红斑、脂膜炎、网状青斑、雷诺现象等。

（三）关节和肌肉

常出现对称性多关节疼痛、肿胀，通常不引起骨质破坏。SLE 可出现肌痛和肌无力，少数可有肌酶谱的增高。激素治疗中的 SLE 患者出现髋关节区域隐痛不适，需排除无菌性股骨头坏死。

（四）肾脏损害

肾脏损害又称狼疮性肾炎（lupus nephritis，LN），表现为蛋白尿、血尿、管型尿，乃至肾衰竭。50％～70％的 SLE 病程中会出现临床肾脏受累，肾活检显示，几乎所有 SLE 均有肾脏病理学改变。LN 对 SLE 预后影响甚大，肾衰竭是 SLE 的主要死亡原因之一。病理分型对于评估预后和指导治疗有积极的意义，通常Ⅰ型和Ⅱ型的预后较好，Ⅳ型和Ⅵ型预后较差。

（五）神经系统损害

神经系统损害又称神经精神狼疮。轻者仅有偏头痛、性格改变、记忆力减退或轻度认知障碍；重者可表现为脑血管意外、昏迷、癫痫持续等。中枢神经系统表现包括无菌性脑膜炎、脑血管病、脱髓鞘综合征、头痛、运动障碍、脊髓病、癫痫发作、急性精神错乱、焦虑、认知障碍、情绪失调、精神障碍，周围神经系统表现包括吉兰-巴雷综合征、自主神经系统功能紊乱、单神经病变、重症肌无力、脑神经病变、神经丛病变、多发性神经病变等。存在一种或一种以上表现，并除外感染、药物等继发因素，结合影像学、脑脊液、脑电图等检查可诊断神经精神狼疮。

（六）血液系统表现

常见贫血、白细胞减少和（或）血小板减少。贫血可能为慢性病贫血或肾性贫血。短期内出现的重度贫血常是自身免疫性溶血所致，多有网织红细胞升高，抗人球蛋白试验（Coomb's）试验阳性。本病所致的白细胞减少，一般发生在治疗前或疾病复发时，多数对激素治疗敏感；而细胞毒药物所致的白细胞减少，其发生与用药有关，恢复也有一定规律。血小板减少与血清中存在抗血小板抗体、抗磷脂抗体及骨髓巨核细胞成熟障碍有关。部分患者在起病初期或疾病活动期伴有淋巴结肿大和（或）脾大。

（七）肺部表现

SLE 常出现胸膜炎，如合并胸腔积液，其性质为渗出液。SLE 所引起的肺脏间质性病变主要是急性和亚急性期的磨玻璃样改变和慢性期的纤维化，表现为活动后气促、干咳、低氧血症，肺功能检查常显示弥散功能下降。少数病情危重、伴有肺动脉高压或血管炎累及支气管黏膜者可出现咯血。SLE 合并弥漫性出血性肺泡炎病死率极高。SLE 还可出现肺动脉高压、肺梗死、肺萎缩综合征。后者表现为肺容积的缩小，横膈上抬，盘状肺不张，呼吸肌功能障碍，而无肺实质、肺血管的受累，也无全身性肌无力、肌炎、血管炎的表现。

（八）心脏表现

患者常出现心包炎，表现为心包积液，但少见心脏填塞。可有心肌炎、心律失常，多数情况下 SLE 的心肌损害不太严重，但重症者可伴有心功能不全，为预后不良指征。

（九）消化系统表现

消化系统症状表现为恶心、呕吐、腹痛、腹泻或便秘，其中以腹泻较常见，可伴有蛋白丢失性肠炎，并引起低蛋白血症。活动期 SLE 可出现肠系膜血管炎，其表现类似急腹症，甚至被误诊为胃穿孔、肠梗阻而行手术探查。当 SLE 有明显的全身病情活动，有胃肠道症状和腹部阳性体征（反跳痛、压痛），在排除感染、电解质紊乱、药物、合并其他急腹症等继发性因素后，应考虑本病。

（十）其他

眼部受累包括结膜炎、葡萄膜炎、眼底改变、视神经病变等。眼底改变包括出血、视盘水肿、视网膜渗出等，视神经病变可以导致突然失明。SLE 常伴有继发性干燥综合征，有外分泌腺受累，表现为口干、眼干，常有血清抗 SSB、抗 SSA 抗体阳性。

四、辅助检查

(一)免疫学异常

(1)抗核抗体谱(ANAs)免疫荧光抗核抗体(IFANA)是 SLE 的筛选检查。对 SLE 诊断的敏感性为 95%,特异性相对较低,为 65%。除 SLE 之外,其他结缔组织病的血清中也常存在 ANA,一些慢性感染也可出现低滴度的 ANA。ANAs 包括一系列针对细胞核中抗原成分的自身抗体。其中,抗双链脱氧核糖核酸(ds-DNA)抗体对 SLE 的特异性为 95%,敏感性为 70%,它与疾病活动性及预后有关。抗 Sm 抗体的特异性高达 99%,但敏感性仅为 25%,该抗体的存在与疾病活动性无明显关系。抗核糖体 P 蛋白抗体与 SLE 的精神症状有关;抗单链 DNA、抗组蛋白、抗 u1 核糖核蛋白(u1RNP)、抗 SSA 抗体和抗 SSB 抗体等也可出现于 SLE 的血清中,但其诊断特异性低,因为这些抗体也见于其他自身免疫性疾病。抗 SSB 与继发干燥综合征有关。

(2)与抗磷脂抗体综合征有关的抗磷脂抗体(包括抗心磷脂抗体和狼疮抗凝物);与溶血性贫血有关的抗红细胞抗体;与血小板减少有关的抗血小板抗体;与神经精神性狼疮有关的抗神经元抗体。

(3)血清类风湿因子阳性,高 γ 球蛋白血症和低补体血症。

(二)肾活检

LN 的肾脏免疫荧光多呈现多种免疫球蛋白和补体成分沉积,被称为"满堂亮"。

(三)腰穿

中枢神经受累时常有脑脊液压力增高、蛋白质和白细胞增多。

(四)X 线表现

(1)胸膜增厚或胸腔积液。

(2)斑点或片状浸润性阴影,阴影呈游走性。

(3)双中下肺网状结节状阴影,晚期出现蜂窝状。

(4)肺水肿。

(5)心影增大。

(五)CT 表现

肺纹理增粗,肺门周围的片状阴影,表现为间质性或肺泡性肺水肿、肺出血等。

(六)超声心动

超声心动用于诊断心脏瓣膜病变、心包积液、肺动脉高压等。

(七)SLE 的免疫病理学检查

皮肤狼疮带试验表现为皮肤的表真皮交界处有免疫球蛋白(IgG、IgM、IgA 等)和补体(C_{3c}、C_{1q} 等)沉积,对 SLE 具有一定的特异性。

五、治疗原则

SLE 是一种高度异质性的疾病,临床医师应根据病情的轻重程度,掌握好治疗的风险与效益之比。既要清楚药物的毒副反应,又要明白药物给患者带来的生机。SLE 活动性和病情轻重程度的评估是治疗方案拟订的先决条件。常需要有经验的专科医师参与和多学科的通力协作。

(一)轻型 SLE 的药物治疗

患者虽有疾病活动,但症状轻微,仅表现光过敏、皮疹、关节炎或轻度浆膜炎,而无明显内脏损害。药物治疗方法如下。

1.非甾体抗炎药

非甾体抗炎药可用于控制关节炎。用药过程中应注意消化道溃疡、出血,肾、肝功能等方面的不良反应。

2.抗疟药

抗疟药可控制皮疹和减轻光敏感,常用氯喹 0.25 g,每天一次,或羟氯喹 200 mg,每天 1～2 次。主要不良反应是眼底病变,用药超过 6 个月者,可停药一个月,有视力明显下降者,应检查眼底,明确原因。有心脏病史者,特别是心动过缓或有传导阻滞者禁用抗疟药。

3.激素治疗

可短期局部应用激素治疗皮疹,但脸部应尽量避免使用强效激素类外用药,一旦使用,不应超过 1 周。小剂量激素(强的松≤10 mg,每天一次)可减轻症状。

注意事项:权衡利弊,必要时可用硫唑嘌呤、甲氨蝶呤或环磷酰胺等免疫抑制剂,应注意轻型 SLE 可因过敏、感染、妊娠生育、环境变化等因素而加重,甚至发生狼疮危象。

(二)重型 SLE 的治疗

治疗主要分两个阶段,即诱导缓解和巩固治疗。诱导缓解的目的在于迅速控制病情,阻止或逆转内脏损害,力求疾病完全缓解(包括血清学指标、症状和受损器官的功能恢复),但应注意过分免疫抑制诱发的并发症,尤其是感染、性腺抑制等。目前,多数患者的诱导缓解期需要半年至 1 年以上才能达到缓解,不可急于求成。

1.糖皮质激素

糖皮质激素具有强大的抗炎作用和免疫抑制作用,是治疗 SLE 的基础药。糖皮质激素对免疫细胞的许多功能及免疫反应的多个环节均有抑制作用,尤以对细胞免疫的抑制作用为突出,在大剂量时还能够明显抑制体液免疫,使抗体生成减少,超大剂量则可有直接的淋巴细胞溶解作用。重型 SLE 的激素标准剂量是强的松 1 mg/(kg·d),通常晨起服用 1 次,高热者可分次服用,病情稳定后 2 周或疗程 8 周内,开始以每 1～2 周减 10% 的速度缓慢减量,减至强的松 0.5 mg/(kg·d)后,减药速度按病情适当调慢。如果病情允许,维持治疗的激素剂量应尽量小于每天 10 mg。在减药过程中,如果病情不稳定,可暂时维持原剂量不变或酌情增加剂量,抑或是加用免疫抑制剂联合治疗。可选用的免疫抑制剂如环磷酰胺、硫唑嘌呤、甲氨蝶呤等,可联合应用以便更快地诱导病情缓解和巩固疗效,并避免长期使用较大剂量激素导致的严重不良反应。对有重要脏器受累,乃至出现狼疮危象的患者,可以使用较大剂量[强的松≥2 mg/(kg·d)]甚至甲泼尼龙(MP)冲击治疗,甲泼尼龙可用至 500～1 000 mg,每天 1 次,加入 5% 葡萄糖 250 mL,缓慢静脉滴注 1～2 小时,连续 3 天为 1 个疗程,疗程间隔期为 5～30 天,间隔期和冲击后需口服强的松 0.5～1 mg/(kg·d),疗程和间隔期长短视具体病情而定。甲泼尼龙冲击疗法对狼疮危象常具有立竿见影的效果,疗程多少和间隔期长短应视病情而异。MP 冲击疗法只能解决急性期的症状,疗效不能持久,必须与环磷酰胺冲击疗法配合使用,否则病情容易反复。需强调的是,在大剂量冲击治疗前或治疗中,应密切观察有无感染发生,如有感染,应及时给予相应的抗感染治疗。

激素的不良反应除感染外,还包括高血压、高血糖、高血脂、低钾血症、骨质疏松、无菌性骨坏死、白内障、体重增加、水钠潴留等。治疗开始时,应记录血压、血糖、血钾、血脂、骨密度、胸片等作为评估基线,并定期随访。应指出对重症 SLE 患者,尤其是在危及生命的情况下,股骨头无菌性坏死并非使用大剂量激素的绝对禁忌。大剂量 MP 冲击疗法常见的不良反应包括脸红、失眠、头痛、乏力、血压升高、短暂的血糖升高;严重不良反应包括感染、上消化道大出血、水钠潴留、诱发高血压危象、诱发癫痫大发作、精神症状、心律失常,有因注射速度过快导致突然死亡的报道,所以 MP 冲击治疗应强调缓慢静脉滴注 60 分钟以上,用药前需注意水-电解质和酸碱平衡。

2.环磷酰胺(CTX)

CTX 是主要作用于 S 期的细胞周期特异性烷化剂,通过影响 DNA 合成发挥细胞毒作用。其对体液免疫的抑制作用较强,能抑制 B 细胞增殖和抗体生成,且抑制作用较持久,是治疗重症 SLE 的有效的药物之一,尤其是在狼疮性肾炎和血管炎的患者中,环磷酰胺与激素联合治疗能有效地诱导疾病缓解,阻止和逆转病变的发展,改善远期预后。目前普遍采用的标准环磷酰胺冲击疗法是 $0.5 \sim 1.0$ g/m^2 体表面积,加入生理盐水 250 mL,静脉滴注,每 3～4 周一次,个别难治、危重患者可缩短冲击间期。白细胞计数对指导环磷酰胺治疗有重要意义,治疗中应注意避免白细胞过低,一般要求白细胞低谷不小于 3.0×10^9/L。环磷酰胺冲击治疗对白细胞影响有一定规律,一次大剂量环磷酰胺进入体内,第 3 天左右白细胞开始下降,7～14 天至低谷,之后白细胞逐渐上升,至 21 天左右恢复正常。对于间隔期少于 3 周者,应更密切注意血象监测。大剂量冲击前需查血常规。

除白细胞减少和诱发感染外,环磷酰胺冲击治疗的不良反应还包括性腺抑制(尤其是女性的卵巢功能衰竭)、胃肠道反应、脱发、肝功能损害,少见远期致癌作用(主要是淋巴瘤等血液系统肿瘤)、出血性膀胱炎、膀胱纤维化和长期口服而导致的膀胱癌。

3.硫唑嘌呤

硫唑嘌呤为嘌呤类似物,可通过抑制 DNA 合成发挥淋巴细胞的细胞毒作用。疗效不及环磷酰胺冲击疗法,控制肾脏和神经系统病变效果较差,而对浆膜炎、血液系统、皮疹等的治疗效果较好。硫唑嘌呤的用法为 1～2.5 mg/(kg·d),常用剂量为 50～100 mg,每天一次。不良反应包括骨髓抑制、胃肠道反应、肝功能损害等。少数对硫唑嘌呤极敏感者,用药短期就可出现严重脱发和造血危象,引起严重粒细胞和血小板缺乏症,轻者血象多在停药后 2～3 周内恢复正常,重者则需按粒细胞缺乏或急性再障处理,以后不宜再用。

4.甲氨蝶呤(MTX)

MTX 为二氢叶酸还原酶拮抗剂,通过抑制核酸的合成发挥细胞毒作用。疗效不及环磷酰胺冲击疗法,但长期用药耐受性较佳。剂量为 10～15 mg,每周 1 次,或依据病情适当加大剂量。主要用于关节炎、肌炎、浆膜炎和皮肤损害为主的 SLE。其不良反应有胃肠道反应、口腔黏膜糜烂、肝功能损害、骨髓抑制,偶见甲氨蝶呤导致的肺炎和肺纤维化。

5.环孢素

环孢素可特异性抑制 T 淋巴细胞 IL-2 的产生,发挥选择性的细胞免疫抑制作用,是一种非细胞毒性的免疫抑制剂。对狼疮性肾炎(特别是 V 型)有效,环孢素剂量为 3～5 mg/(kg·d),分两次口服。用药期间注意肝、肾功能及高血压、高尿酸血症、高血钾等,有条件者应测血药浓度,调整剂量,血肌酐较用药前升高 30% 时需要减药或停药。环孢素对 LN 的总体疗效不如环磷酰胺冲击疗法,且价格昂贵,毒副作用较大,停药后病情容易反跳。

6.霉酚酸酯

霉酚酸酯为次黄嘌呤单核苷酸脱氢酶抑制剂,可抑制嘌呤从头合成途径,从而抑制淋巴细胞活化。治疗狼疮性肾炎有效,能够有效地控制Ⅳ型 LN。剂量为 10～30 mg/(kg·d),分两次口服。

(三)狼疮危象的治疗

治疗目的在于挽救生命、保护受累脏器、防止后遗症。通常需要大剂量甲泼尼龙冲击治疗，针对受累脏器的对症治疗和支持治疗，以帮助患者度过危象。后继的治疗可按照重型 SLE 的治疗原则，继续诱导缓解和维持巩固治疗。

1.急进性肾小球肾炎

急进性肾小球肾炎表现为急性进行性少尿、水肿、蛋白尿/血尿、低蛋白血症、贫血、肾功能进行性下降、血压增高、高血钾、代谢性酸中毒等。B 超常可见肾脏体积增大，肾脏病理往往呈新月体肾炎，多符合 WHO 的 Ⅳ 型 LN。治疗包括纠正水电解质酸碱平衡紊乱、纠正低蛋白血症、防治感染、纠正高血压、纠正心衰等，为保护重要脏器，必要时需要行透析支持治疗。为判断肾损害的急慢性指标，明确肾损病理类型，制定治疗方案和判断预后，应抓住时机肾穿刺。对明显活动、非纤维化/硬化等不可逆病变为主的患者，应积极使用激素[强的松≥2 mg/(kg·d)]，或使用大剂量 MP 冲击疗法，同时每 2 周用环磷酰胺 0.4～0.8 g 行静脉冲击治疗。

2.神经精神狼疮

神经精神狼疮必须排除化脓性脑膜炎、结核性脑膜炎、隐球菌性脑膜炎、病毒性脑膜脑炎等中枢神经系统感染。弥漫性神经精神狼疮在基础药物的选择上强调对症治疗，包括抗精神病药物(与精神科医师配合)，癫痫大发作或癫痫持续状态时需积极行抗癫痫治疗，注意加强护理。抗心磷脂抗体(ACL)相关神经精神狼疮，应加用抗凝、抗血小板聚集药物。有全身血管炎表现的明显活动证据，应用大剂量 MP 冲击治疗。中枢狼疮，包括横贯性脊髓炎，在排除中枢神经系统感染的情况下，可试用地塞米松 10 mg，或地塞米松 10 mg 加 MTX 10 mg，鞘内注射，每周 1 次，共 2～3 次。

3.重症血小板减少性紫癜

血小板低于 $20\times10^9/L$，有自发出血倾向，常规激素治疗无效[1 mg/(kg·d)]，应加大激素用量至 2 mg/(kg·d)以上。还可静脉滴注长春新碱(VCR)，每周 1 次，每次 1～2 mg，共注射 3～6 次。静脉输注大剂量静脉注射用人免疫球蛋白(IVIG)对重症血小板减少性紫癜有效，可按 0.4 g/(kg·d)，静脉滴注，连续注射 3～5 天为 1 个疗程。IVIG 一方面对 SLE 本身具有免疫治疗作用，另一方面具有非特异性的抗感染作用，可以对大剂量甲泼尼龙和环磷酰胺的联合冲击治疗所致的免疫力挫伤起到一定的保护作用，能够明显提高各种狼疮危象治疗的成功率。无骨髓增生低下的重症血小板减少性紫癜还可试用其他免疫抑制剂，如环磷酰胺、环孢素等。其他药物包括达那唑、三苯氧胺、维生素 C 等。内科保守治疗无效，可考虑脾切除。

4.弥漫性出血性肺泡炎和急性重症肺间质病变

部分弥漫性出血性肺泡炎的患者起病可无咯血，支气管镜有助于明确诊断。本病极易合并感染，常同时有大量蛋白尿，预后很差，迄今无治疗良策。SLE 累及肺脏时应提高警惕，结合 SLE 病情系统评估、影像学、血气分析和纤维支气管镜等手段，以求早期发现、及时诊断。治疗包括氧疗(必要时机械通气)，控制感染和支持治疗。可试用大剂量 MP 冲击治疗，IVIG 和血浆置换。

5.严重的肠系膜血管炎

严重的肠系膜血管炎常需 2 mg/(kg·d)以上的激素剂量方能控制病情。应注意水、电解质酸碱平衡，加强肠外营养支持，防治合并感染，避免不必要的手术探查。一旦并发肠坏死、穿孔、中毒性肠麻痹，应及时行手术治疗。

（四）特殊治疗

血浆置换等治疗不宜列入常规治疗,应视患者具体情况来选择应用。

六、护理问题

（一）体温过高

体温过高与原发病有关。

（二）皮肤黏膜受损

皮肤黏膜受损与狼疮导致的皮疹与血管炎有关。

（三）体液过多

体液过多与无菌性炎症引起的多浆膜腔积液有关。

（四）潜在并发症

(1)感染:与长期应用激素及白细胞减少有关。

(2)出血:与血小板低下有关。

(3)狼疮脑病:与原发病有关。

(4)排便异常:腹泻或肠梗阻。

(5)血栓:与原发病有关。

七、护理措施

（一）一般护理

保持病室温湿度,急性期嘱患者卧床休息,嘱患者进食高热量、高维生素、低盐、低蛋白的食物,准确记录 24 小时液体出入量,如肾脏受损时要注意低盐饮食,同时注意补钙。活动时注意勿发生碰撞,以防发生骨折。

（二）专科护理

1.全面护理

监测体温,并及时通知医师,必要时遵医嘱给予物理或药物降温,使体温下降,勤换被服,增加舒适感,多饮水,必要时补液,保证出入量平衡,满足生理需求。

2.注意休息

活动期患者应卧床休息,卧床期间要注意保持关节功能位,慢性期或病情稳定的患者可以适当活动或工作,并注意劳逸结合。对关节疼痛者,遵医嘱给予镇痛药及外涂药,给予心理安慰,协助患者摆放关节功能位,指导患者进行关节、肌肉的功能锻炼,协助患者做好生活护理。

3.皮肤受累的护理

(1)嘱患者避免日光照射,指导患者避免将皮肤暴露于阳光的方法,如避免在上午 10 点至下午 3 点阳光较强的时间外出,禁止日光浴,夏日外出需穿长袖长裤,打伞、戴遮阳镜和遮阳帽等,以免引起光过敏,使皮疹加重。不烫发,不使用碱性或其他有刺激性的物品洗脸,禁用碱性强的肥皂清洁皮肤,宜用偏酸或中性的肥皂,最好用温水洗脸。勿用各类化妆品。

(2)剪指甲不要过短,防止损伤指甲周围皮肤。

(3)注意个人卫生,特别是口腔、女性会阴部的清洁。因服用大量激素及免疫抑制剂,造成全身抵抗力下降,应注意预防各种感染。预防感冒,一旦发现感染灶,如疖肿,应立即积极治疗。保证顽固腹泻患者肛周皮肤的干燥清洁。

4.狼疮脑病的护理

评估狼疮脑病的程度,观察病情变化,遵医嘱给予脱水降颅内压治疗,观察用药效果,对于躁动、抽搐患者,应注意安全防护,必要时给予约束,防止自伤、伤人行为,稳定患者及家属情绪,配合治疗及护理。

5.血液系统受累的护理

(1)白细胞下降的护理:监测血常规变化,注意个人饮食卫生,保证"六洁",防止感染,必要时行保护性隔离,限制探视,以减少感染来源。

(2)血小板下降的护理:评估血小板降低的程度,遵医嘱给予卧床/绝对卧床,指导患者进行口腔、牙齿护理,观察有无出血倾向,避免外伤,遵医嘱给予成分输血。血小板低的患者易发生出血,应避免外伤,刷牙时用软毛牙刷,勿用手挖鼻腔。

(3)贫血的护理:评估贫血的程度,必要时遵医嘱给予吸氧,指导患者活动,防止因头晕出现跌倒等不良情况。遵医嘱给予成分输血,同时指导患者饮食,协助患者纠正贫血。

6.肺受累的护理

倾听患者主诉,给予氧气吸入,协助患者排痰,必要时给予雾化吸入,加强翻身拍背咳痰,预防肺部感染。遵医嘱给予抗感染治疗,协助医师对有胸腔积液的患者进行胸腔穿刺,指导并协助肺栓塞/肺动脉高压患者活动,警惕猝死。注重抗凝治疗的护理及观察,观察用药疗效。

7.心脏受累的护理

评估心脏病变程度,倾听患者主诉,注意控制高血压,给予吸氧,指导患者活动与休息,控制出入量,预防心衰的发生。

8.消化系统受累的护理

饮食以高蛋白,富含维生素,营养丰富,易消化为原则,避免刺激性食物。伴发肾功能损害者,宜采用低盐饮食,适当限水;尿毒症患者应限制蛋白质的摄入;心脏明显受累者,应采用低盐饮食;吞咽困难者采用鼻饲;消化功能障碍者应选用无渣饮食。必要时给予肠内或肠外营养以满足机体需要量。

9.肾脏受累的护理

评估患者水肿程度、部位、范围及皮肤状况。每天测量患者体重、腹围、肢围。严格记录24小时出入量,尿量少时应及时通知医师。对于使用利尿剂的患者,护士应监测患者血清电解质浓度。有腹水、肺水肿、胸腔积液、心包积液的患者应行半坐位或半卧位,以保证呼吸通畅。对于有下肢水肿的患者,应抬高下肢,以利于静脉回流。因肾脏损害而致水肿时,应限制盐及水的摄入,对于尿毒症患者,应限制其蛋白的摄入。护士应协助卧床的水肿患者及时更换体位,防止发生压疮。

(三)心理护理

目前还没有根治的办法,但恰当的治疗可以使大多数患者实现病情的完全缓解。强调早期诊断和早期治疗,以避免或延缓组织脏器的病理损害。多与患者交流,使患者了解本病的治疗原则、告知患者此病为慢性病,可迁延多年,在治疗护理下可控制病情发展,使其趋于痊愈。通过交流,消除其焦虑心理,其配合治疗。

(四)健康教育

(1)向患者宣教,使其正确认识疾病,消除其恐惧心理。嘱患者保持心情舒畅及乐观情绪,对疾病的治疗树立信心,积极配合,避免情绪波动及各种精神刺激。

（2）学会自我认识疾病活动的征象，同时注意药物的不良反应。长期服用大量激素及免疫抑制剂可造成血压高、糖尿病、骨质疏松、骨坏死、血常规结果下降、结核复发、消化道出血、兴奋、失眠、库欣综合征等，必要时随诊治疗。定期监测血常规、肝功能、肾功能。

（3）避免过度疲劳，应劳逸结合，坚持身体锻炼。

（4）遵医嘱服药，不可擅自停药、减量、加量，明白规律用药的意义。

（5）避免过多的紫外线暴露，外出使用防紫外线用品（防晒霜等）。

（6）定期复查，随时了解自己的疾病情况。配合治疗、遵从医嘱、定期随诊，懂得长期随访的必要性。

（7）女性患者要在医师指导下妊娠。

（薛丹萍）

第八节　赖特综合征

一、概述

赖特综合征（RS）是以关节炎、尿道炎和结膜炎三联征为临床特征的一种特殊临床类型的反应性关节炎，常表现为突发性急性关节炎，并伴有独特的关节外皮肤黏膜症状。目前认为本病有两种形式：性传播和痢疾型。

二、病因与发病机制

性传播型患者主要见于 20～40 岁年轻男性，大多数情况下是生殖器被沙眼衣原体感染。痢疾型通常在肠道细菌感染后获得，其中主要是志贺菌属、沙门菌属、耶尔森菌属及弯曲杆菌属。赖特综合征的发病与感染、遗传标记（HLA-B27）、免疫失调有关。

三、临床表现

典型表现有关节炎、尿道炎、结膜炎三联征。患者大多急性发病，关节炎呈多发性、不对称性、轻重不等，以下肢居多，最常见的是膝、踝、跖趾关节，指、趾小关节也可受累，呈红、肿、热、痛。反复发作和严重的关节炎，可出现关节变形。

四、辅助检查

（一）实验室检查

（1）病原体培养：可行尿道拭子培养、大便培养，对确定诱发疾病的微生物感染有帮助，能为可疑的反应性关节炎提供诊断依据。

（2）炎症指标：急性期可有白细胞增高，血沉增快，C反应蛋白升高；慢性患者可出现轻度正细胞性贫血，补体水平可以增高。

（3）滑液与滑膜检查：滑液有轻至重度炎性改变，滑液黏度降低，白细胞轻度至中度升高，滑膜活检显示为非特异性炎症改变。

（4）HLA-B27 检测：HLA-B27 阳性率为 60%～80%。

（5）类风湿因子多为阴性，抗核抗体阴性。

（二）影像学检查

特征性 X 线表现：肌腱端病、骶髂关节炎、脊柱形成韧带骨赘。

五、治疗原则

（一）非甾体抗炎药

非甾体抗炎药可缓解急性期关节症状。

（二）糖皮质激素

糖皮质激素应用于全身炎症症状严重、非甾体抗炎药治疗控制不佳的患者，可关节腔内局部注射。虹膜炎应及时行局部治疗。

（三）抗风湿药

抗风湿药可用于应用非甾体抗炎药和关节内注射激素效果不佳的严重病例，首选柳氮磺吡啶。

（四）抗菌药

抗菌药可用于生殖系统衣原体感染的患者及配偶。

六、护理问题

（一）疼痛

疼痛与疾病引起的关节炎性反应及尿道炎有关。

（二）有废用综合征的危险

废用综合征与关节炎引起的关节变形有关。

（三）有受伤的危险

受伤与疾病导致关节疼痛及变形有关。

（四）焦虑

焦虑与疾病影响生活和工作有关。

七、护理措施

（一）一般护理

（1）生活规律、注意营养、锻炼身体，以增强自身免疫功能。

（2）注意环境和个人卫生，经常洗澡，更换衣服。

（3）预防尿道炎、子宫颈炎、前列腺炎等疾病的发生。

（二）专科护理

（1）观察患者尿道是否有红斑、水肿、溃疡及异常分泌物等的情况及严重程度。

（2）保证患者外阴及尿道口清洁，协助女患者每天会阴冲洗，男患者每天消毒尿道口。每天早晚用浓度为 0.02% 的高锰酸钾温水坐浴。

（3）给患者穿柔软棉质的内衣，每天更换。应避免男患者早期尿道口出现的小水泡破裂感染。保持患者溃疡面的清洁干燥，大小便如若污染溃疡面，应及时清洁并消毒。

（薛丹萍）

第四章

外 科 护 理

第一节 肝 脓 肿

肝脓肿是肝受感染后形成的脓肿。根据致病微生物不同分为细菌性肝脓肿和阿米巴性肝脓肿两种。临床上细菌性肝脓肿最多见,其中胆道感染是最常见的病因,细菌可经过胆道、肝动脉、门静脉、淋巴系统等侵入。主要症状是寒战、高热、肝区疼痛和肝大。体温可高达 39～40 ℃,病情急骤严重,全身中毒症状明显。细菌性肝脓肿可引起急性化脓性腹膜炎、膈下脓肿、脓胸、化脓性心包炎等并发症,严重者可致心脏压塞。辅助检查包括实验室检查和影像学检查,B 超是肝脓肿的首选检查方法。阿米巴性肝脓肿是肠道阿米巴感染的并发症,绝大多数是单发。处理原则为全身营养支持治疗,大剂量、联合应用抗菌药物,穿刺抽脓或置管引流,必要时行切开引流或肝叶切除。

一、常见护理诊断/问题

(一)体温过高
与肝脓肿及其产生的毒素吸收有关。

(二)疼痛
与脓肿导致肝包膜张力增加或穿刺、手术治疗有关。

(三)营养失调:低于机体需要量
与进食减少、感染、高热引起分解代谢增加有关。

(四)潜在并发症
腹膜炎、膈下脓肿、胸腔感染、出血及胆漏。

二、护理措施

(一)非手术治疗的护理/术前护理
1.高热护理

密切监测体温变化,遵医嘱给予物理降温或药物降温,必要时做血培养;及时更换汗湿的衣裤和床单,保持舒适。

注意降温过程中观察出汗情况,注意保暖等。鼓励患者多饮水,每天至少摄入 2 000 mL 液体,口服不足者应加强静脉补液、补钠,纠正体液失衡,防止患者因大量出汗引起虚脱。

2.用药护理

(1)遵医嘱早期使用大剂量抗菌药物以控制炎症,促使脓肿吸收自愈。注意把握用药间隔时间与药物配伍禁忌。

(2)阿米巴性肝脓肿使用抗阿米巴药物,如甲硝唑、氯喹等。甲硝唑为首选药物,一般用药2天后见效,6～9天体温可降至正常。如"临床治愈"后脓腔仍存在者,可继续服用1个疗程的甲硝唑。氯喹多用于对甲硝唑无效的病例,但对心血管有不良反应如心肌受损等,应特别注意。

(3)长期使用抗菌药物者,应警惕假膜性肠炎和继发双重感染。糖尿病患者免疫功能低下,长期应用抗菌药物,可能发生口腔、泌尿系统、皮肤黏膜、肠道的各种感染。

3.营养支持

肝脓肿是一种消耗性疾病,应鼓励患者多食高蛋白、高热量、富含维生素及膳食纤维的食物;进食困难、食欲缺乏、贫血、低蛋白血症、营养不良者应适当给予清蛋白、血浆、氨基酸等营养支持。

4.病情观察

加强对生命体征和腹部、胸部症状、体征的观察。观察患者体温变化;及早发现有无脓肿破溃引起的腹膜炎、膈下脓肿、胸腔感染等并发症。肝脓肿患者如继发脓毒血症、急性化脓性胆管炎或出现中毒性休克征象时,应立即通知医师并协助抢救。

(二)经皮肝穿刺抽脓或脓肿置管引流的护理

1.术前护理

(1)解释:向患者和家属解释经皮肝穿刺抽脓或脓肿置管引流的方法、效果及配合要求;嘱患者术中配合做好双手上举、平卧位或侧卧位,以利于穿刺操作。

(2)协助做好穿刺药物和物品准备。

2.术后护理

(1)穿刺后护理:每小时测量血压、脉搏、呼吸,平稳后可停止,如有异常及时汇报医师。观察穿刺点局部有无渗血、脓液渗出、血肿等。

(2)引流管护理:如脓液较稠、抽吸后脓腔不能消失、脓液难以抽净者,留置管道引流。要点:①妥善固定,防止滑脱;②取半卧位,以利引流和呼吸;③保持引流管通畅,勿压迫、折叠管道。必要时协助医师每天用生理盐水或含抗菌药物盐水持续冲洗脓腔,冲洗时严格无菌原则,注意出入量,观察和记录脓腔引流液的颜色、性状及量;④预防感染,适时换药,直至脓腔愈合;⑤拔管,B超复查脓腔基本消失或脓腔引流量少于 10 mL/d,可拔除引流管。

(3)病情观察:观察患者有无发热、肝区疼痛等,观察肝脓肿症状和改善情况,适时复查B超,了解脓肿好转情况。位置较高的肝脓肿,穿刺后应注意呼吸、胸痛及胸部体征,及时发现气胸、脓胸等并发症。

(三)手术治疗的护理

手术方式有切开引流和肝叶切除两种。

1.术前准备

协助做好术前检查,术前常规准备等。

2.术后护理

(1)疼痛护理:①评估疼痛的诱发因素、伴随症状,观察并记录疼痛程度、部位、性质及持续时间等;②遵医嘱给予镇痛药物,并观察药物效果和不良反应;③指导患者采取放松和分散注意力的方法应对疼痛。

(2)病情观察:行脓肿切开引流者观察患者生命体征、腹部体征,注意有无脓液流入患者腹腔而并发腹腔感染。观察肝脓肿症状和改善情况,适时复查B超,了解脓肿好转情况。

(3)肝叶切除护理:术后24小时内应卧床休息,避免剧烈咳嗽,以防出血。给予氧气吸入,保证血氧浓度,促进肝创面愈合。

(四)术后并发症的观察和护理

出血,胆汁漏等并发症。

三、健康教育

(一)预防复发

(1)有胆道感染等疾病者应积极治疗原发病灶。

(2)多饮水,进食高热量、高蛋白、富含维生素和纤维素营养丰富易消化的食物,增强体质,提高机体免疫力。

(3)注意劳逸结合,避免过度劳累。

(4)遵医嘱按时服药,不得擅自改变药物剂量或随意停药。

(5)合并糖尿病患者,让其了解控制血糖在本病治疗中的重要性,应注意维持血糖。嘱遵医嘱按时注射胰岛素或口服降糖药物,定时监测血糖,控制空腹血糖在 5.8～7.0 mmol/L,餐后 2 小时血糖为 8～11 mmol/L。

(6)注意饮食卫生,不喝生水,不进食不卫生、未煮熟的食物。

(二)自我观察与复查

遵医嘱定期复查。若出现发热、腹部疼痛等症状,警惕有复发的可能,应及时就诊。

（李　玮）

第二节　肝血管瘤

肝血管瘤是肝脏的良性肿瘤,以肝海绵状血管瘤最常见。尸检阳性率为 0.4%～7.3%,中年女性多见,可能与内分泌和使用避孕药有关。海绵状血管瘤一般单发,多发生在肝右叶,10%左右为多发,可分布在肝一叶或双侧。肿瘤大小不一,小者仅在显微镜下才能确诊,大者重达 10 余千克。

一、病因及分类

(一)病因

目前肝脏血管瘤一般认为是先天性疾病,确切发病原因不明。具有代表性的观点认为:肝血管瘤属血管畸形病变,其增长是由于血窦在血流作用下扩张,造成胶原纤维填充血窦腔,内皮细胞不同程度肿胀脱落,红细胞可大量渗出至间质中。还有学说认为类固醇激素和女性激素在新血管组织的形成中具有重要作用。

(二)肝血管瘤病理分类

1.海绵状血管瘤

其切面呈蜂窝状、充满血液、镜下显示大小不等囊状血窦,其内充满红细胞,可有血栓形成,血窦之间有纤维间隔,纤维隔内见有小血管及小胆管,偶见被压缩之肝细胞索。纤维隔及血窦内的血栓可见钙化或静脉石。

2.肝毛细血管瘤

血管腔窄,纤维间隔组织较多。

3.血管内皮细胞瘤

血管内皮细胞增殖活跃,易导致恶变。

4.硬化性血管瘤

其血管腔闭合,纤维间隔组织较多呈退行性改变。

二、临床表现

肝小血管瘤多无症状及体征,较大血管瘤可有肝区胀痛、食欲缺乏、消化不良等症状,右上腹可触及包块。肝血管瘤内可有机化血栓及纤维组织,可因反复血栓形成造成肿瘤肿胀、牵拉肝包膜引起胀痛。

三、影像学检查

(一)X 线检查

X 线检查多无意义,巨大肝血管瘤可出现右膈肌抬高,消化道受压改变。

(二)超声检查

B 超检查简单易行,无创伤性,属首选影像学方法。B 超可检出直径>2 cm 的肝血管瘤。典型表现为边界清晰的低回声占位伴有后方不明显的回声增强效应;但大多数小血管瘤为强回声,瘤体直径多<5 cm,较大的血管瘤(>5 cm)则表现为内部高低混杂回声,边界不整,形状不一,此为瘤内有纤维性变、血栓形成或坏死所致。当瘤体较大时,其边界可呈清楚的花瓣状或分叶状,内部有时可见散在的点状低回声和少许纤维束光带。因瘤体回声较肝组织强,内部结构易于辨认,因此,诊断符合率高。有时肝癌也可有类似图像,因此需做其他影像学检查加以鉴别。

(三)CT 检查

CT 平扫下肝血管瘤表现为圆形或卵圆形低密度灶,可多发或单发。绝大多数密度均匀,边界清楚,脂肪肝内血管瘤密度较高。瘤内机化较多时呈星状或裂隙状低密度,有时瘤内可显示不定型钙化。肝血管瘤的 CT 增强特征表现:早期病灶边缘呈高密度强化与同层之腹主动脉一致;增强区域呈进行性向心性扩展;延迟(>5 分钟)扫描病灶呈等密度充填,再延迟 1 小时后病灶又恢复到平扫时的低密度。有学者把这种征象简称为肝血管瘤特有的对比剂"快进慢出"表现。肝转移瘤则多发于中老年患者,有原发病史。在 CT 增强早期,其边缘或整个病灶出现明显强化。但在肝门静脉期对比剂基本排出,有的可有"牛眼"征,延迟扫描病灶呈低密度,很少出现等密度充填,可与肝血管瘤相鉴别。肝癌的 CT 增强表现为"快进快出"的特有 CT 征象,即为早期(动脉期)整个病灶达到均匀或不均匀之高密度,随后迅速下降与密度上升的肝实质密度接近,2~3 分钟肝实质 CT 值开始下降与继续下降的病灶密度接近,从而出现两次等密度交叉征,然后对比剂迅速排出,恢复到平扫时的低密度影。

(四)MRI 检查

MRI 对本病具有特殊的诊断意义,不会遗漏较小的病灶。T_1 弱信号,T_2 高强度信号,是鉴别肝癌的重要指征。T_2WI 表现为特征性的"灯泡征"样高信号,如静脉注射钆螯合物增强扫描可查及直径<1.5 mm 的血管瘤,并能提高其诊断正确率。时间的延长是成人肝血管瘤的特征,对儿童则提示血管瘤内无血栓形成。应注意的是,源于胃癌、肉瘤、类癌的肝内转移灶可呈均匀高信号,即所谓"灯泡征",与肝血管瘤极为相似,此时需结合临床病史、肝动脉造影、肝血池显像和肝细针穿刺活检等加以确诊。

(五)选择性血管造影

肝血管瘤动脉造影是肝血管瘤最可靠的诊断方法之一。因为海绵状血管系由扩大的肝血管窦构成,对比剂进入肝血管窦后密度呈很高的染色,形似大小不等的"小棉球"或"爆米花",瘤体巨大的则出现"树上挂果"征。动脉期很早出现,持续时间长,可达 20 秒甚至更长,即"早出晚归"征,非常具有特征性,与肝癌典型的"快进快出"区别明显。巨型血管瘤同时还显示被推移的肝动脉。当用数字减影进行造影(IA-DSA)时,上述的"早出晚归"征更为清晰。

(六)核素显像

同位素标记红细胞肝扫描对诊断血管瘤具有高度特异性,单光子发射计算机体层扫描(SPECT)肝血流血池显像方法对肝血管瘤的诊断有高度的特异性和敏感性,是诊断本病的最佳方法。SPECT 的检查不但能显示病变的形态,而且还能反映病变的生理功能。肝血管瘤胶体显像表现为放射性缺损区。静脉注入 ^{99m}Tc-RBC 经过一定时间与原有血液混均匀,可显示放射性明显高于周围正常肝组织的血管瘤影像,这种过度填充的特点,即为肝血管瘤的特异指征,其他任何占位性病变均无此特点。

四、并发症

(一)肝血管瘤破裂

肝血管瘤破裂可引起急腹症症状,婴幼儿自发性破裂较多见。

(二)肝脏肿大和肝功能异常

血管瘤长大时会引起肝大和肝功能异常。

(三)血小板减少症和低纤维蛋白原血症

少数患者常因凝血机制障碍而引起此症。

(四)肝囊肿

约有 10% 的患者可并发肝囊肿。

五、诊断

与原发性肝癌相比,肝血管瘤患者一般病程较长,全身状况良好,肝功能绝大多数均在正常范围内,很少伴有肝炎及肝硬化病史,血 AFP 均为阴性。总之,肝血管瘤经上述两项以上影像学检查有典型表现者即可诊断,无须再做进一步检查。影像学诊断首选 B 超,次选 MRI、多期螺旋CT 或同位素标记红细胞扫描,大部分病例均能得到确诊。肝血管造影不列为常规检查项目,可作为对一些诊断不明的病例的补充。个别诊断疑难者,可考虑肝细针穿刺或腹腔镜直视下穿刺活检。

六、治疗

肝血管瘤如果瘤体直径<5 cm,无临床症状,且动态观察其静止不发展,一般不会破裂出血,定期复查即可。如果瘤体过大,尤其靠近肝表面,理论上可因外力因素导致破裂和腹腔内大出血,危及生命。但事实上,肝血管瘤自发性破裂很少见,迄今全球报道仅几十例,而肝脏手术的危险性远高于前者。尤其靠近肝门及下腔静脉的巨大肝血管瘤,手术切除风险不低于肝癌的切除术。因此,治疗指征应依患者年龄,瘤体大小、部位、症状程度、增长速度,医师手术水平和经验,综合分析决定,避免过度干预。一般认为,肝血管瘤外科手术指征:①明确的症状(排除其他可能引起类似症状的疾病)。②瘤体破裂或伴有大流量动静脉瘘及凝血功能障碍(Kasabach-Merrit 综合征)。③不能排除其他肝肿瘤。④血管瘤体直径>10 cm,但当瘤体直径在 5～10 cm,生长迅速也予以考虑。肝血管瘤发展缓慢,多数是通过瘤体本身的不断扩张的血管腔而增大,肝血管瘤周围界限清楚,一般肝血管瘤瘤体本身不发生癌变,且预后良好。⑤年龄小于60 岁,器官功能及健康状况良好。

七、护理与康复

(一)术前护理

(1)病情观察:观察患者的生命体征、腹部体征等。

(2)饮食:术前宜清淡普食,如馒头、米饭等,禁食辣椒等刺激性食物。

(3)并发症的预防及护理:有吸烟史的指导其戒烟;术前呼吸功能训练。

(4)用药:术前 30 分钟遵医嘱使用抗生素静脉滴注。

(5)术前准备:配合医师完成各项化验检查及准备。

(6)术晨备皮,松节油清理肚脐,须开腹手术者需备会阴部皮肤。

(7)心理护理:根据不同患者提供相应的心理护理。

(二)术后护理

1.病情观察

观察生命体征变化,观察胃肠功能恢复情况。

2.饮食

术后当天禁食水,根据胃肠道恢复情况(肠鸣音恢复、排气、排便),逐渐由流食(持续24 小时)、半流食(持续 24 小时)恢复至正常饮食。

3.体位

患者平卧 6 小时,全麻清醒血压平稳后,给予 30°半坐卧位,鼓励患者早期下床活动。

4.伤口及引流管的护理

密切观察伤口有无渗血,保持敷料清洁干燥;术后放置引流管,应妥善固定并做好标志,胃管保持有效的胃肠减压,密切观察并记录引流液的颜色和量。

5.用药

根据医嘱酌情使用抗生素及抑酸药物,根据患者的进食情况遵医嘱酌情补液治疗。

6.功能锻炼

指导患者进行呼吸功能锻炼,防止肺部并发症的发生。

7.疼痛

评估患者术后切开疼痛的程度,根据评估结果遵医嘱给予相应的止疼药,并观察患者止疼效果。

8.心理护理

了解患者的心理状况,为患者提供相应的心理护理。

(三)家庭护理

1.复查

术后 6 周复查肝胆超声,复查当天早晨禁食水。

2.饮食指导

宜低脂饮食,减少烹调用油,禁油炸油煎食物;进食高蛋白饮食如鸡蛋、瘦肉等;适当进食粗纤维食物如水果、蔬菜等。

3.伤口护理

注意保持伤口局部清洁干燥,如果出现红肿、疼痛、渗出及时就诊。

（李　玮）

第三节　门静脉高压症

门静脉高压症指门静脉血流受阻、血液淤滞、门静脉系统压力升高,继而引起脾大及脾功能亢进、食管和胃底静脉曲张及破裂出血、腹水等一系列症状和体征的疾病。门静脉主干由肠系膜上、下静脉和脾静脉汇合而成,其左、右两干分别进入左、右半肝后逐渐分支。门静脉系与腔静脉系之间存在 4 个交通支,即胃底-食管下段交通支、直肠下端-肛管交通支、前腹壁交通支和腹膜后交通支,其中以胃底-食管下段交通支为主。正常情况下上述交通支血流量很少,于门静脉高压症时开放。门静脉血流量占全肝血流的 60%～80%,正常情况下压力 1.3～2.3 kPa。门静脉压力高时,压力可升高至 2.9～4.9 kPa。

一、病因与病理生理

门静脉无瓣膜,其压力由流入的血量和流出阻力形成并维持。门静脉血流阻力增加是门静脉高压症的始动因素。按阻力增加的部位,可将门静脉高压症分为肝前型、肝内型和肝后型三类,其中肝内型门静脉高压症在我国最常见。

门静脉高压形成后发生下列病理变化:

(一)脾大、脾功能亢进

门静脉高压时可见脾窦扩张,单核-吞噬细胞增生和吞噬红细胞现象。外周血细胞减少,以白细胞和血小板减少明显,称为脾功能亢进。

(二)静脉交通支扩张

门静脉高压时正常的门静脉通路受阻,加之门静脉无静脉瓣,因而四个交通支大量开放,并扩张、扭曲形成静脉曲张。其中最有临床意义的是食管下段、胃底形成的曲张静脉,因离门静脉主干和腔静脉最近,压力差最大,因而受门静脉高压的影响最早,最明显。肝硬化患者常因胃酸反流而腐蚀食管下段黏膜,引起反流性食管炎,或由于坚硬、粗糙食物的机械性损伤,以及咳嗽、呕吐、用力排便、重负等因素使腹腔内压力突然升高,造成曲张静脉破裂,可引起致命性大出血。

(三)腹水

门静脉压力升高,门静脉系统毛细血管床的滤过压增加,肝硬化引起的低蛋白血症,血浆胶体渗透压下降及淋巴液生成增加,都是促使液体从肝表面、肠浆膜面漏入腹腔而形成腹水的原因,且中心静脉血流量降低,继发性醛固酮分泌增多,导致钠、水潴留而加剧腹水形成。

(四)门静脉高压性胃病

约 20%的门静脉高压症患者有门静脉高压性胃病,占门静脉高压症上消化道出血的 5%～20%。门静脉高压性胃病是由于门静脉高压时,胃壁淤血、水肿、胃黏膜下层的动-静脉交通支大量开放,胃黏膜微循环发生障碍,导致胃黏膜防御屏障的破坏而形成。

(五)肝性脑病

门静脉高压症时由于自身门体血流短路或手术分流,造成大量门静脉血流绕过肝细胞或因肝实质细胞功能严重受损,致使有毒物质(如氨、硫醇和 γ-氨基丁酸)不能代谢与解毒而直接进入体循环,对脑产生毒性作用并出现精神神经综合征,称为肝性脑病或门体性脑病。常因胃肠道出血、感染、过量摄入蛋白质、镇静药和利尿剂而诱发肝性脑病。

二、临床表现

门静脉高压症多见于中年男子,病情发展缓慢。主要表现是脾大、脾功能亢进、呕血或黑便、腹水或非特异性全身症状(如疲乏、嗜睡、畏食)。曲张的食管、胃底静脉一旦破裂,可发生急性大出血。因肝功能损害引起凝血功能障碍,以及脾功能亢进引起血小板减少,因此出血不易停止。由于大出血引起肝组织严重缺氧,可导致肝性脑病。

三、辅助检查

(一)血常规

脾功能亢进时,血细胞计数减少,以白细胞计数降至 3×10^9/L 以下和血小板计数减少至 70×10^9/L 以下最为明显。

(二)肝功能检查

表现为血浆清蛋白降低而球蛋白升高,白、球蛋白比例倒置。血清总胆红素超过 51 μmol/L(3 mg/dL),血浆清蛋白低于 30 g/L 提示肝功严重失代偿。

(三)影像学检查

腹部超声可显示腹水、肝密度及质地、血流情况;食管吞钡 X 线检查和内镜检查可见曲张静脉形态;腹腔动脉造影的静脉相或直接肝静脉造影,可明确静脉受阻部位及侧支回流情况,对于术式选择有参考价值。

四、治疗要点

(一)预防和控制急性食管、胃底曲张静脉破裂出血

肝硬化患者中仅有 40%出现食管、胃底静脉曲张,其中 50%～60%并发大出血。控制大出血的具体治疗方案需依据门静脉高压症的病因、肝功能储备、门静脉系统主要血管的可利用情况,以及医师的操作技能和经验来制订。

目前常用 Child 肝功能分级评价肝功能储备。Child A 级、B 级和 C 级患者的手术死亡率分别为 0～5％、10％～15％和超过 25％。

1.非手术治疗

食管胃底曲张静脉破裂出血，肝功能储备 Child C 级的患者，尽可能采用非手术治疗。对有食管胃底静脉曲张但没有出血的患者，不宜作预防性手术。

（1）初步处理：输液、输血、防治休克。但应避免过度扩容，防止门静脉压力反跳性增加而引起再出血。

（2）药物治疗：首选血管收缩药，或与血管扩张药硝酸酯类合用。如三甘氨酰赖氨酸加压素、生长抑素及其八肽衍生物奥曲肽。药物治疗早期再出血率较高，须采取进一步措施防止再出血。

（3）内镜治疗：包括硬化剂注射疗法（EVS）和经内镜食管曲张静脉套扎术（EVL）两种方法。但二者对胃底曲张静脉破裂出血无效。

（4）三腔管压迫止血：利用充气的气囊压迫胃底和食管下段的曲张静脉，达到止血目的。常适用于药物和内镜治疗无效的患者。三腔管压迫可使 80％的食管、胃底曲张静脉出血得到控制，但约 50％的患者排空气囊后又再出血。

结构：三腔管有三腔，一通圆形气囊，充气后压迫胃底；一通椭圆形气囊，充气后压迫食管下段；一通胃腔，通过此腔可行吸引、冲洗和注入止血药。

用法：先向两个气囊各充气约 150 mL，将气囊置于水下，证实无漏气后抽出气体。液状石蜡润滑导管，由患者鼻孔缓慢插管至胃内。插入 50～60 cm，至抽出胃内容物为止。此后，先向胃气囊充气 150～200 mL 后，向外拉提管直到三腔管不能被拉出，并有轻度弹力时予以固定；也可利用滑车装置，于尾端悬挂重量 0.25～0.5 kg 的物品作牵引压迫。观察止血效果，如仍有出血可再向食管气囊注气 100～150 mL。放置三腔管后，应抽除胃内容物，并反复用生理盐水灌洗，同时观察胃内有无鲜血吸出。如无鲜血，且脉搏、血压渐趋稳定，说明出血已基本控制。三腔管一般放置 24 小时，持续时间不宜超过 5 天。出血停止时先排空食管气囊，后排空胃气囊，观察12～24 小时，如明确出血已停止，将管慢慢拉出。

并发症及预防：包括吸入性肺炎、食管破裂和窒息等，其发生率为 10％～20％。故应在严密监护下进行三腔管压迫止血，注意下列事项：①置管期间严密观察患者的呼吸情况，慎防气囊上滑或胃囊破裂食管囊堵塞咽喉引起窒息；②做好肺部护理，以防发生吸入性肺炎；③置管期间每隔 12 小时将气囊放空 10～20 分钟，避免食管或胃底黏膜因长时间受压而发生溃烂、坏死、食管破裂。

（5）经颈静脉肝内门体分流术（TIPS）：采用介入放射方法，经颈静脉在肝内肝静脉与门静脉主要分支间建立通道，置入支架以实现门体分流。TIPS 用于食管胃底曲张静脉破裂出血经药物和内镜治疗无效，肝功能失代偿（Child C 级）不宜行急诊门体分流手术的患者。并发症包括肝性脑病和支架狭窄或闭塞。

2.手术疗法

包括分流手术和断流手术两种方法。此外，肝移植是治疗终末期肝病并发门静脉高压食管胃底曲张静脉出血患者的最理想方法。

（二）解除或改善脾大、脾功能亢进

对于严重脾大，合并明显的脾功能亢进者，单纯行脾切除术效果良好。

(三)治疗顽固性腹水

对于肝硬化引起的顽固性腹水,有效的治疗方法是肝移植。

五、护理措施

(一)术前护理

1.休息与活动

肝功能代偿较好的患者应适当休息,注意劳逸结合,肝功能代偿差的患者应卧床休息,避免腹压增加活动,如咳嗽、打喷嚏,用力大便,提举重物等,防止食管、胃底静脉因腹内压升高而破裂出血。

2.心理护理

对门静脉高压出血者,应稳定患者的情绪,避免恐惧,防止出血量增多或因误吸而造成窒息。

3.饮食护理

进食高热量、高维生素、无渣软食,避免粗糙、干硬及刺激性食物,以避免诱发大出血。为减少腹水形成,需限制液体和钠的摄入,每天钠摄入量限制在 $500\sim800$ mg(氯化钠 $1.2\sim2.0$ g)内,少食含钠高的食物,如咸肉、酱菜、酱油、罐头和含钠味精等。

4.维持体液平衡

定时、定部位测量体重和腹围,了解患者腹水变化情况。遵医嘱使用利尿剂,记录 24 小时出入液量,并观察有无低钾、低钠血症。

5.预防和处理出血

择期手术患者可于术前输全血,补充 B 族维生素、维生素 C、维生素 K 及凝血因子,防止术中和术后出血。术前一般不放置胃管,断流术患者必须放置时应选择细、软胃管,插入时涂大量润滑油,动作轻巧,在手术室放置。当患者出现出血时应迅速建立静脉通路、备血,及时补充液体及输血。肝硬化患者宜用新鲜血,有利止血和预防肝性脑病;严密监测患者的生命体征、中心静脉压和尿量,呕吐物的颜色、性状、量,大便的颜色、性状、量;遵医嘱给予止血药物,注意药物不良反应。

6.预防肝性脑病

急性出血时,肠道内血液在细菌作用下分解成氨,肠道吸收氨增加而导致肝性脑病。故使用弱酸性溶液灌肠(禁忌碱性溶液灌肠)清除肠道内积血,减少氨的吸收;或使用肠道杀菌剂,减少肠道菌群,减少氨的生成。择期手术术前一天口服肠道杀菌剂,术前一晚灌肠,防止术后肝性脑病。

(二)术后护理

1.体位

脾切除术患者血压平稳后取半卧位;行分流术者,为使血管吻合口保持通畅,1 周内取平卧位或低坡半卧位($<15°$),1 周后可逐渐下床活动。

2.引流管护理

膈下置引流管者应保持负压引流系统的无菌、通畅;观察和记录引流液的颜色、性状和量。如引流量逐日减少、色清淡、每天少于 10 mL 时可拔管。

3.并发症的预防和护理

包括:①出血,密切观察血压、脉搏、呼吸及有无伤口、引流管和消化道出血情况。若 1～

2 小时内经引流管引出 200 mL 以上血性液体应警惕出血的发生;②感染,加强基础护理,预防皮肤、口腔和肺部感染的发生;③静脉血栓,脾切除术后 2 周内隔天检查血小板,注意观察有无腹痛、腹胀和便血等肠系膜血栓形成的迹象。必要时,遵医嘱给予抗凝治疗,注意用药后的凝血时间延长、易出血等不良反应。

4.肝性脑病的观察和预防

包括:①病情观察,分流术后患者按时监测肝功能和血氨浓度,观察有无性格异常、定向力减退、嗜睡与躁动,黄疸是否加深,有无发热、畏食、肝臭等肝功能衰竭表现;②饮食,术后 24～48 小时进流质饮食,待肠蠕动恢复后逐渐过渡到普食。分流术后患者严格限制蛋白质摄取量(<30 g/d),避免诱发或加重肝性脑病;③肠道准备,为减少肠道细菌量,分流术后应用非肠道吸收的抗菌药;采用生理盐水灌肠或缓泻剂刺激排泄;保持大便通畅,促进氨由肠内排出。

5.其他

分流术取自体静脉者需观察局部有无静脉回流障碍;取颈内静脉者需观察有无头痛、呕吐等颅内压升高表现,必要时根据医嘱快速滴注甘露醇。

六、健康指导

(一)饮食

少量多餐,养成规律进食习惯。进食无渣软食,避免粗糙、干硬及刺激性食物,以免诱发大出血。进食高热量、丰富维生素饮食,维持足够的能量摄入。肝功能损害较轻者,可酌情摄取优质高蛋白(50～70 g/d);肝功能严重受损及分流术后患者,限制蛋白质摄入;腹水患者限制水和钠摄入。指导患者戒烟戒酒。

(二)活动

逐步增加活动量,一旦出现头晕、心慌、出汗等症状,应卧床休息。避免劳累和过度活动,保证充分休息。

(三)避免腹内压升高

避免咳嗽、打喷嚏、用力大便、提举重物等活动,以免诱发曲张静脉破裂出血。

(四)维持良好心理状态

避免精神紧张、抑郁等不良情绪,保持乐观、稳定的心理状态。

(五)注意自身防护

避免牙龈出血,用软毛牙刷刷牙,防止外伤。

(六)观察病情和及时就诊

指导患者及家属注意避免出血的诱因及掌握出血先兆。掌握急救电话号码、紧急就诊的途径和方法。

（李　玮）

第四节　肝　癌

肝癌是全球第五大常见癌症,位居癌症死亡原因的第二位,以 40～50 岁男性多见,可分为原发性和转移性两类。原发性肝癌的发病与病毒性肝炎、肝硬化、酒精、黄曲霉素等致癌物质密切相关。肝癌有三种病理组织学类型,包括肝细胞、胆管细胞及混合型,以肝细胞型多见。转移性肝癌系肝外器官的原发癌或肉瘤转移到肝所致。早期肝癌表现隐匿,一旦出现症状和体征多为中晚期,表现为肝区疼痛、肝大、食欲缺乏、乏力、消瘦、贫血、黄疸等。若转移至远处器官则可产生相应症状。对有肝脏病史的中年人,若出现相应症状,结合影像学(B超是肝癌定位、筛查的首选方法)、血清甲胎蛋白、肝穿刺活组织病理学检查等有助于早期诊断。肝癌的治疗包括手术切除、射频消融、介入治疗、靶向治疗等,以手术为主的综合治疗是延长患者生存期的关键。

一、护理评估

(一)术前评估

1.健康史

(1)个人情况:患者的年龄、性别、居住地、烟酒史,饮食、饮水、生活习惯(如长期进食含黄曲霉菌、亚硝胺类的食物,接触其他致癌物质等)等。

(2)既往史:有无病毒性肝炎、肝硬化等肝病史;有无癌肿和手术史;过敏史等。

(3)其他:家族中有无肝癌或其他癌症患者。

2.身体状况

(1)肝区疼痛的性质和程度。

(2)是否有肝病面容、贫血、黄疸、脾大、水肿等体征。

(3)是否有消瘦、乏力、食欲减退及恶病质表现。

(4)是否有肝性脑病、上消化道出血及各种感染。

(5)患者肝功能有无受损,甲胎蛋白水平是否升高,B超、CT等影像学检查有无异常。

3.心理-社会状况

(1)患者和家属对肝癌及治疗方案、预后的认知程度。

(2)患者和家属是否担心手术疗效、术后并发症及肝癌预后。

(3)亲属对患者的关心、支持程度,家庭对患者疾病治疗的经济承受能力,社会和医疗保障系统支持程度。

(二)术后评估

(1)手术、麻醉方式,术中出血、补液、输血及引流管等情况。

(2)严密监测患者意识状态、生命体征、血氧饱和度、尿量、肝功能等;观察腹部体征与切口情况,腹腔引流管是否通畅,引流液的颜色、量及性状等。

(3)肝功能恢复情况。

(4)有无腹腔内出血、肝性脑病、膈下积液或脓肿、肺部感染等并发症发生。

二、常见护理诊断/问题

(一)疼痛

与肿瘤迅速生长导致肝包膜张力增加或手术创伤、介入、射频消融治疗不适有关。

(二)营养失调:低于机体需要量

与消化功能紊乱、放疗及化疗引起的胃肠道不良反应、肿瘤消耗等有关。

(三)焦虑、恐惧

与担忧手术效果、疾病预后及生存期限有关。

(四)潜在并发症

腹腔内出血、肝性脑病、膈下积液或脓肿、胆汁漏、肺部感染。

三、护理目标

(1)患者自述疼痛减轻或无痛。

(2)患者营养需求基本得到满足,体重未见明显减轻。

(3)患者能正确面对疾病、手术和预后,积极配合治疗。

(4)患者未发生并发症或并发症被及时发现和处理。

四、护理措施

(一)手术治疗的护理

1.术前护理

(1)心理护理:积极主动关心患者,鼓励患者说出内心感受,疏导、安慰患者,根据患者个体情况提供信息,说明手术的意义、重要性及手术方案,讲解手术成功案例,帮助患者树立战胜疾病的信心,减轻患者焦虑和恐惧。

(2)疼痛护理。①评估疼痛发生的时间、部位、性质、诱因、程度及伴随症状;②遵医嘱给予镇痛药物,并观察药物效果和不良反应;③指导患者采取放松和分散注意力的方法应对疼痛。

(3)改善营养状况:给予高蛋白、高热量、高维生素、易消化饮食;合并肝硬化有肝功能损害者,应适当限制蛋白质摄入。必要时可给予肠内外营养支持,输血浆或清蛋白,以改善贫血、纠正低蛋白血症,提高手术耐受力。

(4)用药护理:遵医嘱给予护肝药物,如甘草酸二胺、还原性谷胱甘肽、多烯磷脂酰胆碱、熊去氧胆酸等;避免使用巴比妥类、红霉素、盐酸氯丙嗪等有损肝脏的药物。

(5)维持体液平衡:肝功能不良伴腹水者,需严格控制水和钠盐的摄入,摄水量不应超过 2 000 mL/d,摄钠量少于 0.5 g/d(折合成氯化钠,应少于 1.5 g);若伴有水肿及血钠降低者,则摄水量严格控制在 1 000~1 500 mL/d;同时遵医嘱合理补液和利尿,注意纠正低钾血症等水电解质失衡;准确记录 24 小时出入量;每天观察、记录体重及腹围变化。

(6)预防出血。①改善凝血功能,大多数肝癌合并肝硬化,术前 3 天开始给予维生素 K_1,适当补充血浆和凝血因子,以改善凝血功能,预防术中、术后出血;②告知患者避免致癌肿破裂出血或食管下段胃底静脉曲张破裂出血的诱因,如剧烈咳嗽、用力排便等使腹内压骤升的动作和外伤等;③癌肿直径>10 cm 时,嘱患者卧床休息,避免活动幅度过大导致癌肿破裂;④若患者突发腹痛伴腹膜刺激征,应高度怀疑肝癌破裂出血,立即通知医师,做好急症手术的各项准备。

(7)术前准备:协助做好术前检查;术前常规准备。

2.术后护理

(1)病情观察:密切观察生命体征、神志、面色、尿量、中心静脉压、切口渗血渗液及腹腔引流液的量和颜色等的变化,并做好记录。

(2)休息与活动:术后患者麻醉清醒、生命体征平稳后取半卧位。根据患者术式及机体恢复情况逐步由半坐卧位、坐位过渡到下床活动。随着加速康复外科技术的推广和应用,肝脏手术患者术后下床活动时间已逐渐提前。

(3)疼痛护理。①评估疼痛发生的时间、部位、性质、程度;②遵医嘱给予镇痛药物;③密切观察镇痛泵的泵入速度、剂量、输注管路是否通畅、镇痛泵的效果及不良反应;④指导患者减轻疼痛及转移注意力的方式,如听音乐、松弛疗法、加强护患沟通等。

(4)饮食指导:术后早期禁食,禁食期间予肠外营养支持,术后24~48小时可进食流质,逐步改为半流质和软食。随着加速康复外科技术的推广和应用,肝脏手术患者术后麻醉完全清醒即可少量饮水,自术后第一天开始,饮食可逐渐由流质过渡到半流质、软食。

(5)腹腔引流管的护理:引流腹腔积聚的液体,防止腹腔继发感染。要点:①妥善固定,防止滑脱;②保持引流通畅,防止引流管受压和扭曲;如引流管被凝血块、组织碎屑等堵塞,应反复挤压促其排出,必要时协助医师用生理盐水冲洗;③观察引流液的颜色、量及性质,并记录;④严格无菌操作,定时更换引流袋,防止感染;⑤拔管:置管3~5天,如引流液颜色较淡,24小时少于20 mL,腹部无阳性体征者可考虑拔管。

3.术后并发症的观察及护理

(1)腹腔出血:是肝切除术后常见的并发症之一,术后24小时易发生。

观察:术后48小时内应严密观察生命体征变化,严密观察引流液的量、性质及颜色。短时间内引流管引出大量鲜红色血液,1小时内引流出200 mL以上或每小时100 mL持续3小时以上的鲜红色血性液体,应考虑活动性腹腔出血,立即通知医师及时处理。

护理:①体位与活动,术后24小时内卧床休息,避免剧烈咳嗽和打喷嚏等,以防止术后肝断面出血;②输液、输血,若短期内或持续引流较大量的鲜红色血性液体,经输血、输液,患者血压、脉搏仍不稳定时,应做好再次手术的准备;③若明确为凝血机制障碍性出血,可遵医嘱给予凝血酶原复合物、纤维蛋白原,输新鲜血等。

(2)肝性脑病:见门静脉高压症患者的护理。

(3)膈下积液及脓肿的观察与护理:①发生在术后1周。患者术后体温下降后再度升高,或术后发热持续不退,同时伴右上腹胀痛、呃逆、脉速、白细胞计数升高,中性粒细胞百分比达90%以上,应疑有膈下积液或膈下脓肿。B超检查可明确诊断。②协助医师行B超定位引导穿刺抽脓或置管引流,后者应加强冲洗和吸引护理;患者取半坐位,以利于呼吸和引流;③严密观察体温变化,鼓励患者多饮水;④遵医嘱加强营养支持和抗菌药物的应用护理。

(4)胸腔积液的观察与护理:①观察有无患者胸闷、气促、发热情况。②护理:协助医师行穿刺抽胸腔积液,行胸腔闭式引流者,做好胸腔闭式引流护理;遵医嘱加强保肝治疗,给予高蛋白饮食,必要时遵医嘱给予清蛋白、血浆及利尿剂应用。

(5)胆汁漏的观察与护理:①观察有无腹痛、发热和腹膜刺激征,切口有无胆汁渗出和(或)腹腔引流液有无含胆汁。②护理:胆汁渗出者,注意保护局部皮肤;协助医师调整引流管,保持引流通畅,并注意观察引流液的颜色、量与性状;如发生局部积液,应尽早行B超定位穿刺置管引流;如发生胆汁性腹膜炎,应尽早手术。

(二)介入治疗的护理

1.介入治疗前准备

(1)解释:向患者及家属解释介入治疗的目的、方法及治疗的重要性和优点。嘱患者术中配合体位。

(2)饮食:术前禁食水4小时。

（3）穿刺处皮肤准备，备好所需物品及化疗、止吐药品等。

2.介入治疗后的护理

（1）预防出血：术后取平卧位休息 24 小时，穿刺处沙袋加压 1 小时，肢体制动 6 小时，弹力绷带加压包扎防止局部出血。

（2）鼓励患者多饮水：每天饮水 2 000 mL 以上，减轻化疗药物对肾的毒副作用，同时观察排尿及肾功能情况。

（3）栓塞后综合征的护理：肝动脉栓塞化疗后多数患者可出现发热、肝区疼痛、恶心、呕吐、心悸、白细胞计数下降等临床表现，称为栓塞后综合征。要点：①肝区疼痛，由肝动脉栓塞后，肝脏水肿，肝被膜张力增大所致。轻度可不处理或给予少量对肝脏无害的镇静剂，一般 48 小时后腹痛可减轻或消失。重度持续疼痛，考虑是否合并其他并发症，如胆囊动脉栓塞致胆囊坏死等。必要时可适当给予止痛剂；②发热，机体对坏死组织重吸收的不良反应，轻度发热可不必处理。若体温高于 38.5 ℃，可予物理、药物降温；③恶心、呕吐，为化疗药物的反应，嘱患者深呼吸，及时擦去呕吐物并漱口，遵医嘱对症治疗；④白细胞计数低于 4×10^9/L 时，应暂停化疗并应用升白细胞药。

3.并发症的观察及护理

（1）穿刺部位血肿。①观察：定时观察穿刺处有无肿胀或渗血；②护理：一旦发现渗血，立即指压穿刺处直至出血停止，并报告医师给予更换绷带，重新加压包扎。

（2）上消化道出血。①观察：呕吐液和大便的颜色、性状及量；②护理：遵医嘱应用制酸药和保护胃黏膜药物，发生呕血者头偏向一侧，防止误吸；暂禁食，及时通知医师并协助处理。

（3）股动脉栓塞。①观察：术后密切观察穿刺侧肢体皮肤颜色、温度、感觉、足趾运动及足背动脉搏动情况，并与对侧对比。若出现足背动脉搏动减弱或消失，下肢皮肤苍白、变凉且伴有麻木感，应警惕为股动脉栓塞。②护理：一旦发现，立即抬高患肢，热敷，遵医嘱应用扩张血管及解痉药物。注意禁忌按摩，以防栓子脱落。

（三）射频、微波治疗的护理

有开腹射频、微波治疗和经皮射频、微波治疗。开腹射频、微波治疗护理同肝癌的围术期护理。

1.经皮射频、微波治疗前准备

（1）解释：向患者及家属解释射频、微波治疗的目的、方法及治疗的重要性和优点。嘱患者术前进行屏气锻炼、术中配合体位。

（2）饮食：术前禁食禁水 4～6 小时。

2.经皮射频、微波治疗后的护理

（1）穿刺点护理：术后按压穿刺点 30 分钟，观察穿刺点有无出血。

（2）病情观察：术后 6 小时密切观察患者病情，给予心电监护，注意心率和血压的变化，及时发现出血征象，如血压突然下降、腹痛、大汗淋漓、腹部移动性浊音等。

（3）发热、恶心、呕吐：是术后常见的反应。如果出现高热或发热持续不退，应考虑感染可能。对食管静脉曲张者，如有严重呕吐，应及时控制，避免诱发曲张静脉破裂出血。

（4）疼痛护理：评估疼痛程度、部位、性质、持续时间等，指导患者采取放松和分散注意力的方法应对疼痛，必要时遵医嘱给予镇痛药物。

3.并发症的观察及护理

出血、胆汁漏、胸腔积液等并发症。

五、健康教育

(一)疾病指导

注意防治肝炎,不吃霉变食物、饮用安全水。有肝炎、肝硬化病史者和肝癌高发地区人群,应定期做甲胎蛋白检测或 B 超检查,以期早期发现,早期诊断及治疗。

(二)休息与活动

术后 3 个月内保证充分休息,避免重体力活动或过度劳累,注意劳逸结合,进行适当锻炼,如散步、慢跑;保持情绪稳定和心情愉快,避免精神紧张和情绪激动。

(三)饮食指导

进食高热量、优质蛋白质、富含维生素和纤维素的食物。食物以清淡、易消化为宜。若有腹水、水肿,应控制水和食盐的摄入量,如有肝性脑病征象或血氨升高,应限制蛋白质摄入。

(四)用药指导

指导患者按医嘱服用抗病毒及保肝药物,服用抗病毒药必须按时坚持服用,不能随便中断。避免使用损害肝功能的药物。

(五)自我观察与复查

定期复诊,第 1 年每 1～2 个月复查甲胎蛋白、胸部 X 线检查和 B 超检查 1 次,必要时行 CT 检查。若患者出现发热、水肿、体重减轻、出血倾向、黄疸和乏力等症状及时就诊,以便早期发现临床复发或转移。

六、护理评价

(1)患者是否疼痛减轻或无痛。

(2)患者营养状况是否改善,体重得以维持或增加。

(3)患者情绪是否稳定,积极配合治疗。

(4)患者有无发生并发症或并发症是否被及时发现与处理。

(李　玮)

第五节　急性梗阻性化脓性胆管炎

一、疾病概述

(一)概念

急性梗阻性化脓性胆管炎又称急性重症胆管炎,是在胆道梗阻基础上并发的急性化脓性细菌感染,急性胆管炎和急性梗阻性化脓性胆管炎是同一疾病的不同发展阶段。

（二）病因

1.胆道梗阻

最常见的原因为胆道结石性梗阻。此外,胆道蛔虫、胆管狭窄、吻合口狭窄、胆管及壶腹部肿瘤等亦可引起胆道梗阻而导致急性化脓性炎症。胆道发生梗阻时,胆盐不能进入肠道,易造成细菌移位。

2.细菌感染

胆道内细菌多来源于胃肠道,其感染途径可经十二指肠逆行进入胆道,或小肠炎症时,细菌经门静脉系统入肝到达胆道引起感染。可以是单一菌种感染,也可是两种以上的菌种感染。以大肠埃希菌、变形杆菌、克雷伯菌、铜绿假单胞菌等革兰阴性杆菌多见。近年来,厌氧菌及革兰阳性球菌在胆道感染中的比例有增高的趋势。

（三）病理生理

急性梗阻性化脓性胆管炎的基本病理改变是胆管梗阻、肝实质及胆道系统胆汁淤滞和胆管内化脓性感染。胆管梗阻及随之而来的胆道感染造成梗阻以上胆管扩张、胆管壁黏膜肿胀,使梗阻进一步加重并趋向完全性;胆管内压力升高,胆管壁充血、水肿、炎性细胞浸润及溃疡形成,管腔内逐渐充满脓性胆汁或脓液,使胆管内压力继续升高,当胆管内压力超过 3.92 kPa 时,肝细胞停止分泌胆汁,胆管内脓性胆汁及细菌逆流,引起肝内胆管及肝细胞化脓性感染;若感染进一步加重,可使肝细胞发生大片坏死;胆小管破溃后形成胆小管与肝动脉或门静脉瘘,可在肝内形成多发性脓肿及胆道出血;大量细菌和毒素还可经肝静脉进入人体循环引起全身化脓性感染和多器官功能损害,甚至引起全身脓毒血症或感染性休克,严重者可导致多器官功能障碍综合征或多器官功能衰竭。

（四）临床表现

多数患者有胆道疾病史,部分患者有胆道手术史。本病发病急骤,病情进展迅速,除了具有急性胆管炎的查科三联症(腹痛、寒战高热、黄疸)外,还有休克及中枢神经系统受抑制的表现,即雷诺五联征。

1.症状

(1)腹痛:患者常表现为突发的剑突下或右上腹持续性疼痛,可阵发性加重,并向右肩胛下及腰背部放射。腹痛及其程度可因梗阻的部位不同而有差异。肝内梗阻者疼痛较轻,肝外梗阻时症状明显。

(2)寒战、高热:体温持续升高达 39～40 ℃或更高,呈弛张热热型。

(3)胃肠道症状:多数患者伴恶心、呕吐,黄疸。

2.体征

(1)腹部压痛或腹膜刺激征:剑突下或右上腹部可有不同程度和不同范围的压痛或腹膜刺激征,可有肝大及肝区叩痛,可扪及肿大的胆囊。

(2)黄疸:多数患者可出现不同程度的黄疸,若仅为一侧胆管梗阻可不出现黄疸。

(3)神志改变:主要表现为神志淡漠、烦躁、谵妄或嗜睡、神志不清,甚至昏迷,病情严重者可在短期内出现感染性休克表现。

(4)休克表现:呼吸急促、出冷汗、脉搏细速,可达 120 次/分以上,血压在短时间内迅速下降,可出现全身发绀或皮下瘀斑。

（五）辅助检查

1.实验室检查

血常规检查可见白细胞计数升高,可超过 $20×10^9/L$;中性粒细胞比例明显升高;细胞质内可出现中毒颗粒;凝血酶原时间延长;血生化检查可见肝功能损害、电解质紊乱和 BUN 增高等;血气分析检查可提示血氧分压降低和代谢性酸中毒的表现。尿常规检查可发现蛋白及颗粒管型。寒战时做血培养,多有细菌生长。

2.影像学检查

B超是主要的辅助检查方法。B超检查可显示肝和胆囊肿大,胆囊壁增厚。肝、内外胆管扩张及胆管内结石光团伴声影。必要时可行 CT、经内镜逆行胆胰管成像(ERCP)、磁共振胆胰管成像(MRCP)、经皮穿刺肝胆道成像(PTC)等检查,以了解梗阻部位、程度、结石大小和数量等。

（六）主要处理原则

紧急手术解除胆道梗阻并引流,尽早而有效降低胆管内压力,积极控制感染和抢救患者生命。

1.非手术治疗

既是治疗手段又是手术前准备。在严密观察下进行,若非手术治疗期间症状不能缓解或病情进一步加重,则应紧急手术治疗。主要措施如下。

(1)禁食、持续胃肠减压及解痉止痛。

(2)抗休克治疗:建立通畅的静脉输液通道,加快补液扩容,恢复有效循环血量;及时应用肾上腺皮质激素,必要时使用血管活性药物;纠正水、电解质、酸碱平衡紊乱。

(3)抗感染治疗:联合应用足量、有效、广谱并对肝肾毒性小的抗菌药物。

(4)其他:包括吸氧、降温、支持治疗等,以保护重要内脏器官功能。

(5)引流:非手术方法进行胆管减压引流,如经皮肝穿刺胆道引流术、经内镜鼻胆管引流术等。

2.手术治疗

主要目的是解除梗阻、胆道减压,挽救患者生命。手术力求简单而有效。多采用胆总管切开减压加 T 管引流术。术中注意肝内胆管是否引流通畅,以防形成多发性肝脓肿。若病情无改善,应及时手术治疗。

二、护理评估

（一）术前评估

1.健康史及相关因素

(1)发病情况:是否为突然发病,有无表现为起病急、症状重、进展快的特点。

(2)发病的病因和诱因:此次发病与饮食、活动的关系,有无肝内、外胆管结石或胆囊炎反复发作史,有无类似疼痛史等。

(3)病情及其程度:是否表现为急性病容,有无神经精神症状,是否为短期内即出现感染性休克的表现。

(4)既往史:有无胆道手术史;有无用药史、过敏史及腹部手术史。

2.身体状况

(1)全身状况。①生命体征:患者是否在发病初期即出现畏寒发热,体温持续升高至39～

40 ℃或更高。有无伴呼吸急促、出冷汗、脉搏细速及血压在短时间内迅速下降等。②黄疸:患者有无巩膜及皮肤黄染及黄染的程度;③神志:有无神志改变的表现,如神志淡漠、谵妄或嗜睡、神志不清甚至昏迷等;④感染:有无感染、中毒的表现,如全身皮肤湿冷、发绀和皮下瘀斑等。

(2)局部:腹痛的部位、性质、程度及有无放射痛等;肝区有无压痛、叩击痛;腹膜刺激征是否为阳性;腹部有无不对称性肿大等。

(3)辅助检查:血常规检查显示白细胞计数升高及中性粒细胞比例是否明显升高;细胞质内是否出现中毒颗粒;尿常规检查有无异常;凝血酶原时间有无延长;血生化检查是否提示肝功能损害、电解质紊乱、代谢性酸中毒及 BUN 增高等;血气分析检查是否提示血氧分压降低。B 超及其他影像学检查是否提示肝和胆囊肿大,肝内外胆管扩张和结石。心、肺、肾等器官功能有无异常。

3.心理和社会支持状况

了解患者和家属对疾病的认知、家庭经济状况、心理承受程度及对治疗的期望。

(二)术后评估

1.手术中情况

了解术中胆总管探查及解除梗阻、胆道减压、胆汁引流情况;术中患者生命体征是否平稳;肝内、外胆管结石清除及引流情况;有无多发性肝脓肿及处理情况;各种引流管放置位置和目的等。

2.术后病情

术后生命体征及手术切口愈合情况;T 管及其他引流管引流情况等。

3.心理-社会评估

患者及其家属对术后康复的认知和期望程度。

三、主要护理诊断/问题

(一)疼痛

与胆道梗阻、胆管扩张及手术后伤口疼痛有关。

(二)体液不足

与呕吐、禁食、胃肠减压及感染性休克有关。

(三)体温过高

与胆道梗阻并继发感染有关。

(四)低效性呼吸困难

与感染中毒有关。

(五)潜在并发症

胆道出血、胆瘘、多器官功能障碍或衰竭。

四、主要护理措施

(一)减轻或控制疼痛

根据疼痛的程度,采取非药物或药物方法止痛。

1.卧床休息

协助患者采取舒适体位,指导其有节律的深呼吸,达到放松和减轻疼痛的效果。

2.合理饮食

病情较轻且决定采取非手术治疗的急性胆囊炎患者,指导其清淡饮食,忌食油腻食物;病情严重需急诊手术的患者予以禁食和胃肠减压,以减轻腹胀和腹痛。

3.解痉镇痛

对诊断明确的剧烈疼痛者,可遵医嘱通过口服、注射等方式给予消炎利胆、解痉或止痛药,以缓解疼痛。

4.控制感染

遵医嘱及时合理应用抗生素。通过控制胆囊炎症,减轻胆囊肿胀和胆囊压力达到减轻疼痛的效果。

(二)维持体液平衡

1.加强观察

严密观察患者的生命体征和循环功能,如脉搏、血压、中心静脉压和每小时尿量等,及时准确记录液体出入量,为补液提供可靠依据。

2.补液扩容

对于休克患者应迅速建立静脉输液通路,补液扩容,尽快恢复血容量。遵医嘱及时给予肾上腺皮质激素,必要时应用血管活性药物,以改善和保证组织器官的血流灌注及供氧。

3.纠正水、电解质、酸碱平衡紊乱

根据病情、中心静脉压、胃肠减压及每小时尿量等情况,确定补液的种类和输液量,合理安排输液的顺序和速度,维持水、电解质及酸碱平衡。

(三)降低体温

1.物理降温

温水擦浴、冰敷等物理方法。

2.药物降温

在物理降温的基础上,根据病情遵医嘱通过口服、注射或其他途径给予药物降温。

3.控制感染

遵医嘱联合应用足量有效的广谱抗生素,以有效控制感染,使体温恢复正常。

(四)维持有效呼吸

1.加强观察

密切观察患者的呼吸频率、节律和深浅度;动态监测血氧饱和度的变化,定期进行动脉血气分析检查,以了解患者的呼吸功能状况。若患者呼吸急促、血氧饱和度下降、氧分压降低,提示患者呼吸功能受损。

2.采取合适体位

协助患者卧床休息,减少耗氧量。非休克患者取半卧位,使腹肌放松、膈肌下降,有助于改善呼吸和减轻疼痛。半卧位还可促使腹腔内炎性渗出物局限于盆腔,减轻中毒症状。休克患者应取头低足高位。

3.禁食和胃肠减压

禁食可减少消化液的分泌,减轻腹部胀痛。通过胃肠减压,可吸出胃内容物,减少胃内积气和积液,从而达到减轻腹胀、避免膈肌抬高和改善呼吸功能的效果。

4.解痉镇痛

对诊断明确的剧烈疼痛患者,可遵医嘱给予消炎利胆、解痉或止痛药,以缓解疼痛,利于平稳呼吸,尤其是腹式呼吸。

5.吸入氧气

根据患者呼吸的频率、节律、深浅度及血气分析情况选择给氧的方式和确定氧气流量和浓度,如可通过鼻导管、面罩、呼吸机辅助等方法给氧,以维持患者正常的血氧饱和度及动脉血氧分压,改善缺氧症状,保证组织器官的氧气供给。

(五)营养支持

1.术前

不能进食或禁食及胃肠减压的患者,可从静脉补充能量、氨基酸、维生素、水、电解质等,以维持和改善营养状况。对凝血机制障碍的患者,遵医嘱给予维生素 K_1 肌内注射。

2.术后

在患者恢复进食前或进食量不足时,仍需从胃肠外途径补充营养素;当患者恢复进食后,应鼓励患者从清流饮食逐步转为进食高蛋白、高碳水化合物、高维生素和低脂饮食。

(六)并发症的预防和护理

(1)加强观察:包括神志、生命体征、每小时尿量、腹部体征及引流液的量、颜色、性质,同时注意血常规、电解质、血气分析和心电图等检查结果的变化。若"T"管引流液呈血性,伴腹痛、发热等症状,应考虑胆道出血;若腹腔引流液呈黄绿色胆汁样,应警惕胆瘘的可能;若患者出现神志淡漠、黄疸加深、每小时尿量减少或无尿、肝肾功能异常、血氧分压降低或代谢性酸中毒以及凝血酶原时间延长等,提示多器官功能障碍或衰竭,应及时报告医师,并协助处理。

(2)加强腹壁切口、引流管和"T"管护理。

(3)加强支持治疗:患者发生胆瘘时,在观察并准确记录引流液的量、颜色的基础上,遵医嘱补充水、电解质及维生素,以维持水、电解质平衡;鼓励患者进食高蛋白、高碳水化合物、高维生素和低脂易消化饮食,防止因胆汁丢失影响消化吸收而造成营养障碍。

(4)维护器官功能:一旦出现多器官功能障碍或衰竭的征象,应立即与医师联系,并配合医师采取相应的急救措施。

五、护理效果评估

(1)患者及时得到补液,体液代谢维持平衡。

(2)患者感染得到有效控制,体温恢复正常。

(3)患者能维持有效呼吸,没有发生低氧血症或发生后得到及时发现和纠正。

(4)患者的营养状况得到改善或维持。

(5)患者没有发生胆道出血、胆瘘及多器官功能障碍或衰竭等并发症,或发生后得到及时发现和处理。

(李　玮)

第六节 胆 囊 炎

一、疾病概述

(一)概念

胆囊炎是指发生在胆囊的细菌性和(或)化学性炎症。根据发病的缓急和病程的长短分为急性胆囊炎、慢性胆囊炎和慢性胆囊炎急性发作三类。约95%的急性胆囊炎患者合并胆囊结石,称为急性胆石性胆囊炎;未合并胆囊结石者,称为急性非结石性胆囊炎。胆囊炎的发病率很高,仅次于阑尾炎。年龄多见于35岁以后,以40~60岁为高峰。女性发病率约为男性的4倍,肥胖者多于其他体型者。

(二)病因

1.急性胆囊炎

急性胆囊炎是外科常见急腹症,其发病率居于炎性急腹症的第二位,仅次于急性阑尾炎,女性居多。急性胆囊炎的病因复杂,胆囊结石和细菌感染是引发急性胆囊炎的两大重要因素,主要包括:

(1)胆道阻塞:由于结石阻塞或嵌顿于胆囊管或胆囊颈,导致胆汁排出受阻,胆汁潴留,其中水分吸收而胆汁浓缩,胆汁中的胆汁酸刺激胆囊黏膜而引起水肿、炎症,甚至坏死。90%～95%的急性胆囊炎与胆石有关,在少数情况下,胰液从胰管和胆总管共同的腔道中反流,也可进入胆囊产生化学性刺激。结石亦可直接损伤受压部位的胆囊黏膜引起炎症。此外,胆囊颈或胆囊管腔的狭窄,或受到管外肿块的压迫也可以导致阻塞。胆管和胆囊颈结石嵌塞是引起急性胆囊炎重要的诱因。

(2)细菌入侵:急性胆囊炎时胆囊胆汁的细菌培养阳性率可高达80%～90%,包括需氧菌与厌氧菌感染,其中大肠埃希菌最为常见。细菌多来源于胃肠道,致病菌通过胆道逆行、直接蔓延或经血液循环和淋巴途径入侵胆囊。结石压迫局部囊壁的静脉,使静脉回流受阻而淤血、出血,以至坏死而引起炎症。

(3)化学性刺激:胆汁酸、逆流的胰液和溶血卵磷脂,对细胞膜有毒性作用和损伤作用。

(4)病毒感染:乙肝病毒可以侵犯许多组织和器官,可以在胆管上皮中复制,对胆道系统有直接的侵害作用。

(5)胆囊的血流灌注量不足:如休克和动脉硬化等,可引起胆囊黏膜的局灶性坏死。

(6)其他:严重创伤、烧伤后、严重过敏、长期禁食或与胆囊无关的大手术等导致的内脏神经功能紊乱时发生急性胆囊炎。

2.慢性胆囊炎

大多继发于急性胆囊炎,是急性胆囊炎反复发作的结果。有较多的病例直接由化学刺激引起。胆囊结石或有阻塞常伴有慢性胆囊炎,这些原因不去除,浓缩胆汁长期刺激可造成慢性炎症。结石和慢性胆囊炎的关系尤为密切,约95%的慢性胆囊炎有胆石存在和反复急性发作的病史。

(三)病理生理

1.急性胆囊炎

(1)急性结石性胆囊炎：当结石致胆囊管梗阻时，胆汁淤积，胆囊内压力升高，胆囊肿大、黏膜充血、水肿，渗出增多；镜下可见血管扩张和炎性细胞浸润，称为急性单纯性胆囊炎。若梗阻未解除或炎症未控制，病情继续发展，病变可累及胆囊壁的全层，胆囊壁充血、水肿加重，出现瘀斑或脓苔，部分黏膜坏死脱落，甚至浆膜液有纤维素和脓性渗出物；镜下可见组织中有广泛的中性粒细胞浸润，黏膜上皮脱落，即为急性化脓性胆囊炎；还可引起胆囊积脓。若梗阻仍未解除，胆囊内压力继续升高，胆囊壁张力增高，导致血液循环障碍时，胆囊组织除上述炎性改变外，整个胆囊呈片状缺血坏死；镜下见胆囊黏膜结构消失，血管内外充满红细胞，即为急性坏疽性胆囊炎。若胆囊炎症继续加重，积脓增多，胆囊内压力增高，在胆囊壁的缺血、坏死或溃疡处极易造成穿孔，会引起胆汁性腹膜炎，穿孔部位常在颈部和底部，如胆囊坏疽穿孔发生过程较慢，周围粘连包裹，则形成胆囊周围脓肿。

(2)急性非结石性胆囊炎：病理过程与急性结石性胆囊炎基本相同，但急性非结石性胆囊炎更容易发生胆囊坏疽和穿孔，约75%的患者发生胆囊坏疽，15%的患者出现胆囊穿孔。

2.慢性胆囊炎

慢性胆囊炎是胆囊炎症和结石的反复刺激，胆囊壁炎性细胞浸润和纤维组织增生，胆囊壁增厚，可与周围组织粘连，甚至出现胆囊萎缩，失去收缩和浓缩胆汁的功能。可分为慢性结石性胆囊炎和慢性非结石性胆囊炎两大类，前者占本病的70%～80%，后者占20%～30%。

(四)临床表现

1.急性胆囊炎

(1)症状：①腹痛，多数患者有上腹部疼痛史，表现为右上腹阵发性绞痛，常在饱餐、进食油腻食物后或夜间发作，疼痛可放射至右肩及右肩胛下；②消化道症状，患者腹痛发作时常伴恶心、呕吐、厌食等消化道症状；③发热或中毒症状，根据胆囊炎症反应程度的不同，患者可出现不同程度的体温升高和脉搏加速。

(2)体征：①腹部压痛，早期可有右上腹压痛或叩痛。胆囊化脓坏疽时可扪及肿大的胆囊，可有不同程度和不同范围的右上腹压痛，或右季肋部叩痛，墨菲征常为阳性，伴有不同程度的肌紧张，如胆囊张力大时更加明显。腹式呼吸可因疼痛而减弱，常显吸气性抑制。②黄疸，10%～25%的患者可出现轻度黄疸，多见于胆囊炎症反复发作合并Mirizzi综合征的患者。

2.慢性胆囊炎

临床症状常不典型，主要表现为上腹部饱胀不适、厌食油腻和嗳气等消化不良的症状以及右上腹和肩背部隐痛。多数患者曾有典型的胆绞痛病史。体检可发现右上腹胆囊区压痛或不适感，墨菲征可呈弱阳性，如胆囊肿大，右上腹肋下可及光滑圆形肿块。在并发胆道急性感染时可有寒战、发热等。

(五)辅助检查

1.急性胆囊炎

(1)实验室检查：血常规检查可见血白细胞计数和中性粒细胞比例升高；部分患者可有血清胆红素、转氨酶、碱性磷酸酶和淀粉酶升高。

(2)影像学检查：B超检查可显示胆囊肿大，胆囊壁增厚，大部分患者可见胆囊内有结石光团。^{99m}Tc-EHIDA检查，急性胆囊炎时胆囊常不显影，但不作为常规检查。

2.慢性胆囊炎

B超检查是慢性胆囊炎首选的辅助检查方法,可显示胆囊增大,胆囊壁增厚,胆囊腔缩小或萎缩,排空功能减退或消失,并可探知有无结石。此外,CT、MRI、口服胆囊造影、腹部 X 线检查等也是重要的检查手段。

(六)主要处理原则

主要为手术治疗,手术时机和手术方式取决于患者的病情。

1.非手术治疗

(1)适应证:诊断明确、病情较轻的急性胆囊炎患者;老年人或伴有严重心血管疾病不能耐受手术的患者。在非手术治疗的基础上积极治疗各种并发症,待患者一般情况好转后再考虑择期手术治疗。作为手术前准备的一部分。

(2)常用的非手术治疗措施:主要包括禁饮食和(或)胃肠减压、纠正水、电解质和酸碱平衡紊乱、控制感染、使用消炎利胆及解痉止痛药物、全身支持、对症处理,还可以使用中药、针刺疗法等。在非手术治疗期间,若病情加重或出现胆囊坏疽、穿孔等并发症应及时进行手术治疗。

2.手术治疗

(1)急诊手术适应证:①发病在 48~72 小时者;②经非手术治疗无效且病情加重者;③合并胆囊穿孔、弥漫性腹膜炎、急性梗阻性化脓性胆管炎、急性坏死性胰腺炎等严重并发症者。④其余患者可根据具体情况择期手术。

(2)手术方式。

胆囊切除术:根据病情选择开腹或腹腔镜行胆囊切除术。手术过程中遇到下列情况应同时作胆总管切开探查加"T"管引流术。①患者有黄疸史;②胆总管内扪及结石或术前 B 超提示肝总管、胆总管结石;③胆总管扩张,直径大于 1 cm 者;④胆总管内抽出脓性胆汁或有胆色素沉淀者;⑤患者合并有慢性复发性胰腺炎者。

胆囊造口术:目的是减压和引流胆汁。主要用于年老体弱,合并严重心、肺、肾等内脏器官功能障碍不能耐受手术的患者,或局部炎症水肿、粘连严重导致局部解剖不清者。待病情稳定、局部炎症消退后再根据患者情况决定是否行择期手术治疗。

二、护理评估

(一)术前评估

1.健康史及相关因素

(1)一般情况:患者的年龄、性别、职业、居住地及饮食习惯等。

(2)发病的病因和诱因:腹痛的病因和诱因,腹痛发生的时间,是否与饱餐、进食油腻食物及夜间睡眠改变体位有关。

(3)腹痛的性质:是否为突发性腹痛,疼痛的性质是绞痛、隐痛、阵发性或持续性疼痛,有无放射至右肩背部或右肩胛下等。

(4)既往史:有无胆石症、胆囊炎、胆道蛔虫病史;有无胆道手术史;有无消化性溃疡及类似疼痛发作史;有无用药史、过敏史及腹部手术史。

2.身体评估

(1)全身状况:患者有无寒战、发热、恶心、呕吐;有无面色苍白等贫血现象;有无黏膜和皮肤黄染等;有无体重减轻;有无意识及神经系统的其他改变等。

（2）局部：腹痛的部位是位于右上腹还是剑突下，有无全腹疼痛；有无压痛、肌紧张及反跳痛；能否触及胆囊及胆囊肿大的程度，墨菲征是否阳性等。

（3）辅助检查：血常规检查中白细胞计数及中性粒细胞比例是否升高；血清胆红素、转氨酶、碱性磷酸酶及淀粉酶有无升高；B超是否观察到胆囊增大或结石影；^{99m}Tc-EHIDA检查胆囊是否显影；心、肺、肾等器官功能有无异常。

3.心理-社会评估

了解患者及其家属在疾病治疗过程中的心理反应与需求，家庭及社会支持情况，心理承受程度及对治疗的期望等，引导患者正确配合疾病的治疗与护理。

（二）术后评估

1.手术中情况

了解手术的方式和手术范围，如是胆囊切除还是胆囊造口术，是开腹还是腹腔镜；术中有无行胆总管探查，术中出血量及输血、补液情况；有无留置引流管及其位置和目的。

2.术后病情

术后生命体征及手术切口愈合情况；"T"管及其他引流管引流情况，包括引流液的量、颜色、性质等；对老年患者尤其要评估其呼吸及循环功能等状况。

3.心理-社会评估

患者及其家属对术后和术后康复的认知和期望。

三、主要护理诊断/问题

（一）疼痛

与胆囊结石突然嵌顿、胆汁排空受阻致胆囊强烈收缩或继发胆囊感染、术后伤口疼痛有关。

（二）有体液不足的危险

与恶心、呕吐、不能进食和手术前后需要禁食有关。

（三）潜在并发症

胆囊穿孔、感染等。

四、主要护理措施

（一）减轻或控制疼痛

根据疼痛的程度，采取非药物或药物方法止痛。

1.卧床休息

协助患者采取舒适体位，指导其有节律的深呼吸，达到放松和减轻疼痛的效果。

2.合理饮食

病情较轻且决定采取非手术治疗的急性胆囊炎患者，指导其清淡饮食，忌食油腻食物；病情严重需急诊手术的患者予以禁食和胃肠减压，以减轻腹胀和腹痛。

3.药物止痛

对诊断明确的剧烈疼痛者，可遵医嘱通过口服、注射等方式给予消炎利胆、解痉或止痛药，以缓解疼痛。

4.控制感染

遵医嘱及时合理应用抗生素。通过控制胆囊炎症，减轻胆囊肿胀和胆囊压力达到减轻疼痛的效果。

（二）维持体液平衡

对于禁食患者,根据医嘱经静脉补充足够的热量、氨基酸、维生素、水、电解质等,以维持水、电解质及酸碱平衡。对能进食、进食量不足者,指导和鼓励其进食高蛋白、高碳水化合物、高维生素和低脂饮食,以保持良好的营养状态。

（三）并发症的预防和护理

1.加强观察

严密观察患者的生命体征变化,了解腹痛的程度、性质、发作的时间、诱因及缓解的相关因素和腹部体征的变化。若腹痛进行性加重,且范围扩大,出现压痛、反跳痛、肌紧张等,同时伴有寒战、高热的症状,提示胆囊穿孔或病情加重。

2.减轻胆囊内压力

遵医嘱应用敏感抗菌药,以有效控制感染,减轻炎性渗出,达到减少胆囊内压力、预防胆囊穿孔的目的。

3.及时处理胆囊穿孔

一旦发生胆囊穿孔,应及时报告医师,并配合做好紧急手术的准备。

五、护理效果评估

(1)患者腹痛得到缓解,能叙述自我缓解疼痛的方法。

(2)患者在禁食期间得到相应的体液补充。

(3)患者没有发生胆囊穿孔或能及时发现和处理已发生的胆囊穿孔。

(4)疾病愈合良好,无并发症发生。

(5)患者对疾病的心理压力得到及时的调适与干预。依从性较好,并对疾病的治疗和预防有一定的了解。

（李　玮）

第七节　胆　石　症

胆石症是指胆道系统任何部位发生的结石,包括发生在胆囊和胆管内的结石,是胆道系统的最普遍疾病。其发病率随年龄增长而增高。在我国,胆石症的患病率为 $0.9\% \sim 10.1\%$,平均 5.6%;男女比例为 $1:2.57$。近二十余年来,随着影像学(B超、CT及MRI等)检查的普及,在自然人群中,胆石症的发病率达 10% 左右,国内尸检结果报道,胆石症的发生率为 7%。随着生活水平的提高及饮食习惯的改变,胆石症的发生率有逐年增高的趋势,我国的胆结石以胆管的胆色素结石为主逐渐转变为以胆囊的胆固醇结石为主。

一、胆囊结石

（一）定义

胆囊结石是指发生在胆囊内的结石,常与急性胆囊炎并存。胆囊结石是胆道系统的常见病、多发病。在我国,其患病率为7%～10%,其中70%～80%的胆囊结石为胆固醇结石,约25%为胆色素结石。多见于女性,男女比例为1∶(2～3)。40岁以后发病率随着年龄增长呈增高的趋势,随着年龄增长性别差异逐渐缩小,老年男女发病比例基本相等。

(二)临床表现

部分单发或多发的胆囊结石,在胆囊内自由存在,不易发生嵌顿,很少产生症状,被称为无症状胆囊结石。约30%的胆囊结石患者可终身无临床症状。仅于体检或手术时发现的结石称为静止性结石。单纯性胆囊结石,未合并梗阻或感染时,在早期常无临床症状,大多数是在常规体检、手术或尸体解剖中偶然发现,或仅有轻微的消化系统症状被误认为是胃病而没有及时就诊。当结石嵌顿时,则可出现明显症状和体征。

1.症状

(1)胆绞痛:为典型的首发症状,表现为突发的右上腹、阵发性剧烈绞痛。临床症状也可在几小时后自行缓解。常发生于饱餐、进食油腻食物后或睡眠时,是由于油腻饮食后胆囊素大量分泌,胆囊平滑肌痉挛,收缩功能增强,引起胆囊内压力增高;加之胆汁酸刺激胆囊黏膜,胆囊壁充血、水肿、炎性物质渗出,导致急性胆囊炎发生;或由于睡眠时体位改变,导致结石移位并嵌顿于胆囊颈部,胆汁不能通过胆囊颈和胆囊管排出,导致胆囊内压力增高,胆囊强烈收缩所致。有部分患者可以在几小时后临床症状自行缓解。如果胆囊结石嵌顿持续不缓解,胆囊继续增大、积液,甚至合并感染,从而进展为急性胆囊炎。如果治疗不及时,少部分患者可以进展为急性化脓性胆囊炎或胆囊坏疽,严重时可发生胆囊穿孔,临床后果严重。多数患者有右肩部、肩胛部或背部放射性疼痛,常伴有恶心、呕吐、厌油、腹胀等消化不良症状。

(2)消化道症状:主要表现为上腹部或右上腹部闷胀不适、饱胀、嗳气、恶心、呕吐、厌食、呃逆等非特异性的消化道症状。大多数患者仅在进食后,特别是进食油腻食物后,胃肠道症状更明显,服用治"胃病"药物多可缓解,易被误诊。

2.体征

(1)腹部体征:有时可在右上腹部触及肿大的胆囊。可有右上腹胆囊区压痛,若继发感染,右上腹部可有明显压痛、肌紧张或反跳痛。检查者将左手平放于患者右肋部,拇指置于右腹直肌外缘于肋弓交界处,嘱患者缓慢深吸气,使肝脏下移,若患者因拇指触及肿大的胆囊引起疼痛而突然屏气,称为Murphy征阳性。

(2)黄疸:胆囊结石形成Mirizzi综合征时黄疸明显。黄疸时常有尿色变深、粪色变浅。

二、胆管结石

(一)定义

胆管结石为发生在肝内、外胆管的结石。又分为原发性和继发性胆管结石。原发于胆囊的结石迁徙到肝外胆管,称继发性胆管结石;不是来自胆囊,而是直接在肝外胆管生成的结石,称原发性胆管结石。因此,凡是不伴有胆囊结石者可确认为原发性胆管结石。但伴有胆囊结石的胆管结石是原发性还是继发性,要具体分析。肝内胆管结石无论是否合并胆囊结石,均为原发性胆管结石。

(二)临床表现

临床表现取决于胆道有无梗阻、感染及其程度。当结石阻塞胆道并继发感染时,典型的表现是反复发作的腹痛、寒战高热和黄疸,称为查科三联征。

1.肝外胆管结石

(1)腹痛:多为剑突下或右上腹部阵发性绞痛,或持续性疼痛、阵发性加剧,呈阵发性刀割样,疼痛常向右肩背部放射。这是由于结石下移嵌顿于胆总管下端或壶腹部,刺激胆管平滑肌,引起奥迪括约肌痉挛收缩和胆道高压所致。

(2)寒战、高热:是结石阻塞胆管并继发感染后引起的全身性中毒症状。由于胆道梗阻,胆管内压升高,感染随胆管逆行扩散,细菌和毒素通过肝窦入肝静脉进入体循环,引起菌血症或毒血症。多发生于剧烈腹痛后,体温可高达 39～40 ℃,呈弛张热热型,伴有寒战。

(3)黄疸:是胆管梗阻后胆红素逆流入血所致。胆管结石嵌于 Vater 壶腹部不缓解,1～2 天后即可出现黄疸。患者首先表现为尿黄,接着出现巩膜黄染,然后出现皮肤黄染伴瘙痒。黄疸的程度取决于梗阻的程度及是否继发感染,若梗阻不完全或结石有松动,则黄疸程度轻,且呈波动性;若为完全性梗阻,则黄疸呈进行性加深。若梗阻性黄疸长期未得到解决,将会导致严重的肝功能损害。部分患者结石嵌顿不重,阻塞的胆管近端扩张,胆石可漂移上浮,或小结石通过壶腹部排入十二指肠,使上述症状缓解。间歇性黄疸是肝外胆管结石的特点。

(4)消化道症状:多数患者有恶心、腹胀、嗳气、厌食油腻食物等。

2.肝内胆管结石

肝内胆管结石常与肝外胆管结石并存,其临床表现与肝外胆管结石相似。一般没有肝外胆管结石那样典型和严重。位于周围胆管的小结石平时可无症状。当胆管梗阻和感染仅发生在部分肝叶、段胆管时,患者可无症状或仅有轻微的肝区和患侧背部胀痛。位于Ⅱ、Ⅲ级胆管的结石平时只有肝区不适或轻微疼痛。结石位于Ⅰ、Ⅱ级胆管或整个肝内胆管充满结石,患者会有肝区胀痛,常无胆绞痛,一般无黄疸。若一侧肝内胆管结石合并感染而未能及时治疗,并发展为叶、段胆管积脓或肝脓肿时,则出现寒战、高热、轻度黄疸,甚至休克,称为急性梗阻性化脓性胆管炎(acute obstructive suppurative cholangitis, AOSC)。1983 年,我国胆道外科学组建议将原"AOSC"改称为"急性重症胆管炎(acute cholangitis of sever type,ACST),因为,胆管梗阻引起的急性化脓性胆管炎并非全部表现为 AOSC,还有一部分表现为没有休克的轻型急性化脓性胆管炎,而且后者为多数。因此,目前在我国,AOST 一词已逐渐被废弃,被更能反映实际病因、病例特点的 ACST 替代。患者可由于长时间发热、消耗而出现消瘦、体弱等表现。部分患者可有肝大、肝区压痛和叩痛等体征。

三、护理评估

(一)一般评估

1.生命体征

胆石症患者如与细菌感染并存,可出现体温偏高,疼痛刺激可能会导致心率加快、呼吸频率加快、血压上升,应监测生命体征的变化。还要注意评估患者的神志、皮肤色泽、肢端循环、尿量等,以判断有无休克的发生。

2.患者主诉

腹痛、腹胀、恶心等不适症状,发病及诊治经过等。

3.相关记录

体重、体位、饮食、面容与表情、皮肤、出入量等。

（二）身体评估

1.视诊

面部表情、皮肤黏膜颜色（黄疸、贫血）、体态、体位、腹部外形等。

2.触诊

（1）腹部触诊：腹壁紧张度、压痛与反跳痛、腹腔内包块。

（2）胆囊触诊：胆囊肿大、Murphy征等。

3.叩诊

胆囊叩击痛（胆囊炎的重要体征）。

4.听诊

一般无特殊。

（三）心理-社会评估

患者在疾病治疗过程中的心理反应与需求，家庭及社会支持情况，引导患者正确配合疾病的治疗与护理。

（四）辅助检查阳性结果评估

1.实验室检查

胆管结石血常规检查可见血白细胞计数和中性粒细胞比例明显升高；血清胆红素、转氨酶和碱性磷酸酶升高，凝血酶原时间延长。尿液检查示尿胆红素升高，尿胆原降低甚至消失，粪便检查示粪中尿胆原减少。

2.影像学检查

胆囊结石B超检查可显示胆囊内结石影；胆管结石可显示胆管内结石影，近端胆管扩张。PTC、ERCP或MRCP等检查可显示梗阻部位、程度、结石大小和数量等。

（五）治疗效果的评估

1.非手术治疗评估要点

生命体征平稳、疼痛缓解。

2.手术治疗评估要点

（1）患者自觉症状：有无腹痛、恶心、呕吐的情况。

（2）生命体征稳定，无腹部疼痛（术后伤口疼痛除外）。

（3）腹部及全身体征：腹部无阳性体征、肠鸣音恢复正常、皮肤无黄染及瘙痒等不适。

（4）伤口愈合情况：一期愈合。

（5）"T"管引流的评估：引流液色泽正常、引流量逐渐减少。

（6）结合辅助检查：如胆道造影无结石残留或结合B超检查判断。

四、主要护理问题

（一）疼痛

疼痛与胆囊结石突然嵌顿、胆汁排空受阻致胆囊强烈收缩及手术后伤口疼痛有关。

（二）体温过高

体温过高与细菌感染致急性胆囊炎或胆管结石梗阻导致急性胆管炎有关。

（三）知识缺乏

知识缺乏与缺乏胆石症和腹腔镜手术相关知识、引流管及饮食保健知识有关。

(四)有体液不足的危险

有体液不足的危险与恶心、呕吐及感染性休克有关。

(五)营养失调

营养失调与胆汁流动途径受阻有关。

(六)焦虑

焦虑与手术及不适有关。

(七)潜在并发症

(1)术后出血与术中结扎血管线脱落、肝断面渗血及凝血功能障碍有关。

(2)胆瘘与胆管损伤、胆总管下端梗阻、"T"管引流不畅等有关。

(3)胆道感染与腹部切口及多种置管(引流管、尿管、输液管)有关。

(4)胆道梗阻与手术及引流不畅有关。

(5)水、电解质平衡紊乱与患者恶心、呕吐、体液补充不足有关。

(6)皮肤受损与胆管梗阻、胆盐沉积致皮肤黄疸、瘙痒及术后胆汁渗漏有关。

五、主要护理措施

(一)减轻或控制疼痛

根据疼痛的程度,采取非药物或药物方法止痛。

1.加强观察

观察疼痛的程度、性质;发作的时间、诱因及缓解的相关因素;与饮食、体位、睡眠的关系;腹膜刺激征及 Murphy 征是否阳性等,为进一步治疗和护理提供依据。

2.卧床休息

协助患者采取舒适体位,指导其有节律的深呼吸,达到放松和减轻疼痛的效果。

3.合理饮食

根据病情指导患者进食清淡饮食,忌食油腻食物;病情严重者予以禁食、胃肠减压,以减轻腹胀和腹痛。

4.药物止痛

对诊断明确的剧烈疼痛者,可遵医嘱通过口服、注射等方式给予消炎利胆、解痉或止痛药,以缓解疼痛。

(二)降低体温

根据患者的体温情况,采取物理降温和(或)药物降温的方法尽快降低患者的体温。遵医嘱应用足量有效的抗菌药,以有效控制感染,恢复患者正常体温。

(三)营养支持

对于梗阻未解除的禁食患者,通过胃肠外途径补充足够的热量、氨基酸、维生素、水、电解质等,以维持良好的营养状态。对梗阻已解除、进食量不足者,指导和鼓励患者进食高蛋白、高碳水化合物、高维生素和低脂饮食。

(四)皮肤护理

1.提供相关知识

胆道结石患者常因胆道梗阻致胆汁淤滞、胆盐沉积而引起皮肤瘙痒等,应告知患者相关知识,不可用手抓挠,防止抓破皮肤。

2.保持皮肤清洁

可用温水擦洗皮肤,减轻瘙痒。瘙痒剧烈者,遵医嘱使用外用药物和(或)其他药物治疗。

3.注意引流管周围皮肤的护理

若术后放置引流管,应注意其周围皮肤的护理。若引流管周围见胆汁样渗出物,应及时更换被胆汁浸湿的敷料,局部皮肤涂氧化锌软膏,防止胆汁刺激和损伤皮肤。

(五)心理护理

关心体贴患者,使患者保持良好情绪,减轻焦虑,安心接受治疗与护理。

(六)并发症的预防与护理

1.出血的预防和护理

术后早期出血的原因多由于术中结扎血管线脱落、肝断面渗血及凝血功能障碍所致,应加强预防和观察。

(1)卧床休息:对于肝部分切除术后的患者,术后应卧床 3～5 天,以防过早活动致肝断面出血。

(2)改善和纠正凝血功能:遵医嘱予以维生素 K_1 10 mg 肌内注射,每天 2 次,以纠正凝血机制障碍。

(3)加强观察:术后早期若患者腹腔引流管内引流出血性液增多,每小时 100 mL,持续 3 小时以上,或患者出现腹胀、腹围增大,伴面色苍白、脉搏细速、血压下降等表现时,提示患者可能有腹腔内出血,应立即报告医师,并配合医师进行相应的急救和护理。治疗上如经积极的保守治疗效果不佳,则应及时采用介入治疗或手术探查止血。

2.胆瘘的预防和护理

胆管损伤、胆总管下端梗阻、"T"管引流不畅等均可引起胆瘘。

(1)加强观察:术后患者若出现发热、腹胀、腹痛等腹膜炎的表现,或患者腹腔引流液呈黄绿色胆汁样,常提示患者发生胆瘘。应及时与医师联系,并配合进行相应处理。

(2)妥善固定引流管:无论是腹腔引流管还是"T"管,均应用缝线或胶布将其妥善固定于腹壁,避免将管道固定在床上,以防患者在翻身或活动时被牵拉而脱出,"T"管引流袋挂于床旁应低于引流口平面。对躁动及不合作的患者,应采取相应的防护措施,防止脱出。

(3)保持引流通畅:避免腹腔引流管或"T"管扭曲、折叠及受压,定期从引流管的近端向远端挤捏,以保持引流通畅,术后 5～7 天内,禁止加压冲洗引流管。

(4)观察引流情况:定期观察并记录引流管引出胆汁的量、颜色及性质。正常成人每天分泌胆汁的量为 800～1 200 mL,呈黄绿色、清亮、无沉渣、有一定黏性。术后 24 小时内引流量为 300～500 mL,恢复进食后,每天可有 600～700 mL,以后逐渐减少至每天 200 mL 左右。术后 1～2 天胆汁的颜色可呈淡黄色、浑浊状,以后逐渐加深、清亮。若胆汁突然减少甚至无胆汁引出,提示引流管阻塞、受压、扭曲、折叠或脱出,应及时查找原因和处理;若引出胆汁量较多,常提示胆管下端梗阻,应进一步检查,并采取相应的处理措施。

3.感染的预防和护理

(1)采取合适体位:病情允许时应采取半坐或斜坡卧位,以利于引流和防止腹腔内渗液积聚于膈下而发生感染;平卧时引流管的远端不可高于腋中线,坐位、站立或行走时不可高于腹部手术切口,以防止引流液和(或)胆汁逆流而引起感染。

(2)加强皮肤护理:每天清洁、消毒腹壁引流管口周围皮肤,并覆盖无菌纱布,保持局部干燥,防止胆汁浸润皮肤而引起炎症反应。

(3)加强引流管护理:定期更换引流袋,并严格执行无菌技术操作。

(4)保持引流通畅:避免腹腔引流管或"T"管扭曲、折叠和滑脱,以免胆汁引流不畅、胆管内压力升高而致胆汁渗漏和腹腔内感染。

(七)"T"管拔管的护理

若"T"管引流出的胆汁色泽正常,且引流量逐渐减少,可在术后 10 天左右,试行夹管 1～2 天,夹管期间应注意观察病情,患者若无发热、腹痛、黄疸等症状,可经"T"管做胆道造影,如造影无异常发现,在持续开放"T"管 24 小时充分引流造影剂后,再次夹管 2～3 天,患者仍无不适即可拔管。拔管后残留窦道可用凡士林纱布填塞,1～2 天可自行闭合。若胆道造影发现有结石残留,则需保留"T"管 6 周以上,再做取石或其他处理。

六、健康指导

(1)告诉患者手术可能放置引流管及其重要性,向带 T 形管出院的患者解释 T 形管的重要性,告知出院后注意事项。

(2)指导饮食,让患者理解低脂肪饮食的意义并能够执行。

(3)低脂肪饮食,避免暴饮暴食,劳逸结合、保持良好心态。

(4)不适随诊,告知胆囊切除术后常有大便次数的增多,数周数月后逐渐减少。由于胆管结石复发率高,若出现腹痛、发热、黄疸等不适时应及时来医院复诊。

七、护理评价

(1)疼痛得到有效控制,无疼痛的症状和体征。

(2)体温恢复正常,感染得到有效控制。

(3)水、电解质、酸碱平衡紊乱纠正。

(4)心态平稳,能配合治疗和护理。

(5)营养改善,饮食、消化功能良好。

(李 玮)

第八节 胆道蛔虫症

胆道蛔虫症是由于饥饿、胃酸降低、驱虫不当等因素致肠道内环境改变,肠道蛔虫上行钻入胆道所致的一系列临床症状,是常见的外科急腹症之一。多见于农村儿童和青少年。随着生活环境、卫生条件、饮食习惯的改善及防治工作的开展,本病的发病率已明显下降,但在不发达地区仍是常见病。胆道蛔虫症的发病特点为突发性剑突下钻顶样剧烈绞痛与较轻的腹部体征不相称,所谓"症与征不符"。首选 B 超检查,可见平行强光带或蛔虫影。处理原则以非手术治疗为主,主要包括解痉镇痛、利胆驱虫、控制胆道感染、ERCP 驱虫;在非手术治疗无效或合并胆管结石或有急性重症胆管炎、肝脓肿、重症胰腺炎等并发症者,可行胆总管切开探查、"T"管引流术。

一、常见护理诊断/问题

(一)急性疼痛

与蛔虫进入胆管引起奥迪括约肌痉挛有关。

(二)知识缺乏

缺乏预防胆道蛔虫症、饮食卫生保健知识。

二、护理措施

(一)非手术治疗的护理

1.缓解疼痛

(1)卧床休息:将患者安置于安静、整洁的病室,协助患者采取舒适体位;指导患者做深呼吸、放松以减轻疼痛。

(2)解痉止痛:疼痛发作时,给予床档保护,专人床旁守护,保证患者安全;遵医嘱给予阿托品、山莨菪碱等药物;疼痛剧烈时可用哌替啶。

(3)心理护理:主动关心、体贴患者,尤其在疼痛发作时,帮助其缓解紧张、恐惧心理。

2.对症处理

患者呕吐时应及时清除口腔呕吐物,防止误吸,保持皮肤清洁;大量出汗时应及时协助患者更衣,并保持床单元清洁干燥。疼痛间歇期指导患者进食清淡、易消化饮食,保证足量水分摄入,忌油腻食物。

(二)手术治疗的护理

见胆石症的相关内容。

三、健康教育

(一)胆道蛔虫症的预防

1.养成良好饮食卫生习惯

饭前便后洗手,不饮生水,不食生冷不洁食物;蔬菜应洗净煮熟,水果应洗净或削皮后食用;切生食、熟食的刀、板应分开。

2.注意个人卫生

勤剪指甲,不吮手指,防止病从口入。

(二)饮食指导

给予低脂、易消化的流质或半流质饮食,如面条、菜粥等;驱虫期间不宜进食过多油腻食物,避免进食甜、冷、生、辣食物,以免激惹蛔虫。

(三)用药指导

遵医嘱正确服用驱虫药。应选择清晨空腹或晚上临睡前服用,服药后注意观察大便中是否有蛔虫排出,并复查大便是否有蛔虫卵。

(四)复查

指导患者定期来院复查,必要时定期行驱虫治疗。当出现恶心、呕吐、腹痛等症状时,及时就诊。

（李 玮）

第九节 胆 道 肿 瘤

　　胆道肿瘤包括胆囊肿瘤和胆管癌。胆囊肿瘤多见,包括胆囊息肉样病变和胆囊癌。胆囊息肉样病变多为良性,常无特殊临床表现,部分患者有右上腹部疼痛或不适,偶有恶心、呕吐、食欲减退等消化道症状。胆囊癌是发生在胆囊的癌性病变,发病隐匿,预后较差,早期无典型、特异性症状或仅有慢性胆囊炎的表现,晚期可在右上腹触及肿块,并出现腹胀、黄疸、腹水及全身衰竭等。胆管癌的临床表现主要为进行性无痛性黄疸,尿色深黄、大便陶土色、皮肤巩膜黄染等;少数无黄疸者有上腹部饱胀不适、隐痛或绞痛,可伴厌食、乏力、消瘦、贫血等。辅助检查主要包括实验室检查和影像学检查。胆道肿瘤首选手术切除,包括单纯胆囊切除术、胆管癌根治术、扩大根治术、姑息性手术等。

一、常见护理诊断/问题

(一)焦虑、恐惧
与担心肿瘤预后和病后家庭、社会地位改变有关。

(二)疼痛
与肿瘤浸润、局部压迫及手术创伤有关。

(三)营养失调:低于机体需要量
与肿瘤所致的高代谢状态、摄入减少及吸收障碍有关。

(四)潜在并发症
出血、胆瘘及感染等。

二、护理措施

(一)非手术治疗的护理
1.心理护理

运用心理沟通技巧,主动关心患者,取得患者信任;讲解胆道肿瘤手术目的、重要性及手术方案,介绍手术成功的案例;提供有利于患者治疗和康复的信息;强化家庭功能和社会支持,使患者感受到被关心和重视。

2.缓解疼痛

协助患者采取舒适体位,保证足够的睡眠;指导有节律地深呼吸,通过共同讨论患者感兴趣的问题、听音乐、做放松操等分散患者注意力。对诊断明确而剧烈疼痛者,遵医嘱给予镇痛药物。

3.饮食指导

(1)合理饮食:营造良好、舒适进餐环境;提供低脂、清淡、易消化饮食,少量多餐。

(2)对症处理:因疼痛、恶心、呕吐而影响食欲者,餐前可适当用药控制症状,保持口腔清洁,鼓励患者尽可能经口进食;不能进食或摄入不足者,给予肠内、肠外营养支持。

（二）手术治疗的护理

1.术前护理/术后护理

见胆石症的相关内容。

2.术后并发症的观察与护理

（1）出血：术后早期易出现，可能与动脉血管扩张或凝血功能障碍有关。应严密观察患者的面色、意识、生命体征及腹腔引流液情况。发现异常，及时报告医师，遵医嘱输血、应用止血药，出血严重者应剖腹探查。

（2）胆瘘：可能由于胆道损伤、引流管脱出、吻合口渗漏等原因引起。应观察患者有无腹膜炎体征，监测体温，加强营养，促进漏口愈合。

（3）感染：胆道肿瘤切除术后，由于肝断面胆汁漏出、吻合口漏、引流不畅等可引起感染，应根据药物敏感试验和引流液细菌培养结果合理使用抗菌药物，并保持引流通畅。

三、健康教育

（一）合理饮食

注意营养宜保持低脂、低胆固醇及高蛋白质的膳食结构。

（1）不吃肥肉、动物内脏、蛋黄、油炸食物，尽量减少脂肪、特别是动物脂肪的食用量，尽可能地以植物油代替动物油。

（2）增加鱼、瘦肉、豆制品及新鲜蔬菜和水果等富含优质蛋白和碳水化合物的摄入量。

（3）烹调食品以蒸、煮、炖、烩为佳，忌大量食用炒、炸、烧、烤、熏、腌制食品。

（4）禁饮浓茶、咖啡，戒烟酒，少食辛辣刺激性食物。

（二）合理休息

胆道肿瘤患者应保持良好心态，避免精神紧张、情绪刺激；养成良好的工作、休息规律；合理安排作息时间，劳逸结合，避免过度劳累。

（三）带引流管的出院指导

带管出院者告知出院注意事项，定期更换引流袋；若发现引流液异常或出现腹痛、寒战、高热、黄疸等，应及时就诊。

（四）复查

规律随访，可早期发现复发或转移征象；遵医嘱按时来院复查，检查肝功能、肾功能、胆红素、肿瘤标记物等。

（李　玮）

第十节　下肢静脉曲张

一、疾病概述

（一）概念

下肢静脉曲张（LEVV）也称为下肢浅静脉瓣膜功能不全，是一种常见疾病，多见于从事持久体力劳动、站立工作的人员或怀孕妇女。青年时期即可发病,但一般以中、壮年发病率最高。我国 15 岁以上人群发病率约为 8.6%,45 岁以上人群发病率为 16.4%。国际上报道中一般人的发病率为 20%,女性较男性高。在工业化国家的发病率远高于发展中国家,据 Beaglehole 统计,其患病率在南威尔士为 53%,热带非洲则为 0.1%。而随着经济的发展,我国的发病率有上升的趋势。

静脉曲张对患者生活质量的影响类似于其他常见的慢性疾病如关节炎、糖尿病和心血管疾病,在法国和比利时,该病治疗的总成本占社会医疗总成本的 2.5%。TenBrook 在报道中称,美国每年因此产生的医疗费用达数十亿。

下肢静脉曲张可分为单纯性和继发性两类,前者是指大隐静脉瓣膜关闭不全所致,而后者指继发于下肢深静脉瓣膜功能不全(DVI)或下肢深静脉血栓形成后综合征所致。

(二)相关的病理生理

下肢静脉曲张的主要血流动力学改变是主干静脉和皮肤毛细血管压力升高。主干静脉高压导致浅静脉扩张;皮肤毛细血管压力升高造成皮肤微循环障碍、毛细血管通透性增加,血液中的大分子物质渗入组织间隙并聚集、沉积在毛细血管周围,形成阻碍皮肤和皮下组织细胞摄取氧气和营养的屏障,导致皮肤色素沉着、纤维化、皮下脂肪硬化和皮肤萎缩,最后形成溃疡。

当大隐静脉瓣膜遭到破坏而关闭不全后,可影响远侧和交通瓣膜,甚至通过属支而影响小隐静脉。静脉瓣膜和静脉壁距离心脏越远、强度越差,承受的压力却越高。因此,下肢静脉曲张后期的进展要比初期迅速,曲张的静脉在小腿部远比大腿部明显。

(三)病因与诱因

其病因较为复杂,常见的原因包括静脉壁薄弱或先天性瓣膜缺如、K-T 综合征、基因遗传、浅静脉压力升高等,下腔静脉阻塞等是造成该病的主要原因。

静脉壁软弱、静脉瓣膜缺陷及浅静脉内压力持续升高是引起浅静脉曲张的主要原因。静脉瓣膜功能不全是一种常见情况,约 30% 的下肢静脉曲张患者是由下肢静脉瓣膜功能不全引起。相关因素有以下几种。

1.先天因素

静脉瓣膜缺陷和静脉壁薄弱是全身支持组织薄弱的一种表现,与遗传因素有关。有些患者下肢静脉瓣膜稀少,有的甚至完全缺如,造成静脉血逆流。

2.后天因素

增加下肢血柱重力和循环血量超负荷是造成下肢静脉曲张的后天因素。任何增加血柱重力的因素,如长期站立、重体力劳动、妊娠、慢性咳嗽、习惯性便秘等,都可使静脉瓣膜承受过度的压力,逐渐松弛而关闭不全。循环血量经常超过负荷,造成压力升高,静脉扩张可导致瓣膜相对性关闭不全。

(四)临床表现

下肢浅静脉扩张迂曲,站立时患者酸胀不适和疼痛,行走或平卧位时消失。病程进展到后期,下肢皮肤因血液循环不畅而发生营养障碍,出现皮肤萎缩、脱屑、瘙痒、色素沉着、皮肤和皮下组织硬结,甚至湿疹和溃疡形成,尤其是足背、踝部、小腿下段,严重时或外伤后皮肤溃烂,经久不愈。

（五）辅助检查

1.特殊检查

（1）大隐静脉瓣膜功能试验：患者平卧，抬高下肢排空静脉，在大腿根部扎止血带阻断大隐静脉，然后让患者倒立，10秒内放开止血带，若出现自上而下的静脉充盈，提示瓣膜功能不全。若未放开止血带前，止血带下方的静脉在30秒内已充盈，则表明交通静脉瓣膜关闭不全。根据同样原理在腘窝部扎止血带，可检测小隐静脉瓣膜的功能。

（2）深静脉通畅试验：用止血带阻断大腿浅静脉主干，嘱患者连续用力踢腿或做下蹲活动10余次，随着小腿肌泵收缩迫使浅静脉向深静脉回流而排空。若在活动后浅静脉曲张更为明显、张力增高，甚至出现胀痛，提示深静脉不通畅。

（3）交通静脉瓣膜功能试验：患者仰卧，抬高下肢，在大腿根部扎上止血带，然后从足趾向上至腘窝缠第一根弹力绷带，再自止血带处向下，缠绕第二根弹力绷带，如果在第2根绷带之间的间隙出现静脉曲张，即意味着该处有功能不全的交通静脉。

2.影像学检查

（1）下肢静脉造影：下肢静脉造影被认为是诊断下肢静脉疾病的金标准，但是一种有创伤性的检查方法，可伴有穿刺部位血肿、远端血管栓塞、下肢缺血加重等并发症，对碘过敏试验阳性患者、孕妇、肾功能损害及行动不便者无法进行。目前无创检查技术已应用于临床，且在一定程度上有取代静脉造影的趋势。

（2）彩色多普勒超声血管成像（CDFI）：此检查无创、安全、无禁忌证，而且成像直观、清晰、易于识别、结果准确，特别对于微小的和局部病变的动态观察，如瓣膜的活动、功能状态、血栓形成等更优于X线造影。

（3）磁共振血管造影（MRA）：近年来MRA技术发展迅速，作为无创性检查方法已逐渐受到人们重视。MRA除无创外，尚可清晰显示动脉、静脉的走向及管径，其诊断的敏感性和特异性均较X线造影高。

（六）主要治疗原则

目前，对下肢静脉曲张的治疗方法包括保守疗法和外科干预。静脉手术的目的是缓解症状和预防并发症的发生。治疗静脉曲张是否成功取决于消除静脉的反流和功能不全。保守治疗适合于病变轻微、妊娠期及极度体弱的患者，主要是抬高患肢休息或穿着医用型弹力袜。对于单纯性静脉曲张，传统的外科治疗是大隐静脉高位结扎和剥脱术，这已经成为治疗该病的金标准。其他的方法还包括硬化剂注射疗法（CTS）、超声引导下泡沫硬化治疗法（UGFS）、射频消融（RFA）和激光治疗（EVLT）等。

二、护理评估

（一）术前评估

1.一般评估

（1）生命体征：术前评估患者的生命体征（T、R、P、BP）。

（2）患者主诉：询问患者是否存在长时间站立后小腿感觉沉重、酸胀、乏力和疼痛。

（3）相关记录：生命体征、皮肤情况。

（4）病史：如外科手术、内科疾病、药物服用等。

（5）诊断：如血管检查、实验室检查、放射性诊断。

（6）身体状况：活动性、下肢活动能力。

（7）营养状况：如肥胖。

（8）知识水平：有关下肢静脉曲张的形成及自我护理注意事项。

2.身体评估

（1）视诊：双下肢皮肤有无皮肤萎缩、紧绷、脱屑、瘙痒、色素沉着、皮肤溃疡，有无静脉明显隆起、蜿蜒成团。

（2）触诊：双下肢皮肤有无肿胀，皮肤有无硬实，皮温，检查足背动脉、胫后动脉的搏动情况。

3.心理-社会状况

患者的适应能力、经济状况、家庭支持、社交活动、个人卫生、运动量、酒癖、烟癖、药物癖等。

4.辅助检查阳性结果评估

隐静脉瓣膜功能试验阳性，出现自上而下的静脉逆向充盈，如在止血带未放开前，止血带下方的静脉在 30 秒内已充盈，则表明有交通静脉瓣膜关闭不全。

深静脉通畅试验阳性，活动后浅静脉曲张更为明显，张力增高，甚至有胀痛，则表明深静脉不畅。

5.根据 CEAP 分级对下肢静脉曲张肢体进行临床分级

0 级，无可见或可触及的静脉疾病体征。

1 级，有毛细血管扩张、网状静脉、踝部潮红。

2 级，有静脉曲张。

3 级，有水肿但没有静脉疾病引起的皮肤改变。

4 级，有静脉疾病引起的皮肤改变，如色素沉着、静脉湿疹及皮肤硬化。

5 级，有静脉疾病引起的皮肤改变和已愈合的溃疡。

6 级，有静脉疾病引起的皮肤改变和正在发作的溃疡。

6.足踝指数评估（ABI）

测量患者休息时肱动脉压及足踝动脉压，然后计算出指数。此方法被用作压力绷带或压力袜的一个指引，而并非诊断患者是否有原发性静脉或动脉血管病变。

（1）测量患者 ABI 用物：手提多普勒、传导性啫喱膏、血压计。

（2）测量 ABI 的操作步骤：向患者解释步骤；患者需平卧休息 10～20 分钟；置袖带于上臂，触摸肱动脉搏动；置传导性啫喱膏；开启多普勒超声，置探子 45°～60°，听取血流声音；加压于血压计直至声音消失；慢慢减压于血压计直至声音重现；记录此读数；重复此步骤于另一臂记录读数；采用较高的读数作为肱动脉压；置袖带于足踝之上；置探子于胫后动脉或足背动脉，重复以上步骤并记录读数；计算 ABI（足踝动脉压或肱动脉压）。

（3）ABI 值指引，见表 4-1。

表 4-1　ABI 值指引

ABI	临床解释	压力疗法
≥1	正常	可以安全使用压力疗法
≥0.8	可能有轻微动脉血管问题	征询医师意见才可使用压力疗法
<0.8	有动脉血管病变	不建议使用压力疗法
<0.5	有严重动脉血管病变	不可使用压力疗法

注：若 ABI 低于 0.8，应转介血管外科做进一步检查及治疗；如 ABI 太高，>1.3，可能由于动脉血管硬化所致，要再做进一步检查，不可贸然做压力疗法。

（4）测量 ABI 注意点：若怀疑患者有深静脉血栓形成，不可做此检查，因为会增加患者疼痛及可能会使血栓脱离移位。患者一定要平卧以减少因流体静力压所致的误差，但有些患者因呼吸困难或关节炎而不能平卧，则应该记录下来，以便在下一次测量时做比较。血压计袖带尺寸一定要适中，若袖带太细，便不能令动脉血管完全压缩，从而导致 ABI 值增高。探子角度：45～60°，不可将探子用力向下压，否则血管会因受压而影响血液流动，以至于难以听取声音。足部冰冷会影响血液流动，可先用衣物覆盖保暖。ABI 的读数与患者本身血压有重要关系，若患者有高血压病史，ABI 的读数会低，相反，读数会高。

7.下肢静脉曲张弹力袜治疗效果评估

压力疗法的基本概念是足踝压力高于膝部压力，故此静脉血液便可由小腿推进至心脏。一般认为足踝压力要达到 5.3 kPa(40 mmHg)才可有效减低静脉高压。压力疗法有不同方式，包括弹力性绷带、非弹力性绷带、间歇性气体力学压力疗法及压力袜。

（1）弹力性绷带：弹力性绷带能伸展至多于 140% 原有长度，当患者活动时，腓肠肌收缩，将血管压向外，当腓肠肌放松时，血管便会弹回至原位，弹力性绷带在任何时间均提供压力，故当患者休息时，压力依然存在，故活动压及休息压均高，尤其适合活动量少的患者。

（2）非弹力性绷带：非弹力性绷带也需要棉垫保护小腿及皮肤，但它的压力绷带只能伸展少许，故此形成坚实的管腔围在小腿外面，它的作用主要靠腓肠肌的收缩动作。非弹力性绷带的活动压很高，但休息压低，因此适用于活动量高的患者。

（3）间歇性气体力学压力疗法：此为一系统连接一个有拉链装置的长靴，患者将小腿及大腿放进长靴内，当泵开启时，便会有气流由足踝至大腿不停地移动，用以促进静脉血压回流及减少水肿。

（4）压力袜：压力袜同样可以帮助静脉血液回流至心脏，压力袜同样可以提供渐进式压力于小腿，英式标准的压力袜可以分为 3 级。①class Ⅰ：提供 1.9～2.3 kPa(14～17 mmHg)，适合于轻微或早期静脉曲张患者，容易穿着但只提供轻微压力，不足以抵挡静脉压高血压。②class Ⅱ：提供 2.4～3.2 kPa(18～24 mmHg)压力，适合于中度或严重的静脉曲张，深静脉栓塞，可作为治疗及预防静脉性溃疡复发。③class Ⅲ：提供 3.3～4.7 kPa(25～35 mmHg)压力，适合于慢性严重性静脉高血压，严重的静脉曲张、淋巴液水肿，可治疗及预防静脉性溃疡复发。

1）压力袜的作用：①促进血液回流至心脏。②减轻下肢水肿。③促进静脉溃疡愈合，防止复发。④在静脉曲张患者，可以延缓静脉溃疡形成。⑤防止深静脉血栓形成。⑥减轻由淋巴液引起的下肢水肿症状。

2）压力袜的禁忌证。①动脉性血管病变，因会阻碍动脉血流。②下肢严重水肿，过紧橡皮筋会导致溃疡形成。③心脏病患者，因大量液体会由下肢回流致心脏，增加心脏负荷，引起心室衰竭，故征询医师意见方可使用。④糖尿病或风湿性关节炎患者，因为可能会有小血管病变，压力会导致小血管闭塞，组织缺氧而死。

3）使用压力袜时评估患者：①患者要明白因其本身下肢有静脉高血压，需要长期穿着压力袜来防止静脉溃疡，但压力袜并不能治疗其静脉高血压。②下肢若有严重水肿，应先用压力绷带，待水肿减退后才穿压力袜。③皮肤情况，若有皮炎、湿疹等，应先治疗。④下肢感觉迟钝，可能患者不知道是否过紧，应教会其观察足趾温度及颜色改变。⑤观察下肢及足部是否有畸形异常。⑥患者的手部活动能力，因穿弹力袜需要特别的技巧。

4）压力袜的评估：评估压力袜的压力度、质量、长度、尺寸和颜色。

5)压力袜的测量:所有患者均需要测量下肢尺寸以购买合适的压力袜,测量压力袜时间最好是早上或解除压力绷带后,因此时下肢水肿消退,故测量比较准确。测量内容包括足踝最窄周径、腓肠肌最大周径、足的长度(由大足趾最尖端部位至足跟)、小腿长度(由足跟至膝下)、若压力袜长及大腿,患者需要站立,测量由足跟至腹股沟长度,并且测量大腿最大的周径。

6)压力袜穿着及除去的注意事项:①压力袜的穿着及除去均需依照厂家指引以避免并发症的发生。②穿着时间因人而异,一般来说早上起来时穿着,之后才下床,直至晚上沐浴或睡眠时除去。③一般来说,压力袜需要 3～6 个月更换(依厂家指引),但若有破损,则应立即更换。④定期做 ABI 测量及由医护人员评估是否需要减低或加强压力度,患者不可自行改变压力度。

7)弹力袜的效果评价:使用医用弹力袜的患者其患肢的沉重感、酸胀感及疼痛感会消失。

8)健康教育:压力疗法是保守性治疗静脉性高血压的最佳疗法。应保护下肢,避免损伤,穿着适当鞋袜。指导患者腓肠肌收缩运动,以促进静脉回流。不活动时,需要抬高下肢,高于心脏水平。

(二)术后评估

(1)患者的血液循环,包括患肢远端皮肤的温度、色泽、动脉搏动、感觉等有无异常。

(2)伤口的敷料是否干洁,有无渗血、局部伤口有无红肿热痛等感染征象。能否早期离床活动及正常行走。

(3)尿管是否通畅,尿液的量、颜色、性质,有无导管相关性感染的症状。

三、护理诊断(问题)

(一)活动无耐力

与下肢静脉回流障碍有关。

(二)皮肤完整性受损

与皮肤营养障碍、慢性溃疡有关。

(三)疼痛

与术后使用弹力绷带、手术切口有关。

(四)潜在并发症

深静脉血栓形成、小腿曲张静脉破溃出血、下肢静脉溃疡。

四、主要护理措施

(一)促进下肢静脉回流,改善活动能力

1.术后

6 小时内去枕平卧位,患肢抬高 20°～30°,同时进行脚趾屈伸运动,方法:尽量用力使脚趾背屈、趾屈,每次 1～2 分钟,每天 3～4 次。次日晨嘱患者必须下床活动,除自行洗漱外,根据年龄和身体状况要求患者进行行走练习,每次 10～30 分钟,当天活动 2～3 次。在此期间避免静坐或静立不动,以促进静脉血液回流,预防下肢深静脉血栓。回床上休息时,继续用枕头将患肢抬高同时做足背伸屈运动,以促进静脉血回流。另外,注意保持弹力绷带适宜的松紧度,弹力绷带一般需维持两周才可以拆除。术后 6 小时内测生命体征每小时 1 次,动态监测创面敷料,观察肢体有无肿胀、疼痛,注意肢端感觉、温度和颜色的变化。

2.保持合适体位

采取良好坐姿,坐时双膝勿交叉过久,以免影响腘窝静脉回流;卧床休息时抬高患肢30°～40°,以利静脉回流。

3.避免引起腹内压和静脉压增高的因素

保持大便通畅,避免长时间站立,肥胖者应有计划进行减轻体重。

(二)疼痛护理

1.因弹力绷带加压包扎过紧而导致的下肢缺血性疼痛

此时要检查足背动脉搏动情况,观察足趾皮肤的温度和颜色,如有异常及时通知医师给予处理。

2.腹股沟切口疼痛

观察切口处敷料有无渗血,肢体有无肿胀,并及时通知医师,遵医嘱给予止痛剂。

(三)术后并发症的护理

1.下肢深静脉血栓的形成

术后重视患者的主诉,如出现下肢肿胀、疼痛应警惕深静脉血栓的形成。术后鼓励患者早期活动,用弹性绷带包扎整个肢体,有利于血液回流。有条件则可以给予低分子肝素5～7天,能有效地预防血栓的形成。

2.切口出血

术后严密观察切口敷料渗出情况及患肢包扎敷料情况,常规应用止血药1～2天。

3.切口感染

术后评估切口渗液情况,监测体温变化,如体温升高,切口疼痛,检查切口红肿应警惕切口感染的发生,保持会阴部清洁,防止切口感染。

五、护理效果评估

(1)患者的下肢的色素沉着减轻,肿胀减轻。

(2)患者的活动量逐渐增加,增加活动量无不适感。

(3)患者的疼痛得到及时缓解。

(4)未出现下肢深静脉血栓、切口出血、感染等并发症。

(李　玮)

第十一节 下肢动脉硬化闭塞症

下肢动脉硬化闭塞症(arteriosclerosis obliterans,ASO)是指由于动脉硬化造成的下肢供血动脉内膜增厚、管腔狭窄或闭塞,病变肢体血液供应不足,引起下肢间歇性跛行、皮温降低、疼痛乃至发生溃疡或坏死等临床表现的慢性进展性疾病,常为全身性动脉硬化血管病变在下肢动脉的表现。

一、病因

目前对本病的发病原因还不明了,可能是综合因素导致发病。本症与高脂血症有密切关系,有关因素还包括高血压、糖尿病、吸烟、肥胖等。因此,"九高一少"(高血脂、高血糖、高尿酸、高体重、高血压、高血液黏度、高年龄、高精神压力、高烟瘾和少运动的中老年人)是动脉硬化闭塞症的高危因素。发病率随年龄增长而上升,70岁以上人群的发病率为15%～20%,男性发病率略高于女性。

(一)吸烟

烟草中的一氧化碳会造成血管壁内皮细胞缺氧,促成动脉硬化;烟草中的尼古丁还可使高密度脂蛋白减少,低密度脂蛋白增加,从而加重动脉硬化,是动脉粥样硬化的主要危险因素之一。吸烟可以减少运动试验时的间歇性跛行距离,增加外周动脉缺血、心肌梗死、卒中和死亡的危险,增加严重下肢缺血(critical limb ischemia,CLI)和截肢的危险,疾病的严重程度和吸烟量呈正相关。

(二)糖尿病

糖尿病使本病发生率增加2～4倍,女性糖尿病患者发生本病的风险是男性患者的2～3倍。糖尿病患者的糖化血红蛋白每增加1%,相应ASO风险增加26%。糖尿病患者发生严重下肢动脉缺血的危险高于非糖尿病患者,截肢率较之高7～15倍。糖尿病可加速动脉硬化闭塞的进程,同时有糖尿病性微血管病变使病情更复杂。

(三)高血压

高血压是下肢ASO的主要危险因子之一,收缩期血压相关性更高,危险性相对弱于吸烟和糖尿病。长期高血压可引起血管内壁损伤,有利于动脉内壁的脂质浸入与沉着。

(四)高脂血症

高脂血症使下肢ASO的患病率增高,出现间歇性跛行的危险增加。

(五)高同型半胱氨酸血症

相对于普通人群,ASO患者中高同型半胱氨酸的合并概率明显增高。同型半胱氨酸是动脉粥样硬化的独立危险因素,约30%的ASO患者存在高同型半胱氨酸血症。

(六)慢性肾功能不全

有研究表明慢性肾功能不全与ASO相关,对于绝经后女性,慢性肾功能不全是ASO的独立危险预测因素。

(七)炎症指标

动脉粥样硬化是涉及多种炎症细胞和因子的慢性炎症反应。与同龄无症状人群相比,炎性指标(如C反应蛋白)增高的人群5年后发展为下肢动脉硬化闭塞症的概率明显增高。

二、发病机制

动脉硬化闭塞症的主要发病机制有下列几种学说。

(一)损伤及平滑肌细胞增殖学说

各种损伤因素,如高血压、血流动力学改变、血栓形成、激素及化学物质刺激、免疫复合物、细菌病毒、糖尿病及低氧血症等,导致内皮细胞损伤。内皮细胞损伤后分泌多种生长因子、趋化因子,刺激平滑肌细胞(SMC)向内膜迁移、增殖、分泌细胞外基质并吞噬脂质形成SMC源性泡沫细胞,最终形成动脉硬化斑块。

(二)脂质浸润学说

该学说认为血浆中脂质在动脉内膜沉积,并刺激结缔组织增生,引起动脉粥样硬化。

(三)血流动力学学说

在动脉硬化的发病过程中,血流动力学因素也起到一定作用,并与动脉粥样硬化斑块的部位存在相互关联。研究证实,动脉硬化斑块主要是位于血管壁的低切力区,而湍流则对斑块的破裂或血栓形成起到一定作用。硬化斑块往往好发于血管床的特定部位。

(四)遗传学说

遗传学调查显示本病有家族史者比一般人群高 2~6 倍,可能是由于遗传缺陷致细胞合成胆固醇的反馈控制失常,以致胆固醇过多积聚。

三、临床表现

下肢动脉硬化闭塞症症状的有无和严重程度受病变进展的速度、侧支循环的多寡、个体的耐受力等多种因素影响。症状一般由轻至重逐渐发展,但在动脉硬化闭塞症基础上继发急性血栓形成时,可导致症状突然加重。早期可无明显症状,或仅有轻微不适,如畏寒、发凉等,之后逐渐出现间歇性跛行症状,这是下肢动脉硬化闭塞症的特征性症状。表现为行走一段距离后出现患肢疲劳、酸痛,被迫休息一段时间;休息后症状可完全缓解,再次行走后症状复现,每次行走的距离、休息的时间一般较为固定;另外,酸痛的部位与血管病变位置存在相关性。病变进一步发展,则出现静息痛,即在患者休息时就存在肢端疼痛,平卧及夜间休息时容易发生。最终肢体可出现溃疡、坏疽,多由轻微的肢端损伤诱发。

(一)间歇性跛行

下肢动脉供血不足往往会导致下肢肌群缺血性疼痛,症状在运动过程中尤为明显,即出现间歇性跛行,通常表现为小腿疼痛。当血管病变位于近心端时(如主髂动脉闭塞、髂内或股深动脉病变),间歇性跛行也可发生于大腿或臀部,即臀肌跛行。症状的严重程度从轻度到重度不等,可严重影响患者的生活质量,部分患者因其他病变导致日常活动受限时症状可不典型。

除下肢动脉硬化闭塞症外,主动脉缩窄、动脉纤维肌发育不良、腘动脉瘤、腘动脉窘迫综合征、多发性大动脉炎、血栓闭塞性脉管炎等多种非动脉粥样硬化性血管病变,均可引起下肢间歇性跛行。此外,多种神经源性疾病、肌肉关节性疾病和静脉疾病也可能产生小腿疼痛症状,因此间歇性跛行的病因需要鉴别诊断。

(二)严重下肢缺血

下肢出现缺血性静息痛、溃疡、坏疽等症状和体征,病程超过 2 周,严重程度取决于下肢缺血程度、起病时间及有无诱发加重的因素。静息痛为在间歇性跛行基础上出现的休息时仍然持续存在的肢体缺血性疼痛。疼痛部位多位于肢端,通常发生于前足或足趾。静息痛在夜间或平卧时明显,患者需将患足置于特定位置以改善症状,如屈膝位或者将患足垂于床边。

患肢缺血持续加重可出现肢端溃疡,严重者发生肢体坏疽,合并感染可加速坏疽。缺血性溃疡多见于足趾或足外侧,任一足趾都可能受累,常较为疼痛。少数病例的溃疡可发生在足背。缺血性足部受到损伤,如不合脚的鞋子导致的摩擦或热水袋导致的烫伤,也可使溃疡发生在不典型的部位。

（三）急性下肢缺血

下肢 ASO 的起病过程一般较缓慢，但当其合并急性血栓形成或动脉栓塞时，由于肢体动脉灌注突然迅速减少，可出现急性下肢缺血。急性下肢缺血既可发生在已有 ASO 临床表现的患者，也可发生在既往无典型症状的患者。急性肢体缺血的典型表现为"5P"症状，即疼痛、苍白、无脉、麻痹和感觉异常，也有将冰冷作为第 6 个"P"。症状的严重程度常常取决于血管闭塞的位置和侧支代偿情况。

疼痛是患者急诊就医的最常见症状。患者通常会主诉足部及小腿疼痛感。体检脉搏消失并可能出现患肢感觉减退。轻触觉、两点间辨别觉、振动觉和本体感觉的受累常早于深部痛觉。与足外侧相比，足内侧肌群在发病早期受下肢缺血的影响相对较小，如出现持续静息痛、感觉丧失和内侧足趾活动障碍，则提示患肢存在极为严重的缺血。在患肢缺血程度评估过程中，与对侧肢体进行比较非常重要。

根据患者症状的严重程度，按 Fontaine 分期，一般将临床表现分为 4 期。

第 1 期，轻微主诉期：患者仅感觉患肢皮温降低、怕冷，或轻度麻木，活动后易疲劳，肢端易发生足癣感染而不易控制。

第 2 期，间歇性跛行期：当患者在行走时，由于缺血和缺氧，较常见的部位是小腿的肌肉产生痉挛、疼痛及疲乏无力，必须停止行走，休息片刻后症状有所缓解，才能继续活动，如再行走一段距离后症状又重复出现。小腿间歇性跛行是下肢缺血性病变最常见的症状。

第 3 期，静息痛期：当病变进一步发展而侧支循环建立严重不足，使患肢处于相当严重的缺血状态，即使在休息时也感到疼痛、麻木和感觉异常。疼痛一般以肢端为主。

第 4 期，组织坏死期：主要指病变继续发展至闭塞期，侧支循环十分有限，出现营养障碍症状。在发生溃疡或坏疽以前，皮肤温度降低，色泽为暗紫色。早期坏疽和溃疡往往发生在足趾部，随着病变的进展，感染坏疽可逐渐向上发展至足部、踝部或者小腿，严重者可出现全身中毒症状。根据坏死范围又可分为3级：一级坏死（坏疽）局限于足趾；二级坏死（坏疽）扩延至足背或足底，超过趾跖关节；三级坏死（坏疽）扩延至距小腿关节或小腿。

四、辅助检查

（一）一般检查

因患者多为老年人，可能存在多种伴随疾病及动脉粥样硬化危险因素，需全面检查，包括血压、血糖、血脂测定，如胆固醇、甘油三酯、中性脂肪、脂蛋白电泳、载脂蛋白等；心电图、心肺功能和眼底检查等。

1.血常规

血红蛋白增多症、红细胞增多症、血小板增多症。

2.血糖

空腹和（或）餐后血糖，糖化血红蛋白。

3.尿常规

血尿、蛋白尿等。

4.肾功能

能否耐受血管外科手术。

5.血脂

LDL 增高是独立危险因素,动脉粥样硬化发病率呈正相关。

(二)特殊检查

1.踝肱指数(ABI)测定

ABI 测定是最基本的无损伤血管检查方法,易操作、可重复,可以初步评估动脉阻塞和肢体缺血程度。应用多普勒血流仪与压力计,测算下肢踝部动脉收缩压与上肢肱动脉收缩压之比。静息状态下 ABI 一般为 0.91～1.30,高于 1.30 提示动脉管壁僵硬不易压瘪;ABI 在 0.41～0.90 提示存在轻至中度缺血;ABI≤0.40,提示存在严重缺血。另外还有趾臂指数(TBI)可以了解末端动脉病变情况。

2.彩色多普勒超声

为常用筛查手段,可见动脉硬化斑块大小、明确斑块性质,动脉管腔狭窄或闭塞的部位和程度等。属无创性检查,检出率高、实时动态、方便快捷、可重复,门诊即可完成。但超声检查的准确性依赖仪器及操作者的水平,因此尚有一定的局限性。

3.计算机断层动脉造影(CTA)

已成为下肢动脉硬化闭塞症的首选检查方法,可清楚显示动脉病变的部位、范围、程度;明确诊断,并为治疗方案的确定提供帮助。不足之处是由于需使用含碘造影剂,对肾功能可能造成影响,肾功能不全者慎用。

4.磁共振血管成像(MRA)

MRA 也是术前常用的无创性诊断方法,可显示 ASO 的解剖部位和狭窄程度。其优点是无需使用含碘造影剂。缺点是扫描时间长、老年或幼儿患者耐受性差。

5.数字减影血管造影(DSA)

为诊断下肢动脉硬化闭塞症的"金标准",能确切显示病变部位、范围、程度、侧支循环情况,延迟现象可评价远端流出道情况。DSA 对于病变的评估及手术方式的选择均具有重要意义,同时在有条件的医院,可在造影的同时行血管腔内治疗,同期解决动脉病变。但 DSA 作为一种有创检查,有一定的并发症发生率。

6.经皮氧分压测定

通过测定局部组织的氧分压,可间接了解局部组织的血流灌注情况,评价缺血程度;并可用于判断肢端溃疡、伤口的愈合趋势,经皮氧分压过低,提示伤口不易愈合。

五、诊断要点

下肢 ASO 的主要诊断标准。

(1)年龄超过 40 岁。

(2)有吸烟、糖尿病、高血压、高脂血症等高危因素。

(3)有下肢动脉硬化闭塞症的临床表现。

(4)缺血肢体远端动脉搏动减弱或消失。

(5)ABI≤0.9。

(6)彩色多普勒超声、CTA、MRA 和 DSA 等影像学检查显示相应动脉的狭窄或闭塞等病变。

符合上述诊断标准前 4 条可以做出下肢 ASO 的临床诊断,ABI 和彩色超声可以判断下肢的缺血程度。确诊和拟订外科手术或腔内治疗方案时,可根据需要进一步行 MRA、CTA、DSA 等检查。

六、鉴别诊断

(一)血栓闭塞性脉管炎

本病多见于男性青壮年,90%以上患者有吸烟史,它是一种慢性、周期性加剧的全身中、小型动静脉的闭塞性疾病。主要累及下肢的动脉如足背动脉、胫后动脉、腘动脉或股动脉等,约有40%患者在发病早期或发病过程中,小腿及足部反复发生游走性血栓性浅静脉炎。脉管炎者一般均无高血压史、糖尿病病史、冠心病病史等。动脉造影可见动脉呈节段性狭窄或闭塞状态,病变近、远端动脉光滑、平整、无扭曲及扩张段。根据发病年龄、部位及造影所见,可与 ASO 相鉴别。

(二)多发性大动脉炎

多见于年轻女性,主要侵犯主动脉及其分支的起始部,如颈动脉、锁骨下动脉、肾动脉等。病变引起动脉狭窄或阻塞,出现脑部、上肢或下肢缺血症状。根据患者的发病年龄及症状、体征、动脉造影等较易与 ASO 相鉴别。

(三)结节性动脉周围炎

可有行走时下肢疼痛的症状。皮肤常有散在的紫斑缺血或坏死,常有发热、乏力、体重减轻、红细胞沉降率增快等,并常伴有内脏器官病变,很少引起较大的动脉闭塞或动脉搏动消失,要确诊本病需作活组织检查。

(四)特发性动脉血栓形成

本病少见。往往并发于其他疾病如结缔组织病(系统性红斑狼疮、结节性动脉周围炎、类风湿关节炎等)和红细胞增多症,也可发生于手术或动脉损伤后。发病较急,并可引起肢体坏疽。

(五)急性下肢动脉栓塞

起病急骤,患肢突然出现疼痛、苍白、厥冷、麻木、运动障碍和动脉搏动减弱或消失。多见于心脏病者,栓子多数在心脏内形成,脱落至下肢动脉内。根据以前无间歇性跛行和静息痛,发病急骤,较易与 ASO 相鉴别。

七、治疗要点

(一)非手术治疗

动脉硬化是一种全身性疾病,应整体看待和治疗,包括控制血压、血糖、血脂,严格戒烟等,使血脂和血压处于正常,解除血液高凝状态,促使侧支循环形成。

1.饮食

肥胖者要减轻体重,限制脂肪摄入量,食物以低脂、低糖为主,多吃富含维生素和不饱和植物性脂肪的饮食,如豆类、水果、蔬菜等;少吃高胆固醇食物。

2.运动和戒烟

适当的体育活动可恢复精神疲劳,调节紧张情绪,促进脂肪代谢,要量力、有计划地多做各项运动或锻炼,如步行、慢跑等。

3.抗血小板和抗凝治疗

抗血小板药物共同的作用是抑制血小板活化、黏附、聚集和释放功能,从而产生预防血栓形成、保护血管内皮细胞、扩张血管和改善血液循环的作用。阿司匹林联合氯吡格雷可降低有症状的下肢 ASO 患者(无出血风险和存在心血管高危因素)心血管事件的发生率,应警惕出血风险。使用传统抗凝药(如华法林)并不能减少心血管事件的发生,而且可能增加大出血风险。

(二)手术治疗

目的是重建动脉血流通道,改善肢体血供。

1.手术适应证

严重间歇性跛行影响患者生活质量,经保守治疗效果不佳;影像学评估流入道和流出道解剖条件适合手术;全身情况能够耐受。<50 岁患者的动脉粥样硬化病变的进展性更强,导致疗效不持久,这类患者间歇性跛行的手术治疗效果不明确,手术干预要相当慎重,手术应在有经验的医疗中心进行。

2.手术方式

(1)动脉旁路术:应用人工血管或自体大隐静脉,于闭塞血管近、远端正常血管之间建立旁路,分解剖内旁路与解剖外旁路。解剖内旁路按照原正常的动脉血流方向构建,符合人体的正常生理结构,为首选的方法;解剖外旁路适用于不能耐受手术,以及解剖内旁路走行区存在感染的患者。

(2)动脉内膜剥脱术:适用于短段主、髂动脉狭窄或闭塞的患者,由于腔内治疗技术的发展,目前已较少应用,多作为动脉旁路术的辅助,以利于构建良好的吻合口。

(3)经皮腔内血管成形术/支架植入术:为微创治疗方法,手术风险低,恢复快。该方法经动脉穿刺,输送球囊导管至动脉狭窄或闭塞的部位,扩张、重建动脉管腔,结合血管腔内支架的使用,可获得较好的临床效果。以往该技术仅应用于短段病变,随着技术的进步,目前对于长段闭塞性病变也可成功开通,是首选的一线治疗。

(三)血运重建

应根据患者的自身情况个体化选择合理的血运重建方式。无症状或症状轻微的下肢 ASO 无需预防性血运重建。

腔内治疗:许多中心选择腔内治疗作为首选的血运重建方法,因为相对手术而言,腔内治疗的并发症发生率和死亡率均较低,而且如果治疗失败还可以改用开放手术治疗。当间歇性跛行影响生活质量,运动或药物治疗效果不佳,而临床特点提示采用腔内治疗可以改善患者症状并且具有良好的风险获益比时,建议采用腔内治疗。治疗下肢 ASO 的血管腔内技术较多,例如,经皮球囊扩张成形术(PTA)、支架植入、斑块切除术、激光成形术、切割球囊、药物球囊、冷冻球囊及用药物溶栓治疗或血栓切除等。

(四)严重下肢缺血(CLI)和保肢治疗

CLI 是下肢动脉疾病最严重的临床表现,特点为由动脉闭塞引起的缺血性静息痛、溃疡或坏疽。CLI 患者的预后远不如间歇性跛行患者好,表现在高截肢率及高死亡率,因此,对 CLI 的治疗应更为积极。CLI 治疗的目的是保肢,当技术可行时,应对所有 CLI 患者进行血管重建。在患者一般情况稳定的前提下,对心脑血管疾病的治疗不应该影响 CLI 的治疗。

1.CLI 的药物治疗

CLI 药物治疗的目的是缓解静息痛、促进溃疡愈合及辅助救肢。抗血小板药物(阿司匹林、氯吡格雷和西洛他唑等)可以预防心血管及其他部位动脉硬化闭塞症的进展。前列腺素类药物(如前列地尔注射液或贝前列素钠)可以有效减轻静息痛、促进溃疡愈合,其中伊洛前列素可有效降低截肢率。

2.CLI 的腔内治疗

CLI 治疗的最重要转变是从开放性旁路手术逐渐向创伤较小的腔内治疗的转变。在许多医疗中心,腔内治疗已经成为 CLI 血管重建的首选方案,而血管旁路术成为后备选择。腔内治疗的最大优势是创伤小、并发症发生率低及近期疗效好,但远期通畅率较低仍是限制其应用的主要原因,因此,更多地适用于亟需救肢但手术风险较高或预期生存时间较短的患者。CLI 的腔内治疗应以重建至少 1 支直达足部的血管为手术目标。

3.CLI 的手术治疗

对于威胁肢体的严重缺血,如患者预期寿命＞2 年,在向体静脉可用且全身情况允许的条件下,开放手术也可作为首选。对于流入道和流出道均有病变的 CLI 患者,应优先处理流入道病变;如流入道血管重建后,肢体缺血或溃疡仍无好转,应进一步处理流出道病变。如果患者情况允许,也可考虑同时处理流入道和流出道病变。对于肢体已严重坏死、顽固的缺血性静息痛、合并感染或败血症,并且因并发症导致预期生存时间较短的 CLI 患者,应考虑首选截肢。

(五)糖尿病性下肢缺血治疗

应重视糖尿病性下肢缺血的多科综合治疗。在国内学者提出的"改善循环、控制血糖、抗感染、局部清创换药、营养神经、支持治疗"六环法措施的基础上,还应注意以下方面。

1.控制高危因素

如降压、降脂和戒烟;如果病因不祛除,病变继续发展,治疗的效果就不佳。

2.截肢(截趾)

当坏疽的病变已经发生,截肢(趾)仍然不失为一种明智的选择。然而无论如何,下肢动脉血流的重建在治疗糖尿病下肢缺血的方法中是最重要和关键的措施。重建的方法同 CLI 的治疗。

(六)急性下肢缺血的治疗

急性下肢缺血(acute limb ischemia,ALI)的患者可在数小时内发生神经和肌肉的不可逆性损伤,因此应强调对所有怀疑 ALI 的肢体血流情况进行多普勒超声检查,尽快评估并决定治疗方案。对于威胁肢体存活的 ALI 患者,需行急诊血运重建。经皮血栓抽吸装置可用于外周动脉闭塞所致的急性下肢缺血的辅助性治疗。外科手术治疗适用于出现运动或严重感觉障碍的患者,尤其是下肢缺血严重至已威胁患肢生存、腔内溶栓治疗可能延误血运重建时间的 ALI 患者。对于因心源性或其他来源栓子脱落引起的急性下肢动脉栓塞,动脉切开取栓术是首选的治疗方法。当肢体无法挽救时,需在患者全身情况恶化之前截肢。

八、护理评估

(一)一般情况

患者的年龄、性别,有无高血压、高血糖、高血脂的病史;心、肺、肾等身体重要脏器功能。

(二)专科情况

(1)间歇性跛行的间隔时间、距离。

(2)患侧肢体的皮温、皮色及动脉搏动情况。

(3)肢端坏疽的范围、严重程度。

(4)患肢疼痛的程度、性质及持续时间。

(5)术后患肢有无肿胀,皮肤的温度、色泽、感觉及足背动脉搏动的变化。

（6）应用抗凝药物期间观察口腔、鼻腔、牙龈有无异常出血,有无血尿、便血等出血倾向。

（三）辅助检查

血脂、血糖情况,彩色多普勒检查结果。

九、常见护理诊断/问题

（一）有皮肤完整性受损的危险

有皮肤完整性受损的危险与肢端溃疡、坏疽有关。

（二）疼痛

疼痛与患肢缺血、组织坏死有关。

（三）活动无耐力

活动无耐力与患肢远端供血不足有关。

（四）抑郁

抑郁与疾病久治不愈有关。

（五）知识缺乏

缺乏患肢锻炼方法的知识及足部护理知识。

（六）潜在并发症

出血、远端栓塞、移植血管闭合。

十、护理目标

（1）患者患肢皮肤无破损。

（2）患者肢体疼痛程度减轻。

（3）患者活动耐力逐渐增加。

（4）患者抑郁程度减轻。

（5）患者学会患肢的锻炼方法,并能正确自我护理足部。

（6）患者术后并发症得到预防、及时发现和处理。

十一、护理措施

（一）术前护理

1.足部护理

每天用温水洗脚,以免烫伤,用毛巾擦干,不可用力摩擦,揉搓皮肤,趾与趾间用棉签将水吸干;保持皮肤干燥、滋润,穿棉质或羊毛质地的袜子,既吸汗又通气,袜子不要过紧或过松,及时更换,保持鞋袜干燥、洁净,足部可涂凡士林油保持滋润。足部是湿性坏疽或溃疡者的趾间用棉球隔开。足部若是干性坏疽注意保护,防止感染,并遵医嘱给予抗生素治疗。

2.患肢适当保暖

禁冷敷,以免引起血管收缩,取合适的体位,睡觉时取头高足低位,使血液易灌流至下肢;避免长时间维持一个姿势不变,以免影响血液循环,坐时应避免一脚搁在另一脚膝盖上,防止动、静脉受压阻碍血流;皮肤瘙痒时,可涂止痒药膏,避免手抓,以免造成继发感染。

3.卧床患者进行锻炼的方法

平卧位,抬高患肢45°,维持1～2分钟,然后再足下垂床边2～5分钟,同时两足和足趾向四周活动10分钟,再将患肢放平休息2分钟,每次反复练习5次,每天数次。此活动为增加末梢血液循环,以促进侧支循环的建立,但不适用于溃疡或坏疽的情况。

4.患肢疼痛遵医嘱给予有效的止痛药

如磷酸可待因片、布桂嗪(强痛定)、盐酸吗啡缓释片等。

5.向患者讲解手术方式

手术前医护人员向患者讲解手术方式(旁路或腔内的切口部位),若行PTA或支架手术,应告知患者术后绝对卧床24小时,并保持穿刺一侧肢体伸直制动体位。若放封堵器的患者应术后绝对卧床24小时,保持穿刺一侧肢体伸直制动体位6小时,并进行床上大小便练习。

6.术前准备

术前禁食4小时、备皮、碘过敏试验,检查足背动脉搏动情况并标记,绝对戒烟。

7.心理护理

患者住院期间均表现出不同程度的焦虑和对本病知识的缺乏。精神心理因素直接影响人的生命活动。由于肢体缺血性疾病的病程长,痛苦大,患者往往失去治疗的信心。护理人员要多与患者谈心,了解其心理痛苦,分析心理障碍类型根源,通过诱导解释、鼓励、安慰、疏导等方法解除顾虑,消除心理压抑,树立战胜疾病的信心。保证病区环境安静及床单位整洁、舒适。通过热情周到的服务,使患者解除思想负担,积极配合治疗,促使患者早日康复。

(二)术后护理

(1)局麻或者全麻术后护理常规。

(2)麻醉清醒后可平卧位或床头抬高15°的斜坡位,防止髋关节、膝关节过度弯曲,保持血管通畅。

(3)观察末梢血液循环,包括:皮温、色泽、足背动脉搏动情况,以便观察重建血管是否通畅。

(4)观察伤口有无出血、渗血情况。

(5)观察术后肢体肿胀及肢体循环情况,如肿胀及疼痛剧烈时应及时告知医护人员进行处理。

(6)药物护理:使用抗凝或溶栓药物治疗时,针眼处应长时间按压,如若大小便出血,牙龈出血或皮肤黏膜有出血点等,及时通知医师。

1)降血脂药物:血脂过高的患者经饮食控制后血脂仍不降者,可用降血脂药物治疗,目前常用的药物有烟酸肌醇、苯扎贝特(必降脂)、氯贝丁酯(安妥明)、辛伐他汀(舒降脂)、考来烯胺(消胆胺)、多烯脂肪酸、维生素C、脉通等。

2)降血压药物:动脉硬化闭塞症的患者有40%～50%伴有高血压,常给手术带来一定的危险性,故应同时治疗高血压。常用的降血压药物有复方降压片、美托洛尔(倍他乐克)、卡托普利(开搏通)、珍菊降压片等,需根据降压情况调节剂量。

(7)不宜过早离床活动:术后4～5天绝对卧床休息,可在床上行距小腿关节伸屈运动,减轻下肢肿胀及静脉血栓形成,下床活动应适量,勿长期站立或静坐。

(8)饮食护理:鼓励患者多饮水,进易消化、清淡饮食,多食蔬菜水果。要保持患者良好的食欲和足够的营养。随着生活水平的提高,要注意饮食结构,增加人体必需的营养素如蛋白质、脂肪、糖类、维生素、无机盐和水等,多食含纤维素丰富、含胆固醇量低及低热量、低脂肪饮食,多喝水或淡茶水,可以减少肠内胆固醇的吸收,防止高脂血症与动脉硬化。在饮食中,忌油腻、辛辣刺激食物,以免导致病情加重。要养成良好的饮食习惯,避免过饥或过饱,忌饮浓茶。

(9)对术后并发症进行观察。①出血:是术后最常见的并发症,原因:止血不彻底,抗凝后未结扎的小动静脉断面出血,做血管隧道时操作粗暴,损伤皮下小血管,全身肝素化过度等。②远端栓塞:由于血管内动脉硬化残渣、血栓、内膜碎片等脱落导致远端组织栓塞。③人工血管过长扭曲:人工血管过长易发生扭曲,影响血流,甚至引起血栓形成。术后密切观察患肢远端皮肤的温度、色泽等。④腹部手术并发症:主髂动脉人工血管旁路术主要是经腹和经腹膜后两途径进行,术后易发生肠粘连、肠梗阻、腹膜后血肿等,观察患者有无腹痛、腹胀、呕吐及排便排气停止等症状。⑤感染:多伴有血肿、淋巴管瘘、皮肤坏死或移植血管污染等,观察伤口局部有无红、肿、热、痛等表现,严重者表现为畏寒、发热等全身症状,应遵医嘱合理使用抗生素预防感染。⑥保持各种管道的通畅,翻身时注意不要将导管打折或拔除,术后避免过多陪护,以保证患者休息。

十二、护理评价

(1)患者住院期间生活基本自理。
(2)患者疼痛消失。
(3)患者住院期间皮肤完好。
(4)患者住院期间伤口未发生感染。

十三、健康指导

(一)休息与活动

睡觉和休息时取头高足低位,便于血液灌注下肢,避免长时间取同一姿势,影响血液循环,要注意适当的运动。

1.步行锻炼

适用于早期患者或恢复期,每天坚持步行锻炼,步行的速度和距离应以不引起肢体疼痛为标准,一般经过数个月的步行锻炼,许多患肢间歇性跛行得到明显改善。

2.伯尔格运动

适用于基本上不能行走的患者,可在床上锻炼。先让患肢抬高 2～3 分钟,后下垂于床沿3～5 分钟,再半卧 2～3 分钟,如此重复练习 5～10 次,每天 3 次,可以防止肌肉萎缩,有利于肢体功能恢复。

3.其他锻炼方法

应根据患者的体质、所处环境和爱好来选择,如气功、体操、散步、太极拳等。但恢复健康锻炼要循序渐进,逐渐增加运动量和延长活动时间,不宜勉强剧烈活动。患者要对动脉硬化闭塞症的恢复健康期指导有一定的了解,切实做到每一项。患者在积极进行中西医治疗外,适当参与一定的运动锻炼,会使患肢的血液循环有所改善,从而使自己的身体恢复得更快。

(二)保暖患肢

切勿赤足,避免外伤,注意保暖,穿宽松的鞋袜。注意足部清洁,每天用温水洗脚,选择棉袜或羊毛袜,并且每天更换,修剪指甲时应小心谨慎,不要剪破皮肤。

(三)饮食护理

指导患者进食低脂、低胆固醇、高蛋白、高维生素、低盐低钠、高钾饮食,忌烟酒,注意平衡营养,避免过饱,多食,每天食盐总量控制在 6 g 以内,禁食一切用盐腌制的食物,每天脂肪量限制在 40 g 以下,禁食油炸物、肥肉、猪肉及含脂肪多的点心,每天胆固醇的摄入量应低于 200 mg,

适当限制绿色蔬菜及新鲜水果,防止食物中过多的维生素 K 进入机体影响抗凝效果,保持大便通畅,积极治疗慢性咳嗽,戒烟等。

(四)定期复查

定期复查凝血功能。

(五)用药指导

定期用药。

(六)门诊随诊

出院后 1 个月复查,如出现下肢冰凉,肤色苍白,明显疼痛时应及时复诊。

(李　玮)

第十二节　结直肠息肉

凡从黏膜表面突出到肠腔的息肉状病变,在未确定病理性质前均称为息肉。分为腺瘤性息肉和非腺瘤性息肉两类,腺瘤性息肉上皮增生活跃,多伴有上皮内瘤变,可以恶变成腺癌;非腺瘤性息肉一般不恶变,但如伴有上皮内瘤变则也可恶变。结直肠息肉是一种癌前病变,近年来随着生活条件和饮食结构的改变,结直肠息肉发展为癌性病变的发病率也呈增高趋势。其发生率随年龄增加而上升,男性多见。临床上以结肠和直肠息肉为最多,小肠息肉较少,可分为单个或多个。小息肉一般无症状,大的息肉可有出血、黏液便及直肠刺激症状。息肉可采用经肠镜下切除,经腹或经肛门切除等多种方法进行治疗。

一、病因与发病机制

(一)感染

炎性息肉与肠道慢性炎症有关,腺瘤性息肉的发生可能与病毒感染有关。

(二)年龄

结直肠息肉的发病率随年龄增大而增高。

(三)胚胎异常

幼年性息肉病多为错构瘤,可能与胚胎发育异常有关。

(四)生活习惯

低食物纤维饮食与结直肠息肉有关,吸烟与腺瘤性息肉有密切关系。

(五)遗传

某些息肉病的发生与遗传有关,如家族性腺瘤性息肉病(FAP)。

二、临床表现

根据息肉生长的部位、大小、数量多少,临床表现不同。

(1)多数结直肠息肉患者无明显症状,部分患者可有间断性便血或大便表面带血,多为鲜红色;继发炎症感染可伴多量黏液或黏液血便;可有里急后重;便秘或便次增多。长蒂息肉较大时可引致肠套叠;息肉巨大或多发者可发生肠梗阻;长蒂且位置近肛门者息肉可脱出肛门。

（2）少数患者可有腹部闷胀不适、隐痛或腹痛症状。

（3）伴发出血者可出现贫血，出血量较大时可出现休克状态。

三、辅助检查

（1）直肠指诊可触及低位息肉。

（2）肛镜、直肠镜或纤维结肠镜可直视到息肉。

（3）钡灌肠可显示充盈缺损。

（4）病理检查明确息肉性质，排除癌变。

四、治疗要点

结直肠息肉是临床常见的、多发的一种疾病，因为其极易引起癌变，在临床诊疗过程中，一旦确诊就应及时切除。结直肠息肉完整的治疗方案应该包括正确选择首次治疗方法、确定是否需要追加肠切除、及术后随访等三部分连续的过程。

（一）微创治疗（内镜摘除）

随着现代医疗技术的不断发展和进步，结肠镜检查和治疗结直肠息肉已经成为一种常见的诊疗手段，由于其方便、安全、有效，被越来越多的医护工作者和患者所接受。但内镜下治疗结直肠息肉依然存在着术后病情复发及穿孔、出血等手术并发症。符合内镜下治疗指征的息肉可行内镜下切除，并将切除标本送病理检查。直径＜2 cm 的结直肠息肉，外观无恶性表现者，一律予以切除；＜0.3 cm 息肉，以电凝器凝除；对于＞0.3 cm 且＜2 cm 的结直肠息肉，或息肉体积较大，但蒂部＜2 cm 者可行圈套器高频电凝电切除术。

（二）手术治疗

息肉有恶变倾向或不符合内镜下治疗指征，或内镜切除后病理发现有残留病变或癌变，则需手术治疗。距肛门缘 8 cm 以下且直径≥2 cm 的单发直肠息肉可以经肛门摘除；距肛缘 8 cm 以上盆腹膜反折以下的直径≥2 cm 单发直肠息肉者可以经切断肛门括约肌入路或经骶尾入路直肠切开行息肉局部切除术；息肉直径≥2 cm 的长蒂、亚蒂或广基息肉，经结肠镜切除风险大，需行经腹息肉切除，术前钛夹定位或术中结肠镜定位。

（三）药物治疗

如有出血，给予止血，并根据出血量多少进行相应处置。

五、护理诊断

（一）焦虑与恐惧

与担忧预后有关。

（二）急性疼痛

急性疼痛与血栓形成、术后创伤等有关。

（三）便秘

便秘与不良饮食、排便习惯等有关。

（四）潜在并发症

贫血、创面出血、感染等。

六、护理措施

(1)电子结肠镜检查及经电子结肠镜息肉电切前1天进半流质、少渣饮食,检查及治疗前4～5小时口服复方聚乙二醇电解质散行肠道准备,术前禁食。如患者检查前所排稀便为稀薄水样,说明肠道准备合格;如所排稀便为粪水,或混有大量粪渣,说明肠道准备差,可追加清洁灌肠或重新预约检查,待肠道准备合格后再行检查或治疗。

(2)肠镜下摘除息肉后应卧床休息,以减少出血并发症,息肉<1 cm的患者手术后卧床休息6小时,1周内避免紧张、情绪激动和过度活动,息肉>1 cm的患者应卧床休息4天,2周内避免过度体力活动和情绪激动。注意观察有无活动性出血、呕血、便血,有无腹胀、腹痛及腹膜刺激症状,有无血压、心率等生命体征的改变。

(3)结直肠息肉内镜下摘除术后即可进流质或半流质饮食,1周内忌食粗糙食物。禁烟酒及干硬刺激性食物,防止肠胀气和疼痛的发生。避免便秘摩擦使结痂过早脱落引起出血。

七、护理评价

通过治疗与护理,患者是否情绪稳定,能配合各项诊疗和护理;疼痛得到缓解;术后并发症得到预防,或被及时发现和处理。

八、健康教育

(一)饮食指导
多食新鲜蔬菜、水果等含膳食纤维高的食物,少吃油炸、烟熏和腌制的食物。

(二)生活指导
保持健康的生活方式;增加体育锻炼,增强免疫力,戒烟酒。

(三)随访
单个腺瘤性息肉切除,术后第1年随访复查,如检查阴性者则每3年随访复查一次。多个腺瘤切除或腺瘤>20 mm伴不典型增生,则术后6个月随访复查一次,阴性则以后每年随访复查一次,连续两次阴性者则改为3年随访复查一次,随访复查时间不少于15年。

(薛丹萍)

第十三节 直 肠 脱 垂

直肠脱垂可分为直肠外脱垂和直肠内脱垂。脱垂的直肠如果超出了肛缘即直肠外脱垂直肠内脱垂指直肠黏膜层或全层套入远端直肠腔或肛管内而未脱出肛门的一种疾病。直肠内脱垂又称不完全直肠脱垂、隐性直肠脱垂。由于直肠黏膜松弛脱垂,特别是全层脱垂,可导致直肠容量适应性下降,排便困难、大便失禁和直肠孤立性溃疡等。直肠内脱垂是出口梗阻型便秘的最常见临床类型,31%～40%的排便异常患者排便造影检查可发现直肠内脱垂。

一、病因与发病机制

解剖因素,腹压增高,其他内痔或直肠息肉经常脱出,向下牵拉直肠黏膜,造成直肠黏膜脱垂。影像学及临床观察结果等均表明直肠内脱垂和直肠外脱垂的变化相似,手术所见盆腔组织器官变化基本相似;因此,多数学者认为两者是同一疾病的不同阶段,直肠外脱垂是直肠内脱垂进一步发展的结果。

二、临床表现

排便梗阻感、肛门坠胀、排便次数增多、排便不尽感,排便时直肠由肛门脱出,严重时不仅排便时脱出,在腹压增高时均可脱出,大便失禁、肛门瘙痒。有黏液血便、腹痛、腹泻及相应的排尿障碍症状等。

三、辅助检查

(一)肛门直肠指检
指检时可触及直肠壶腹部黏膜折叠堆积、柔软光滑、上下移动,内脱垂的部分与肠壁之间可有环状沟。典型病例在直肠指检时让患者做排便动作,可触及套叠环。

(二)肛门镜检查
了解直肠黏膜是否存在炎症或孤立性溃疡及痔疮。

(三)结肠镜及钡餐
排除大肠肿瘤、炎症等其他器质性疾病。

(四)排粪造影
排粪造影是诊断直肠内脱垂的主要手段,可以明确内脱垂的类型是直肠黏膜脱垂还是全层脱垂;明确内脱垂的部位(高位、中位、低位);并可显示黏膜脱垂的深度。排粪造影的典型表现是直肠壁向远侧肠腔脱垂,肠腔变窄,近侧直肠进入远端的直肠和肛管,而鞘部呈杯口状。并常伴有盆底下降、直肠前突和耻骨直肠肌痉挛等。典型的影像学改变:直肠前壁脱垂、直肠全环内脱垂、肛管内直肠脱垂。

(五)盆腔多重造影
能准确全面了解是否伴有复杂性盆底功能障碍及伴随盆底疝的直肠内脱垂。

(六)肌电图检查
肌电图是通过记录神经肌肉的生物电活动,从电生理角度来判断神经肌肉的功能变化,对判断括约肌、肛提肌的神经电活动情况有重要参考价值。

(七)直肠肛门测压
了解肛管的功能状态。

四、治疗要点

(一)非手术治疗
1.建立良好的排便习惯

让患者了解直肠脱垂发生、发展的原因,认识到过度用力排便会加重直肠脱垂和盆底肌肉神经的损伤。在排便困难时,应避免过度用力,避免排便时间过久。

2.提肛锻炼

直肠内脱垂多伴有盆底肌肉松弛,盆底下降,甚至阴部神经的牵拉损伤。坚持定期进行膝胸位下进行提肛锻炼,可增强盆底肌肉及肛门括约肌的力量。

3.饮食调节

多食富含纤维素的水果、蔬菜,多饮水,每天2 000 mL以上;必要时可口服润滑油或缓泻剂,使粪便软化易于排出。

(二)手术治疗

1.直肠黏膜下注射术

治疗部分脱垂的患者,按前后左右四点注射至直肠黏膜下,每点注药1~2 mL。注射到直肠周围可治疗完全性脱垂,造成无菌炎症,使直肠固定。

2.脱垂黏膜切除术

对部分性黏膜脱垂患者,将脱出黏膜做切除缝合。

3.肛门环缩术

在肛门前后各切一小口,用血管钳在皮下绕肛门潜行分离,使两切口相通,置入金属线(或涤纶带)结成环状,使肛门容一指通过,以制止直肠脱垂。

4.直肠悬吊固定术

对重度的直肠完全性脱垂患者,经腹手术,游离直肠,用两条阔筋膜将直肠悬吊固定在骶骨岬筋膜上,抬高盆底,切除过长的乙状结肠。

5.脱垂肠管切除术

经会阴部切除直肠乙状结肠或经腹部游离直肠后,提高直肠,将直肠侧壁与骶骨骨膜固定,同时切除冗长的乙状结肠。

五、护理评估

(一)术前护理评估

(1)询问患者是否有慢性咳嗽、便秘、排便困难等腹压增高情况,既往是否有内痔或直肠息肉病史。

(2)了解排便情况,有无排便不尽感,排便时是否有肿物脱出,便后能否回纳。

(3)了解辅助检查结果及主要治疗方式。

(4)评估患者对疾病的病因、治疗和预防的认识水平,是否因疾病引起焦虑、不安等情绪。

(二)术后护理评估

(1)了解术中情况,包括手术、麻醉方式、术中用药、输血、出血等情况。

(2)了解患者的生命体征,伤口的渗血、出血情况,及早发现出血;了解术后排尿情况,及时处理尿潴留。

(3)了解血生化、血常规的检验结果。了解患者的饮食及排尿、排便情况。

(4)评估患者对术后饮食、活动、疾病预防的认知程度。

(5)对术后的肛门收缩训练是否配合,对术后的康复是否有信心,对出院后的继续肛门收缩训练是否清楚。

六、护理诊断

（一）急性疼痛

与直肠脱垂、排便梗阻有关。

（二）完整性受损

与肛周炎症、皮肤瘙痒等有关。

（三）潜在并发症

与出血、直肠脱垂有关。

（四）焦虑

与担心治疗效果有关。

七、护理措施

（一）术前护理措施

（1）观察患者排便情况，有无排便困难、排便不尽感，排便时是否有肿物脱出、便后能否回纳。

（2）是否有出血、肛门周围肿胀、疼痛、黏液、瘙痒，症状明显时，嘱其卧床休息，肛门局部给予热水坐浴，以减轻疼痛。

（3）鼓励患者进食高纤维的蔬菜、水果，如番薯叶、芹菜、韭菜、茼蒿及苹果、香蕉，主食以燕麦、麦皮、番薯等为主，以软化大便，缓解患者的排便困难。

（4）术前1天半流质饮食，术前晚进食流质，配合灌肠，以减少术后早期粪便排出。术前视手术和麻醉方式给予禁食禁饮。

（5）准备手术区域皮肤，保持肛门皮肤清洁。

（二）术后护理措施

（1）腰麻、硬膜外麻醉，术后需去枕平卧6小时，避免脑脊液从蛛网膜下腔针眼处漏出，致脑脊液压力降低引起头痛。监测脉搏、呼吸、血压至生命体征平稳。

（2）做好排便管理：术后给予轻泻软便药乳果糖或麻仁丸及纤维增加剂，使粪便松软，易于排出。排便后及时坐浴和换药，以保持肛门周围皮肤清洁。

（3）术后3～5天，指导患者肛门收缩训练。

八、护理评价

（1）能配合术前的饮食，灌肠，保证粪便的排出。

（2）能配合坐浴、换药，肛周皮肤清洁。

（3）能配合术后的饮食、盆底肌锻炼及肛门收缩训练技巧。

（4）掌握复诊指征。

九、健康教育

（1）饮食指导：术后1～2天少渣半流质饮食，之后正常饮食，忌辛辣刺激性食物如辣椒及烈性酒等，进食高纤维的蔬菜、水果，如番薯叶、芹菜、韭菜、茼蒿及苹果、香蕉，主食以燕麦、麦皮、番薯等为主，以软化大便，利于粪便排出。

（2）肛门伤口的清洁：每天排便后用1∶5 000高锰酸钾溶液或温水坐浴，坐浴时应将局部创面全部浸入药液中,药液温度适中。

(3)改变如厕的不良习惯:如长时间蹲厕或阅读,减少排便努挣和腹压。

(4)肛门收缩训练:具体做法包括以下内容。戴手套,示指涂液状石蜡,轻轻插入患者肛内,嘱患者收缩会阴、肛门肌肉,感觉肛门收缩强劲有力为正确有效的收缩,嘱患者每次持续 30 秒以上。患者掌握正确方法后,嘱每天上午、中午、下午、睡前各锻炼 1 次,每次连续缩肛 10 下,每下 30 秒以上,术后早期锻炼次数依据患者耐受情况而定,要坚持,不可间断,至术后 3 个月。

(5)如发现排便困难、排便有肿物脱出,应及时就诊。

(薛丹萍)

第十四节　先天性直肠肛门畸形

先天性直肠肛门畸形是因胚胎期直肠肛门发育障碍而形成的各类消化道畸形,先天性直肠肛门畸形为该类畸形较常见的一种。本病的手术死亡率虽在 2% 以下,但术后并发症多,如肛门失禁,肛门狭窄、瘘管复发等。

一、临床特点

(一)症状体征

1.无瘘组

出生后正常肛门处封闭,其他部位无瘘口、无胎便排出,继之出现腹胀、呕吐。呕吐物早期为含胆汁样物,后为粪便样物。

(1)低位畸形:原肛门位有薄膜覆盖,哭闹时肛门处有冲击感。

(2)高位畸形:原肛门处皮肤略凹陷,色泽较深,哭闹时无冲击感。

(3)中间位畸形:介于低位畸形与高位畸形之间。

(4)直肠闭锁者:可见正常肛门口,但伸入 2～3 cm 即受阻不通。

2.有瘘组

正常肛门处闭锁,但可在会阴部、女性前庭或阴道(男性尿道)找到瘘口,有粪便排出。

(二)辅助检查

(1)X 线倒立侧位摄片:生后 12 小时后摄片检查充气的直肠盲端与闭锁肛门位置的间距来判别畸形类型。间距小于 2 cm 为低位畸形,2～4 cm 为中间型畸形,大于 4 cm 为高位畸形。另可用 P-C 线(耻骨联合上缘与骶尾关节的联合处连线)及 I 线(从坐骨下缘最低点作一与 P-C 线的平行线)作标志线,直肠盲端位于 P-C 线以上为高位畸形,I 线以下为低位,介于 P-C 线及 I 线之间为中间型,但其影响因素较多。

(2)瘘管造影可显示瘘管走向、长度及与直肠关系。

(3)阴道造影可了解直肠阴道瘘患儿的泄殖腔畸形与直肠阴道瘘的关系。

(4)排泄性膀胱尿道造影可显示直肠泌尿道瘘的走向、位置。

二、护理评估

(一)健康史

了解母亲妊娠史。询问患儿会阴部是否有瘘口和有无胎便排出。评估患儿有无合并其他畸形。

(二)症状、体征

评估腹胀程度及呕吐的次数,性质及量。有无脱水及电解质紊乱,检查原始肛门处位置及在阴部、女性前庭阴道、男性尿道有无瘘口,排尿时有无粪便排出。

(三)社会、心理

评估患儿家长对该疾病的认识程度及心理反应,有无自卑心理,对手术治疗有无信心、接受程度及家庭经济支持能力等。

(四)辅助检查

了解 X 线倒立侧位摄片结果,判断无肛位置的高低。

三、常见护理问题

(1)有窒息的危险与呕吐有关。

(2)舒适的改变:与肛门闭锁致腹胀、呕吐有关。

(3)营养失调:低于机体需要量,与营养供给不足、消化吸收功能减弱有关。

(4)体液不足与禁食、呕吐、胃肠减压有关。

(5)有感染的危险:与粪便污染伤口、患儿抵抗力低下有关。

(6)知识缺乏:缺乏康复期家庭护理知识。

四、护理措施

(一)术前

(1)注意保暖,维持体温恒定,必要时放入保温箱。

(2)评估腹胀情况,观察、记录呕吐的次数、量和性质,防止呕吐窒息。

(3)评估有无脱水症状,开放静脉通路,根据医嘱按时完成补液。

(4)给予禁食、胃肠减压,保持胃管引流通畅,并观察引流液的量和性质。

(5)观察外阴部有无胎便痕迹,并观察其粪便出口。

(6)做好禁食、备皮、皮试等术前准备。

(二)术后

(1)监测生命体征,保持呼吸道通畅,有缺氧症状时,予氧气吸入。

(2)麻醉清醒后取蛙式仰卧位或俯卧位,充分暴露肛门口,保持肛门口清洁,每天随时用生理盐水棉球或 PVP-I 棉球擦去肛门排出的粪便,观察肛门有无渗血红肿、脓性分泌物等感染症状,观察排便情况。

(3)注意保暖,维持体温正常,必要时入保温箱。

(4)评估腹胀情况,观察有无呕吐,观察肛门排气排便情况,保持胃肠减压通畅,观察引流液的量和性质。

(5)禁食期间,做好口腔护理,保证液体输入,及时纠正水、电解质紊乱,根据医嘱予以清蛋白、血浆等支持疗法。

（6）留置导尿者，保持导尿管引流通畅，观察记录小便量，保持会阴部清洁。

（7）行肠造瘘者，注意观察肠管血液循环和排便情况，及时清除瘘口排出物，保持造瘘口周围皮肤清洁、干燥，造瘘口周围皮肤可涂以呋锌油、氧化锌粉等，保持腹部伤口的敷料清洁干燥。

（8）术后因切口瘢痕挛缩，可导致肛门不同程度狭窄，需定期扩肛，一般于手术后 2 周开始，术后 1～3 个月，每天一次，每次 5～10 分钟；术后 4～6 个月，每周 2～3 次，术后 7～12 个月每周 1 次，从小拇指开始，逐步到中指、示指扩肛，或用扩肛器，由细到粗。

（三）健康教育

（1）护理人员要热情向家长介绍疾病的性质，手术的必要性及预后，以排除家长顾虑，使其积极配合治疗。

（2）向家长讲解各项术前准备（胃肠减压、备皮、禁食、皮试、术前用药）的目的和注意事项，以取得家长的配合和理解。

（3）向家长说明术后扩肛的重要性，并指导家长掌握扩肛技术和注意事项。

五、出院指导

（一）饮食

向家长讲解母乳喂养的优点，提倡母乳喂养，按时添加辅食。

（二）造瘘口护理

注意观察造瘘口肠管的血液循环和排便情况，继续做好造瘘口周围皮肤的护理，保持清洁干燥。

（三）定期扩肛

指导并教会家长正确的扩肛方法，须强调必须坚持 1 年，不得随意中断，以保证扩肛效果。

（四）定时复查

根据医嘱，定期来院复查。

（薛丹萍）

第十五节　直肠肛管周围脓肿

直肠肛管周围脓肿是指直肠肛管周围间隙内或其周围软组织内的急性化脓性感染，并发展成为脓肿。

一、病因

大多数直肠肛管周围脓肿源于肛腺感染，少数可继发于损伤、内痔、肛裂或痔疮药物注射治疗等，溃疡性结肠炎、Crohn 病及血液病患者易并发直肠肛管周围脓肿。

二、临床表现

(一)肛门周围脓肿

以肛门周围皮下脓肿最为常见,占40%~48%,位置多表浅,以局部症状为主,全身感染症状不明显。疼痛、肿胀和局部压痛为主要表现。疼痛为持续跳动性,可因排便、局部受压、按摩或咳嗽而疼痛加剧,坐立不安,行动不便;早期局部红肿、发硬,压痛明显,脓肿形成后则波动明显,若自行穿破皮肤,则脓液排出。

(二)坐骨肛管间隙脓肿(坐骨直肠窝脓肿)

较多见,占20%~25%,该间隙较大,因此形成的脓肿较大且深,全身感染症状明显,患者在发病初期就可出现寒战、发热、乏力、恶心等全身表现。早期局部症状不明显,之后出现持续性胀痛并逐渐发展为明显持续性跳痛,排便或行走时疼痛加剧;有的患者可出现排尿困难,里急后重,感染初期无明显局部体征,以后出现患处红肿,双臀不对称。

(三)骨盆直肠间隙脓肿(骨盆直肠窝脓肿)

较前两者少见,此处位置深、空隙大,因此全身感染症状严重而无明显局部表现,早期即出现持续高热、寒战、头痛、疲倦等全身中毒症状;局部症状为直肠坠胀感、便意不尽等,常伴排尿困难。会阴部多无异常体征,直肠指诊可在直肠壁上触及肿块隆起,有压痛及波动感。

(四)其他

肛管括约肌间隙脓肿、直肠后间隙脓肿、高位肌间脓肿、直肠壁内脓肿(黏膜下脓肿)。由于位置较深,局部症状多不明显,主要表现为会阴、直肠坠胀感,排便时疼痛加重,患者同时有不同程度的全身感染症状。直肠触诊可扪及疼痛性肿块。

三、治疗原则及要点

(一)非手术治疗

可应用抗生素治疗,控制感染;温水坐浴;局部理疗;为缓解患者排便时疼痛,可口服缓泻剂或液状石蜡促进排便。

(二)手术治疗

主要方法是脓肿切开引流。

(1)肛门周围脓肿:在局麻下,于波动最明显处作与肛门呈放射状切口,不必填塞以保证引流通畅。

(2)坐骨肛管间隙脓肿:在腰麻或骶管麻醉下,于压痛明显处,用粗针头先做穿刺,抽出脓液后,作一平行于肛缘的弧形切口,置管或放油纱条引流,切口距离肛缘要3~5 cm,避免损伤括约肌。

(3)骨盆直肠间隙脓肿:在腰麻或全麻下,根据脓肿位置选择切开部位,脓肿向肠腔突出,手指于直肠内可触及波动,在肛镜下行相应部位直肠壁切开引流。

四、护理评估

(一)健康史

了解患者有无肛周软组织感染、内痔、损伤、肛裂、药物注射等病史,有无血液病、溃疡性结肠炎等。

(二)身体状况

1.局部

评估脓肿位置,局部有无肿胀和压痛,评估疼痛的性质,是否因排便、局部受压、按摩或咳嗽疼痛加剧,是否有肛周瘙痒、分泌物等肛窦炎或肛腺感染的临床表现;有无排尿困难。

2.全身

患者是否出现寒战、高热、头痛、乏力、食欲缺乏、恶心等全身表现。

(三)辅助检查

评估实验室检查结果,有无白细胞计数及中性粒细胞比例增高,MRI检查明确脓肿与括约肌的关系,有无多发脓肿。

(四)心理-社会状况

由于疾病迁延不愈,甚至形成肛瘘,为患者的生活和工作带来不便,注意评估患者心理状态变化,有无因疾病产生的情绪变化,了解其家属对患者疾病的认识程度及支持情况。

五、护理措施

(一)休息与活动

术后24小时内,卧床休息,协助并指导患者在床上翻身、活动四肢。但不宜过早下床,以免伤口疼痛、出血,24小时后可适当下床活动。

(二)饮食护理

术后1～2天以无渣或少渣流质、半流质为主,如稀粥、面条等,以减少肠蠕动,促进切口愈合。鼓励患者多饮水,摄入有助于促进排便的食物。

(三)控制感染

(1)遵医嘱应用抗生素,脓肿切开引流者,密切观察引流液的色、量、性状并记录。

(2)定时冲洗脓腔,保持引流通畅。

(3)当脓液变稀且引流量小于50mL/d时,可考虑拔管。

(4)高热患者嘱其多饮水并给予物理降温。

(5)其他护理措施参见痔围术期护理

六、健康教育

(1)疾病相关知识:向患者讲解疾病的发病原因及相应的治疗及护理配合要点,鼓励患者养成良好的饮食及排便习惯,预防便秘;避免长时间久站或久坐;术后告知患者进行肛门括约肌舒缩运动,防止肛门括约肌松弛。

(2)直肠肛管周围脓肿主要是因肛窦腺感染引起,注意个人肛门卫生和生活习惯避免肛窦炎的发生。

(3)对未行一次性切开治疗的患者术后存在较高的肛瘘风险,一旦发生肛瘘应行二次肛瘘手术治疗。

(薛丹萍)

第十六节　肛门失禁

肛门失禁又称大便失禁,是指因各种原因引起的肛门自制功能紊乱,以致不能随意控制排气和排便,不能辨认直肠内容物的物理性质,不能保持排便能力。它是多种复杂因素参与而引起的一种临床症状。据过外文献报道,大便失禁在老年人中的发生率高达1.5%,女性多于男性。

一、病因及发病机制

(一)先天异常

肛门闭锁、直肠发育不全、脊椎裂、脊髓膜突出等先天性疾病均可造成肛门失禁。

(二)解剖异常

医源性损伤、产科损伤(阴道分娩)、直肠肛管手术、骨盆骨折、肠道切除手术后、肛门撕裂、直肠脱垂、内痔脱出等。

(三)神经源性

各种精神及中枢、外周神经病变和直肠感觉功能改变如痴呆、脑动脉硬化、运动性共济失调、脑萎缩、精神发育迟缓;中风、脑肿瘤、脊柱损伤、多发性硬化、脊髓瘤;马尾损伤,多发性神经炎,肛门、直肠、盆腔及会阴部神经损伤、"延迟感知"综合征等疾病均能导致肛门失禁。

(四)平滑肌功能异常

放射性肠炎、炎症性肠病、直肠缺血、粪便嵌顿、糖尿病、儿童肛门失禁。

(五)骨骼肌疾病

重症肌无力、肌营养不良、硬皮病、多发性硬化等。

(六)其他

精神疾病、全身营养不良、躯体残疾、肠套叠、肠易激综合征、特发性甲状腺功能减退等。

二、临床表现

(一)症状特点

患者不能随意控制排便和排气。完全失禁时,粪便自然流出,污染内裤,睡眠时粪便排出污染被褥;肛门、会阴部经常潮湿,粪性皮炎、疼痛瘙痒、湿疹样改变。不完全失禁时,粪便干时无失禁,粪便稀时和腹泻时则不能控制。

(二)专科体征

1.视诊

(1)完全性失禁:视诊常见肛门张开呈圆形,或有畸形、缺损、瘢痕、肛门部排出粪便、肠液,肛门部皮肤可有湿疹样改变或粪性皮炎的发生。

(2)不完全失禁:肛门闭合不紧,腹泻时可在肛门部有粪便污染。

2.直肠指诊

肛门松弛,收缩肛管时括约肌及肛管直肠环收缩不明显和完全消失,如损伤引起,则肛门部可扪及瘢痕组织,不完全失禁时指诊可扪及括约肌收缩力减弱。

3.肛门镜检查

可观察肛管部有无畸形,肛管皮肤黏膜状态,肛门闭合情况。

三、辅助检查

(一)肛管直肠测压

可测定内、外括约肌及耻骨直肠肌有无异常。肛门直肠抑制反射,了解其他基础压、收缩压和直肠膨胀耐受容量。失禁患者肛管基础、收缩压降低,内括约肌反射松弛消失,直肠感觉膨胀耐受容量减少。

(二)肌电图测定

可测定括约肌功能范围,确定随意肌、不随意肌及其神经损伤恢复程度。

(三)肛管超声检查

应用肛管超声检查,能清晰显示出肛管直肠黏膜下层、内外括约肌及其周围组织结构,可协助诊断肛门失禁,观察有无括约肌受损。

四、治疗要点

(一)非手术治疗

1.提肛训练

通过提肛训练以改进外括约肌、耻骨直肠肌、肛提肌随意收缩能力,从而锻炼盆底功能。

2.电刺激治疗

常用于神经性肛门失禁。将刺激电极置于内、外括约肌和盆底肌,使之有规律收缩和感觉反馈,提高患者对大便的感受,增加直肠顺应性,调节局部反射,均可改善肛门功能。

3.生物反馈治疗

生物反馈治疗是一种有效的治疗肛门失禁的方法。生物反馈仪监测到肛周肌肉群的生物信号,并将信号以声音传递给患者,患者通过声音和图片高低形式显示进行模拟排便的动作,达到锻炼盆底肌功能的作用。生物反馈的优点是安全无痛,但需要医患双方的耐心和恒心。

(二)手术治疗

由于手术损伤或产后、外力暴力损伤括约肌致局部缺陷。先天性疾病、直肠癌术后肛管括约肌切除等则需要进行手术治疗,手术方式较多,根据情况选用。包括肛管括约肌修补术、括约肌折叠术、肛管成形术等。

五、护理评估

(一)焦虑

与大便不受控制影响生活质量有关。

(二)自我形象紊乱

与大便失禁污染有关。

(三)粪性皮炎

与大便腐蚀肛周皮肤有关。

(四)睡眠形态紊乱

与大便失禁影响睡眠质量有关。

(五)疼痛

与术后伤口有关。

(六)潜在并发症

尿潴留、出血、伤口感染。

六、护理措施

(一)焦虑护理

(1)术前患者心理护理:与患者及家属进行沟通,向患者及家属讲解所患疾病发生的原因、治疗方法、护理要点、影响手术效果的因素、可能出现的并发症和不适,使其对肛门失禁有正确的认识,积极配合手术治疗,对术后出现的并发症有心理准备。

(2)术后做好家属宣教使其亲人陪护在身边,使患者有安全感。向患者讲解手术的过程顺利使其放心,护士在护理过程中以耐心、细心的优质服务理念贯穿整个护理工作中让患者感到安心。

(二)自我形象紊乱的护理

护士做好患者基础护理,保持肛周及会阴清洁。及时协助患者更换衣裤及病床。护理操作过程中注意保护患者隐私。

(三)粪性皮炎护理

(1)一旦患者发生粪性皮炎护士应指导患者正确清洗肛周的方法。

(2)及时更换被粪便污染的衣裤。

(3)保持肛周、会阴局部清洁干燥。需要在护理粪性皮炎时同压疮做好鉴别。

(四)睡眠形态紊乱护理

病房保持安静,定时通风,鼓励患者养成良好的睡眠习惯。向患者及家属做好沟通,使其放松心情,评估影响患者睡眠的因素,帮助其排除,并讲解良好的睡眠质量对术后恢复的重要性。

(五)疼痛护理

术后建立疼痛评分表,根据评分值采取相应的护理措施,必要时常规使用镇痛泵。给予患者心理疗法,让其分散注意力,以缓解疼痛。

(六)并发症的护理

1.尿潴留

嘱患者小便时可听流水声、热敷小腹诱导排便。

2.出血

严密观察患者伤口敷料是否有渗血渗液;严密观察患者的生命体征、脉搏、心率、呼吸、神志、体温;观察患者排便时有无带血,嘱患者勿用力排便,以免引起伤口出血。如患者伤口敷料有鲜红色血液渗出,应立即通知医师并协助医师进行止血甚至抢救处理。

3.伤口感染

每天给予伤口换药,严密观察患伤口愈合情况及有无发热等症状。

七、护理评价

患者围术期细致的护理不仅是提高患者满意度,也是提高手术成功的重要保障,通过相应的护理措施可促进患者早日康复,在治疗护理过程中,心理护理尤为重要,可帮助患者及家属减轻心理负担,减少和消除患者术后不必要的并发症,提高患者的生活质量,使患者早日回归社会。

八、健康教育

(1)嘱患者清淡饮食避免刺激辛辣等食物。

(2)指导患者正确的提肛运动。

(3)向患者讲解扩肛的目的、方法、注意事项。

(4)以多种形式的健康教育指导患者包括口头讲解、书面法、操作示范等,使患者充分掌握自我观察和自我调护的方法。

(5)对出院患者进行出院指导,并讲解随访时间,定期随访。

(6)告知患者适当活动,不可进行剧烈运动,保持肛周局部清洁干燥。

（薛丹萍）

第十七节　肛　　瘘

一、概述

肛瘘是肛管或直肠与肛周皮肤相通的肉芽肿性通道,由内口、瘘管、外口三部分组成。内口常位于齿线附近,多为一个;外口在肛周皮肤上,可为一个或多个。

经久不愈或间歇性反复发作为其特点,是常见的直肠肛管疾病之一,多见于青壮年男性,可能与男性性激素靶器官之一的皮脂腺分泌旺盛相关。

(一)病因和发病机制

大部分肛瘘多因肛窦肛腺化脓性感染扩散形成直肠肛管周围脓肿,内口为感染源入口,多在齿状线上的肛窦处,外口为脓肿自行破溃或切开引流处,位于肛周皮肤上,内口与外口之间的管道为瘘管。

由于外口生长较快,脓肿常假性愈合,导致反复发作破溃或切开,形成多个外口和瘘管,使单纯性肛瘘成为复杂性肛瘘。恶性肿瘤、溃疡性结肠炎、结核、肛管外伤感染也可引起肛瘘,但较为少见。

(二)肛瘘的分类

1.按瘘管位置高低分类

(1)低位肛瘘:瘘管位于外括约肌深部以下,可分为低位单纯性肛瘘(一个瘘管)和低位复杂性肛瘘(多个瘘口和瘘管)。

(2)高位肛瘘:瘘管位于外括约肌深部以上,可分为高位单纯性肛瘘(一个瘘管)和高位复杂性肛瘘(多个瘘口和瘘管)。

2.按瘘管与括约肌的关系分类(Parks分类)

(1)括约肌间肛瘘(图4-1):为肛管周围脓肿导致瘘管只穿过内括约肌,是肛管周围脓肿的后遗症。外口常只有一个,距肛缘较近,为3～5 cm,约占肛瘘的70%。

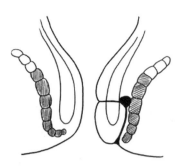

图 4-1　括约肌间肛瘘

（2）经括约肌肛瘘（图 4-2）：为坐骨直肠窝脓肿的后遗症。瘘管穿过内括约肌、外括约肌浅部和深部之间，外口常有数个，并有支管互相沟通，外口距肛缘较远，约 5 cm，约占肛瘘的 25%。

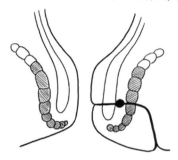

图 4-2　经括约肌肛瘘

（3）括约肌上肛瘘（图 4-3）：瘘管向上穿过肛提肌，然后向下至坐骨直肠窝而穿透皮肤。瘘管累及肛管直肠环，故治疗较困难，约占肛瘘的 4%。

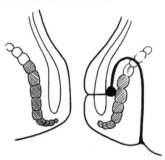

图 4-3　括约肌上肛瘘

（4）括约肌外肛瘘（图 4-4）：最少见，为骨盆直肠间隙脓肿合并坐骨直肠窝脓肿的后果。瘘管穿过肛提肌，直接与直肠相通，仅占肛瘘的 1%。

（三）临床表现

肛瘘常有肛周脓肿自行破溃或者切开排脓病史，伤口反复不愈，形成肛瘘外口。以外口流出少量脓性、血性、黏液性分泌物为主要症状。当外口愈合，瘘管中蓄积脓液有脓肿形成时，可感到明显疼痛，同时可伴有寒战、发热、乏力等全身感染症状，脓肿穿破或切开引流后，症状即可缓解。

上述症状反复发作是肛瘘的临床特点。确定内口的位置对肛瘘诊断有重要意义。直肠指诊时触及内口有轻度压痛，有时可扪及硬结样内口及条索样瘘管。肛门镜检时可发现内口，切勿使用硬质探针自外口向内探查瘘管,易造成假性通道,应选用软质探针。经直肠腔内超声可以区分肛瘘与周围组织的关系,能分辨多数瘘管内、外口的位置。

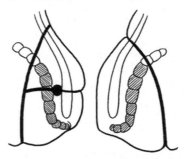

图 4-4　括约肌外肛瘘

(四)治疗

肛瘘很难自愈,易反复发作并形成直肠肛管周围脓肿,因此,大多数需手术治疗。治疗原则为将瘘管彻底切开,形成开放的创面,充分引流促进其愈合。手术操作关键则是尽量避免肛管括约肌损伤,防止肛门失禁,同时,避免肛瘘的复发。

1.瘘管切开术

将瘘管全部切开,靠肉芽组织填充伤口使其愈合,适用于低位肛瘘。

2.挂线疗法

利用橡皮筋或者有腐蚀作用的药线机械性压迫,缓慢切开肛瘘的方法。适用于距肛缘3～5 cm内,有内、外口的低位单纯性肛瘘或者是高位单纯性肛瘘,抑或作为复杂性肛瘘切开、切除辅助治疗。其最大优点是不会造成肛门失禁同时能引流瘘管,排出瘘管内渗液,防止急性感染发生。

此法操作简单、出血量少、能充分引流、换药方便。

3.肛瘘切除术

切开瘘管并将瘘管壁全部切除至新鲜健康组织,创面不予缝合;若创面较大,可部分缝合,部分敞开引流,使创面由内向外生长至痊愈,此法适用于低位单纯性肛瘘。

二、护理措施

(一)肛瘘伤口评估

1.局部评估

(1)准确记录肛瘘的类型、位置、大小和深度。

(2)观察伤口渗液的颜色、性质、量、气味。

(3)记录瘘管的内、外开口数。

(4)保护肛周皮肤完整性。

2.全身评估

(1)疼痛:肛周神经丰富、敏感,换药时患者均不同程度紧张,疼痛感使其不自觉躲闪,创面基底部显露不良,影响伤口的观察处理。

(2)感染:注意患者有无乏力、嗜睡、不适等症状,以及外周血白细胞、中性粒细胞数增多。

(3)活动能力受限:肛瘘术后行走、坐卧不方便,影响社交活动。

(4)心理-社会因素:伤口愈合周期长,经济负担加重导致患者心理焦虑、抑郁,伤口分泌物恶臭使患者容易沮丧,间接影响伤口愈合。

(二)肛瘘伤口护理

1.清洗伤口

(1)清洗液的选择:根据渗液的颜色、性质、量、气味选择清洗液。瘘管脓液多伴有异味,可用3%过氧化氢或碘溶液。过氧化氢是一种氧化性消毒剂,遇有机物,分解释放出新生氧,起到杀菌、除臭、去污、止血的作用,可有效控制瘘管的感染和伤口的异味。碘溶液具有广谱杀菌作用,可杀灭细菌繁殖体、芽孢、真菌,减少伤口中菌落数量。使用过氧化氢或碘溶液冲洗过的伤口,均须再用生理盐水冲洗干净,避免消毒液刺激,给伤口提供良好的生长环境。当伤口感染控制无异味时,直接选用生理盐水清洗伤口。

(2)清洗方法:正确的清洗方法有助于伤口的生长,同时便于操作者观察伤口。瘘管的清洗选择冲洗法更为合适。用20~50mL注射器连接去针头的头皮针或10~14号吸痰管冲洗瘘管,冲洗至瘘管流出的液体清澈时视为洗净。

2.敷料的选择

(1)炎症期:以溶解坏死组织控制感染为主要目的。溶解坏死组织可选择自溶性清创,将水凝胶覆盖于伤口,如需将其注入瘘管,可先把水凝胶挤入10mL注射器,再将注射器乳头对准瘘口挤入瘘管中。

瘘管中坏死组织松动可用刮匙搔刮,逐次清除,创面上松动的坏死组织可选择锐器清创,将坏死组织直接剔除。控制感染选择杀菌类或抑菌类敷料。如亲水纤维银、藻酸盐银、纳米晶体银均能有效杀菌控制感染吸收渗液;磺胺嘧啶银脂质水胶体既能杀菌又能充分引流;高渗盐敷料能抑制细菌的生长还能溶解坏死组织有效引流。

当然,一些传统敷料也有较好的治疗效果,如碘仿纱条,它对厌氧球菌、真杆菌和产气夹膜杆菌有很好的抑菌效果,用在肛瘘伤口中也能引流并抑制细菌生长。炎症期由于渗液量大,敷料更换频率较高,以每天1次为宜,每次换药前嘱患者先排便而后再做伤口处理。

(2)增生期:以促进肉芽生长为主,保持伤口的湿润,渗液平衡即可。可选择藻酸盐、亲水纤维、水胶体糊剂覆盖伤口。

新鲜肉芽在湿润的环境中能快速生长,偶尔有过长或水肿,可选择高渗盐敷料覆盖伤口,去除肉芽中多余的水分,也可用95%硝酸银烧灼过长和水肿的肉芽,上述两种方法无效时可直接锐器剔除过长或水肿的肉芽,操作前应充分和患者沟通,注意患者对疼痛的耐受能力,此期更换敷料频率为1~2天更换1次。

(3)成熟期:帮助上皮快速移行。可选择泡沫敷料、脂质水胶体和油纱类敷料,这些敷料可以有效地促进上皮的爬行,防止伤口和周围皮肤的损伤,减少患者的疼痛。此期可以用水胶体或泡沫敷料密闭伤口,让伤口保持低氧恒温状态,加速上皮生长。更换敷料为3~5天更换1次。

(三)健康指导

1.保持排便通畅

患者术后伤口疼痛惧怕排便,嘱患者在饮食中增加蔬菜、酸奶、水果及富含粗纤维食品,养成定时排便的习惯,防止便秘,排便时不要过度用力、久蹲,以免引起切口疼痛和出血。

2.加强肛周护理

患者养成定时排便的习惯,便后用清水或湿巾清洗肛门和肛周皮肤,女性患者月经期间,可选择卫生棉条。

3.疼痛

肛门、肛管周围神经丰富,肛瘘手术后创面过大,挂线太紧,创面敷料填塞过多过紧,导致术后疼痛较多见。与患者积极沟通,鼓励患者,分散其注意力,选择舒适的体位来缓解不适,必要时使用镇痛药物。

4.活动能力受限

肛瘘患者因伤口部位特殊,行走运动受限,加之渗液及伤口分泌物异味较重,影响患者的正常社交。患者应注意选择舒适宽松的衣物,污染的衣物及时更换。

5.营养支持

加强营养,保持饮食营养丰富,嘱患者忌食辛辣刺激性食物,多食纤维素较多的食物,禁烟酒。

6.心理支持

肛瘘治疗周期长,反复发作,患者焦虑紧张。护理人员详细向患者介绍肛瘘的有关知识,应根据不同患者心理变化,进行细致的思想工作。讲解成功病例,从而消除焦虑心理,增强治疗信心。

（薛丹萍）

第五章

妇产科护理

第一节 痛 经

痛经是指在行经前、后或月经期出现下腹疼痛、坠胀伴腰酸及其他不适,严重影响生活和工作质量者。痛经分为原发性痛经与继发性痛经两类。前者指生殖器官无器质性病变的痛经,称功能性痛经;后者指盆腔器质性病变引起的痛经,如子宫内膜异位症等。本节仅叙述原发性痛经的护理。

一、护理评估

(一)健康史

原发性痛经常见于青少年,多发生在有排卵的月经周期,精神紧张、恐惧、寒冷刺激及经期剧烈运动可加重疼痛。评估时需了解患者的年龄和月经史、疼痛特点及与月经的关系、伴随症状和缓解疼痛的方法等。

(二)身体状况

1.痛经

痛经是主要症状,多自月经来潮后开始,最早出现在月经来潮前12小时,月经第1天疼痛最剧烈,持续2～3天后逐渐缓解。疼痛呈痉挛性,多位于下腹正中,常放射至腰骶部、外阴与肛门,少数人的疼痛可放射至大腿内侧。可伴面色苍白、出冷汗、恶心、呕吐、腹泻、头晕、乏力等。痛经多于月经初潮后1～2年发病。

2.妇科检查

生殖器官无器质性病变。

(三)心理-社会状况

患者缺乏痛经的相关知识,担心痛经可能影响健康及婚后的生育能力,表现为情绪低落、烦躁、焦虑;伴随着月经的疼痛,常常使患者抱怨自己是女性。

(四)辅助检查

B超检查生殖器官有无器质性病变。

(五)处理要点

以解痉、镇痛等对症治疗为主,并注意对患者的心理治疗。

二、护理问题

(一)急性疼痛

与经期宫缩有关。

(二)焦虑

与反复疼痛及缺乏相关知识有关。

三、护理措施

(一)一般护理

(1)下腹部局部可用热水袋热敷。

(2)鼓励患者多饮热茶、热汤。

(3)注意休息,避免紧张。

(二)病情观察

(1)观察疼痛的发生时间、性质、程度。

(2)观察疼痛时的伴随症状,如恶心、呕吐、腹泻。

(3)了解引起疼痛的精神因素。

(三)用药护理

遵医嘱给予解痉、镇痛药,常用药物有前列腺素合成酶抑制剂如吲哚美辛、布洛芬等,也可选用避孕药或中药治疗。

(四)心理护理

讲解有关痛经的知识及缓解疼痛的方法,使患者了解经期下腹坠胀、腰酸、头痛等轻度不适是生理反应。原发性痛经不影响生育,生育后痛经可缓解或消失,从而消除患者紧张、焦虑的情绪。

(五)健康指导

进行经期保健的教育,包括注意经期清洁卫生,保持精神愉快,加强经期保护,避免剧烈运动及过度劳累,防寒保暖等。疼痛难忍时一般选择非麻醉性镇痛药治疗。

(朱　恒)

第二节　外阴炎及阴道炎

一、外阴炎

外阴炎是妇科常见病,是外阴部的皮肤与黏膜的炎症,可发生于任何年龄,以生育期及绝经后妇女多见。

(一)护理评估

1.健康史

(1)病因评估:外阴炎主要指外阴部的皮肤与黏膜的炎症,以大、小阴唇为多见。由于外阴与尿道、肛门、阴道邻近且暴露,同时,阴道分泌物、月经血、产后的恶露、尿液、粪便的刺激、糖尿病患者的糖尿的长期浸渍,均可引起外阴不同程度的炎症,此外,穿化纤内裤、紧身内裤、使用卫生巾使局部透气性差等,均可诱发外阴部的炎症。

(2)病史评估:评估有无外阴炎的因素存在,有无糖尿病、阴道炎病史。

2.身心状况

(1)症状:外阴瘙痒、疼痛、红、肿、灼热,性交及排尿时加重。

(2)体征:局部充血、肿胀、糜烂,常有抓痕,严重者形成溃疡或湿疹。慢性炎症者,外阴局部皮肤或黏膜增厚、粗糙、皲裂等。

(3)心理-社会状况:了解病程,了解患者对症状的反应,有无烦躁、不安等心理。

(二)护理诊断及合作性问题

1.皮肤或黏膜完整性受损

与皮肤黏膜炎症有关。

2.舒适改变

与外阴瘙痒、疼痛、分泌物增多有关。

3.焦虑

与性交障碍、行动不便有关。

(三)护理目标

(1)患者皮肤与黏膜完整。

(2)患者病情缓解或好转,舒适感增加。

(3)患者情绪稳定,积极配合治疗与护理。

(四)护理措施

1.一般护理

炎症期间宜进食清淡且富含营养的食物,禁食辛辣、刺激性食物。

2.心理护理

患者常出现烦躁不安、焦虑紧张,应帮助患者树立信心,减轻心理负担,坚持治疗,讲究卫生。

3.病情监护

积极寻找病因,消除刺激原。

4.治疗护理

(1)治疗原则:去除病因,积极治疗原发病,如阴道炎、尿瘘、粪瘘、糖尿病等。

(2)治疗配合:保持外阴清洁干燥,局部使用约 40 ℃的 1∶5 000 高锰酸钾溶液坐浴,每天 2 次,每次 15～30 分钟,5～10 次为 1 个疗程。如有破溃,可涂抗生素软膏或紫草油,急性期可用物理治疗。

(五)健康指导

(1)做好卫生宣教,指导妇女穿棉质内裤,减少分泌物刺激,对公共场所,如游泳池、公共浴室等谨慎出入,注意经期、孕期、产期及流产后的生殖道清洁,防止感染。

(2)定期妇科检查,积极参与普查与普治。

(3)指导用药方法及注意事项。

(4)加强性道德教育,纠正不良性行为。

（六）护理评价

（1）患者诉说外阴瘙痒症状减轻,舒适感增加。

（2）患者焦虑缓解或消失,掌握了卫生保健常识,能养成良好卫生习惯。

二、滴虫性阴道炎

滴虫性阴道炎是由阴道毛滴虫引起的最常见的阴道炎。阴道毛滴虫主要寄生于女性阴道,也可存在于尿道、尿道旁腺及膀胱。男性可存在于包皮皱襞、尿道及前列腺内。滴虫适宜生长在温度为 25～40 ℃、pH 为 5.2～6.6 的潮湿环境。月经前后,阴道内酸性减弱,接近中性,隐藏在腺体及阴道皱襞中的滴虫常得以繁殖,而发生滴虫性阴道炎。此病的传播途径有经性交的直接传播及经游泳池、浴盆、厕所、衣物、器械等途径的间接传播。

（一）护理评估

1.健康史

（1）病因评估:阴道毛滴虫呈梨形,体积为多核白细胞的 2～3 倍。滴虫顶端有 4 根鞭毛,体部有波动膜,后端尖并有轴柱凸出。活的滴虫透明无色,如水滴,鞭毛随波动膜的波动而活动（图 5-1）。阴道毛滴虫极易传播,pH 在 4.5 以下时便受到抑制甚至致死。pH 上升至 7.5 时,其繁殖可完全被抑制。在妊娠期和月经来潮前后,阴道 pH 升高,可使阴道毛滴虫的感染率和发病率升高。

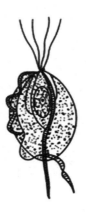

图 5-1　滴虫

（2）病史评估:评估发作与月经周期的关系,既往阴道炎病史,个人卫生情况;分析感染经过;了解治疗经过。

2.身心状况

（1）症状:主要症状为白带呈稀薄泡沫状,量多及伴有外阴、阴道口瘙痒。如有其他细菌混合感染,白带可呈黄绿色、血性、脓性且有臭味。局部可有灼热、疼痛、性交痛。合并尿路感染,可有尿频、尿痛、血尿。阴道毛滴虫能吞噬精子,阻碍乳酸生成,影响精子在阴道内存活,可致不孕。

（2）体征:妇科检查时可见阴道黏膜充血,严重时有散在的出血点。有时可见阴道后穹隆处有液性或脓性泡沫状分泌物。

（3）心理-社会状况:患者常因炎症反复发作而烦恼,出现无助感。

（二）辅助检查

1.悬滴法

在玻片上加 1 滴温生理盐水,自阴道后穹隆处取少许分泌物混于生理盐水中,用低倍镜检查,如有滴虫,可见其活动。阳性率可达 80%～90%。取分泌物检查前 24～48 小时,避免性交、阴道灌洗及阴道上药。

2.培养法

适于症状典型而悬滴法未见滴虫者,可用培养基培养,其准确率可达 98%。

（三）护理诊断及合作性问题

1.知识缺乏

缺乏对疾病传染途径的认识及缺乏阴道炎治疗的知识。

2.舒适改变

与外阴瘙痒、分泌物增多有关。

3.组织完整性受损

与分泌物增多、外阴瘙痒、搔抓有关。

（四）护理目标

(1)患者能说出疾病传染的途径、阴道炎的治疗与日常防护知识。

(2)患者分泌物减少,舒适度提高。保持组织完整性,无破损。

（五）护理措施

1.一般护理

注意个人卫生,保持外阴部清洁、干燥,避免搔抓外阴导致皮肤破损。

2.心理护理

解除患者因疾病带来的烦恼,减轻其对确诊后的心理压力,增强治疗疾病的信心。告知患者夫妇滴虫性阴道炎的传播途径、临床表现、治疗方法和注意事项,减轻他们的焦虑心理,同时鼓励他们积极配合治疗。

3.病情观察

观察患者的外阴瘙痒症状、阴道分泌物的量及颜色等。

4.治疗护理

(1)治疗原则:杀灭阴道毛滴虫,保持阴道的自净作用,防止复发,夫妻双方要同时治疗,切断直接传染途径。

(2)治疗配合。①局部治疗:增强阴道酸性环境,用 1% 乳酸溶液、0.5% 醋酸溶液或 1∶5 000 高锰酸钾溶液冲洗阴道后,每晚睡前用甲硝唑 200 mg,置于阴道后穹隆,每天一次,10 天为 1 个疗程。②全身治疗:甲硝唑每次 200～400 mg,每天 3 次口服,10 天为 1 个疗程。③指导患者正确用药,按疗程坚持用药,注意冲洗液的浓度、温度。④观察用药后反应:甲硝唑口服后偶见胃肠道反应,如食欲缺乏、恶心、呕吐及白细胞减少、皮疹等,一旦发现,应报告医师并停药。妊娠期、哺乳期妇女应慎用,因为药能通过胎盘进入胎儿体内,并可由乳汁排泄。

（六）健康指导

(1)做好卫生宣教,积极开展普查普治,消灭传染源,严格禁止滴虫阴道炎或带虫者进入游泳池。医疗单位做好消毒隔离,防止交叉感染。治疗期间勤换内裤,内裤、坐浴及洗涤用物应煮沸消毒 5～10 分钟以消灭病原体,禁止性生活,避免交叉或重复感染的机会。哺乳期妇女在用药期

167

间或用药后 24 小时内不宜哺乳。经期暂停坐浴、阴道冲洗及阴道用药。

(2)夫妻应双双检查,男方若查出毛滴虫,夫妻应同治,有助于提高疗效,治疗期间应禁止性生活。

(3)治愈标准:治疗后应在每次月经干净后复查 1 次,连续 3 次均为阴性,方为治愈。

(七)护理评价

(1)患者自诉外阴不适症状减轻,舒适感增加,悬滴法试验连续 3 个周期复查为阴性。

(2)患者正确复述预防及治疗此疾病的相关知识。

三、外阴阴道假丝酵母菌病

外阴阴道假丝酵母菌病也称外阴阴道念珠菌病,是一种常见的外阴、阴道炎,80%~90%的病原体为白假丝酵母菌,其发病率仅次于滴虫阴道炎。白假丝酵母菌是真菌,不耐热,加热至 60 ℃,持续 1 小时,即可死亡;但对干燥、日光、紫外线及化学制剂的抵抗力较强。

(一)护理评估

1.健康史

(1)病因评估:念珠菌为条件致病菌,可存在于口腔、肠道和阴道而不引起症状。当阴道内糖原增多、酸度增加、局部细胞免疫力下降时,念珠菌可繁殖并引起炎症,故外阴阴道假丝酵母菌病多见于孕妇、糖尿病患者及接受大量雌激素治疗者。此外,长期应用抗生素、服用皮质类固醇激素或免疫缺陷综合征等,可以改变阴道内微生物之间的相互制约关系,易发此症;紧身化纤内裤、肥胖可使会阴局部的温度及湿度增加,也易使念珠菌得以繁殖而引起感染。

(2)传播途径评估:①内源性感染为主要感染,假丝酵母菌除寄生阴道外,还可寄生于人的口腔、肠道,这些部位的假丝酵母菌可互相传染。②通过性交直接传染。③通过接触感染的衣物等间接传染。

(3)病史评估:了解有无糖尿病及长期使用抗生素、雌激素、类固醇皮质激素病史,了解个人卫生习惯及有无不洁性生活史。

2.身心状况

(1)症状:外阴、阴道奇痒,坐卧不安,痛苦异常,可伴有尿痛、尿频、性交痛。阴道分泌物为干酪样或豆渣样。

(2)体征:妇科检查见小阴唇内侧、阴道黏膜红肿并附着白色块状薄膜,容易剥离,下面为糜烂及溃疡。

(3)心理-社会状况:患者常因外阴瘙痒痛苦不堪,由于影响休息与睡眠,产生忧虑与烦躁,评估患者心理障碍及影响疾病治疗的原因。

3.辅助检查

(1)悬滴法:在玻片上加 1 滴温生理盐水,自阴道后穹隆处取少许分泌物混于生理盐水中,用低倍镜检查,若找到白假丝酵母菌的芽孢和假菌丝即可确诊。

(2)培养法:适于症状典型而悬滴法未见白假丝酵母菌者,可用培养基培养。

(二)护理诊断及合作性问题

1.焦虑

与易复发、影响休息与睡眠有关。

2.组织完整性受损

与分泌物增多、外阴瘙痒、搔抓有关。

（三）护理目标

（1）患者情绪稳定，积极配合治疗与护理。

（2）患者病情改善，舒适度提高。

（3）保持组织完整性，组织无破损。

（四）护理措施

1.一般护理

注意个人卫生，保持外阴部清洁、干燥，避免搔抓外阴以免皮肤破损。

2.心理护理

向患者讲解外阴阴道假丝酵母菌病的病因、治疗方法和注意事项等，消除患者的顾虑和焦虑心理，使其积极配合治疗。

3.病情观察

观察患者的外阴瘙痒症状、阴道分泌物的量及颜色等。

4.治疗护理

（1）治疗原则：消除诱因，改变阴道酸碱度，根据患者情况选择局部或全身应用抗真菌药杀灭致病菌。

（2）用药护理。①局部治疗：用2％～4％碳酸氢钠溶液冲洗阴道或坐浴，再选用制霉菌素栓剂、克霉唑栓剂、咪康唑栓剂等置于阴道内，一般7～10天为1个疗程。②全身用药：若局部用药效果较差或病情顽固者，可选用伊曲康唑、氟康唑、酮康唑等口服。③用药注意：孕妇要积极治疗，否则阴道分娩时新生儿易感染发生鹅口疮。妊娠期坚持局部治疗，禁用口服唑类药物。勤换内裤，内裤、坐浴及洗涤用物应煮沸消毒5～10分钟以消灭病原体，避免交叉和重复感染的机会。④用药护理：嘱阴道灌洗或坐浴应注意药液浓度和治疗时间，灌洗药物要充分溶化，温度一般为40 ℃，切忌过烫，以免烫伤皮肤。

（五）健康指导

（1）做好卫生宣教，养成良好的卫生习惯，每天洗外阴、换内裤。切忌搔抓。

（2）约15％的男性与女性患者接触后患有龟头炎，对有症状男性也应进行检查与治疗。

（3）鼓励患者坚持用药，不随意中断疗程。

（4）嘱患者积极治疗糖尿病等疾病，正确使用抗生素、雌激素，以免诱发外阴阴道假丝酵母菌病。

（六）护理评价

（1）患者分泌物减少，性状转为正常，舒适感增加。

（2）患者正确复述预防及治疗此疾病的相关知识，做到积极配合并坚持治疗。

四、萎缩性阴道炎

萎缩性阴道炎属非特异性阴道炎，常见于绝经后及卵巢切除后或盆腔放疗者。绝经后的萎缩性阴道炎又称老年性阴道炎。

（一）护理评估

1.健康史

（1）病因评估：①妇女绝经后；②手术切除卵巢；③产后闭经；④药物假绝经治疗；⑤盆腔放疗后等。由于雌激素水平降低，阴道上皮萎缩变薄，上皮细胞内糖原减少，阴道内 pH 增高，阴道自净作用减弱，局部抵抗力降低，致病菌入侵后易繁殖引起炎症。

（2）病史评估：了解有无糖尿病及长期使用抗生素、雌激素、类固醇皮质激素病史；了解个人卫生习惯及有无不洁性生活史；了解有无进行盆腔放疗等。

2.身心状况

（1）症状：白带增多，多为黄水状，严重感染时可呈脓性，有臭味。黏膜有浅表溃疡时，分泌物可为血性，有的患者可有点滴出血，可伴有外阴瘙痒、灼热、尿频、尿痛、尿失禁等症状。

（2）体征：妇科检查可见阴道皱襞消失，上皮菲薄，黏膜出血，表面可有小出血点或片状出血点；严重时可形成浅表溃疡，阴道弹性消失、狭窄，慢性炎症、溃疡还可引起阴道粘连，导致阴道闭锁。

（3）心理-社会状况：老年人常因思想比较保守，不愿就医而出现无助感。其他患者常因知识缺乏而病急乱投医，因此，应注意评估影响患者不愿就医的因素及家庭支持系统。

3.辅助检查

取分泌物检查，悬滴法排除滴虫性阴道炎和外阴阴道假丝酵母菌病；有血性分泌物时，常需做宫颈刮片或分段诊刮排除宫颈癌和子宫内膜癌的可能性。

（二）护理诊断及合作性问题

1.舒适改变

与外阴瘙痒、疼痛、分泌物增多有关。

2.知识缺乏

与缺乏绝经后妇女预防保健知识有关。

3.有感染的危险

与局部分泌物增多、破溃有关。

（三）护理目标

（1）患者分泌物减少，性状转为正常，舒适感增加。

（2）患者正确复述预防及治疗此疾病的相关知识，做到积极配合并坚持治疗。

（3）患者无感染发生或感染被及时发现和控制，体温、血常规正常。

（四）护理措施

1.一般护理

嘱患者保持外阴清洁，勤换内裤。穿棉织内裤，减少刺激等。

2.心理护理

使患者了解老年性阴道炎的病因和治疗方法，减轻其焦虑；对卵巢切除、放疗者给予心理安慰与相关医学知识解释，增强其治疗疾病的信心；解释雌激素替代疗法可缓解症状，帮助其建立治愈疾病的信心。

3.病情观察

观察白带性状、量、气味，有无外阴瘙痒、灼热及膀胱刺激症状等。

4.治疗护理

(1)治疗原则:增强阴道黏膜的抵抗力,抑制细菌生长繁殖。

(2)治疗配合。①增加阴道酸度:用 0.5％醋酸或 1％乳酸溶液冲洗阴道,每天 1 次。阴道冲洗后,将甲硝唑 200 mg 或氧氟沙星 200 mg 放入阴道深部,每天 1 次,7～10 天为 1 个疗程。②增加阴道抵抗力:针对病因给予雌激素制剂,可局部用药,也可全身用药。将己烯雌酚 0.125～0.25 mg每晚放入阴道深部,7 天为 1 个疗程。③全身用药:可口服尼尔雌醇,首次 4 mg,以后每 2～4 周 1 次,每晚 2 mg,维持 2～3 个月。

(五)健康指导

(1)对围绝经期、老年妇女进行健康教育,使其掌握预防老年性阴道炎的措施及技巧。

(2)指导患者及其家属阴道灌洗、上药的方法和注意事项。用药前洗净双手及会阴,减少感染的机会。自己用药有困难者,指导其家属协助用药或由医务人员帮助使用。

(3)告知患者使用雌激素治疗可出现的症状,嘱乳癌或子宫内膜癌患者慎用雌激素制剂。

(六)护理评价

(1)患者分泌物减少,性状转为正常,舒适感增加。

(2)患者正确复述预防及治疗此疾病的相关知识,做到积极配合并坚持治疗。

(董伟娟)

第三节　妊 娠 剧 吐

妊娠剧吐是指妊娠期恶心,频繁呕吐,不能进食,导致脱水,酸、碱平衡失调及水、电解质紊乱,甚至发生肝功能、肾功能损害,严重可危及孕妇生命。其发生率为 0.3％～1％。

一、病因

尚未明确,可能与下列因素有关。

(一)人绒毛膜促性腺激素(HCG)水平增高

因早孕反应的出现和消失的时间与孕妇血清 HCG 值上升、下降的时间一致;另外,多胎妊娠、葡萄胎患者 HCG 值,显著增高,发生妊娠剧吐的比率也增高;而终止妊娠后,呕吐消失。但症状的轻重与血 HCG 水平并不一定呈正相关。

(二)精神及社会因素

恐惧妊娠、精神紧张、情绪不稳、经济条件差的孕妇易患妊娠剧吐。

(三)幽门螺杆菌感染

近年研究发现,妊娠剧吐的患者与同孕周无症状孕妇相比,血清抗幽门螺杆菌的 IgG 浓度升高。

(四)其他因素

维生素缺乏,尤其是维生素 B_6 缺乏可导致妊娠剧吐、变态反应;研究发现,几种组织胺受体亚型与呕吐有关,临床上抗组胺治疗呕吐有效。

171

二、病理生理

（1）频繁呕吐导致失水、血容量不足、血液浓缩、细胞外液减少，钾、钠等离子丢失使电解质平衡失调。

（2）不能进食，热量摄入不足，发生负氮平衡，使血浆尿素氮及尿酸升高；由于机体动用脂肪组织供给热量，脂肪氧化不全，导致丙酮、乙酰乙酸及 β-羟丁酸聚集，产生代谢性酸中毒。

（3）由于脱水、缺氧导致血液中转氨酶值升高，严重时血胆红素升高。机体血液浓缩及血管通透性增加，另外，钠盐丢失，不仅尿量减少，尿中可出现蛋白及管型。肾脏继发性损害，肾小管有退行性变，部分细胞坏死，肾小管的正常排泌功能减退，终致血浆中非蛋白氮、肌酐、尿酸的浓度迅速增加。肾功能受损和酸中毒使细胞内钾离子较多地移到细胞外，出现高钾血症，严重时心脏停搏。

（4）病程长达数周者，可致严重营养缺乏，由于维生素 C 缺乏，血管脆性增加，可致视网膜出血。

三、临床表现

（一）恶心、呕吐
多见于年轻初孕妇，一般停经 6 周左右出现恶心、呕吐，逐渐加重直至频繁呕吐不能进食。

（二）水电解质紊乱
严重呕吐、不能进食导致失水、电解质紊乱，使氢、钠、钾离子大量丢失，出现低钾血症。营养摄入不足可致负氮平衡，使血浆尿素氮及尿素增高。

（三）酸、碱平衡失调
机体动用脂肪组织供给能量，使脂肪代谢中间产物酮体增多，引起代谢性酸中毒。病情发展，可出现意识模糊。

（四）维生素缺乏
频繁呕吐、不能进食可引起维生素 B_1 缺乏，导致 Wernicke-Korsakoff 综合征。维生素 K 缺乏可致凝血功能障碍，常伴血浆蛋白及纤维蛋白原减少，增加孕妇出血倾向。

四、辅助检查

（一）尿液检查
患者尿比重增加，尿酮体阳性，肾功能受损时，尿中可出现蛋白和管型。

（二）血液检查
血液浓缩，红细胞计数增多，血细胞比容上升，血红蛋白值增高；血酮体可为阳性，二氧化碳结合力降低；肝、肾功能受损害时胆红素、转氨酶、肌酐和尿素氮升高。

（三）眼底检查
严重者出现眼底出血。

五、诊断及鉴别诊断

根据病史、临床表现及妇科检查，诊断并不困难。可用 B 超检查排除滋养叶细胞疾病，此外尚需与可引起呕吐的疾病，如急性病毒性肝炎、胃肠炎、胰腺炎、胆管疾病、脑膜炎、脑血管意外及脑肿瘤等鉴别。

六、并发症

(一)Wernicke-Korsakoff 综合征

发病率为妊娠剧吐患者的 10%,是由于妊娠剧吐长期不能进食,导致维生素 B_1 缺乏引起的中枢系统疾病,Wernicke 脑病和 Korsakoff 综合征是一个病程中的先后阶段。

维生素 B_1 是糖代谢的重要辅酶,参与糖代谢的氧化脱羧代谢。维生素 B_1 缺乏时,体内丙酮酸及乳酸堆积,发生糖代谢的三羧酸循环障碍,使得主要靠糖代谢供给能量的神经组织、骨骼肌和心肌代谢出现严重障碍。病理变化主要发生在丘脑、下丘脑的脑室旁区域、中脑导水管的周围区灰质、乳头体、第四脑室底部,迷走神经运动背核可出现不同程度的神经细胞和神经纤维轴索或髓鞘的丧失,伴有星形细胞和小胶质细胞的增生。毛细血管扩张,血管的外膜和内皮细胞明显增生,有散在小出血灶。

Wernicke 脑病表现为眼球震颤、眼肌麻痹等眼部症状,躯干性共济失调及精神障碍,可同时出现,但大多数患者精神症状迟发。Korsakoff 综合征表现为严重的近事记忆障碍、表情呆滞、缺乏主动性、产生虚构与错构。部分伴有周围神经病变。严重时发展为永久性的精神、神经功能障碍,出现神经错乱、昏迷甚至死亡。

(二)Mallory-Weiss 综合征

胃-食管连接处的纵向黏膜撕裂出血,引起呕血和黑粪。严重时,可使食管穿孔,表现为胸痛、剧吐、呕血,须急症手术治疗。

七、治疗与护理

治疗原则:休息,适当禁食,计液体出入量,纠正脱水、酸中毒及电解质紊乱,补充营养,并需要良好的心理支持。

(一)补液治疗

每天应补充葡萄糖液、生理盐水、平衡液,总量 3 000 mL 左右,加维生素 B_6 100 mg。维生素 C 2~3 g,维持每天尿量大于等于 1 000 mL,肌内注射维生素 B_1,每天 100 mg。为了更好地利用输入的葡萄糖,可适当加用胰岛素。根据血钾、血钠情况决定补充剂量。根据二氧化碳结合力值或血气分析结果,予以静脉滴注碳酸氢钠溶液。

一般经上述治疗 2~3 天后,病情大多迅速好转,症状缓解。待呕吐停止后,可试进少量流食,以后逐渐增加进食量,调整静脉输液量。

(二)终止妊娠

经上述治疗后,若病情不见好转,反而出现下列情况,应迅速终止妊娠:①持续黄疸;②持续尿蛋白;③体温升高,持续在 38 ℃以上;④心率大于 120 次/分;⑤多发性神经炎及神经性体征;⑥出现 Wernicke-Korsakoff 综合征。

(三)妊娠剧吐并发 Wernicke-Korsakoff 综合征的治疗

如不紧急治疗,该综合征的死亡率高达 50%,即使积极处理,死亡率也在 17% 左右。在未补给足量维生素 B_1 前,静脉滴注葡萄糖会进一步加重三羧酸循环障碍,使病情加重,导致患者昏迷甚至死亡。对长期不能进食的患者应给维生素 B_1,400~600 mg 分次肌内注射,以后每天 100 mg 肌内注射至能正常进食为止,然后改口服,并给予多种维生素。同时,应对其内分泌及神经状态进行评价,对病情严重者及时终止妊娠。早期大量维生素 B_1 治疗,上述症状可在数天至数周内有不同程度的恢复,但仍有 60% 的患者不能得到完全恢复,特别是记忆恢复往往需要 1 年左右的时间。

八、预后

绝大多数妊娠剧吐患者预后良好,仅少数病例因病情严重而需终止妊娠。然而对胎儿方面,曾有报道妊娠剧吐发生酮症者,所生后代的智商较低。

(刘艳萍)

第四节 异 位 妊 娠

受精卵在于子宫体腔以外着床称为异位妊娠,习称宫外孕。异位妊娠依受精卵在子宫体腔外种植部位不同分为输卵管妊娠、卵巢妊娠、腹腔妊娠、阔韧带妊娠和宫颈妊娠(图 5-2)。

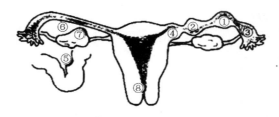

①输卵管壶腹部妊娠;②输卵管峡部妊娠;③输卵管伞部妊娠;④输卵管间质部妊娠;⑤腹腔妊娠;⑥阔韧带妊娠;⑦卵巢妊娠;⑧宫颈妊娠

图 5-2　异位妊娠的发生部位

异位妊娠是妇产科常见的急腹症,发病率约 1%,是孕产妇的主要死亡原因之一。以输卵管妊娠最常见。输卵管妊娠占异位妊娠 95% 左右,其中壶腹部妊娠最多见,约占 78%,峡部、伞部、间质部妊娠较少见。

一、病因

(一)输卵管炎症

此是异位妊娠的主要病因。可分为输卵管黏膜炎和输卵管周围炎。输卵管黏膜炎轻者可发生黏膜皱褶粘连、管腔变窄,或使纤毛功能受损,从而导致受精卵在输卵管内运行受阻并于该处着床;输卵管周围炎病变主要在输卵管浆膜层或浆肌层,常造成输卵管周围粘连、输卵管扭曲、管腔狭窄、蠕动减弱而影响受精卵运行。

(二)输卵管手术史、输卵管绝育史及手术史者

输卵管妊娠的发生率为 10%~20%。尤其是腹腔镜下电凝输卵管及硅胶环套术绝育,可因输卵管瘘或再通而导致输卵管妊娠。曾经接受输卵管粘连分离术、输卵管成形术(输卵管吻合术或输卵管造口术)者,在再次妊娠时,输卵管妊娠的可能性也增加。

(三)输卵管发育不良或功能异常

输卵管过长、肌层发育差、黏膜纤毛缺乏、双输卵管、输卵管憩室或有输卵管副伞等均可造成输卵管妊娠。输卵管功能(包括蠕动、纤毛活动及上皮细胞分泌)受雌、孕激素调节。若调节失败,可影响受精卵正常运行。

(四)辅助生殖技术

近年,由于辅助生育技术的应用,使输卵管妊娠发生率增加,既往少见的异位妊娠,如卵巢妊娠、宫颈妊娠、腹腔妊娠的发生率增加。美国曾报道因助孕技术应用所致输卵管妊娠的发生率为2.8%。

(五)避孕失败

宫内节育器避孕失败,发生异位妊娠的机会较大。

(六)其他

子宫肌瘤或卵巢肿瘤压迫输卵管,影响输卵管管腔通畅,使受精卵运行受阻。输卵管子宫内膜异位可增加受精卵着床于输卵管的可能性。

二、病理

(一)输卵管妊娠的特点

输卵管管腔狭小,管壁薄且缺乏黏膜下组织,其肌层远不如子宫肌壁厚与坚韧,妊娠时不能形成完好的蜕膜,不利于胚胎的生长发育,常发生以下结局。

1.输卵管妊娠流产

多见于妊娠 8～12 周输卵管壶腹部妊娠。受精卵种植在输卵管黏膜皱襞内,由于蜕膜形成不完整,发育中的胚泡常向管腔突出,最终突破包膜而出血,胚泡与管壁分离,若整个胚泡剥离落入管腔,刺激输卵管逆蠕动经伞端排出到腹腔,形成输卵管妊娠完全流产,出血一般不多。若胚泡剥离不完整,妊娠产物部分排出到腹腔,部分尚附着于输卵管壁,形成输卵管妊娠不全流产,滋养细胞继续侵蚀输卵管壁,导致反复出血,形成输卵管血肿或输卵管周围血肿,血液不断流出并积聚在直肠子宫陷窝形成盆腔血肿,量多时甚至流入腹腔。

2.输卵管妊娠破裂

多见于妊娠 6 周左右输卵管峡部妊娠。受精卵着床于输卵管黏膜皱襞间,胚泡生长发育时绒毛向管壁方向侵蚀肌层及浆膜,最终穿破浆膜,形成输卵管妊娠破裂。输卵管肌层血管丰富。短期内可发生大量腹腔内出血,使患者出现休克。其出血量远较输卵管妊娠流产多,腹痛剧烈;也可反复出血,在盆腔与腹腔内形成血肿。孕囊可自破裂口排出,种植于任何部位。若胚泡较小则可被吸收;若过大则可在直肠子宫陷凹内形成包块或钙化为石胎。

输卵管间质部妊娠虽少见,但后果严重,其结局几乎均为输卵管妊娠破裂。由于输卵管间质部管腔周围肌层较厚、血运丰富,因此破裂常发生于孕 12～16 周。其破裂犹如子宫破裂,症状较严重,往往在短时间内出现低血容量休克症状。

3.陈旧性宫外孕

输卵管妊娠流产或破裂,若长期反复内出血形成的盆腔血肿不消散,血肿机化变硬并与周围组织粘连,临床上称为陈旧性宫外孕。

4.继发性腹腔妊娠

无论输卵管妊娠流产或破裂,还是胚胎从输卵管排入腹腔内或阔韧带内,多数胚胎会死亡,偶尔也有存活者。若存活胚胎的绒毛组织附着于原位或排至腹腔后重新种植而获得营养,可继续生长发育,形成继发性腹腔妊娠。

(二)子宫的变化

输卵管妊娠和正常妊娠一样,合体滋养细胞产生 HCG 维持黄体生长,使类固醇激素分泌增加,致使月经停止来潮、子宫增大变软、子宫内膜出现蜕膜反应。若胚胎受损或死亡,滋养细胞活力消失,蜕膜自宫壁剥离而发生阴道流血。有时蜕膜可完整剥离,随阴道流血排出三角形蜕膜管型;有时呈碎片排出。排出的组织见不到绒毛,组织学检查无滋养细胞,此时血 β-HCG 下降。子宫内膜形态学改变呈多样性,若胚胎死亡已久,内膜可呈增生期改变,有时可见 Arias-Stella (A-S)反应,镜检见内膜腺体上皮细胞增生、增大,细胞边界不清,腺细胞排列成团突入腺腔,细胞极性消失,细胞核肥大、深染,细胞质有空泡。这种子宫内膜过度增生和分泌反应,可能为类固醇激素过度刺激所引起;若胚胎死亡后部分深入肌层的绒毛仍存活,黄体退化迟缓,内膜仍可呈分泌反应。

三、临床表现

输卵管妊娠的临床表现与受精卵着床部位、有无流产或破裂,以及出血量多少与时间长短等有关。

(一)症状

典型症状为停经后腹痛与阴道流血。

1.停经

除输卵管间质部妊娠停经时间较长外,多有 6～8 周停经史。有 20%～30% 的患者无停经史,将异位妊娠时出现的不规则阴道流血误认为月经,或由于月经过期仅数天而不认为是停经。

2.腹痛

腹痛是输卵管妊娠患者的主要症状。在输卵管妊娠发生流产或破裂之前,由于胚胎在输卵管内逐渐增大,常表现为一侧下腹部隐痛或酸胀感。当发生输卵管妊娠流产或破裂时,突感一侧下腹部撕裂样疼痛,常伴有恶心、呕吐。若血液局限于病变区,主要表现为下腹部疼痛,当血液积聚于直肠子宫陷凹时,可出现肛门坠胀感。随着血液由下腹部流向全腹,疼痛可由下腹部向全腹部扩散,血液刺激膈肌,可引起肩胛部放射性疼痛及胸部疼痛。

3.阴道流血

胚胎死亡后常有不规则阴道流血,色暗红或深褐,量少呈点滴状,一般不超过月经量,少数患者阴道流血量较多,类似月经。阴道流血可伴有蜕膜管型或蜕膜碎片排出,由子宫蜕膜剥离所致。阴道流血一般常在病灶去除后方能停止。

4.晕厥与休克

由于腹腔内出血及剧烈腹痛,轻者出现晕厥,严重者出现失血性休克。出血量越多越快,症状出现越迅速越严重,但与阴道流血量不成正比。

5.腹部包块

输卵管妊娠流产或破裂时所形成的血肿时间较久者,由于血液凝固并与周围组织或器官(如子宫、输卵管、卵巢、肠管或大网膜等)发生粘连形成包块,包块较大或位置较高者,腹部可扪及。

(二)体征

根据患者内出血的情况,患者可呈贫血貌。腹部检查:下腹压痛、反跳痛明显,出血多时,叩诊有移动性浊音。

四、处理原则

处理原则以手术治疗为主,其次是药物治疗。

(一)药物治疗

1.化学药物治疗

主要适用于早期输卵管妊娠、要求保存生育能力的年轻患者。符合下列条件可采用此法:①无药物治疗的禁忌证。②输卵管妊娠未发生破裂或流产。③输卵管妊娠包块直径≤4 cm。④血 β-HCG<2 000 U/L。⑤无明显内出血,常用甲氨蝶呤(MTX),治疗机制是抑制滋养细胞增生,破坏绒毛,使胚胎组织坏死、脱落、吸收。但在治疗中若病情无改善,甚至发生急性腹痛或输卵管破裂症状,则应立即进行手术治疗。

2.中医治疗

中医学认为本病属血瘀少腹,不通则痛的实证。以活血化瘀、消症为治则,但应严格掌握指征。

(二)手术治疗

手术治疗分为保守手术和根治手术。保守手术为保留患侧输卵管,根治手术为切除患侧输卵管。手术治疗适用于:①生命体征不稳定或有腹腔内出血征象者;②诊断不明确者;③异位妊娠有进展者(如血β-HCG处于高水平,附件区大包块等);④随诊不可靠者;⑤药物治疗禁忌证者或无效者。

1.保守手术

此适用于有生育要求的年轻妇女,特别是对侧输卵管已切除或有明显病变者。

2.根治手术

此适用于无生育要求的输卵管妊娠内出血并发休克的急症患者。

3.腹腔镜手术

这是近年治疗异位妊娠的主要方法。

五、护理

(一)护理评估

1.病史

应仔细询问月经史,以准确推断停经时间。注意不要将不规则阴道流血误认为末次月经,或由于月经仅过期几天,不认为是停经。此外,对不孕、放置宫内节育器、绝育术、输卵管复通术、盆腔炎等与发病相关的高危因素应予高度重视。

2.身心状况

输卵管妊娠发生流产或破裂前,症状及体征不明显。当患者腹腔内出血较多时呈贫血貌,严重者可出现面色苍白,四肢湿冷,脉快、弱、细,血压下降等休克症状。体温一般正常,出现休克时体温略低,腹腔内血液吸收时体温略升高,但不超过38 ℃。下腹有明显压痛、反跳痛,尤以患侧为重,肌紧张不明显,叩诊有移动性浊音。血凝后下腹可触及包块。

由于输卵管妊娠流产或破裂后,腹腔内急性大量出血及剧烈腹痛,以及妊娠终止的现实都将使孕妇出现较为激烈的情绪反应,可表现为哭泣、自责、无助、抑郁和恐惧等行为。

3.诊断检查

(1)腹部检查:输卵管妊娠流产或破裂者,下腹部有明显压痛或反跳痛,尤以患侧为甚,轻度腹肌紧张;出血多时,叩诊有移动性浊音;如出血时间较长,形成血凝块,在下腹可触及软性肿块。

(2)盆腔检查:输卵管妊娠未发生流产或破裂者,除子宫略大较软外,仔细检查可能触及胀大的输卵管并有轻度压痛。输卵管妊娠流产或破裂者,阴道后穹隆饱满,有触痛。将宫颈轻轻上抬或左右摇动时引起剧烈疼痛,称为宫颈抬举痛或摇摆痛,是输卵管妊娠的主要体征之一。子宫稍大而软,腹腔内出血多时子宫检查呈漂浮感。

(3)阴道后穹隆穿刺:是一种简单、可靠的诊断方法,适用于疑有腹腔内出血的患者。由于腹腔内血液易积聚于子宫直肠陷凹,抽出暗红色不凝血为阳性,说明存在血腹症。无内出血、内出血量少、血肿位置较高或子宫直肠陷凹有粘连者,可能抽不出血液,因而穿刺阴性不能排除输卵管妊娠存在。如有移动性浊音,可做腹腔穿刺。

(4)妊娠试验:放射免疫法测血中 HCG,尤其是 β-HCG 阳性有助诊断。虽然此方法灵敏度高,异位妊娠的阳性率一般可达 80%～90%,但 β-HCG 阴性者仍不能完全排除异位妊娠。

(5)血清孕酮测定:对判断正常妊娠胚胎的发育情况有帮助,血清孕酮值＜15.6 nmol/L(5 ng/mL)应考虑宫内妊娠流产或异位妊娠。

(6)超声检查:B 超显像有助于诊断异位妊娠。阴道 B 超检查较腹部 B 超检查准确性高。诊断早期异位妊娠单凭 B 超显像有时可能会误诊。若能结合临床表现及 β-HCG 测定等,对诊断的帮助很大。

(7)腹腔镜检查:适用于输卵管妊娠尚未流产或破裂的早期患者和诊断有困难的患者,腹腔内有大量出血或伴有休克者,禁做腹腔镜检查。在早期异位妊娠患者,腹腔镜可见一侧输卵管肿大,表面紫蓝色,腹腔内无出血或有少量出血。

(8)子宫内膜病理检查:诊刮仅适用于阴道流血量较多的患者,目的在于排除宫内妊娠流产。将宫腔排出物或刮出物做病理检查,切片中见到绒毛,可诊断为宫内妊娠,仅见蜕膜未见绒毛者诊断为异位妊娠。现已经很少依靠诊断性刮宫协助诊断。

(二)护理诊断

1.潜在并发症

出血性休克。

2.恐惧

与担心手术失败有关。

(三)预期目标

(1)患者休克症状得以及时发现并缓解。

(2)患者能以正常心态接受此次妊娠失败的事实。

(四)护理措施

1.接受手术治疗患者的护理

(1)护士在严密监测患者生命体征的同时,配合医师积极纠正患者休克症状,做好术前准备。手术治疗是输卵管异位妊娠的主要处理原则。对于严重内出血并发休克的患者,护士应立即开放静脉,交叉配血,做好输血输液的准备。以便配合医师积极纠正休克,补充血容量,并按急症手术要求迅速做好手术准备。

(2)加强心理护理:护士于术前简洁明了地向患者及家属讲明手术的必要性,并以亲切的态度和切实的行动赢得患者及家属的信任,保持周围环境的安静、有序,减少和消除患者的紧张、恐惧心理,协助患者接受手术治疗方案。术后,护士应帮助患者以正常的心态接受此次妊娠失败的现实,向她们讲述异位妊娠的有关知识,一方面可以减少因害怕再次发生异位妊娠而抵触妊娠的不良情绪,另一方面也可以增加和提高患者的自我保健意识。

2.接受非手术治疗患者的护理

对于接受非手术治疗方案的患者,护士应从以下几方面加强护理。

(1)护士须密切观察患者的一般情况、生命体征,并重视患者的主诉,尤应注意阴道流血量与腹腔内出血量不成比例,当阴道流血量不多时,不要误认为腹腔内出血量也很少。

(2)护士应告诉患者病情发展的一些指征,如出血增多、腹痛加剧、肛门坠胀感明显等,以便当患者病情发展时,医患均能及时发现,给予相应处理。

(3)患者应卧床休息,避免腹部压力增大,从而减少异位妊娠破裂的机会。在患者卧床期间,护士需提供相应的生活护理。

(4)护士应协助正确留取血标本,以检测治疗效果。

(5)护士应指导患者摄取足够的营养物质,尤其是富含铁蛋白的食物,如动物肝脏、肉类、豆类、绿叶蔬菜及黑木耳等,以促进血红蛋白的增加,增强患者的抵抗力。

3.出院指导

输卵管妊娠的预后在于防治输卵管的损伤和感染,因此护士应做好妇女的健康保健工作,防止发生盆腔感染。教育患者保持良好的卫生习惯,勤洗浴、勤换衣,性伴侣稳定。发生盆腔炎后须立即彻底治疗,以免延误病情。另外,由于输卵管妊娠者中约有10%的再发生率和50%～60%的不孕率。因此,护士须告诫患者,下次妊娠时要及时就医,并且不宜轻易终止妊娠。

(五)护理评价

(1)患者的休克症状得以及时发现并纠正。

(2)患者消除了恐惧心理.愿意接受手术治疗。

(刘艳萍)

第五节　胎　儿　窘　迫

胎儿窘迫是指孕妇、胎儿、胎盘等各种原因引起的胎儿宫内缺氧,影响胎儿健康甚至危及生命。胎儿窘迫是一种综合征,主要发生在临产过程,也可发生在妊娠后期。发生在临产过程者,可以是妊娠后期的延续和加重。

一、病因

胎儿窘迫的病因涉及多方面,可归纳为三大类。

(一)母体因素

妊娠妇女患有高血压疾病、慢性肾炎、妊娠高血压综合征、重度贫血、心脏病、肺源性心脏病、高热、吸烟、产前出血性疾病和创伤、急产或子宫不协调性收缩、缩宫素使用不当、产程延长、子宫过度膨胀、胎膜早破等,或者产妇长期仰卧位,镇静药、麻醉药使用不当等。

(二)胎儿因素

胎儿心血管系统功能障碍、胎儿畸形,如严重的先天性心血管疾病、母婴血型不合引起的胎儿溶血、胎儿贫血、胎儿宫内感染等。

(三)脐带、胎盘因素

脐带因素有长度异常、缠绕、打结、扭转、狭窄、血肿、帆状附着;胎盘因素有植入异常、形状异常、发育障碍、循环障碍等。

二、病理生理

胎儿窘迫的基本病理、生理变化是缺血、缺氧引起的一系列变化。缺氧早期或者一过性缺氧时。机体主要通过减少胎盘和自身耗氧量代偿,胎儿则通过减少对肾与下肢血供等方式来保证心脑血流量,不产生严重的代偿障碍及器官损害。缺氧严重则可引起严重的并发症。缺氧初期通过自主神经反射兴奋交感神经,使肾上腺儿茶酚胺及皮质醇分泌增多,引起血压上升及心率加快。此时,胎儿的大脑、肾上腺、心脏及胎盘血流增加,而肾、肺、消化系统等血流减少,出现羊水减少、胎儿发育迟缓等。若缺氧继续加重,则转为兴奋迷走神经,血管扩张,有效循环血量减少,主要器官的功能由于血流不能保证而受损,于是胎心率减慢。缺氧继续发展下去可引起严重的器官功能损害,尤其可以引起缺血缺氧性脑病甚至胎死宫内。此过程基本是低氧血症至缺氧,然后至代谢性酸中毒,主要表现为胎动减少、羊水少、胎心监护基线变异差、出现晚期减速甚至呼吸抑制。由于缺氧时肠蠕动加快,肛门括约肌松弛引起胎粪排出。此过程可以形成恶性循环,更加重母体及胎儿的危险。不同原因引起的胎儿窘迫表现过程可以不完全一致,所以应加强监护、积极评价、及时发现高危征象并积极处理。

三、临床表现

胎儿窘迫的主要表现为胎心音改变、胎动异常及羊水胎粪污染或羊水过少,严重者胎动消失。根据其临床表现,胎儿窘迫可以分为急性胎儿窘迫和慢性胎儿窘迫。急性胎儿窘迫多发生在分娩期,主要表现为胎心率加快或减慢;CST 或者 OCT 等出现频繁的晚期减速或变异减速;羊水胎粪污染和胎儿头皮血 pH 下降,出现酸中毒。羊水胎粪污染可以分为三度:Ⅰ度羊水呈浅绿色;Ⅱ度羊水呈黄绿色,浑浊;Ⅲ度羊水呈棕黄色,稠厚。慢性胎儿窘迫发生在妊娠末期,常延续至临产并加重,主要表现为胎动减少或消失、NST 基线平直、胎儿发育受限、胎盘功能减退、羊水胎粪污染等。

四、处理原则

急性胎儿窘迫者,应积极寻找原因并给予及时纠正。若宫颈未完全扩张、胎儿窘迫情况不严重者,给予吸氧,嘱产妇左侧卧位,若胎心率变为正常,可继续观察;若宫口开全、胎先露部已达坐骨棘平面以下 3 cm 者,应尽快助产经阴道娩出胎儿;若因缩宫素使宫缩过强造成胎心率减慢者,应立即停止使用,继续观察,病情紧迫或经上述处理无效者立即剖宫产结束分娩。慢性胎儿窘迫者,应根据妊娠周、胎儿成熟度和窘迫程度决定处理方案。首先应指导妊娠妇女采取左侧卧位,间断吸氧,积极治疗各种合并症或并发症,密切监护病情变化。若无法改善,则应在促使胎儿成熟后迅速终止妊娠。

五、护理评估

(一)健康史

了解妊娠妇女的年龄、生育史、内科疾病史,如高血压疾病、慢性肾炎、心脏病等;本次妊娠经过,如妊娠高血压综合征、胎膜早破、子宫过度膨胀(如羊水过多和多胎妊娠);分娩经过,如产程延长(特别是第二产程延长)、缩宫素使用不当;了解有无胎儿畸形、胎盘功能的情况。

(二)身心状况

胎儿窘迫时,妊娠妇女自感胎动增加或停止。在窘迫的早期可表现为胎动过频(每 24 小时大于 20 次);若缺氧未纠正或加重,则胎动转弱且次数减少,进而消失。胎儿轻微或慢性缺氧时,胎心率加快(>160 次/分);若长时间或严重缺氧则会使胎心率减慢。若胎心率<100 次/分,则提示胎儿危险。胎儿窘迫时主要评估羊水量和性状。

孕产妇夫妇因为胎儿的生命遭遇危险而产生焦虑,对需要手术结束分娩产生犹豫、无助感。对于胎儿不幸死亡的孕产妇夫妇,其感情上受到强烈的创伤,通常会经历否认、愤怒、抑郁、接受的过程。

(三)辅助检查

1.胎盘功能检查

出现胎儿窘迫的妊娠妇女一般 24 小时尿 E_3 值急骤减少 30%～40%,或于妊娠末期连续多次测定在每 24 小时 10 mg 以下。

2.胎心监测

胎动时胎心率加速不明显,基线变异率<3 次/分,出现晚期减速、变异减速等。

3.胎儿头皮血血气分析

pH<7.2。

六、护理诊断/诊断问题

(一)气体交换受损(胎儿)

与胎盘子宫的血流改变、血流中断(脐带受压)或血流速度减慢(子宫-胎盘功能不良)有关。

(二)焦虑

与胎儿宫内窘迫有关。

(三)预期性悲哀

与胎儿可能死亡有关。

七、预期目标

(1)胎儿情况改善,胎心率在 120～160 次/分。
(2)妊娠妇女能运用有效的应对机制控制焦虑。
(3)产妇能够接受胎儿死亡的现实。

八、护理措施

(1)妊娠妇女左侧卧位,间断吸氧。严密监测胎心变化,一般每 15 分钟听 1 次胎心或进行胎心监护,注意胎心变化。

（2）为手术者做好术前准备，如宫口开全、胎先露部已达坐骨棘平面以下 3 cm 者，应尽快阴道助产娩出胎儿。

（3）做好新生儿抢救和复苏的准备。

（4）心理护理：①向孕产妇提供相关信息，包括医疗措施的目的、操作过程、预期结果及孕产妇须做的配合；将真实情况告知孕产妇，有助于其减轻焦虑，也可帮助产妇面对现实。必要时陪伴产妇，对产妇的疑虑给予适当的解释。②对于胎儿不幸死亡的父母亲，护理人员可安排一个远离其他婴儿和产妇的单人房间，陪伴他们或安排家人陪伴他们，勿让其独处；鼓励其诉说悲伤，接纳其哭泣及抑郁的情绪，陪伴在旁提供支持及关怀；若他们愿意，护理人员可让他们看看死婴并同意他们为死产婴儿做一些事情，包括沐浴、更衣、命名、拍照或举行丧礼，但事先应向他们描述死婴的情况，使之有心理准备。消除否认的态度而进入下一个阶段，提供足印卡、床头卡等作为纪念，帮助他们使用适合自己的压力应对技巧和方法。

九、结果评价

（1）胎儿情况改善，胎心率在 120～160 次/分。

（2）妊娠妇女能运用有效的应对机制来控制焦虑，叙述心理和生理上的感受。

（3）产妇能够接受胎儿死亡的现实。

（刘艳萍）

第六节　前置胎盘

妊娠 28 周后，胎盘附着于子宫下段，甚至胎盘下缘达到或覆盖宫颈内口，其位置低于胎先露部，称为前置胎盘。前置胎盘是妊娠晚期严重并发症，也是妊娠晚期阴道流血最常见的原因。其发病率国外报道占 0.5%，国内报道占 0.24%～1.57%。

一、病因

目前尚不清楚，高龄初产妇（年龄＞35 岁）、经产妇及多产妇、吸烟或吸毒妇女为高危人群。其病因可能与下述因素有关。

(一)子宫内膜病变或损伤

多次刮宫、分娩、子宫手术史等是前置胎盘的高危因素。上述情况可损伤子宫内膜，引起子宫内膜炎或萎缩性病变，再次受孕时子宫蜕膜血管形成不良、胎盘血供不足，刺激胎盘面积增大延伸到子宫下段。前次剖宫产手术瘢痕可妨碍胎盘在妊娠晚期向上迁移。增加前置胎盘的可能性。据统计，发生前置胎盘的孕妇，85%～95% 为经产妇。

(二)胎盘异常

双胎妊娠时胎盘面积过大，前置胎盘发生率较单胎妊娠高 1 倍；胎盘位置正常而副胎盘位于子宫下段接近宫颈内口；膜状胎盘大而薄，扩展到子宫下段，均可发生前置胎盘。

(三)受精卵滋养层发育迟缓

受精卵到达子宫腔后，滋养层尚未发育到可以着床的阶段，继续向下游走到达子宫下段，并在该处着床而发育成前置胎盘。

二、分类

根据胎盘下缘与宫颈内口的关系,将前置胎盘分为 3 类(图 5-3)。

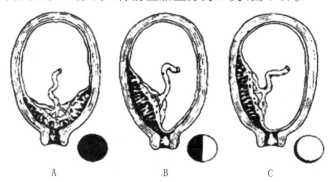

图 5-3 前置胎盘的类型
A.完全性前置胎盘;B.部分性前置胎盘;C.边缘性前置胎盘

(1)完全性前置胎盘又称中央性前置胎盘,胎盘组织完全覆盖宫颈内口。

(2)部分性前置胎盘宫颈内口部分为胎盘组织所覆盖。

(3)边缘性前置胎盘胎盘附着于子宫下段,胎盘边缘到达宫颈内口,未覆盖宫颈内口。

胎盘位于子宫下段,与胎盘边缘极为接近,但未达到宫颈内口,称为低置胎盘。胎盘下缘与宫颈内口的关系可因宫颈管消失、宫口扩张而改变。前置胎盘类型可因诊断时期不同而改变,如临产前为完全性前置胎盘,临产后因宫口扩张而成为部分性前置胎盘。目前,临床上均依据处理前最后一次检查结果来决定其分类。

三、临床表现

(一)症状

前置胎盘的典型症状是妊娠晚期或临产时,发生无诱因、无痛性反复阴道流血。妊娠晚期子宫下段逐渐伸展,牵拉宫颈内口,宫颈管缩短,临产后规律宫缩使宫颈管消失成为软产道的一部分。宫颈外口扩张,附着于子宫下段及宫颈内口的胎盘前置部分不能相应伸展而与其附着处分离,血窦破裂出血。前置胎盘出血前无明显诱因,初次出血量一般不多,剥离处血液凝固后,出血自然停止;也有初次即发生致命性大出血而导致休克的。由于子宫下段不断伸展,前置胎盘出血常反复发生,出血量也越来越多。阴道流血发生的迟早、反复发生次数、出血量多少与前置胎盘类型有关。完全性前置胎盘初次出血时间早,多在妊娠28周左右,称为警戒性出血。边缘性前置胎盘出血多发生于妊娠晚期或临产后,出血量较少。部分性前置胎盘的初次出血时间、出血量及反复出血次数,介于两者之间。

(二)体征

患者一般情况与出血量有关,大量出血呈现面色苍白、脉搏增快微弱、血压下降等休克表现。腹部检查:子宫软,无压痛,大小与妊娠周数相符。由于子宫下段有胎盘占据,影响胎先露部入盆,故胎先露高浮,易并发胎位异常。反复出血或一次出血量过多,使胎儿宫内缺氧,严重者胎死宫内。当前置胎盘附着于子宫前壁时,可在耻骨联合上方听到胎盘杂音。临产时检查见宫缩为阵发性,间歇期子宫完全松弛。

四、处理原则

处理原则是抑制宫缩、止血、纠正贫血和预防感染。根据阴道流血量、有无休克、妊娠周数、胎位、胎儿是否存活、是否临产及前置胎盘类型等综合作出决定。

(一)期待疗法

应在保证孕妇安全的前提下尽可能延长孕周,以提高围生儿存活率。适用于妊娠<34周、胎儿体重<2 000 g、胎儿存活、阴道流血量不多、一般情况良好的孕妇。

尽管国外有资料证明,前置胎盘孕妇的妊娠结局住院与门诊治疗并无明显差异,但我国仍应强调住院治疗。住院期间密切观察病情变化,为孕妇提供全面优质护理是期待疗法的关键措施。

(二)终止妊娠

1.终止妊娠指征

孕妇反复发生多量出血甚至休克者,无论胎儿成熟与否,为了母亲安全应终止妊娠;期待疗法中发生大出血或出血量虽少,但胎龄达孕36周以上,胎儿成熟度检查提示胎儿肺成熟者;胎龄未达孕36周,出现胎儿窘迫征象,或胎儿电子监护发现胎心异常者;出血量多,危及胎儿;胎儿已死亡或出现难以存活的畸形,如无脑儿。

2.剖宫产

剖宫产可在短时间内娩出胎儿,迅速结束分娩,对母儿相对安全,是处理前置胎盘的主要手段。剖宫产指征应包括完全性前置胎盘,持续大量阴道流血;部分性和边缘性前置胎盘出血量较多,先露高浮,短时间内不能结束分娩;胎心异常。术前应积极纠正贫血、预防感染等,备血,做好处理产后出血和抢救新生的准备。

3.阴道分娩

边缘性前置胎盘、枕先露、阴道流血不多、无头盆不称和胎位异常,估计在短时间内能结束分娩者,可予试产。

五、护理

(一)护理评估

1.病史

除个人健康史外,在孕产史中尤其注意识别有无剖宫产术、人工流产术及子宫内膜炎等前置胎盘的易发因素。此外,妊娠中特别是孕28周后,是否出现无痛性、无诱因、反复阴道流血症状,并详细记录具体经过及医疗处理情况。

2.身心状况

患者的一般情况与出血量的多少密切相关。大量出血时可见面色苍白、脉搏细速、血压下降等休克症状。孕妇及其家属可因突然阴道流血而感到恐惧或焦虑,既担心孕妇的健康,更担心胎儿的安危,可能显得恐慌、紧张、手足无措。

3.诊断检查

(1)产科检查:子宫大小与停经月份一致,胎儿方位清楚,先露高浮,胎心可以正常,也可因孕妇失血过多致胎心异常或消失。前置胎盘位于子宫下段前壁时,可于耻骨联合上方听见胎盘血管杂音。临产后检查,宫缩为阵发性,间歇期子宫肌肉可以完全放松。

（2）超声波检查：B超断层相可清楚看到子宫壁、胎头、宫颈和胎盘的位置，胎盘定位准确率达95％以上，可反复检查，是目前最安全、有效的首选检查方法。

（3）阴道检查：目前一般不主张应用。只有在近临产期出血不多时，终止妊娠前为除外其他出血原因或明确诊断决定分娩方式前考虑采用。要求阴道检查操作必须在输血、输液和做好手术准备的情况下方可进行。怀疑前置胎盘的个案，切忌肛查。

（4）术后检查胎盘及胎膜：胎盘的前置部分可见陈旧血块附着呈黑紫色或暗红色，如这些改变位于胎盘的边缘，而且胎膜破口处距胎盘边缘＜7 cm，则为部分性前置胎盘。如行剖宫产术，术中可直接了解胎盘附着的部分并确立诊断。

（二）护理诊断

1.潜在并发症

出血性休克。

2.有感染的危险

与前置胎盘剥离面靠近子宫颈口、细菌易经阴道上行感染有关。

（三）预期目标

（1）接受期待疗法的孕妇血红蛋白不再继续下降，胎龄可达或更接近足月。

（2）产妇产后未发生产后出血或产后感染。

（四）护理措施

根据病情须立即接受终止妊娠的孕妇，立即安排孕妇去枕侧卧位，开放静脉，配血，做好输血准备。在抢救休克的同时，按腹部手术患者的护理进行术前准备，并做好母儿生命体征监护及抢救准备工作。接受期待疗法的孕妇的护理措施如下。

1.保证休息

减少刺激孕妇，需住院观察，绝对卧床休息，尤以左侧卧位为佳，并定时间断吸氧，每天3次，每次1小时，以提高胎儿血氧供应。此外，还需避免各种刺激，以减少出血可能。医护人员进行腹部检查时动作要轻柔，禁做阴道检查和肛查。

2.纠正贫血

除采取口服硫酸亚铁、输血等措施外，还应加强饮食营养指导，建议孕妇多食高蛋白及含铁丰富的食物，如动物肝脏、绿叶蔬菜和豆类等。一方面有助于纠正贫血，另一方面还可以增强机体抵抗力，同时也促进胎儿发育。

3.监测生命体征

及时发现病情变化，严密观察并记录孕妇生命体征，阴道流血的量、色，流血事件及一般状况，检测胎儿宫内状态。按医嘱及时完成实验室检查项目，并交叉配血备用。发现异常及时报告医师并配合处理。

4.预防产后出血和感染

（1）产妇回病房休息时严密观察产妇的生命体征及阴道流血情况，发现异常及时报告医师处理，以防止或减少产后出血。

（2）及时更换会阴垫，以保持会阴部清洁、干燥。

（3）胎儿分娩后，及早使用宫缩剂，以预防产后大出血；对新生儿严格按照高危儿处理。

5.健康教育

护士应加强对孕妇的管理和宣教。指导围孕期妇女避免吸烟、酗酒等不良行为，避免多次刮宫、引产或宫内感染,防止多产,减少子宫内膜损伤或子宫内膜炎。对妊娠期出血,无论量多少均应就医,做到及时诊断、正确处理。

(五)护理评价

(1)接受期待疗法的孕妇胎龄接近(或达到)足月时终止妊娠。

(2)产妇产后未出现产后出血和感染。

(刘艳萍)

第七节　胎　盘　早　剥

妊娠 20 周以后或分娩期正常位置的胎盘在胎儿娩出前部分或全部从子宫壁剥离,称为胎盘早剥。胎盘早剥是妊娠晚期严重并发症,具有起病急、发展快特点,若处理不及时可危及母儿生命。胎盘早剥的发病率:国外 1%～2%,国内 0.46%～2.10%。

一、病因

胎盘早剥确切的原因及发病机制尚不清楚,可能与下述因素有关。

(一)孕妇血管病变

孕妇患严重妊娠期高血压疾病、慢性高血压、慢性肾脏疾病或全身血管病变时,胎盘早剥的发生率增高。妊娠合并上述疾病时,底蜕膜螺旋小动脉痉挛或硬化,引起远端毛细血管变性坏死甚至破裂出血,血液流至底蜕膜层与胎盘之间形成胎盘后血肿,致使胎盘与子宫壁分离。

(二)机械性因素

外伤尤其是腹部直接受到撞击或挤压;脐带过短(<30 cm)或脐带围绕颈、绕体相对过短时,分娩过程中胎儿下降牵拉脐带造成胎盘剥离;羊膜穿刺时刺破前壁胎盘附着处,血管破裂出血引起胎盘剥离。

(三)宫腔内压力骤减

双胎妊娠分娩时,第一胎儿娩出过速,或羊水过多时,人工破膜后羊水流出过快,均可使宫腔内压力骤减,子宫骤然收缩,胎盘与子宫壁发生错位剥离。

(四)子宫静脉压突然升高

妊娠晚期或临产后,孕妇长时间仰卧位,巨大妊娠子宫压迫下腔静脉,回心血量减少,血压下降。此时子宫静脉淤血、静脉压增高、蜕膜静脉床淤血或破裂,形成胎盘后血肿,导致部分或全部胎盘剥离。

(五)其他高危因素

高龄孕妇、吸烟、可卡因滥用、孕妇代谢异常、孕妇有血栓形成倾向、子宫肌瘤(尤其是胎盘附着部位肌瘤)等与胎盘早剥发生有关。有胎盘早剥史的孕妇再次发生胎盘早剥的危险性比无胎盘早剥史者高 10 倍。

二、分类及病理变化

胎盘早剥主要病理改变是底蜕膜出血并形成血肿,使胎盘从附着处分离。按病理类型,胎盘早剥可分为显性、隐性及混合性 3 种(图 5-4)。若底蜕膜出血量少,出血很快停止,多无明显的临床表现,仅在产后检查胎盘时发现胎盘母体面有凝血块及压迹。若底蜕膜继续出血,形成胎盘后血肿,胎盘剥离面随之扩大,血液冲开胎盘边缘并沿胎膜与子宫壁之间经过颈管向外流出,称为显性剥离或外出血。若胎盘边缘仍附着于子宫壁或由于胎先露部固定于骨盆入口,使血液积聚于胎盘与子宫壁之间,称为隐性剥离或内出血。由于子宫内有妊娠产物存在,子宫肌不能有效收缩,以压迫破裂的血窦而止血,血液不能外流,胎盘后血肿越积越大,子宫底随之升高。当出血达到一定程度时,血液终会冲开胎盘边缘及胎膜外流,称为混合型出血。偶有出血穿破胎膜溢入羊水中成为血性羊水。

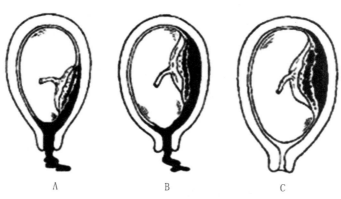

图 5-4　胎盘早剥类型
A.显性剥离;B.隐性剥离;C.混合性剥离

胎盘早剥发生内出血时,血液积聚于胎盘与子宫壁之间,随着胎盘后血肿压力的增加,血液浸入子宫肌层,引起肌纤维分离、断裂甚至变性,当血液渗透至子宫浆膜层时,子宫表面现紫蓝色瘀斑,称为子宫胎盘卒中,又称库弗莱尔子宫。有时血液还可渗入输卵管系膜、卵巢表面上皮下、阔韧带内。子宫肌层由于血液浸润、收缩力减弱,造成产后出血。

严重的胎盘早剥可以引发一系列病理、生理改变。从剥离处的胎盘绒毛和蜕膜中释放大量组织凝血活酶,进入母体血液循环,激活凝血系统,导致弥散性血管内凝血(DIC),肺、肾等脏器的毛细血管内微血栓形成,造成脏器缺血和功能障碍。胎盘早剥持续时间越长,促凝物质不断进入母血,激活纤维蛋白溶解系统,产生大量的纤维蛋白原降解产物(FDP),引起继发性纤溶亢进。发生胎盘早剥后,消耗大量凝血因子,并产生高浓度 FDP,最终导致凝血功能障碍。

三、临床表现

根据病情严重程度,Sher 将胎盘早剥分为 3 度。

(一)Ⅰ度

多见于分娩期,胎盘剥离面积小,患者常无腹痛或腹痛轻微,贫血体征不明显。腹部检查见子宫软,大小与妊娠周数相符,胎位清楚,胎心率正常。产后检查见胎盘母体面有凝血块及压迹即可诊断。

(二)Ⅱ度

胎盘剥离面为胎盘面积 1/3 左右。主要症状为突然发生持续性腹痛、腰酸或腰背痛,疼痛程度与胎盘后积血量成正比。无阴道流血或流血量不多,贫血程度与阴道流血量不相符。腹部检查见子宫大于妊娠周数,子宫底随胎盘后血肿增大而升高。胎盘附着处压痛明显(胎盘位于后壁则不明显),宫缩有间歇,胎位可扪及,胎儿存活。

(三)Ⅲ度

胎盘剥离面超过胎盘面积 1/2。临床表现较Ⅱ度重。患者可出现恶心、呕吐、面色苍白、四肢湿冷、脉搏细数、血压下降等休克症状,且休克程度大多与阴道流血量不成正比。腹部检查见子宫硬如板状,宫缩间歇时不能松弛,胎位扪不清,胎心消失。

四、处理原则

纠正休克、及时终止妊娠是处理胎盘早剥的原则。患者入院时,情况危重、处于休克状态,应积极补充血容量,及时输入新鲜血液,尽快改善患者状况。胎盘早剥一旦确诊,必须及时终止妊娠。终止妊娠的方法根据胎次、早剥的严重程度、胎儿宫内状况及宫口开大等情况而定。此外,对并发症如凝血功能障碍、产后出血和急性肾衰竭等进行紧急处理。

五、护理

(一)护理评估

1.病史

孕妇在妊娠晚期或临产时突然发生腹部剧痛,有急性贫血或休克现象,应引起高度重视。护士需结合有无妊娠期高血压疾病或高血压病史、胎盘早剥史、慢性肾炎史、仰卧位低血压综合征史及外伤史,进行全面评估。

2.身心状况

胎盘早剥孕妇发生内出血时,严重者常表现为急性贫血和休克症状,而无阴道流血或有少量阴道流血。因此,对胎盘早剥孕妇除进行阴道流血的量、色评估外,应重点评估腹痛的程度、性质,孕妇的生命体征和一般情况,以及时、准确地了解孕妇的身体状况。胎盘早剥孕妇入院时情况危急,孕妇及其家属常常感到高度紧张和恐惧。

3.诊断检查

(1)产科检查:通过四步触诊判断胎方位、胎心情况、宫高变化、腹部压痛范围和程度等。

(2)B超检查:正常胎盘B超图像应紧贴子宫体部后壁、前壁或侧壁,若胎盘与子宫体之间有血肿时,在胎盘后方出现液性低回声区,暗区常不止一个,并见胎盘增厚。若胎盘后血肿较大时,能见到胎盘胎儿面凸向羊膜腔,甚至能使子宫内的胎儿偏向对侧。若血液渗入羊水中,见羊水回声增强、增多,是由羊水浑浊所致。当胎盘边缘已与子宫壁分离,未形成胎盘后血肿,则见不到上述图像,故B超检查诊断胎盘早剥有一定的局限性。重型胎盘早剥时常伴胎心、胎动消失。

(3)实验室检查:主要了解患者贫血程度及凝血功能。重型胎盘早剥患者应检查肾功能与二氧化碳结合力。若并发DIC时进行筛选试验血小板计数、凝血酶原时间、纤维蛋白原测定,结果可疑者可做纤溶确诊试验(凝血酶时间、优球蛋白溶解时间、血浆鱼精蛋白副凝试验)。

(二)可能的护理诊断

1.潜在并发症

弥散性血管内凝血。

2.恐惧

此与胎盘早剥引起的起病急、进展快、危及母儿生命有关。

3.预感性悲哀

此与死产、切除子宫有关。

(三)预期目标

(1)孕妇出血性休克症状得到控制。

(2)患者未出现凝血功能障碍、产后出血和急性肾衰竭等并发症。

(四)护理措施

胎盘早剥是一种妊娠晚期严重危及母儿生命的并发症,积极预防非常重要。护士应使孕妇接受产前检查,预防和及时治疗妊娠期高血压疾病、慢性高血压、慢性肾病等;妊娠晚期避免仰卧位及腹部外伤;施行外倒转术时动作要轻柔;处理羊水过多和双胎者时,避免子宫腔压力下降过快等。对于已诊断为胎盘早剥的患者,护理措施如下。

1.纠正休克

改善患者的一般情况:护士应迅速开放静脉,积极补充其血容量,及时输入新鲜输血。既能补充血容量,又可补充凝血因子。同时密切监测胎儿状态。

2.严密观察病情变化

及时发现并发症:凝血功能障碍表现为皮下、黏膜或注射部位出血,子宫出血不凝,有时有尿血、咯血及呕血等现象;急性肾衰竭可表现为尿少或无尿。护士应高度重视上述症状,一旦发现,及时报告医师并配合处理。

3.为终止妊娠做好准备

一旦确诊,应及时终止妊娠,以孕妇病情轻重、胎儿宫内状况、产程进展、胎产式等具体状态决定分娩方式,护士需为此做好相应准备。

4.预防产后出血

胎盘早剥的产妇胎儿娩出后易发生产后出血,因此分娩后应及时给予宫缩剂,并配合按摩子宫,必要时按医嘱做切除子宫的术前准备。未发生出血者,产后仍应加强生命体征观察,预防晚期产后出血的发生。

5.产褥期的处理

患者在产褥期应注意加强营养,纠正贫血。更换消毒会阴垫,保持会阴清洁,预防感染。根据孕妇身体情况给予母乳指导。死者及时给予退乳措施,可在分娩后 24 小时内尽早服用大剂量雌激素,同时紧束双乳,少进汤类;水煎生麦芽当茶饮;针刺足临泣、悬钟等穴位。

(五)护理评价

(1)母亲分娩顺利,婴儿平安出生。

(2)患者未出现并发症。

（刘艳萍）

第八节 胎膜早破

胎膜早破是指在临产前胎膜自然破裂。它是常见的分娩期并发症,妊娠满 37 周的发生率为 10%,妊娠不满 37 周的发生率为 2.0%～3.5%。胎膜早破可引起早产及围生儿死亡率增加,也可导致孕产妇宫内感染率和产褥期感染率增加。

一、病因

一般认为胎膜早破与以下因素有关,常为多因素所致。

(一)上行感染

可由生殖道病原微生物上行感染,引起胎膜炎,使胎膜局部张力下降而破裂。

(二)羊膜腔压力增高

常见于多胎妊娠、羊水过多等。

(三)胎膜受力不均

胎先露高浮、头盆不称、胎位异常可使胎膜受压不均导致破裂。

(四)营养因素

缺乏维生素 C、锌及铜,可使胎膜张力下降而破裂。

(五)宫颈内口松弛

常因手术创伤或先天性宫颈组织薄弱,宫颈内口松弛,胎膜进入扩张的宫颈或阴道内,导致感染或受力不均,而使胎膜破裂。

(六)细胞因子

IL-1、IL-6、IL-8、TNF-α 升高,可激活溶酶体酶,破坏羊膜组织,导致胎膜早破。

(七)机械性刺激

创伤或妊娠后期性交也可导致胎膜早破。

二、临床表现

(一)症状

孕妇突感有较多液体自阴道流出,有时可混有胎脂及胎粪,无腹痛等其他产兆,当咳嗽、打喷嚏等腹压增加时,羊水可少量间断性排出。

(二)体征

肛诊或阴检时,触不到羊膜囊,上推胎儿先露部可见到羊水流出。如伴羊膜腔感染时,可有臭味,并伴有发热、母儿心率增快、子宫压痛,以及白细胞计数增多、C 反应蛋白升高。

三、对母儿的影响

(一)对母亲的影响

胎膜早破后,生殖道病原微生物易上行感染,通常感染程度与破膜时间有关。羊膜腔感染易发生产后出血。

(二)对胎儿的影响

胎膜早破经常诱发早产,早产儿易发生呼吸窘迫综合征。羊膜腔感染时,可引起新生儿吸入性肺炎,严重者发生败血症、颅内感染等。脐带受压、脐带脱垂时可致胎儿窘迫。胎膜早破发生的孕周越小,胎肺发育不良发生率越高,围生儿死亡率越高。

四、处理原则

预防感染和脐带脱垂,如有感染、胎窘征象,及时行剖宫产终止妊娠。

五、护理

(一)护理评估

1.病史

询问病史,了解是否有发生胎膜早破的病因,确定具体的胎膜早破的时间、妊娠周数,是否有宫缩、见红等产兆,是否出现感染征象,是否出现胎窘现象。

2.身心状况

观察孕妇阴道流液的色、质、量,是否有气味。孕妇常可能因为不了解胎膜早破的原因,而对不可自控的阴道流液形成恐慌,可能担心自身与胎儿的安危。

3.辅助检查

(1)阴道流液的 pH 测定:正常阴道液 pH 为 4.5~5.5,羊水 pH 为 7.0~7.5。若 pH>6.5,提示胎膜早破,准确率 90%。

(2)肛查或阴道窥阴器检查:肛查时未触到羊膜囊,上推胎儿先露部,有羊水流出。阴道窥阴器检查时见液体自宫口流出或可见阴道后穹隆有较多混有胎脂和胎粪的液体。

(3)阴道液涂片检查:阴道液置于载玻片上,干燥后镜检可见羊齿植物叶状结晶为羊水,准确率 95%。

(4)羊膜镜检查:可直视胎先露部,看不到前羊膜囊,即可诊断。

(5)胎儿纤维结合蛋白(fetal fibronectin,fFN)测定:fFN 是胎膜分泌的细胞外基质蛋白。当宫颈及阴道分泌物内 fFN 含量>0.05 mg/L 时,胎膜抗张能力下降,易发生胎膜早破。

(6)超声检查:羊水量减少可协助诊断,但不可确诊。

(二)护理诊断

1.有感染的危险

与胎膜破裂后,生殖道病原微生物上行感染有关。

2.知识缺乏

缺乏预防和处理胎膜早破的知识。

3.有胎儿受伤的危险

与脐带脱垂、早产儿肺部发育不成熟有关。

(三)护理目标

(1)孕妇无感染征象发生。

(2)孕妇了解胎膜早破的知识,如果突然发生胎膜早破,能够及时进行初步应对。

(3)胎儿无并发症发生。

(四)护理措施

1.预防脐带脱垂的护理

胎膜早破并胎先露未衔接的孕妇绝对卧床休息,多采用左侧卧位,注意抬高臀部防止脐带脱垂造成胎儿宫内窘迫。注意监测胎心变化,进行肛查或阴检时,确定有无隐性脐带脱垂,一旦发生,立即通知医师,并于数分钟内结束分娩。

2.预防感染

保持床单位清洁。使用无菌的会阴垫于外阴处,勤于更换,保持清洁干燥,防止上行感染。更换会阴垫时观察羊水的色、质、量、气味等。嘱孕妇保持外阴清洁,每天对其会阴擦洗 2 次。同时观察产妇的生命体征,血生化指标,了解是否存在感染征象。按医嘱一般破膜大于 12 小时给予抗生素防止感染。

3.监测胎儿宫内情况

密切观察胎心率的变化,嘱孕妇自测胎动。如有混有胎粪的羊水流出,即为胎儿宫内缺氧的表现,应及时予以吸氧,左侧卧位,并根据医嘱做好相应的护理。

若胎膜早破孕周小于 35 周者,根据医嘱予地塞米松促进胎肺成熟。若孕周小于 37 周并已临产,或孕周大于 37 周胎膜早破大于 12 小时后仍未临产者,可根据医嘱尽快结束分娩。

4.健康教育

孕期时为孕妇讲解胎膜早破的定义与原因,并强调孕期卫生保健的重要性。指导孕妇,如出现胎膜早破现象,无须恐慌,应立即平卧,及时就诊。孕晚期禁止性交,避免腹部碰撞或增加腹压。指导孕期补充足量的维生素和锌、铜等微量元素。如宫颈内口松弛者,应多卧床休息,并遵医嘱根据需要于孕 14～16 周时行宫颈环扎术。

(刘艳萍)

第九节　脐带异常

脐带异常是胎儿窘迫的首位因素,脐带是子宫-胎盘-胎儿联系的纽带,正常脐带长度 30～70 cm(平均为 55 cm),是血、氧供应及代谢交换的转运站。

一、病因

如果脐带的结构或位置异常,可因母儿血液循环障碍,造成胎儿宫内缺氧而窘迫,严重者可导致胎儿死亡。

二、临床表现

脐带异常可分为形态异常、生长异常、位置异常及脐带附着异常。形态异常如脐带扭转、打结、缠绕(绕颈、绕躯干、绕四肢),生长异常如脐带过长、过短、单脐动脉,位置异常如脐带先露、脐带脱垂。

(一)脐带缠绕

脐带围绕胎儿颈部、四肢或躯干者称为脐带缠绕,是最为常见的脐带异常,其中以脐带绕颈最为多见。脐带缠绕对胎儿的危害主要是缠绕过紧时引起血氧交换循环障碍,而致胎儿缺氧,甚至窘迫或死亡。尤其在分娩过程中,胎头下降后脐带出现相对长度不足,拉紧脐带就会阻断血液循环,或引起胎先露入盆下降受阻、产程延长、胎盘早剥及子宫内翻等并发症。

(二)脐带扭转

脐带过度扭转发生于近胎儿脐轮部时,可使胎儿血运受阻。

(三)脐带打结

有脐带假结和真结两种。假结是由于脐静脉迂曲形似打结或脐血管较脐带长、血管在脐带中扭曲而引起,对胎儿没有危害。另一种是脐带真结,与胎儿活动有关,一般发生在怀孕中期,先是出现脐带绕体,后因胎儿穿过脐带套环而形成真结。如果真结处未拉紧则无症状,拉紧后就会阻断胎儿血液循环而引起宫内窒息或胎死宫内。

(四)脐带长度异常

脐带正常长度为 30～70 cm,平均 55 cm。脐带超过 80 cm 称为脐带过长,不足 30 cm 称为脐带过短。脐带过长易导致脐带缠绕、打结、脱垂、脐血管受压等并发症。脐带过短在妊娠期常无临床征象,临产后因脐带过短,引起胎儿下降受阻,产程延长或者是过度牵拉使脐带及血管过紧、破裂,胎儿血液循环受阻,胎心律失常致胎儿窘迫、胎盘早剥。

(五)单脐动脉

脐带血管中仅一条脐动脉、一条脐静脉称为单脐动脉,临床罕见,大多合并胎儿畸形或胎儿分娩过程中因脐带受压而突然死亡。

(六)脐带先露与脱垂

胎膜未破,脐带位于胎先露之前或一侧称脐带先露。胎膜已破,脐带位于胎先露与子宫下段之间称隐性脐带脱垂;脐带脱出子宫口外,降至阴道内,甚至露于外阴称脐带脱垂。胎先露与骨盆入口不衔接存在间隙(如胎先露异常、胎先露下降受阻、胎儿小、羊水过多、低置胎盘等)时可发生脐带脱垂。

(七)脐带附着异常

正常情况下脐带附着于胎盘的中央或侧方,如果脐带附着于胎盘之外的胎膜上,则脐血管裸露于宫腔内,称为脐带帆状附着,这种情况在双胞胎中较多见,单胎的发生率只有百分之一。如果帆状血管的位置在宫体较高处,对胎儿的影响很小,只有在分娩时牵拉脐带或者娩出胎盘时脐带附着处容易发生断裂,使产时出血的机会增高。如果帆状血管位于子宫下段或脐血管绕过子宫口,血管则容易受到压迫而发生血液循环阻断、血管破裂,对胎儿危害极大。

三、护理评估

(一)健康史
详细了解产前检查结果,有无羊水过多、胎儿过小、胎位异常、低置胎盘等。

(二)生理状况

1.症状

若脐带未受压可无明显症状,若脐带受压,产妇自觉胎动异常甚至消失。

2.体征

出现频繁的变异减速,上推胎先露部及抬高臀部后恢复,若胎儿缺氧严重可伴有胎心消失。胎膜已破者,阴道检查可在胎先露旁或其前方触及脐带,甚至脐带脱出于外阴。

3.辅助检查

(1)产科检查:在胎先露旁或其前方触及脐带,甚至脐带脱出于外阴。

(2)胎儿电子监护:伴有频繁的变异减速,甚至胎心音消失。

(3)B超检查:有助于明确诊断。

(三)心理-社会因素
评估孕产妇及家属有无焦虑、恐慌等心理问题,对脐带脱垂的认识程度及家庭支持度。

四、护理诊断

(一)有胎儿窒息的危险

其与脐带缠绕、受压、牵拉等导致胎儿缺氧等有关。

(二)焦虑

其与预感胎儿可能受到危害有关。

(三)知识缺乏

缺乏对脐带异常的认识。

五、护理措施

(1)脐带异常的判定:应告知孕妇密切注意宫缩、胎动等情况,特别是有胎位不正、骨盆异常、低置胎盘、胎儿过小等情况的孕妇,如果发现12小时内胎动数小于10次,或逐日下降50%而不能复原,说明胎儿宫内窘迫,应立即就诊。B超检查结合电子监护观察胎心变化可以确诊大部分脐带异常的情况。如果经阴道检查在前羊膜囊内摸到搏动的、手指粗的索状物,其搏动频率与胎心率一致而与孕妇的脉率不一致,则可以诊断为脐带先露。此时胎心大多已有明显异常,出现胎动突然频繁增强、胎心率明显减速等。

(2)存在脐带异常的孕妇在分娩前一般不会出现特殊不适,但孕妇在得知有关胎儿的异常情况时,都会出现紧张、担心等心理负担。应该及时、准确地将脐带异常相关知识告知孕妇,并注意安慰孕妇,避免因孕妇紧张焦虑等心理因素进一步影响胎儿。发现早期的脐带异常,如单纯的脐带过长、过短、缠绕、扭转等,如未引起宫内窘迫,应向孕妇讲明可以通过改变体位进行纠正。

(3)嘱孕妇注意卧床休息,一般以左侧卧位为主,床头抬高15°,以缓解膨大子宫对下腔静脉压迫,以增加胎盘血供,改善胎盘循环,有时改变体位还能减少脐带受压。同时可根据情况给予低流量吸氧,通过胎儿电子监护仪观察胎儿宫内变化,并结合胎动计数,必要时行胎儿生物物理评分,能较早发现隐性胎儿宫内窘迫。

(4)如妊娠晚期,因脐带异常而不能继续妊娠时,应协助医师做好待产准备。对于临产的产妇,密切观察产程进展,根据医师要求做好阴道助产或剖宫产准备,对于脐带脱垂或宫内窘迫严重的胎儿应做好新生儿窒息抢救准备。

(刘艳萍)

第六章

儿科护理

第一节 小儿惊厥

惊厥的病理生理基础是脑神经元的异常放电和过度兴奋。惊厥是由多种原因所致的大脑神经元暂时性功能紊乱的一种表现。惊厥发作时全身或局部肌群突然发生阵挛或强直性收缩,多伴有不同程度的意识障碍。惊厥是小儿常见的急症,有 5%～6% 的小儿发生过高热惊厥。

一、病因

小儿惊厥可由众多因素引起,凡能造成脑神经元兴奋性功能紊乱的因素(如脑缺氧、缺血、低血糖、脑炎症、水肿、中毒变性、坏死)均可导致惊厥的发生。其病因可归纳为以下几类。

(一)感染性疾病

1.颅内感染性疾病

该类疾病包括细菌性脑膜炎、脑血管炎、颅内静脉窦炎、病毒性脑炎、脑膜脑炎、脑寄生虫病、各种真菌性脑膜炎。

2.颅外感染性疾病

该类疾病包括呼吸系统感染性疾病、消化系统感染性疾病、泌尿系统感染性疾病、全身性感染性疾病、某些传染病、感染性病毒性脑病、脑病合并内脏脂肪变性综合征。

(二)非感染性疾病

1.颅内非感染性疾病

该类疾病包括癫痫、颅内创伤、颅内出血、颅内占位性病变、中枢神经系统畸形、脑血管病、神经皮肤综合征、中枢神经系统脱髓鞘病和变性疾病。

2.颅外非感染性疾病

(1)中毒:如氰化钠、铅、汞中毒,急性乙醇中毒及各种药物中毒。

(2)缺氧:如新生儿窒息、溺水、麻醉意外、一氧化碳中毒、心源性脑缺血综合征等。

(3)先天性代谢异常疾病:如苯丙酮尿症、黏多糖病、半乳糖血症、肝豆状核变性、尼曼-匹克病。

(4)水电解质紊乱及酸碱失衡:如低钙血症、低钠血症、高钠血症及严重代谢性酸中毒。

(5)全身及其他系统疾病并发症:如系统性红斑狼疮、风湿病、肾性高血压脑病、尿毒症、肝性脑病、糖尿病、低血糖、胆红素脑病。

(6)维生素缺乏症:如维生素 B_6 缺乏症、维生素 B_6 依赖综合征、维生素 B_1 缺乏性脑病。

二、临床表现

(一)惊厥发作形式

1.强直-阵挛发作

患儿在惊厥发作时突然意识丧失,摔倒,全身强直,呼吸暂停,角弓反张,牙关紧闭,面色青紫,持续10~20秒,转入阵挛期;不同肌群交替收缩,致肢体及躯干有节律地抽动,口吐白沫(若咬破舌头可吐血沫)。患儿呼吸恢复,但不规则,数分钟后肌肉松弛而缓解,可有尿失禁,然后入睡,醒后可有头痛、疲乏,对发作不能回忆。

2.肌阵挛发作

肌阵挛发作是由肢体或躯干的某些肌群突然收缩(或称电击样抽动),表现为头、颈、躯干或某个肢体快速抽搐。

3.强直发作

强直发作表现为肌肉突然强直性收缩,肢体可固定在某种不自然的位置,持续数秒钟,躯干四肢姿势可不对称,有强直表情,眼及头偏向一侧,睁眼或闭眼,瞳孔散大,可伴呼吸暂停、意识丧失。发作后意识较快恢复,不出现发作后嗜睡。

4.阵挛性发作

阵挛性发作时全身性肌肉抽动,左右可不对称,肌张力可升高或降低,有短暂意识丧失。

5.限局性运动性发作

发作时无意识丧失,常表现为下列形式。

(1)某个肢体或面部抽搐:口、眼、手指对应的脑皮层运动区的面积大,因而这些部位易受累。

(2)杰克逊(Jackson)癫痫发作:发作时大脑皮层运动区异常放电灶逐渐扩展到相邻的皮层区。抽搐也按皮层运动区对躯干支配的顺序扩展:面部→手→前臂→上肢→躯干→下肢。若进一步发展,可成为全身性抽搐,此时可有意识丧失。杰克逊癫痫发作常提示颅内有器质性病变。

(3)旋转性发作:发作时头和眼转向一侧,躯干也随之强直性旋转,或一侧上肢上举,另一侧上肢伸直,躯干扭转等。

6.新生儿轻微惊厥

新生儿轻微惊厥是新生儿期常见的一种惊厥形式。发作时新生儿呼吸暂停,两眼斜视,眼睑抽搐,有频频的眨眼动作,伴流涎、吸吮或咀嚼样动作,有时还出现上肢下肢类似游泳或蹬自行车样的动作。

(二)惊厥的伴随症状及体征

1.发热

发热为小儿惊厥最常见的伴随症状。例如,单纯性或复杂性高热惊厥患儿,于惊厥发作前均有 38.5 ℃甚至 40 ℃以上高热。由上呼吸道感染引起者,还可有咳嗽、流涕、咽痛、咽部出血、扁桃体肿大等表现。如惊厥为其他器官或系统感染所致,绝大多数患儿有发热及其相关的症状和体征。

2.头痛及呕吐

头痛为小儿惊厥常见的伴随症状。年长儿能正确叙述头痛的部位、性质和程度,婴儿常表现为烦躁、哭闹、摇头、抓耳或拍打头部。患儿多伴有频繁的喷射状呕吐,常见于颅内疾病及全身性疾病,如各种脑膜炎、脑炎、中毒性脑病、瑞氏综合征,颅内占位性病变。患儿还可出现程度不等的意识障碍,颈项抵抗,前囟饱满,颅神经麻痹,肌张力升高或减弱,克尼格征、布鲁津斯基征及巴宾斯基征呈阳性。

3.腹泻

重度腹泻病可导致水、电解质紊乱及酸碱失衡,出现严重低钠血症或高钠血症,低钙血症、低镁血症。补液不当造成水中毒,也可出现惊厥。

4.黄疸

当出现胆红素脑病时,不仅皮肤、巩膜高度黄染,还可有频繁性惊厥。重症肝炎患儿肝衰竭,出现惊厥前可见到明显黄疸。在瑞氏综合征、肝豆状核变性等的病程中,均可出现黄疸,此类疾病初期或中末期均能出现惊厥。

5.水肿、少尿

各类肾炎或肾病为儿童时期常见多发病。水肿、少尿为该类疾病的首起表现。当部分患儿出现急性、慢性肾衰竭或肾性高血压脑病时,可有惊厥。

6.智力低下

常见于新生儿窒息所致缺氧、缺血性脑病,颅内出血患儿,病初即有频繁惊厥,其后有不同程度的智力低下。智力低下也见于先天性代谢异常疾病患儿,如未经及时、正确治疗的苯丙酮尿症、枫糖尿症患儿。

三、诊断依据

(一)病史

了解惊厥的发作形式、持续时间、伴随症状、诱发因素及有关的家族史,了解患儿有无意识丧失。

(二)体检

给患儿做全面的体格检查,尤其是神经系统的检查,检查神志、头颅、头围、囟门、颅缝、脑神经、瞳孔、眼底、颈抵抗、病理反射、肌力、肌张力、四肢活动等。

(三)实验室及其他检查

1.血、尿、大便常规

血白细胞数显著升高,通常提示细菌感染。血红蛋白含量很低,网织红细胞数升高,提示急性溶血。尿蛋白含量升高,提示肾炎或肾盂肾炎。粪便镜检可以排除痢疾。

2.血生化等检验

除常规查肝功能、肾功能、电解质外,还应根据病情选择有关检验。

3.脑脊液检查

对疑有颅内病变的惊厥患儿,应做脑脊液常规、脑脊液生化、脑脊液培养或有关的特殊化验。

4.脑电图检查

阳性率可达80%～90%。小儿惊厥患儿的脑电图上可表现为阵发性棘波、尖波、棘慢波、多棘慢波等多种波型。

5.CT检查

对疑有颅内器质性病变的惊厥患儿,应做脑CT扫描。高密度影见于钙化灶、出血灶、血肿及某些肿瘤;低密度影常见于水肿、脑软化、脑脓肿、脱髓鞘病变及某些肿瘤。

6.MRI 检查

MRI 对脑、脊髓结构异常反映较 CT 更敏捷,能更准确地反映脑内病灶。

7.单光子反射计算机体层成像(SPECT)

SPECT 可显示脑内不同断面的核素分布图像,对癫痫病灶、肿瘤定位及脑血管疾病提供诊断依据。

四、治疗

(一)止惊治疗

1.地西泮

每次 0.25～0.50 mg/kg,最大剂量为 10 mg,缓慢静脉注射,1 分钟不多于 1 mg。必要时可在 15～30 分钟后重复静脉注射一次。之后可口服维持。

2.苯巴比妥钠

新生儿的首次剂量为 15～20 mg,给药方式为静脉注射。维持量为 3～5 mg/(kg·d)。婴儿、儿童的首次剂量为 5～10 mg/kg,给药方式为静脉注射或肌内注射,维持量为 5～8 mg/(kg·d)。

3.水合氯醛

每次 50 mg/kg,加水稀释成 5%～10% 的溶液,保留灌肠。惊厥停止后改用其他止惊药维持。

4.氯丙嗪

剂量为每次 1～2 mg/kg,静脉注射或肌内注射,2～3 小时后可重复 1 次。

5.苯妥英钠

每次 5～10 mg/kg,肌内注射或静脉注射。遇到癫痫持续状态时,可给予 15～20 mg/kg,速度不超过 1 mg/(kg·min)。

6.硫苯妥钠

该药有催眠作用,大剂量有麻醉作用。每次 10～20 mg/kg,稀释成 2.5% 的溶液,肌内注射。也可缓慢静脉注射,边注射边观察,惊厥停止即停止注射。

(二)降温处理

1.物理降温

可用 30%～50% 乙醇擦浴。在患儿的头部、颈、腋下、腹股沟等处放置冰袋,也可用冷盐水灌肠。可用低于体温 3～4 ℃ 的温水擦浴。

2.药物降温

一般用布洛芬混悬液,1～3 岁,体重 10～15 kg,一次 4 mL;4～6 岁,体重 16～21 kg,一次 5 mL;7～9 岁,体重 22～27 kg,一次 8 mL;10～12 岁,体重 28～32 kg,一次 10 mL。

(三)降低颅内压

惊厥持续发作引起脑缺氧、缺血,易导致脑水肿;如惊厥由颅内感染引起,疾病本身即有脑组织充血、水肿,颅内压增高,因而应及时降低颅内压。常用 20% 的甘露醇溶液,每次 5～10 mL/kg,静脉注射或快速静脉滴注(10 mL/min),6～8 小时重复使用。

(四)纠正酸中毒

惊厥频繁或持续发作过久,可导致代谢性酸中毒,如果血气分析发现血 pH<7.2,BE(碱剩

余)为 15 mmol/L,可用 5％碳酸氢钠 3～5 mL/kg,稀释成 1.4％的等张溶液,静脉滴注。

(五)病因治疗

对惊厥患儿应通过了解病史、全面体检及必要的实验室检查,争取尽快地明确病因,给予相应治疗。对可能反复发作的病例,还应制定预防复发的措施。

五、护理

(一)护理诊断

(1)有窒息的危险。

(2)有受伤的危险。

(3)潜在并发症有脑水肿、酸中毒、呼吸系统衰竭、循环系统衰竭。

(4)患儿家长缺乏关于该病的知识。

(二)护理目标

(1)患儿不发生误吸或窒息。

(2)患儿未发生并发症。

(3)患儿家长情绪稳定,能掌握止痉、降温等应急措施。

(三)护理措施

1.一般护理

(1)护理人员应将患儿平放于床上,取头侧位。保持安静,治疗操作应尽量集中进行,动作轻柔、敏捷,禁止一切不必要的刺激。

(2)护理人员应把患儿的头侧向一边,以及时清除呼吸道分泌物;对发绀的患儿供给氧气;患儿窒息时施行人工呼吸。

(3)物理降温可用沾有温水或冷水的毛巾湿敷额头,每 5～10 分钟更换 1 次毛巾,必要时把冰袋放在额部或枕部。

(4)护理人员应注意患儿的安全,预防损伤,清理好周围物品,防止患儿坠床和碰伤。

(5)护理人员应协助做好各项检查,以及时明确病因;根据病情需要,于惊厥停止后,配合医师做血糖、血钙、腰椎穿刺、血气分析及血电解质等针对性检查。

(6)护理人员应保持患儿的皮肤清洁、干燥,衣、被、床单清洁、干燥、平整,以防皮肤感染及压疮的发生。

(7)护理人员应关心、体贴患儿,熟练、准确地操作,以取得患儿的信任,消除其恐惧心理;说服患儿及家长主动配合各项检查及治疗,使诊疗工作顺利进行。

2.临床观察内容

(1)惊厥发作时,护理人员应观察惊厥患儿抽搐的时间和部位,有无其他伴随症状。

(2)护理人员应观察病情变化,尤其随时观察呼吸、面色、脉搏、血压、心音、心率、瞳孔大小、对光反射等重要的生命体征,如发现异常,以及时通报医师,以便采取紧急抢救措施。

(3)护理人员应观察体温变化,如患儿有高热,应及时做好物理降温及药物降温;如体温正常,应注意为患儿保暖。

3.药物观察内容

(1)护理人员应观察止惊药物的疗效。

(2)使用地西泮、苯巴比妥钠等止惊药物时,护理人员应注意观察患儿呼吸及血压的变化。

4.预见性观察

若惊厥持续时间长,频繁发作,护理人员应警惕有脑水肿、颅内压增高。收缩压升高,脉率减慢,呼吸节律慢而不规则,则提示颅内压增高。如未及时处理,可进一步发生脑疝,表现为瞳孔不等大、对光反射消失、昏迷加重、呼吸节律不整甚至呼吸骤停。

六、康复与健康指导

(1)护理人员应做好患儿的病情观察,准备好急救物品,教会家长正确的退热方法,提高家长的急救技能。

(2)护理人员应加强患儿营养与体育锻炼,做好基础护理等。

(3)护理人员应向家长详细交代患儿的病情、惊厥的病因和诱因,指导家长掌握预防惊厥的方法。

(杨　斐)

第二节　小儿病毒性脑炎

病毒性脑炎是指各种病毒感染引起的一组以精神和意识障碍为突出表现的中枢神经系统感染性疾病。80%以上的病毒性脑炎由肠道病毒引起(柯萨奇病毒、埃可病毒),其次为虫媒病毒(如乙脑病毒)、腮腺炎病毒和疱疹病毒等。由于神经系统受累的部位、病毒致病的强度等不同,临床表现差异较大。

一、临床特点

(一)前驱期症状

多数患儿有上呼吸道或胃肠道感染等前驱症状,如发热、头痛、咽痛、食欲减退、呕吐、腹泻等。

(二)脑实质受累症状

(1)意识障碍:对外界反应淡漠、迟钝,或烦躁、嗜睡,甚至出现谵妄、昏迷。如累及脑膜则出现脑膜刺激征。

(2)抽搐:可以为局限性、全身性或为持续性。

(3)运动功能障碍:病变累及脑干可有多数脑神经麻痹,表现为斜视、面瘫或吞咽困难,典型的出现交叉性瘫痪,严重的出现呼吸、循环衰竭。病变累及基底节等椎体外系时,出现各种不同类型的不自主运动,包括多动、震颤、肌张力改变如舞蹈性动作、肌强直等。

(4)小脑受累症状:共济失调、眼球震颤、肌张力低下等。

(5)精神症状:部分患儿精神症状非常突出,如记忆力减退,定向障碍,幻听、幻视;情绪改变、易怒,有时出现猜疑。

(6)自主神经症状:以出汗为明显,其次为唾液分泌增多,颜面潮红;可出现大小便功能障碍。

(三)颅内压增高症状

主要表现为头痛、呕吐、心动过缓、血压升高、球结膜水肿、视盘水肿,婴儿前囟饱满,意识障碍,严重时可出现脑疝,危及生命。

(四)后遗症

大部分病毒性脑炎的病程为 2 周,多可完全恢复,但重者可留下不同程度的后遗症,如肢体瘫痪、癫痫、智力低下、失语、失明等。

(五)辅助检查

(1)周围血常规:白细胞计数正常或偏低。

(2)脑脊液:压力正常或增高,白细胞轻或中度升高,一般不超过 $100×10^6/L$,以淋巴细胞为主,蛋白含量正常或略高,糖和氯化物正常。

(3)病毒学、免疫学检查:部分患儿脑脊液病毒培养及特异性抗体测试阳性。恢复期血清特异性抗体滴度高于急性期 4 倍以上有诊断价值。

二、护理评估

(一)健康史

询问患儿近 1~2 周内有无呼吸道、消化道等前驱感染症状,有无头痛、呕吐,抽搐等表现。

(二)症状、体征

评估患儿的生命体征,意识障碍、肢体瘫痪及头痛程度,注意检查脑膜刺激征,有无脑神经麻痹、精神症状、前囟隆起等表现。

(三)社会、心理状况

评估患儿、家长的心理状况和对本病的了解程度,有无焦虑、恐惧,以及家庭经济能力。

(四)辅助检查

及时了解血液化验、脑脊液检查结果,以及脑电图、头颅 CT 的改变。

三、常见护理问题

(1)体温过高:与病毒感染有关。

(2)营养失调:低于机体需要量,与摄入不足、机体消耗增多有关。

(3)有受伤的危险:与昏迷、抽搐、瘫痪有关。

(4)恐惧(家长):与预后不良有关。

(5)合作性问题:颅内高压征、昏迷。

四、护理措施

(1)合理的体位:患儿取平卧位,上半身可抬高 15°~30°,利于静脉回流,降低脑静脉窦压力,有助于降低颅内压。呕吐患儿可取侧卧位,以便分泌物排出,保持呼吸道通畅。

(2)保持安静:患儿抽搐或躁动不安时,遵医嘱使用镇静药,因为任何躁动不安均能加重脑缺氧。

(3)密切观察病情:注意神志、瞳孔、呼吸、心率、血压、前囟、哭声、肌张力、抽搐次数、性质及持续时间等,应经常巡视,密切观察,详细记录,以便及早发现,给予急救处理。

(4)密切注意药物疗效及不良反应:甘露醇、呋塞米、激素使用后需注意瞳孔、前囟张力、头痛程度、血压、尿量等变化,必要时复查电解质。

(5)维持正常体温:监测体温变化,观察热型及伴随症状。体温>38 ℃时给予物理降温如头置冰水袋、温水擦浴、解热贴敷额等；体温＞39 ℃时遵医嘱药物降温，并注意降温疗效。鼓励患儿多饮水，必要时静脉补液；出汗后及时更换衣物，以防受凉。

（6）保护脑细胞：给予氧气吸入，定时监测血氧饱和度；并按医嘱使用甘露醇、呋塞米、地塞米松等以减轻脑水肿。

（7）保证营养供应：饮食宜清淡、易消化、富含营养。注意食物的调配，增加患儿的食欲。少量多餐，以减轻胃的饱胀，防呕吐发生。对昏迷或吞咽困难的患儿，应及早给予鼻饲，保证热量供应。

（8）促进肢体功能的恢复：①卧床期间协助患儿洗漱、进食、大小便和个人卫生等；②教会家长给患儿翻身及皮肤护理的方法，预防压疮的发生；③保持瘫痪肢体于功能位置。病情稳定后，以及早督促患儿进行肢体的被动或主动功能锻炼。活动要循序渐进，加强保护措施，防止碰伤。在每次改变锻炼方式时给予指导、帮助和鼓励。

（9）做好心理护理：树立患儿及其家长战胜疾病的信心，促进康复训练，增强患儿自我照顾能力。耐心介绍环境，给予关心、爱护，以减轻患儿的不安与焦虑。

（10）昏迷患儿按昏迷护理。

（11）健康教育：①腰穿是诊断病脑必不可少的检查。让家长懂得：脑脊液每小时可产生20 mL左右，抽出 2 mL 脑脊液检查不会影响机体的功能，腰穿后平卧 2 小时，禁食 2 小时即可，以解除患儿及家长的顾虑；②根据患儿及家长的接受程度，介绍病情及病毒性脑炎可能的转归，鼓励患儿和家长树立战胜疾病的信心；③指导、督促家长掌握保护性看护和日常生活护理的有关知识，指导家长做好智力训练和瘫痪肢体功能训练。

（杨　斐）

第三节　房间隔缺损

房间隔缺损是最常见的成人先天性心脏病，女性多于男性，且有家族遗传倾向。房间隔缺损一般分为原发孔缺损和继发孔缺损，前者实际上属于部分心内膜垫缺损，常同时合并二尖瓣和三尖瓣发育不良。后者为单纯房间隔缺损。

一、临床表现

（一）症状

取决于缺损的大小、部位、年龄、分流量及是否合并其他畸形等。分流量小，极少患儿有不适表现，学龄前儿童体检时可闻及一柔和杂音。分流量大者，由于左向右分流使肺循环血流增加，出现活动后心慌气短，并表现乏力、气急，反复发作严重的肺部感染、心律失常及心力衰竭。随年龄增长肺循环阻力增加，右心负荷过重，出现右向左分流，临床上出现发绀，应禁忌手术。

（二）体征

主要体征为胸骨左缘第 2、第 3 肋间可闻及Ⅱ～Ⅲ级柔和的收缩期杂音，肺动脉瓣第二音亢进及固定性分裂。

二、辅助检查

(一)胸部 X 线检查

可显示肺充血、肺动脉段突出、右房右室增大等表现。透视下可见肺动脉段及肺门动脉搏动增强,称为肺门舞蹈症。

(二)心电图检查

多见电轴右偏,右心室肥大和不完全右束支传导阻滞。

(三)超声心动图

检查见右心房内径增大,主肺动脉增宽,房间隔部分回声脱失,并能直接测量缺损直径大小,彩色多普勒成像提示心房水平左向右分流信号。多普勒超声心动图、超声心动声学造影二者相结合几乎能检测出所有缺损的分流并对肺动脉压力有较高的测量价值。

(四)心导管检查

对疑难病例或出现肺高压,行右心导管或左房造影检查,可明确诊断及合并畸形,又可测量肺动脉压力,估计病程和预后。

三、治疗原则

(一)介入治疗

对大部分患者,可以结合超声心动图检查结果,在超声心动图和 X 线血管造影机器的引导下进行封堵治疗。

(二)外科治疗

在开展非手术介入治疗以前,对所有单纯房间隔缺损已引起血流动力学改变,即已有肺血增多征象、房室增大及心电图相应表现者均应手术治疗。患者年龄太大已有严重肺动脉高压者手术治疗应慎重。

四、护理诊断

(1)活动无耐力:与心脏畸形导致的心排血量下降有关。

(2)营养失调(低于机体需要量):与疾病导致的生长发育迟缓有关。

(3)潜在并发症:心力衰竭、肺部感染、感染性心内膜炎。

(4)焦虑:与自幼患病,症状长期反复存在有关。

(5)知识缺乏:缺乏疾病相关知识。

五、护理目标

(1)患者活动耐力有所增加。

(2)患者营养状况得到改善或维持。

(3)未发生相关并发症,或并发症发生后能得到及时治疗与处理。

(4)患者焦虑减轻或消除,情绪良好。

(5)患者或家属能说出有关疾病的自我保健方面的知识。

六、护理措施

(一)术前护理

1.心理护理

患者及家属均对心脏手术有恐惧感,担心预后,针对患者的心态,护士应详细了解疾病治疗的有关知识,说明治疗目的、方法及其效果,对封堵患者讲解微创手术创伤小,成功率高,消除其恐惧焦虑心理,增强信心,使其能配合治疗。

2.术前准备

入院后及时完成心外科各项常规检查,并在超声心动图下测量 ASD 的横径和长径、上残边、下残边等数值,以确定手术方式。

(二)术后护理

1.观察术后是否有空气栓塞的并发症存在

因修补房间隔缺损时,左心房排气不好,术中易出现空气栓塞,多见于冠状动脉和脑动脉空气栓塞。因而应保持患者术后平卧 4 小时,严密观察患者的反应,并记录血压、脉搏、呼吸、瞳孔及意识状态等。当冠状血管栓塞则出现心室颤动,脑动脉栓塞则出现瞳孔不等大、头痛、烦躁等症状,此时应立即对症处理。

2.严密观察心率、心律的变化

少数上腔型 ASD 右房切口太靠近窦房结或上腔静脉阻断带太靠近根部而损伤窦房结,都将产生窦性或交界性心动过缓,这种心律失常需要安置心脏起搏器治疗。密切观察心律变化,维护好起搏器的功能。术后如出现心房颤动、房性或室性期前收缩,注意观察并保护好输入抗心律失常药物的静脉通路。

3.观察有无残余漏

常由闭合不严密或组织缝线撕脱而引起。听诊有无残余分流的心脏杂音,一经确诊房缺再通,如无手术禁忌证,应尽早再次手术。

4.预防并发症

对封堵患者术后早期在不限制正常肢体功能锻炼的前提下指导患者掌握正确有效的咳嗽方法,咳嗽频繁者适当应用镇咳药物,避免患者剧烈咳嗽、打喷嚏及用力过猛等危险动作,防止闭合伞脱落和移位,同时监测体温变化,应用抗生素,预防感染。

5.抗凝指导

ASD 封堵术后为防止血栓形成,均予以抗凝治疗,术后 24 小时内静脉注射肝素0.2 mg/(kg·d)或皮下注射低分子肝素 0.2 mg/(kg·d),24 小时后改口服阿司匹林 5 mg/(kg·d),连服 3 个月。

(三)出院指导

(1)术后 3～4 天复查超声心动图,无残余分流,血常规、凝血机制正常即可出院。

(2)出院后患者避免劳累,防止受凉,预防感染,注意自我保健。

(3)必要时服用吲哚美辛 3～5 天,术后 1、3、6 个月复查超声心动图,以确保长期疗效。

(4)封堵患者术后口服阿司匹林 5 mg/(kg·d),连服 3 个月。

(杨　斐)

第四节　室间隔缺损

室间隔缺损是胚胎间隔发育不全而形成的单个或多个缺损,由此产生左右两心室的异常交通,在心室水平产生异常血流分流的先天性心脏病。室间隔缺损可以单独存在或是构成多种复杂心脏畸形,如法洛四联症、矫正性大动脉转位、主动脉弓离断,完全性心内膜垫缺损、三尖瓣闭锁等畸形中的一个组成部分。室间隔缺损可以称得上是临床最常见的先天性心脏病之一。

一、临床表现

(一)症状

缺损小,一般并无症状。大室间隔缺损及大量分流者,婴儿期易反复发生呼吸道感染,喂养困难,发育不良,甚至左心衰竭。较大分流量的儿童或青少年患者,劳累后常有气促和心悸,发育不良。随着肺动脉高压的发展,左向右分流量逐渐减少,造成双向分流或右向左分流,患者将出现明显的发绀、杵状指、活动耐力下降、咯血等症状及腹胀、下肢水肿等右心衰竭表现。

(二)体征

心前区常有轻度隆起,胸骨左缘第3、第4肋间能扪及收缩期震颤,并听到3~4级全收缩期杂音,高位漏斗部缺损杂音则位于第2肋间。肺动脉瓣区第二音亢进。分流量大者,心尖部尚可听到柔和的功能性舒张中期杂音。肺动脉高压导致分流量减少的病例,收缩期杂音逐步减轻,甚至消失,而肺动脉瓣区第二音则明显亢进、分裂,并可伴有肺动脉瓣关闭不全的舒张期杂音。

二、辅助检查

(一)心电图检查

缺损小,心电图正常或电轴左偏。缺损较大,随分流量和肺动脉压力增大而示左心室高电压、肥大或左右心室肥大。严重肺动脉高压者,则提示右心大或伴劳损。

(二)X 线检查

中度以上缺损心影轻度到中度扩大,左心缘向左向下延长,肺动脉圆锥隆出,主动脉结变小,肺门充血。重度阻塞性肺动脉高压心影扩大反而不显著,右肺动脉粗大,远端突变小,分支呈鼠尾状,肺野外周纹理稀疏。

(三)超声心动图

检查左心房、左心室内径增大。二维切面可示缺损的部位和大小。彩色多普勒可显示左心室向右心室分流。

三、治疗原则

(一)介入治疗

部分肌部室间隔缺损和膜周部室间隔缺损可以行介入封堵治疗。

(二)外科手术治疗

在开展非手术介入治疗以前,成人小室间隔缺损 Qp/Qs<1.3 者一般不考虑手术,但应随访

观察;中度室间隔缺损者应考虑手术,此类患者在成人中少见;Qp/Qs 为 1.3～1.5 者可根据患者总体情况决定是否手术,除非年龄过大有其他疾病不能耐受手术者仍应考虑手术治疗;大室间隔缺损伴重度肺动脉压增高,肺血管阻力＞7 wood 单位者不宜手术治疗。

四、护理诊断

(1)活动无耐力:与心脏畸形导致的心排血量下降有关。

(2)营养失调(低于机体需要量):与疾病导致的生长发育迟缓有关。

(3)潜在并发症:心力衰竭、肺部感染、感染性心内膜炎。

(4)焦虑:与自幼患病,症状长期反复存在有关。

(5)知识缺乏:缺乏疾病相关知识。

五、护理目标

(1)患者活动耐力有所增加。

(2)患者营养状况得到改善或维持。

(3)未发生相关并发症,或并发症发生后能得到及时治疗与处理。

(4)患者焦虑减轻或消除,情绪良好。

(5)患者或家属能说出有关疾病的自我保健方面的知识。

六、护理措施

(一)术前护理

(1)婴幼儿有大室间隔缺损,大量分流及肺功脉高压发展迅速者,按医嘱积极纠正心力衰竭、缺氧、积极补充营养,增强体质,尽早实施手术治疗。

(2)术前患儿多汗,常感冒及患肺炎,故予以多饮水、勤换洗衣服,减少人员流动。预防感冒,有心力衰竭者应定期服用地高辛,并注意观察不良反应。

(二)术后护理

1.保持呼吸道通畅,预防发生肺动脉高压危象

中小型室间隔缺损手术后一般恢复较顺利。对大型缺损伴有肺动脉高压患者,由于术前大量血液涌向肺部,患儿有反复发作肺炎史,并且由于肺毛细血管床的病理性改变,使气体交换发生困难,在此基础上又加上体外循环对肺部的损害,使手术后呼吸道分泌物多,不易咳出,影响气体交换,重者可造成术后严重呼吸衰竭,慢性缺氧加重心功能损害。尤其是婴幼儿,术后多出现呼吸系统并发症,往往手术尚满意,却常因呼吸道并发症而死亡,因此术后呼吸道的管理更为重要。

(1)术后常规使用呼吸机辅助呼吸,对于肺动脉高压患者,术后必须较长时间辅助通气及充分供氧。

(2)肺动脉高压者,在辅助通气期间,提供适当的过度通气,使 pH 为 7.50～7.55、$PaCO_2$ 为 0.7～4.7 kPa(5～35 mmHg)、PaO_2＞13.3 kPa(100 mmHg),有利于降低肺动脉压。辅助通气要设置 PEEP,小儿常规应用 0.39 kPa(4 cmH_2O),增加功能残气量,防止肺泡萎陷。

(3)随时注意呼吸机同步情况、潮气量、呼吸频率等是否适宜,定期做血气分析,根据结果及时调整呼吸机参数。

（4）肺动脉高压患者吸痰的时间间隔应相对延长,尽可能减少刺激,以防躁动加重缺氧,使肺动脉压力进一步升高,加重心脏负担及引起肺高压危象。

（5）气管插管拔除后应加强体疗,协助排痰,保证充分给氧。密切观察患者呼吸情况并连续监测血氧饱和度。

2.维持良好的循环功能

及时补充血容量密切观察血压、脉搏、静脉充盈度、外周温度及尿量。心源性低血压应给升压药,如多巴胺、间羟胺等,维持收缩压在 12.0 kPa（90 mmHg）以上。术后早期应控制静脉输入晶体液,以 1 mL/（kg·h）为宜,并注意观察及保持左心房压不高于中心静脉压。

3.保持引流通畅

保持胸腔引流管通畅,观察有无术后大出血密切观察引流量,若每小时每千克体重超过 4 mL表示有活动性出血的征象,连续观察 3～4 小时,用止血药无效,应立即开胸止血。

（三）出院指导

（1）逐步增加活动量,在术后 3 个月内不可过度劳累,以免发生心力衰竭。

（2）儿童术后应加强营养供给,多进高蛋白、高热量、高维生素饮食,以利生长发育。

（3）注意气候变化,尽量避免到公共场所,避免呼吸道感染。

（4）定期门诊随访。

（杨　斐）

第五节　肺动脉狭窄

肺动脉狭窄是指由于右心室先天发育不良而与肺动脉之间的血流通道产生狭窄。狭窄发生于从三尖瓣至肺动脉的任何水平,其可各自独立存在,也可合并存在。该病占先天性心脏病的 25%～30%。

一、临床表现

（一）症状

肺动脉狭窄严重的新生儿,出生后即有发绀。重症病儿表现气急、躁动及进行性低氧血症。轻症或无症状的患儿可随着年龄的增长出现劳累后心悸、气促、胸痛或晕厥,严重者可有发绀和右心衰竭。

（二）体征

胸骨左缘第 2 肋间闻及粗糙收缩期喷射样杂音,向左颈根部传导,可触及震颤,肺动脉瓣第二心音减弱或消失。严重或病程长的患儿有发绀及杵状指（趾）及面颊潮红等缺氧表现。

二、辅助检查

（一）心电图

电轴右偏,P 波高尖,右心室肥厚。

(二)X 线检查

右心室扩大,肺动脉圆锥隆出,肺门血管阴影减少及纤细。

(三)彩色多普勒超声心动图检查

右心室增大,确定狭窄的解剖学位置及程度。

(四)心导管检查

可测定右心室压力是否显著高于肺动脉压力,并连续描记肺动脉至右心室压力曲线;鉴别狭窄的类型(瓣膜型或漏斗型);测定心腔和大血管血氧含量;注意有无其他先天性异常。疑为漏斗部狭窄或法洛三联症者,可行右心导管造影。

(五)选择性右心室造影

可确定病变的类型及范围,瓣膜型狭窄,可显示瓣膜交界融合的圆顶状征象;若为肺动脉瓣发育不良,在心动周期中可显示瓣膜活动度不良;瓣环窄小及瓣窦发育不良,则无瓣膜交界融合的圆顶状征象。

三、治疗原则

(一)介入治疗

绝大多数这类患者可以进行介入治疗,包括肺动脉瓣球囊扩张、经皮肺动脉瓣置入及肺动脉分支狭窄的支架置入。

(二)外科手术治疗

球囊扩张不成功或不宜行球囊扩张者,如狭窄上下压力阶差>5.3 kPa(40 mmHg)应采取手术治疗。

四、护理诊断

(1)活动无耐力:与心脏畸形导致的心排血量下降有关。

(2)营养失调(低于机体需要量):与疾病导致的生长发育迟缓有关。

(3)潜在并发症:心力衰竭、肺部感染、感染性心内膜炎。

(4)焦虑:与自幼患病,症状长期反复存在有关。

(5)知识缺乏:缺乏疾病相关知识。

五、护理目标

(1)患者活动耐力有所增加。

(2)患者营养状况得到改善或维持。

(3)未发生相关并发症,或并发症发生后能得到及时治疗与处理。

(4)患者焦虑减轻或消除,情绪良好。

(5)患者或家属能说出有关疾病的自我保健方面的知识。

六、护理措施

(一)手术前护理

(1)重症肺动脉瓣狭窄伴有重度发绀的新生儿,术前应静脉给予前列腺素 E,以延缓动脉导管闭合。

（2）休息：由于肺动脉瓣狭窄,右心室排血受阻,致右心室压力增高,负荷加重,患者可出现发绀和右心衰竭情况,故应卧床休息,减轻心脏负担。

（3）氧气吸入：发绀明显者或有心力衰竭的患者,术前均应给予氧气吸入,每天2次,每次半小时,改善心脏功能,必要时给予强心、利尿药物。

（二）手术后护理

1.循环系统

（1）建立有创血压监测,持续观察血压变化。对于较重患者,用微量泵泵入升压药物,并根据血压的变化随时进行调整,使血压保持稳定,切勿忽高忽低。

（2）注意中心静脉压的变化,以便了解右心有无衰竭和调节补液速度,必要时应用强心药物。此类患者狭窄解除后,短时间内心排血量增多,如心脏不能代偿容易造成心力衰竭。

（3）注意外周循环的变化,如周身皮肤、口唇、指甲颜色、温度及表浅动脉搏动情况。

（4）维持成人尿量＞0.5 mL/(kg·h),儿童尿量＞1 mL/(kg·h)以上。

2.呼吸系统

（1）术后使用呼吸机辅助呼吸,保持呼吸道通畅,以及时吸痰。用脉搏血氧监测仪观察氧饱和度的变化并监测 PaO_2,如稳定在 10.7 kPa(80 mmHg),可在术后早期停用呼吸机。如发生低氧血症[PaO_2＜10.7 kPa(80 mmHg)]应及时向医师报告,如明确存在残余狭窄,以及时做好再次手术的准备。

（2）协助患者排痰和翻身,听诊双肺呼吸音,必要时雾化吸入。

3.婴幼儿及较大的肺动脉狭窄患儿术后

婴幼儿及较大的肺动脉狭窄患儿,术后早期右心室压力及肺血管阻力可能仍较高,术后注意观察高压是否继续下降,如有异常表现,应及时报告医师,必要时作进一步检查及处理。

（三）出院指导

（1）患儿出院后需要较长期的随诊,如发现残余狭窄导致右室压力逐渐增加,或肺动脉瓣环更加变窄,均应再入院检查,可能需要再次手术,进一步切开狭窄或用补片加宽。

（2）逐步增加活动量,在术后3个月内不可过度劳累,以免发生心力衰竭。

（3）儿童术后应加强营养供给,多进高蛋白、高热量、高维生素饮食,以利生长发育。

（4）注意气候变化,尽量避免到公共场所,避免呼吸道感染。

（杨　斐）

第六节　法洛四联症

法洛四联症是一种最为常见的发绀型复杂先天性心脏病,占整个先天性心脏病的12％～14％。

一、临床表现

主要是自幼出现的进行性发绀和呼吸困难,易疲乏,劳累后常取蹲踞位休息。严重缺氧时可引起晕厥,常伴有杵状指(趾),心脏听诊肺动脉瓣第二心音减弱以致消失,胸骨左缘常可闻及收缩期喷射性杂音。脑血管意外(如脑梗死)、感染性心内膜炎、肺部感染为本病常见并发症。

二、辅助检查

(一)血常规检查

可显示红细胞、血红蛋白及红细胞比容均显著增高。

(二)心电图检查

可见电轴右偏、右心室肥厚。

(三)X线检查

主要为右心室肥厚表现,肺动脉段凹陷,形成木靴状外形,肺血管纹理减少。

(四)超声心动图

可显示右心室肥厚、室间隔缺损及主动脉骑跨。右室流出道狭窄及肺动脉瓣的情况也可以显示。

(五)磁共振检查

对于各种解剖结构异常可进一步清晰显示。

(六)心导管检查

对拟行手术治疗的患者应行心导管和心血管造影检查,根据血流动力学改变,血氧饱和度变化及分流情况进一步确定畸形的性质和程度,以及有无其他合并畸形,为制定手术方案提供依据。

三、治疗原则

未经姑息手术而存活至成年的本症患者,唯一可选择的治疗方法为手术纠正畸形,手术危险性较儿童期手术为大,但仍应争取手术治疗。

四、护理诊断

(1)活动无耐力:与心脏畸形导致的心排血量下降有关。

(2)营养失调(低于机体需要量):与疾病导致的生长发育迟缓有关。

(3)潜在并发症:心力衰竭、肺部感染、感染性心内膜炎。

(4)焦虑:与自幼患病,症状长期反复存在有关。

(5)知识缺乏:缺乏疾病相关知识。

五、护理目标

(1)患者活动耐力有所增加。

(2)患者营养状况得到改善或维持。

(3)未发生相关并发症,或并发症发生后能得到及时治疗与处理。

(4)患者焦虑减轻或消除,情绪良好。

(5)患者或家属能说出有关疾病的自我保健方面的知识。

六、护理措施

（一）术前护理

（1）贫血的处理：大多数法洛四联症患者的血红蛋白、红细胞计数和红细胞比积都升高，升高程度与发绀程度成正比。发绀明显的患儿，如血红蛋白、红细胞计数和红细胞比积都正常，应视为贫血，术前应给予铁剂治疗。

（2）进一步明确诊断：术前对患者做全面复查，确认诊断无误，且搞清疾病的特点如肺动脉、肺动脉瓣、右室流出道狭窄的部位及程度；主动脉右移骑跨的程度；左心室发育情况，是否合并动脉导管未闭、左上腔静脉、房间隔缺损等。

（3）入院后每天吸氧 2 次，每次 30 分钟；发绀严重者鼓励患者多饮水，预防缺氧发作；缺氧性昏厥发作时，给予充分供氧的同时，屈膝屈胯，可增加外周阻力，减少左向右的分流，增加回心血量，增加氧合；肌肉或皮下注射吗啡（0.2 mg/kg）；幼儿静脉注射 β 受体阻滞剂有缓解效应；静脉滴注碳酸氢钠或输液扩容；使用增加体循环阻力的药物如去氧肾上腺素等。

（4）预防感染性心内膜炎：术前应注意扁桃体炎、牙龈炎、气管炎等感染病灶的治疗。

（5）完成术前一般准备。

（二）术后护理

（1）术后应输血或血浆使胶体渗透压达正常值 2.3～2.7 kPa（17～20 mmHg），血红蛋白达 120 g/L 以上。一般四联症术后中心静脉压仍偏高，稍高的静脉压有利于右心排血到肺动脉。

（2）术后当天应用洋地黄类药物，力争达到洋地黄化，儿童心率维持在 100 次/分，成人 80 次/分左右。

（3）术后当天开始加强利尿，呋塞米效果较好，尿量维持＞1 mL/（kg·h），利尿不充分时肝脏肿大，每天触诊肝脏两次，记录出入水量，出量应略多于入量。

（4）术后收缩压维持 12.0 kPa（90 mmHg）左右，舒张压维持 8.0～9.3 kPa（60～70 mmHg），必要时用微泵输入多巴胺或多巴酚丁胺，以增强心肌收缩力，增加心脏的兴奋性。

（5）术后左房压与右房压大致相等，维持在 1.18～1.47 kPa（12～15 cmH$_2$O）。若左房压比右房高 0.49～0.98 kPa（5～10 cmH$_2$O），左室发育不良、左室收缩及舒张功能的严重损害，或有左向右残余分流，预后不良；若右房压比左房压高 0.49～0.98 kPa（5～10 cmH$_2$O），表明血容量过多或右室流出道或肺动脉仍有狭窄，负荷过重，远端肺血管发育不良，或右室功能严重受损。

（6）呼吸机辅助通气，当患者出现灌注肺时，延长机械通气时间，采用小潮气量通气，避免肺损伤。用呼气末正压促进肺间质及肺泡水肿的消退，从而改善肺的顺应性和肺泡通气，提高血氧分压。

（7）术后加强呼吸功能监测，检查有无气胸，肺不张。肺不张左侧较易出现，往往因气管插管过深至右支气管所致，摄胸片可协助诊断。如不能及时摄片，必要时可根据气管插管的深度拔出 1～2 cm。再听呼吸音以判断效果。术中损伤肺组织或放锁骨下静脉穿刺管时刺破肺组织，可致术后张力性气胸。

（8）拔出气管插管后雾化吸氧，注意呼吸道护理，以防肺不张及肺炎的发生。

（9）每天摄床头片一张，注意有无灌注肺、肺不张或胸腔积液征象。

（三）出院指导

（1）遵医嘱服用强心利尿剂，并注意观察尿量。

（2）逐步增加活动量，在术后 3 个月内不可过度劳累，以免发生心力衰竭。

（3）儿童术后应加强营养供给，多进高蛋白、高热量、高维生素饮食，以利生长发育。

（4）注意气候变化，尽量避免到公共场所，避免呼吸道感染。

（5）3 个月门诊复查。

（杨　斐）

第七节　动脉导管未闭

动脉导管是胎儿时期连接肺动脉与主动脉的生理性血流通道。多于生后 24 小时内导管功能丧失，出生后 4 周内形成组织学闭塞，成为动脉韧带。各种原因造成婴儿时期的动脉导管未能正常闭塞，称为动脉导管未闭（PDA）。未闭的动脉导管位于左锁骨下动脉远侧的降主动脉与左肺动脉根部之间。动脉导管未闭是最常见的先天心脏病之一，占先天性心脏病的 12％～15％，女性多见，男女之比为 1.0：（1.4～3.0）。

一、临床表现

（一）症状

导管细、分流量少者，平时可无症状或仅有轻微症状。导管粗、分流量大者，临床常见反复上呼吸道感染，剧烈活动后心悸、气急、乏力。小儿则有发育不良、消瘦、活动受限等。重症患者，有肺动脉高压和逆向分流者，可以出现发绀和心力衰竭的表现。

（二）体征

胸骨左缘第 2 肋间有连续性机械样杂音，收缩期增强，舒张期减弱，并向左锁骨下传导，局部可触及震颤，肺动脉第二音增强。分流量大的患者，因二尖瓣相对狭窄，常在心尖部听到柔和的舒张期杂音。分流量大者，收缩压往往升高，舒张压下降，因而出现周围血管征象，主要表现为脉压增大、颈动脉搏动增强、脉搏洪大、水冲脉，指甲床或皮肤内有毛细血管搏动现象，并可听到枪击音。

二、辅助检查

（一）心电图检查

一般心电图正常或电轴左偏。分流量较大者。肺动脉压明显增高者，则显示左右心室肥大或右心室肥大。

（二）X 线检查

导管较细，血液分流量小者，可无明显表现。典型的为肺充血，心脏中度扩大。左心缘向下向外延长，主动脉突出，呈漏斗征，肺动脉圆锥隆出。

（三）超声心动图检查

二维超声心动图可在主、肺动脉之间探及异常通道，彩色多普勒血流成像显示血流通过导管的方向，并可测出流速与压差。

（四）心导管检查

绝大多数患者根据超声心动图即可确诊,合并重度肺动脉高压者,右心导管可评估肺血管病变程度,作为选择手术适应证的重要参考。

三、治疗原则

因本病易并发感染性心内膜炎,故即使分流量不大亦应及早争取介入或手术治疗。手术安全成功率高,任何年龄均可进行手术治疗,但对已有明显重度肺动脉高压,出现右向左分流者则禁忌手术。

四、护理诊断

（1）活动无耐力:与心脏畸形导致的心排血量下降有关。

（2）营养失调(低于机体需要量):与疾病导致的生长发育迟缓有关。

（3）潜在并发症:心力衰竭、肺部感染、感染性心内膜炎。

（4）焦虑:与自幼患病、症状长期反复存在有关。

（5）知识缺乏:缺乏疾病相关知识。

五、护理目标

（1）患者活动耐力有所增加。

（2）患者营养状况得到改善或维持。

（3）未发生相关并发症,或并发症发生后能得到及时治疗与处理。

（4）患者焦虑减轻或消除,情绪良好。

（5）患者或家属能说出有关疾病的自我保健方面的知识。

六、护理措施

（一）术前护理

（1）主动和患者交谈,尽快消除陌生感,生活上给予关怀和帮助,介绍恢复期的病例,增强患者战胜疾病的信心。

（2）做好生活护理,避免受凉,患感冒、发热要及时用药或用抗生素,控制感染。

（3）术前准确测量心率,血压,以供术后对比。

（4）测量患者体重,为术中、术后确定用药剂量提供依据。

（5）观察心脏杂音的性质。

（二）术后护理

（1）注意血压和出血情况:因导管结扎后阻断了分流到肺循环的血液,使体循环血容量较术前增加,导致术后患者血压较术前增高。术后严密监测血压变化,维持成人收缩压在 18.7 kPa（140 mmHg）以下,儿童收缩压维持在 16.0 kPa（120 mmHg）以下。若血压持续增高不降者,应用降压药物如硝普钠、硝酸甘油等,防止因血压过高引起导管缝合处渗血或导管再通,故术后要观察血压及有无出血征象。

（2）保持呼吸道通畅:有的患者术前肺动脉内压力增高,肺内血流量过多,肺脏长期处于充血状态,肺小血管纤维化使患者的呼吸功能受限,虽手术后能减轻一些肺血管的负担,但在短时间内,肺功能仍不健全;其次是由于麻醉的影响,气管内分泌物较多且不易咳出,易并发肺炎、肺不张。因此术后必须保持呼吸道通畅,轻症患者机械辅助通气1～2小时,但合并肺动脉高压者要适当延长辅助通气,协助咳嗽、排痰、雾化吸入,使痰排出。

(3)观察有无喉返神经损伤:因术中喉返神经牵拉,水肿或手术损伤,可出现声音嘶哑,以及进流质时引起呛咳。全麻清醒后同患者对话,观察有无声音嘶哑、进水呛咳现象。如发现声音嘶哑、进水呛咳应根据医嘱给予营养神经的药物,并防止患者饮水时误吸,诱发肺内感染。若出现上述症状,应给予普食或半流质。

(4)观察有无导管再通:注意心脏听诊,如再次闻及杂音,应考虑为导管再通,确诊后应尽快再次手术。

(5)观察有无假性动脉瘤形成:按医嘱合理应用抗生素,注意体温变化。如术后发热持续不退,伴咳嗽、声音嘶哑、咯血,有收缩期杂音出现,胸片示上纵隔增宽,肺动脉端突出呈现块状影,应考虑是否为假性动脉瘤,嘱患者卧床休息,避免活动,并给予祛痰药、缓泻药,以免因剧烈咳嗽或排便用力而使胸内压剧烈升高,导致假性动脉瘤的破裂。一旦确诊,尽早行手术治疗。

(6)胸腔引流液的观察:留置胸腔引流管的患者,注意观察胸腔引流液的性质和量,若引流速度过快,管壁发热,持续两小时引流量都超过 4 mL/(kg·h),应考虑胸腔内有活动性出血,积极准备二次开胸止血。

(7)术前有细菌性心内膜炎的患者,术后应观察体温和脉搏的变化,注意皮肤有无出血点,有无腹痛等,必要时做血培养。

(8)避免废用综合征:积极进行左上肢功能锻炼。

(三)出院指导

(1)进行左上肢的功能锻炼,避免废用综合征。

(2)逐步增加活动量,在术后3个月内不可过度劳累,以免发生心衰。

(3)儿童术后应加强营养供给,多进高蛋白、高热量、高维生素饮食,以利生长发育。

(4)注意气候变化,尽量避免到公共场所,避免呼吸道感染。

(杨 斐)

第八节 完全性大动脉错位

完全性大动脉错位(D-transposition of great arteries,D-TGA)是常见的发绀型先天性心脏病,其发病率占先天性心脏病的7%～9%,本病是指主动脉与肺动脉干位置互换,主动脉接受体循环的静脉血,而肺动脉干接受肺静脉的动脉血即氧合血,大多伴 VSD、ASD、PDA 或其他复杂畸形,使体循环血液在心脏内相互混合,否则患儿难以存活。如不接受手术治疗80%～90%的患儿将于1岁内死亡。

一、临床特点

(一)缺氧及酸中毒

多属单纯性 D-TGA,两个循环系统之间缺乏足够的交通。无 VSD 或仅有小的 VSD 存在,两个循环间血液混合不充分,出生后不久即出现发绀和呼吸困难,吸氧后并无改善。

(二)充血性心力衰竭

多为 D-TGA 伴有较大的 VSD。由于循环间有较大的交通,血液混合较充分,发绀及酸中毒不明显,症状出现较晚,出生后数周或数月内可有心力衰竭表现,易发生肺部感染。

(三)肺血减少

多为 D-TGA 伴有 VSD 及肺动脉瓣狭窄或解剖左心室(功能右心室)流出道狭窄的病例,症状出现迟,发绀较轻,出现心力衰竭及肺充血的症状较少,自然生存时间最长。

(四)辅助检查

1.超声心动图检查

大动脉短轴可见主动脉瓣口移至右前方与右心室相连,肺动脉瓣口在左后方与左心室相连。四腔切面可显示房间隔或室间隔连续性中断,胸骨上主动脉长轴和胸骨旁主动脉长轴可发现未闭动脉导管。

2.右心导管及造影

右心导管检查显示右心室压力增高,收缩压与主动脉收缩压相似,右心室血氧含量增高,心导管可自右心室进入主动脉,导管也可从右心室经室间隔缺损进入左心室而进入肺动脉,肺动脉压力和血氧含量显著增高。心室造影可显示主动脉起源于右心室,肺动脉起源于左心室。主动脉瓣位置高于肺动脉,与正常相反,主动脉位于正常时的肺动脉处,而肺动脉位于右后侧接近脊柱。

二、护理评估

(一)健康史

了解母亲妊娠史,询问患儿发绀出现的时间及进展情况,有无气促及气促程度,询问家族中有无类似疾病发生。

(二)症状、体征

评估发绀、呼吸困难的程度,有无心力衰竭。

(三)心理-社会评估

了解家长对疾病知识的认识程度和经济支持能力,了解家长对患儿的关爱程度和对手术效果的认知水平。评估较大患儿是否有自卑心理,有无因住院和手术而感到恐惧。

(四)辅助检查

了解 X 线检查及心电图、超声心动图、心导管及造影结果,了解血气分析及电解质测定结果。

三、常见护理问题

(一)气体交换功能受损

与大血管起源的异常,使肺循环的氧合血不能有效地进入体循环有关。

(二)有发生心力衰竭的危险

与心脏长期负荷过重有关。

(三)有低心排血量的危险

与手术致心肌损害使心肌收缩力减弱,术后严重心律失常有关。

（四）有出血的危险

与大血管吻合口渗血、术中止血不彻底、肝素中和不良有关。

（五）有感染的危险

与手术切口、各种引流管及深静脉置管、机体抵抗力下降有关。

（六）合作性问题

切口感染。

四、护理措施

（一）术前

（1）密切观察生命体征、面色、口唇的发绀情况及 SpO_2。

（2）对伴有 PDA 的患儿，为了防止导管关闭，遵医嘱微泵内泵入前列腺素 E，以保持动脉导管的通畅。

（3）吸氧的观察：对伴有 PDA 的患儿，术前仅靠 PDA 分流含氧量高的血到体循环以维持生命，因此应予低流量吸氧，流速为 0.5～1.0 L/min，用呼吸机辅助呼吸时选择 21%氧浓度，使 SpO_2 维持在 60%～70%即可。

（4）根据血气分析的结果，遵医嘱及时纠正酸中毒。

（5）做好术前禁食、备皮、皮试等各项术前准备。

（二）术后

（1）患儿回监护室后，取平卧位，接人工呼吸机辅助呼吸，按呼吸机护理常规进行。

（2）持续心肺监护：密切监测心率、心律、血压、各种心内压。收缩压和左心房压应维持在正常低限水平，并观察是否有良好的外周循环。术后常规做床边全导联心电图，注意 ST 段、T 波、Q 波的改变，并与术前心电图比较。

（3）严格控制出入液量：手术当天，严格控制输液速度，以 5 mL/(kg·h)泵入，密切注意各心内压力、血压、心率的情况，以及时调整。同时密切注意早期的出血量，如术后连续 3 小时＞3 mL/(kg·h)或任何 1 小时＞5 mL/kg，应及时报告医师。维持尿量 1 mL/(kg·h)。每小时总结一次出入液量，保持其平衡。

（4）正确应用血管活性药物：术后常规静脉泵入血管活性药物，根据心率、血压和心内压调节输入量。在更换药物时动作要快，同时具备两条升压药物静脉通路，并密切观察血压、心率的变化。药物必须从中心静脉内输入，以防外渗。

（5）加强呼吸道管理：每 2 小时翻身、拍背（未关胸者除外）及气管内吸痰，动作轻，保持无菌，加强对通气回路的消毒，每 48 小时更换呼吸机管道。

（6）观察切口有无渗血、渗液和红肿，保持切口敷料清洁、干燥，以防切口感染。

（7）饮食：呼吸机使用期间，禁食 24～48 小时，待肠蠕动恢复、无腹胀情况时予鼻饲牛奶。呼吸机撤离后 12～24 小时无腹胀者予鼻饲牛奶，从少到多，从稀到浓，并密切观察有无腹胀、呕吐及大便的性状。指导家长合理喂养，喂奶时注意患儿体位以防窒息。

（三）健康教育

（1）护理人员应热情、耐心介绍疾病的发生、发展过程及主要的治疗方法、手术目的及必要性，排除家长顾虑，给予心理支持，使其积极配合治疗。

（2）认真做好各项术前准备，向患儿及其家长讲解备皮、禁食、皮试、术前用药的目的及注意事项,取得家长的理解和配合。

（3）在术后康复过程中,指导家长加强饮食管理,掌握正确的喂养方法。

五、出院指导

（1）合理喂养:少量多餐,不宜过饱。多吃含蛋白质和维生素丰富的食物。

（2）适当活动:避免上下举逗孩子,术后 3 个月内要限制剧烈活动,小学生 6 个月内不宜参加剧烈的体育活动。

（3）切口护理:保持切口清洁,1 周内保持干燥,2 周后方可淋浴,避免用力摩擦。

（4）防止交叉感染:因手术后体质较弱,抵抗力差,故不宜去公共场所。

（5）出院时如有药物带回,应按医嘱定时服用,不得擅自停服或加服。

（6）按医嘱定期复查。

（杨　斐）

第九节　小儿病毒性心肌炎

一、概述

病毒性心肌炎是由病毒感染引起的心肌间质炎症细胞浸润和邻近的心肌细胞坏死、变形,有时病变也可累及心包或心内膜。该病可导致心肌损伤、心功能障碍、心律失常和周身症状。该病可发生于任何年龄,是儿科常见的心脏疾病之一,近年来发生率有增大的趋势。

（一）病因

近年来病毒学及免疫病理学迅速发展,通过大量动物实验及临床观察,证明多种病毒可引起心肌炎。其中柯萨奇病毒 B6（1～6 型）常见,其他病毒（如柯萨奇病毒 A、埃可病毒、脊髓灰质炎病毒、流感病毒、副流感病毒、腮腺炎病毒、水痘病毒、单纯疱疹病毒、带状疱疹病毒及肝炎病毒）也可能致病。柯萨奇病毒具有高度亲心肌性和流行性,据报道很多原因不明的心肌炎和心包炎由柯萨奇病毒 B 所致。

病毒性心肌炎在一定条件下才发病。例如,当机体继发细菌感染（特别是链球菌感染）、发热、缺氧、营养不良、接受类固醇或放疗而抵抗力低下时,可发病。

医师对病毒性心肌炎的发病原理至今未完全了解,目前提出病毒学说、免疫学说等几种学说。

（二）病理

病毒性心肌炎病理改变轻重不等。轻者常以局灶性病变为主,而重者则多呈弥漫性病变。局灶性病变者的心肌外观正常,而弥漫性病变者的心肌苍白、松软,心脏呈不同程度的扩大、增重。镜检可见病变部位的心肌纤维变性或断裂,心肌细胞溶解、水肿、坏死。心肌间质有不同程度的水肿,淋巴细胞、单核细胞和少数多核细胞浸润。左心室及室间隔的病变显著。病变可波及心包、心内膜及心脏传导系统。

慢性病例的心脏扩大,心肌间质炎症浸润,心肌纤维化,有瘢痕组织形成,心内膜呈弥漫性或局限性增厚,血管内皮肿胀。

二、临床表现

病情轻重悬殊。轻者可无明显自觉症状,仅有心电图改变。重者可出现严重的心律失常、充血性心力衰竭、心源性休克,甚至死亡。大约 1/3 以上的病例在发病前 1～3 周或发病的同时有呼吸道或消化道病毒感染,伴有发热、咳嗽、咽痛、周身不适、腹泻、皮疹等症状,继而出现心脏症状,如年长儿常诉心悸、气短、胸部及心前区不适或疼痛、有疲乏感。发病初期患儿常有腹痛、食欲缺乏、恶心、呕吐、头晕、头痛等表现。3 个月以内婴儿有拒乳、苍白、发绀、四肢凉、两眼凝视等症状。心力衰竭者呼吸急促,突然腹痛,发绀,水肿。心源性休克者烦躁不安,面色苍白、皮肤发花、四肢厥冷或发绀。发生窦性停搏或心室颤动时患儿可突然死亡。如病情拖延至慢性期,常表现为进行性充血心力衰竭、全心扩大,可伴有各种心律失常。

体格检查:多数心尖区第一音低钝。一般无器质性杂音,仅在胸前或心尖区闻及 I～II 级吹风样收缩期杂音。有时可闻及奔马律或心包摩擦音。该病严重者心脏扩大,脉细数,颈静脉怒张,肝大并有压痛,有肺部啰音,面色苍白,四肢厥冷,皮肤发花,指(趾)发绀,血压下降。

三、辅助检查

(一)实验室检查

(1)白细胞总数为(10.0～20.0)×10⁹/L,中性粒细胞数偏高。血沉、抗链"O"大多正常。

(2)血清肌酸磷酸激酶、乳酸脱氢酶及其同工酶、谷草转氨酶的含量在病程早期可升高。超氧化歧化酶在急性期降低。

(3)若从心包、心肌或心内膜中分离到病毒,或用免疫荧光抗体检查找到心肌中特异的病毒抗原,电镜检查心肌发现有病毒颗粒,可以确定诊断。

(4)测定补体结合抗体及用分子杂交法或聚合酶链式反应检测心肌细胞内的病毒核酸也有助于病原诊断。部分病毒性心肌炎患儿有抗心肌抗体,一般于短期内恢复,如抗体量持续提高,表示心肌炎病变处于活动期。

(二)心电图检查

心电图在急性期有多变与易变的特点,对可疑病例应反复检查,以助于诊断。其主要变化为 ST-T 改变,有各种心律失常和传导阻滞。恢复期多见各种类型的期前收缩。少数慢性期患儿可有房室肥厚的改变。

(三)X 线检查

心影正常或不同程度地增大,多数为轻度增大。若该病迁延不愈或合并心力衰竭,则心脏扩大明显。该病合并心力衰竭可见心搏动减弱,伴肺淤血、肺水肿或胸腔少量积液。有心包炎时,有积液征。

(四)心内膜心肌活检

心内膜心肌活检在成人患者中早已开展,该检查用于小儿患者是近年才有报道的,这为心肌炎的诊断提供了病理学依据。据报道,心内膜心肌活检证明约 40% 原因不明的心律失常、充血性心力衰竭患者患有心肌炎。该检查的临床表现和组织学相关性较差,原因是取材很小且局限,取材时不一定是最佳机会;心内膜心肌活检本身可导致心肌细胞收缩,而出现一些病理性伪迹。因此,心内膜心肌活检无心肌炎表现者不一定无心肌炎,临床医师不能忽视临床诊断。此项检查在一般医院尚难开展,不作为常规检查项目。

四、诊断与鉴别诊断

(一)诊断要点

1.病原学诊断依据

(1)确诊指标:检查患儿的心内膜、心肌、心包或心包穿刺液,发现以下之一者可确诊心肌炎由病毒引起。①分离到病毒。②用病毒核酸探针查到病毒核酸。③特异性病毒抗体呈阳性。

(2)参考依据:有以下之一者结合临床表现可考虑心肌炎由病毒引起。①从患儿的粪便、咽拭子或血液中分离到病毒,并且恢复期血清同型抗体滴度是患儿入院检测的第一份血清的 5 倍或比患儿入院检测的第一份血清同型抗体滴度降低 25% 以上。②病程早期患儿血中特异性 IgM 抗体呈阳性。③用病毒核酸探针从患儿的血中查到病毒核酸。

2.临床诊断依据

(1)患儿有心功能不全、心源性休克或心脑综合征。

(2)心脏扩大。

(3)心电图改变,以 R 波为主的 2 个或 2 个以上主要导联(Ⅰ、Ⅱ、aVF、V_5)的 ST-T 改变持续 4 天以上伴动态变化,窦房传导阻滞,房室传导阻滞,完全性右束支或左束支阻滞,成联律、多型、多源、成对或并行性期前收缩,非房室结及房室折返引起异位性心动过速,有低电压(新生儿除外)及异常 Q 波。

(4)CK-MB(肌酸肌酶同工酶)含量升高或心肌肌钙蛋白(cTnI 或 cTnT)呈阳性。

3.确诊依据

(1)具备 2 项临床诊断依据,可临床诊断为心肌炎。发病的同时或发病前 1~3 周有病毒感染的证据支持诊断。

(2)同时具备病原学诊断依据之一,可确诊为病毒性心肌炎,具备病原学参考依据之一,可临床诊断为病毒性心肌炎。

(3)不具备确诊依据,应给予必要的治疗或随诊,根据病情变化,确诊或排除心肌炎。

(4)应排除风湿性心肌炎、中毒性心肌炎、先天性心脏病、结缔组织病、代谢性疾病的心肌损害、甲状腺功能亢进症、原发性心肌病、原发性心内膜弹力纤维增生症、先天性房室传导阻滞、心脏自主神经功能异常、β 受体功能亢进及药物引起的心电图改变。

4.临床分期

(1)急性期:新发病,症状及检查的阳性发现明显且多变,一般病程为半年以内。

(2)迁延期:临床症状反复出现,客观检查指标迁延不愈,病程多为半年以上。

(3)慢性期:进行性心脏增大,反复心力衰竭或心律失常,病情时轻时重,病程为 1 年以上。

(二)鉴别诊断

在考虑九省市心肌炎协作组制定的心肌炎诊断标准时,应首先排除其他疾病,包括风湿性心肌炎、中毒性心肌炎,结核性心包炎、先天性心脏病、结缔组织病、代谢性疾病、代谢性疾病的心肌损害、原发性心肌病、先天性房室传导阻滞、高原性心脏病、克山病、川崎病、良性期前收缩、神经功能紊乱、电解质紊乱及药物等引起的心电图改变。

五、治疗、预防、预后

该病尚无特殊治疗方法。应结合患儿的病情采取有效的综合措施。

（一）一般治疗

1.休息

急性期患儿应卧床休息至热退 3～4 周；心功能不全或心脏扩大的患儿，更应绝对卧床休息，以减轻心脏负荷及减少心肌耗氧量。

2.抗生素

抗生素虽对引起心肌炎的病毒无直接作用，但因细菌感染是病毒性心肌炎的重要条件，故在开始治疗时，应适当使用抗生素。一般肌内注射青霉素 1～2 周，以清除链球菌和其他敏感细菌。

3.保护心肌

大剂量维生素 C 具有增加冠状血管血流量、心肌糖原、心肌收缩力，改善心功能，清除自由基，修复心肌损伤的作用。剂量为 $100～200$ mg/(kg·d)，溶于 $10～30$ mL $10\%～25\%$ 的葡萄糖注射液，静脉注射，每天 1 次，15～30 天为 1 个疗程；抢救心源性休克患儿时，第 1 天可用 3～4 次。

极化液、能量合剂及 ATP 因难进入心肌细胞内，故疗效差。近年来多推荐以下几种药物：①辅酶 Q_{10}，1 mg/(kg·d)，口服，可连用 1～3 个月。②1,6-二磷酸果糖，$0.7～1.6$ mL/kg，静脉注射，最大量不超过 2.5 mL/kg，静脉注射速度为 10 mL/min，每天 1 次，10～15 天为 1 个疗程。

（二）激素治疗

肾上腺皮质激素可用于抢救危重病例及其他治疗无效的病例。口服泼尼松 $1～1.5$ mg/(kg·d)，用 3～4 周，症状缓解后逐渐减量停药。对反复发作或病情迁延者，可考虑较长期的激素治疗，疗程不少于半年。对于急重抢救病例可采用大剂量，如地塞米松 $0.3～0.6$ mg/(kg·d)，或氢化可的松 $15～20$ mg/(kg·d)，静脉滴注。

（三）免疫治疗

动物试验及临床研究均发现丙种球蛋白对心肌有保护作用。在美国波士顿及洛杉矶的儿童医院已将丙种球蛋白作为病毒性心肌炎治疗的常规用药。

（四）抗病毒治疗

动物实验中联合应用利巴韦林和干扰素可提高生存率，目前欧洲正在进行干扰素治疗心肌炎的临床试验，其疗效尚待确定。环孢霉素 A、环磷酰胺目前尚无肯定疗效。

（五）控制心力衰竭

心肌炎患儿对洋地黄类药物耐受性差，易出现中毒而发生心律失常，故应选用快速作用的洋地黄类药物，如毛花苷 C（西地兰）或地高辛。病重者静脉滴注地高辛，一般病例口服地高辛，饱和量为常规量的 $1/2～2/3$，心力衰竭不重、发展不快者可每天口服维持量。应早用和少用利尿剂，同时注意补钾，否则易导致心律失常。注意供氧，保持安静。若患儿烦躁不安，可给镇静剂。患儿发生急性左心功能不全时，除短期内并用毛花苷 C（西地兰）、利尿剂、镇静剂、吸入氧气外，应给予血管扩张剂（如酚妥拉明 $0.5～1.0$ mg/kg 加入 $50～100$ mL 10% 的葡萄糖注射液内），快速静脉滴注。紧急情况下，可先用半量，以 10% 的葡萄糖注射液稀释，静脉缓慢注射，然后静脉滴注其余半量。

（六）抢救心源性休克

抢救心源性休克需要吸氧、扩容，使用大剂量维生素 C、激素、升压药，改善心功能及心肌代谢等。

近年来，应用血管扩张剂——硝普钠取得良好疗效，常用剂量为 $5～10$ mg，溶于 100 mL

5%的葡萄糖注射液中,开始时以 0.2 μg/(kg·min)滴注,以后每隔 5 分钟增加 0.1 μg/kg,直到获得疗效或血压降低,最大剂量不超过 4～5 μg/(kg·min)。

（七）纠正严重心律失常

对轻度心律失常（如期前收缩、一度房室传导阻滞），多不用药物纠正,而主要是针对心肌炎本身进行综合治疗。若发生严重心律失常（如快速心律失常、严重传导阻滞）,应迅速、及时地纠正,否则威胁生命。

六、护理

（一）护理诊断

(1)活动无耐力与心肌功能受损、组织器官供血不足有关。

(2)胸闷与心肌炎症有关。

(3)潜在并发症包括心力衰竭、心律失常、心源性休克。

（二）护理目标

(1)患儿的活动量得到适当控制,休息得到保证。

(2)患儿的胸闷缓解或消失。

(3)患儿无并发症或有并发症,但能被及时发现和适当处理。

（三）护理措施

1.休息

(1)急性期患儿要卧床休息至热退后 3～4 周,以后根据心功能恢复情况逐渐增加活动量。

(2)心功能不全的患儿或心脏扩大的患儿应绝对卧床休息。

(3)总的休息时间为 3～6 个月。

(4)护理人员应创造良好的休息环境,合理安排患儿的休息时间,保证患儿的睡眠时间。

(5)护理人员应主动提供服务,满足患儿的生活需要。

2.胸闷的观察与护理

(1)护理人员应观察患儿的胸闷情况,注意诱发和缓解因素,必要时给予吸氧。

(2)护理人员应遵医嘱给予心肌营养药,促进患儿的心肌恢复正常。

(3)患儿要保证休息,减少活动。

(4)护理人员应控制输液的速度和输液总量,减轻患儿的心肌负担。

3.并发症的观察与护理

(1)护理人员应密切注意患儿的心率、心律、呼吸、血压和面色改变,有心力衰竭时给予吸氧、镇静、强心等处理,应用洋地黄类药物时要密切观察患儿有无洋地黄中毒表现,如出现新的心律失常、心动过缓。

(2)护理人员应注意有无心律失常,一旦心律失常发生,需及时通知医师并给予相应处理。例如,对高度房室传导阻滞者给异丙肾上腺素和阿托品来提升心率。

(3)护理人员应警惕心源性休克,注意血压、脉搏、尿量、面色等的变化,一旦出现心源性休克,立即给患儿取平卧位,配合医师给予大剂量维生素 C 或肾上腺皮质激素来治疗。

（四）康复与健康指导

(1)护理人员应给患儿家长讲解病毒性心肌炎的病因、病理、发病机制、临床特点及诊断、治疗措施。

（2）护理人员应强调休息的重要性，指导患儿控制活动量，建立合理的休息制度。

（3）护理人员应讲解该病的预防知识，如预防上呼吸道感染和肠道感染。

（4）护理人员应对有高度房室传导阻滞者讲解安装心脏起搏器的必要性。

七、展望

近年来，心肌炎已成为常见心脏病之一，对人类健康构成了威胁，因而对该病的诊治研究也日益受到重视。心脏扩大、心律失常或心力衰竭为心脏明显受损的表现，心电图 ST-T 改变与异位心律或传导阻滞反映心肌病变的存在。但对于怀疑为病毒性心肌炎的患者，提倡进行心脏活检，行病理学检查。

但分离病毒检查或特异性荧光抗体检查存在以下几个问题。

（1）患儿不易接受。

（2）炎性组织在心肌中呈灶状分布，活检标本小而致病灶标本不一定取得到。

（3）提取 RNA 的质量和检测方法的敏感性不同。

（4）心脏中有病毒，而从血液中不一定检出抗原或抗体；心脏中无病毒，而从心脏中检出抗原或抗体；即使抗原或抗体呈阳性反应，也不足以证实有病毒性心肌炎；只有当感染某种病毒并引起相应的心脏损害时，心脏和血液检查呈阳性反应才有意义。在检查血液中抗原或抗体时，因检测试剂、检查方法、操作技术不同而结果迥异。

因此，病毒性心肌炎的确诊相当困难。由于抗病毒药物的疗效不显著，目前建议采用中西医结合疗法。有人用以黄芪、牛磺酸及一般抗心律失常药物为主的中西医结合方法治疗病毒性心肌炎，取得了比较满意的效果。中药黄芪除具有抗病毒、免疫调节、保护心肌的作用，还可以抑制内向钠-钙交换电流，改善部分心电活动，清除氧自由基，因而广泛应用于临床。牛磺酸是心肌游离氨基酸的重要成分，也可通过抑制病毒复制，抑制病毒感染心肌细胞引起的钙电流增大，使受感染而降低的最大钙电流膜电压及外向钾电流趋于正常，使心肌细胞钙内流减少，在病毒性心肌炎动物模型及临床病毒性心肌炎患者中，具有保护心肌、改善临床症状等作用。

（杨　斐）

第十节　先天性肥厚性幽门狭窄

先天性肥厚性幽门狭窄是由于幽门环肌增生肥厚使幽门管腔狭窄引起的不全梗阻，一般生后 2～4 周发病。

一、临床特点

（一）呕吐

呕吐是该病早期的主要症状，每次喂奶后数分钟即有喷射性呕吐，呈进行性加重。呕吐物常有奶凝块，不含有胆汁，少数患儿因呕吐频繁致胃黏膜渗血而使呕吐物呈咖啡色。呕吐后即有饥饿感。

（二）进行性消瘦

因呕吐、摄入量少和脱水，患儿消瘦，出现老人貌、皮肤松弛、体重下降。

（三）上腹部膨隆

偶可见上腹部膨隆，有自左向右移动的胃蠕动波，右上腹可触及橄榄样肿块，是幽门狭窄的特有体征。

（四）辅助检查

（1）X 线钡餐检查：透视下可见胃扩张，胃蠕动波亢进，钡剂经过幽门排出时间延长，胃排空时间也延长，幽门前区呈鸟嘴状。

（2）B 超：其典型声源图改变为幽门环肌增厚，>4 mm。

（3）血气分析及电解质测定：可表现为低氯、低钾性碱中毒。晚期脱水加重，可表现代谢性酸中毒。

二、护理评估

（一）健康史

了解患儿呕吐出现时间、呕吐的程度及进展情况。评估患儿的营养状况及生长发育情况，了解家族中有无类似疾病发生。

（二）症状、体征

了解呕吐的次数、性质、量，大小便次数、量。评估营养状况，有无脱水及其程度。

（三）社会、心理状况

了解家长对患儿手术的认识水平及对治疗护理的需求。

（四）辅助检查

了解 X 线钡餐检查及 B 超检查结果，了解血气分析及电解质测定结果。

三、常见的护理问题

（1）有窒息的危险：与呕吐有关。

（2）营养失调：低于机体需要量：与频繁呕吐，摄入量少有关。

（3）体液不足：与呕吐、禁食、术中失血失液、胃肠减压有关。

（4）组织完整性受损：与手术切口、营养状态差有关。

（5）合作性问题：切口感染、裂开或延期愈合。

四、护理措施

（一）术前

（1）监测生命体征变化，观察呕吐的情况，了解呕吐方式、呕吐物性质和量，并及时清除呕吐物。

（2）喂奶应少量多餐，喂奶后应竖抱并轻拍婴儿背部，促使胃内的空气排出，待打嗝后再平抱，以预防和减少呕吐的发生。睡眠时应尽量右侧卧，防止呕吐物误吸引起窒息。

（3）做好禁食、备皮、皮试等术前准备。

（二）术后

（1）术后应去枕平卧位，头偏向一侧，保持呼吸道通畅，监测血氧饱和度，清醒后可取侧卧位。

（2）监测体温变化,如体温不升,需采取保暖措施。

（3）监测血压、心率、尿量,评估黏膜和皮肤弹性。

（4）术后大多数患儿呕吐还可持续数天才能逐渐好转,评估呕吐的量、性质、颜色,以及时清除呕吐物,防止误吸。

（5）进腹的幽门环肌切开术一般需禁食 24～48 小时、胃肠减压、做好口腔护理,并保持胃管引流通畅,观察引流液的量、颜色及性质。腹腔镜下幽门环肌切开术 6 小时后即可进食。奶量应由少到多,耐心喂养。

（6）保持伤口敷料清洁干燥,观察伤口有无红肿、渗血、渗液,避免剧烈哭闹,防止切口裂开。

(三)健康教育

（1）应该热情接待,耐心向家长介绍疾病发生、发展过程和手术治疗的必要性等。讲解该疾病的近、远期治疗效果是良好的,不会影响孩子的生长发育。

（2）向患儿家长仔细讲解术前准备的主要内容、注意事项、用药目的,充分与其沟通,取得家长积极配合。

（3）对家长进行喂奶的技术指导,注意喂乳方法,预防和减少呕吐的发生,防止窒息。

五、出院指导

（1）饮食指导:少量多餐,合理喂养。介绍母乳喂养的优点,提倡母乳喂养。4 个月后可逐渐添加辅食。

（2）伤口护理:保持伤口敷料清洁,切口未愈合时禁止浸水沐浴,小婴儿的双手要套上干净的手套,避免用手抓伤口导致发炎。如发现伤口红肿及时去医院诊治。

（3）按医嘱定期复查。

（杨　斐）

第十一节　小儿腹泻病

腹泻病是一种多病原多因素引起的消化道疾病,以大便次数增多,大便性状改变为特点,是小儿时期的常见病。腹泻病多见于<2 岁的婴幼儿。严重腹泻者除有较重的胃肠道症状外,还伴有水、电解质、酸碱平衡紊乱和全身中毒症状。

一、临床特点

(一)一般症状

（1）轻型腹泻:大便次数 5～10 次/天,呈黄色或绿色稀水样,食欲减退,伴有轻度的恶心、呕吐、溢乳、腹痛等症状,临床上无明显脱水症状或仅有轻度脱水,体液丢失约<50 mL/kg。

（2）重型腹泻:大便次数>10 次/天,甚至达数十次。大便水样、量多、少量黏液、腥臭,伴有不规则的发热,并伴呕吐,严重的可吐咖啡样物,体液丢失>100 mL/kg,有明显的水和电解质紊乱症状。

(二)水和电解质紊乱症状

(1)脱水:根据腹泻的轻重,失水量多少可分为轻、中、重度脱水。由于腹泻时水和电解质两者丧失的比例不同,从而引起体液渗透压的变化,临床上以等渗性脱水最常见。

(2)代谢性酸中毒:中、重度脱水多有不同程度的酸中毒,主要表现精神萎靡、嗜睡、呼吸深快、口唇樱桃红色,严重者可意识不清,呼气有酮味。<6月龄婴儿呼吸代偿功能差,呼吸节律改变不明显,应加以注意,尤其当 pH 下降<7.0 时,患儿往往有生命危险。

(3)低钾血症:当血钾<3.5 mmol/L 时,患儿表现为精神萎靡,四肢无力,腱反射减弱,腹胀,肠鸣音减弱,心音低钝,重者可出现肠麻痹、呼吸肌麻痹、腱反射消失、心脏扩大、心律不齐,而危及生命。

(4)低钙、低镁血症:当脱水酸中毒被纠正时,原有佝偻病的患儿,大多有低钙血症,甚至出现手足搐搦等低钙症状。

(三)几种常见不同病原体所致腹泻的临床特点

(1)轮状病毒肠炎:又称秋季腹泻,多发生于6~24个月婴幼儿。起病急,常伴发热和上呼吸道感染症状;病初即有呕吐,常先于腹泻;大便次数多、量多、水分多,为黄色水样或蛋花汤样,无腥臭味;常并发脱水和酸中毒。本病为自限性疾病,病程3~8天。

(2)致病性大肠埃希菌肠炎:大便每天5~15次,为稀水样带有黏液,无脓血,但有腥味。可伴发热、恶心、呕吐或腹痛。病程1周左右,体弱者病程迁延。

(3)鼠伤寒沙门菌肠炎:近年有上升趋势,可占沙门菌感染中的40%~80%。全年均有发生,夏季发病率高,绝大多数患儿为小于2岁的婴幼儿,新生儿和婴儿尤易感染。临床表现多种多样,轻重不一,胃肠型表现:呕吐、腹泻、腹痛、腹胀、发热等,大便稀糊状,带有黏液甚至脓血,性状多变,有特殊臭味,易并发脱水、酸中毒。重症可呈菌血症或败血症,可出现局部感染灶,病程常迁延。

(4)空肠弯曲菌肠炎:全年均可发病,以7~9月份多见,可散发或暴发流行,常伴发热,继而腹泻、腹痛、呕吐,大便为水样、黏液或典型菌痢样脓血便。

(四)辅助检查

(1)大便常规:病毒、非侵袭性细菌性及非感染性腹泻大便无或偶见少量白细胞;侵袭性细菌感染性腹泻大便有较多白细胞或脓细胞、红细胞。

(2)大便 pH 和还原糖测定:乳糖酶缺乏大便 pH<5.5,还原糖大于++。

(3)血生化检查:可有电解质紊乱。

二、护理评估

(一)健康史

询问喂养史,有无饮食不当及肠道内、外感染表现,询问患儿腹泻开始时间,大便次数、颜色、性状、量,有无发热、呕吐、腹胀、腹痛、里急后重等不适。

(二)症状、体征

评估患儿生命体征、脱水程度,有无电解质紊乱,检查肛周皮肤有无发红、破损。

(三)社会、心理状况

评估家长对疾病的了解程度和紧张、恐惧心理。

(四)辅助检查

了解大便常规、大便致病菌培养、血气分析等结果。

三、护理问题

(一)体液量不足

与排泄过多及摄入减少有关。

(二)腹泻

与肠道内、外感染,饮食不当导致肠道功能紊乱有关。

(三)有皮肤完整性受损的危险

与大便次数增多刺激臀部皮肤有关。

(四)营养失调:低于机体需要量

与摄入减少及腹泻呕吐丢失营养物质过多有关。

(五)知识缺乏

家长缺乏饮食卫生及腹泻患儿护理知识。

四、护理措施

(一)补充体液,纠正脱水

(1)口服补液:适用于轻度脱水及无呕吐、能口服的患儿。世界卫生组织推荐用口服补液盐溶液(oral rehydration salts,ORS)。①补液量:累积损失量 50 mL/kg(轻度脱水);继续损失量一般可按估计大便量的 1/2 补给。②补液方法:2 岁以下患儿每 1～2 分钟喂 5 mL,稍大患儿可用杯少量多次喂,也可随意口服,若出现呕吐,停 10 分钟后再喂,每 2～5 分钟喂 5 mL。累积损失量于 8～12 小时内补完。

(2)静脉补液:适用于中度以上脱水和呕吐较重的患儿。迅速建立静脉通道,保证液体按计划输入,对重度脱水伴有周围循环衰竭的患儿必须尽快(30～60 分钟)补充血容量,补液时按先盐后糖、先浓后淡、先快后慢、见尿补钾的原则补液,严禁直接静脉推注含钾溶液。密切观察输液速度,准确记录输液量,根据病情调整输液速度,并了解补液后第一次排尿的时间。

(二)合理喂养,调整饮食

腹泻患儿存在消化功能紊乱,应根据病情合理安排饮食,以达到减轻消化道负担的目的。原则上腹泻患儿不主张禁食,母乳喂养者,可继续母乳喂养,暂停辅食;人工喂养者应将牛奶稀释或喂以豆制代乳品或发酵奶、去乳糖奶。已断奶者喂以稠粥、面条加一些熟植物油、蔬菜末、精肉末等,少量多餐。腹泻停止后,继续给予营养丰富的饮食,并每天加餐一次,共 2 周,以赶上其正常生长发育。

(三)严密观察病情

(1)监测体温变化:体温过高者应采取适当的降温措施,做好口腔及皮肤护理。鼓励患儿增加口服液体的摄入,提供患儿喜爱的饮料,尤其是含钾、钠高的饮料。

(2)判断脱水程度:通过观察患儿的神志、精神、皮肤弹性、前囟及眼眶有无凹陷、尿量等临床表现,估计患儿脱水程度。同时观察经过补液后脱水症状是否得到改善。

(3)观察代谢性酸中毒:当患儿呼吸深快、精神萎靡、口唇樱红、血 pH 下降时积极准备碱性液体,配合医师抢救。

(4)观察低钾血症表现:低血钾常发生在输液脱水纠正时,当患儿出现精神萎靡、吃奶乏力、腹胀、肌张力低、呼吸频率不规则等临床表现,以及时报告医师,做血生化测定及心电图检查。

(5)注意大便的变化:观察记录大便的次数、颜色、性状,若出现脓血便,伴有里急后重的症状,考虑是否有细菌性痢疾的可能,立即送检大便化验,为输液和治疗方案提供可靠的依据。

(四)注意口腔清洁、加强皮肤护理

(1)口腔黏膜干燥的患儿,每天至少2次口腔护理,以保持口腔黏膜的湿润和清洁。如口腔黏膜有白色分泌物附着考虑为鹅口疮,可涂制霉菌素甘油。

(2)保持床单位清洁、干燥、平整,以及时更换衣裤。每次便后及时更换尿布,用温水冲洗臀部并擦干,保持肛周皮肤清洁、干燥,臀部涂呋锌油或宝婴药膏。

(3)严重的尿布疹给予红外线照射臀部,每天2次;或1∶5 000高锰酸钾溶液坐浴,每天2次;也可用5%聚维酮碘(PVP-Ⅰ)溶液外涂,每天1～2次。

(五)做好消毒隔离,防止交叉感染

做好床边隔离,护理患儿前后要彻底洗手,食具、衣物、尿布应专用。对传染性较强的感染患儿用后的尿布要焚烧。

(六)健康教育

(1)评估患儿家长文化程度,对知识的接受能力,选择适当的教育方案,教给家长腹泻的病因和预防方法,讲述调整饮食的目的、方法及步骤,示范配置和服用ORS的方法,示范食具的清洁消毒方法,讲述观察及处理呕吐物和大便的方法。

(2)合理喂养,宣传母乳喂养的优点,如何合理调整饮食,双糖酶缺乏者不宜用蔗糖,并暂时停喂含双糖的乳类。

(3)急性腹泻患儿出院无需带药,迁延性或慢性腹泻患儿可遵医嘱继续服药,如微生态制剂、蒙脱石散、多种维生素、消化酶等,以改善消化功能。告知家长微生态制剂应温水冲服,水温小于37 ℃,以免杀伤有关的活菌。蒙脱石散最好在空腹时服用(尤其是小婴儿)以免服用该药呕吐误吸入气道,每次用30～50 mL温开水冲服有利于药物更好地覆盖肠黏膜。具体剂量:1岁以下,每天1袋;1～2岁,每天1～2袋;2岁以上,每天2～3袋,每天3次口服。

五、出院指导

(一)指导合理喂养

宣传母乳喂养的优点,避免在夏季断奶,按时逐步添加辅食,切忌几种辅食同时添加,防止过食、偏食及饮食结构突然变动。

(二)注意饮食卫生

培养良好的卫生习惯。注意食物新鲜、清洁及食具消毒,避免肠道内感染,教育儿童饭前便后洗手,勤剪指甲。

(三)增强体质

适当户外运动,以及早治疗营养不良、佝偻病。

(四)注意气候变化

防止受凉或过热,冬天注意保暖,夏季多喂水。

(五)防止脱水

可选用以下效果较好的口服补液方法。

（1）米汤加盐溶液：米汤 500 mL＋细盐 1.75 g，或炒米粉 25 g＋细盐 1.75 g＋水 500 mL，煮 2～3 分钟。此液体为 1/3 张，且不含糖，口感好。

用法：20～40 mL/kg，4 小时内服完，以后随时口服。

（2）糖盐水：饮用水 500 mL＋白糖 10 g＋细盐 1.75 g，煮沸后备用，用法用量同上。

（3）口服补液盐（ORS）：此液体为 2/3 张，用于预防脱水时张力过高，可用白开水稀释降低张力。

用法：每次腹泻后，2 岁以下服 50～100 mL；2～10 岁服 100～200 mL；大于 10 岁的能喂多少就给多少，也可按 40～60 mL/kg 预防脱水，腹泻开始即服用。

（杨　斐）

第十二节　小儿肠套叠

肠套叠是指肠管的一部分及其相邻的肠系膜套入邻近肠腔内的一种肠梗阻。以 4 月龄至 2 岁以内小儿多见，冬春季发病率较高。

一、临床特点

（1）腹痛：表现为阵发性哭闹，20～30 分钟发作一次，发作时脸色发白、拒奶、手足乱动、呈异常痛苦的表情。

（2）呕吐：在阵发性哭闹开始不久，即出现呕吐，开始时呕吐物为奶汁或其他食物，呕吐次数增多后可含有胆汁。

（3）血便：血便是肠套叠的重要症状，一般多在套叠后 8～12 小时排血便，多为果酱色黏液血便。

（4）腹部肿块：在右侧腹或右上腹季肋下可触及一腊肠样肿块，但腹胀明显时肿块不明显。

（5）右下腹空虚感：右下腹空虚感是因回盲部套叠使结肠上移，故右下腹较左侧空虚，不饱满。

（6）肛门指诊：指套上染有果酱样血便，若套叠在直肠，可触到子宫颈样套叠头部。

（7）其他：晚期患儿一般情况差，精神萎靡，反应迟钝，嗜睡甚至休克。若伴有肠穿孔则情况更差，腹胀明显，有压痛、肠鸣音减弱、腹壁水肿，发红。

（8）辅助检查。①空气灌肠：对高度怀疑肠套者，可选此检查，确诊后，可直接行空气灌肠整复。②腹部 B 超：套叠肠管肿块的横切面似靶心样同心圆。③腹部立位片：腹部见多个液平面的肠梗阻征象。

二、护理评估

（一）健康史
了解患儿发病前有无感冒、突然饮食改变及腹泻、高热等症状。询问以前有无肠套史。

（二）症状、体征
询问腹痛性质、程度、时间、发作规律和伴随症状及诱发因素，有无腹部肿块及血便。评估呕吐情况,有无发热及脱水症状。

(三)社会、心理状况

评估家长对小儿喂养的认知水平和对疾病的了解程度,以及对预后是否担心。

(四)辅助检查

分析辅助检查结果,了解腹部 B 超、腹部 X 线立位片等结果。

三、常见护理问题

(1)体温过高:与肠道内毒素吸收有关。

(2)体液不足:与呕吐、禁食、胃肠减压、高热、术中失血失液有关。

(3)舒适的改变:与腹痛、腹胀有关。

(4)合作性问题:肠坏死、切口感染、粘连性肠梗阻。

四、护理措施

(一)术前

(1)监测生命体征,严密观察患儿精神、意识状态、有无脱水症状及腹痛性质、部位、程度,观察呕吐次数、量及性质。呕吐时头侧向一边,防止窒息,以及时清除呕吐物。

(2)开放静脉通路,遵医嘱使用抗生素,纠正水、电解质紊乱。

(3)术前做好禁食、备皮、皮试等准备,禁用止痛剂,以免掩盖病情。

(二)术后

(1)术后患儿回病房,去枕平卧 4～6 小时,头侧向一边,保持呼吸道通畅,麻醉清醒后可取平卧位或半卧位。

(2)监测血压、心率、尿量,评估皮肤弹性和黏膜湿润情况。

(3)监测体温变化,由于肠套整复后毒素的吸收,应特别注意高热的发生,观察热型及伴随症状,以及早控制体温,防止高热惊厥。出汗过多时,以及时更换衣服,以免受凉。发热患儿每 4 小时一次监测体温,给予物理降温或药物降温,并观察降温效果,保持室内通风。

(4)观察肠套整复术后有无阵发性哭闹、呕吐、便血,以防再次肠套。

(5)禁食期间,做好口腔护理,根据医嘱补充水分和电解质溶液。

(6)密切观察腹部症状,有无呕吐、腹胀、肛门排气,观察排便情况并记录、保持胃肠减压引流通畅,观察引流液量、颜色、性质。

(7)肠蠕动恢复后,饮食以少量多餐为宜,逐步过渡,避免进食产气、胀气的食物,并观察进食后有无恶心、呕吐、腹胀情况。

(8)观察伤口有无渗血、渗液、红肿,保持伤口敷料清洁、干燥,防止大小便污染伤口。

(9)指导家长多安抚患儿、分散注意力,避免哭闹。

(三)健康教育

(1)陌生的环境,对疾病相关知识的缺乏及担心手术预后,患儿及家长易产生恐惧、焦虑,护理人员应热情、耐心介绍疾病的发生、发展过程及主要的治疗方法、手术目的及必要性,排除顾虑,给予心理支持,使其积极配合治疗。

(2)认真做好各项术前准备,向患儿及家长讲解备皮、禁食、皮试、术前用药的目的及注意事项,取得家长的理解和配合。

(3)术后康复过程中,指导家长加强饮食管理,防止再次发生肠套叠。

(四)出院指导

(1)饮食:合理喂养,添加辅食应由稀到稠,从少量到多量,从一种到多种,循序渐进。注意饮食卫生,预防腹泻,以免再次发生肠套叠。

(2)伤口护理:保持伤口清洁、干燥,勤换内衣,伤口未愈合前禁止沐浴,忌用手抓伤口。

(3)适当活动,避免上下举逗孩子。

(4)如患儿出现阵发性哭闹、呕吐、便血或腹痛、腹胀,伤口红肿等情况及时去医院就诊。

(杨 斐)

第十三节　先天性巨结肠

先天性巨结肠又称赫希施普龙病(Hirschsprung's disease,HD),是一种较为多见的肠道发育畸形。主要是因结肠的肌层、黏膜下层神经丛内神经节细胞缺如,引起该肠段平滑肌持续收缩,呈痉挛状态,形成功能性肠梗阻。而近端正常肠段因粪便滞积,剧烈蠕动而逐渐代偿性扩张、肥厚形成巨大的扩张段。

一、临床特点

(1)新生儿首次排胎粪时间延迟,一般于生后48～72小时才开始排便,或需扩肛、开塞露通便后才能排便。

(2)顽固性便秘:大便几天一次,甚至每次都需开塞露塞肛或灌肠后才能排便。

(3)呕吐、腹胀:由于是低位性、不全性、功能性肠梗阻,故呕吐、腹胀出现较迟,腹部逐渐膨隆呈蛙腹状,一般为中度腹胀,可见肠型,肠鸣音亢进,儿童巨结肠左下腹有时可触及粪石块。

(4)全身营养状况:病程长者可见消瘦、贫血貌。

(5)直肠指检:直肠壶腹部空虚感,在新生儿期,拔出手指后有爆发性肛门排气、排便。

(6)辅助检查。①钡剂灌肠造影:显示狭窄的直肠、乙状结肠、扩张的近段结肠、若肠腔内呈鱼刺或边缘呈锯齿状,表明伴有小肠结肠炎。②腹部立位X线检查:结肠低位肠梗阻征象,近段结肠扩张。③直肠黏膜活检:切取一小块直肠黏膜及肌层作活检,先天性巨结肠者神经节细胞缺如,异常增生的胆碱能神经纤维增多、增粗。④肛管直肠测压法或下消化道动力测定:当直肠壶腹内括约肌处受压后正常小儿和功能性便秘小儿,其内括约肌会立即出现松弛反应。但巨结肠患儿未见松弛反应,甚至可见压力增高,但对两周内的新生儿此法可出现假阴性结果。

二、护理评估

(一)健康史

了解患儿出现便秘腹胀的时间、进展情况及家长对患儿排便异常的应对措施。评估患儿生长发育有无落后,询问家族中有无类似疾病发生。

(二)症状、体征

询问有无胎便延迟排出,顽固性便秘时间;有无呕吐及呕吐的时间、性质、量;腹胀程度,有无消瘦、贫血貌。

(三)社会、心理状况

评估较大患儿是否有自卑心理、有无因住院和手术而感到恐惧，了解家长对疾病知识的认识程度和经济支持能力，了解家长对患儿的关爱程度和对手术效果的认知水平。

(四)辅助检查

直肠黏膜活检神经节细胞缺如支持本病诊断。了解钡剂灌肠造影、腹部立位 X 线检查、肛管直肠测压、下消化道动力测定结果。

三、常见护理问题

(1)舒适的改变：与腹胀、便秘有关。

(2)营养失调：低于机体需要量：与食欲缺乏、肠道吸收功能障碍有关。

(3)有感染的危险：与手术切口、机体抵抗力下降有关。

(4)体液不足：与术中失血失液、禁食、胃肠减压有关。

(5)合作性问题：巨结肠危象。

四、护理措施

(一)术前

(1)给予高热量、高蛋白质、高维生素和易消化的无渣饮食，禁食有渣的水果及食物，以利于灌肠。

(2)巨结肠灌肠的护理彻底灌净肠道积聚的粪便，为手术做好准备。在灌肠过程中，操作应轻柔、肛管应插过痉挛段，同时注意观察患儿的反应、洗出液的颜色，保持出入液量平衡，灌流量每次 100 mL/kg 左右。

(3)肠道准备手术晨灌肠排出液必须无粪渣。手术前日、手术日晨予甲硝唑口服或保留灌肠。

(4)做好术前禁食、备皮、皮试、用药等术前准备。

(二)术后

(1)患儿回病房后，去枕平卧 4～6 小时，头侧向一边，保持呼吸道通畅，防止术后呕吐或舌后坠引起窒息。

(2)监测心率、血压、尿量，评估黏膜和皮肤弹性，根据医嘱补充水分和电解质溶液。

(3)让患儿取仰卧位，两大腿分开略外展，向家长讲明肛门夹钳固定的重要性，必要时用约束带约束四肢，使之基本制动，防止肛门夹钳戳伤肠管或过早脱落。

(4)术后需禁食 3～5 天和胃肠减压，禁食期间，做好口腔护理，每天 2 次，并保持胃肠减压引流通畅，观察引流液的量、颜色和性质，待肠蠕动恢复后可进流质并逐步过渡为半流质饮食，限制粗糙食物，饮食宜少量多餐。

(5)观察腹部体征变化，注意有无腹胀、呕吐、伤口有无渗出，肛周有无渗血、渗液，随时用无菌生理盐水棉球或 PVP 碘棉球清洁肛周及肛门夹钳，动作应轻柔。清洁用具需每天更换。

(6)指导家长如何保持患儿肛门夹钳的正确位置，使夹钳位置悬空、平衡。更换尿布时要轻抬臀部，避免牵拉夹钳。

(7)肛门夹钳常在术后 7～10 天自然脱落，脱落时观察钳子上夹带的坏死组织是否完整，局部有无出血。

(8)对留置肛管者,以及时清除从肛管内流出的粪便,保护好臀部皮肤,防止破损。

(9)观察患儿排便情况,肛门狭窄时指导家长定时扩肛。

(10)观察有无夹钳提早或延迟脱落、有无结肠小肠炎,闸门综合征等并发症的发生。

(三)健康教育

(1)耐心介绍疾病的发生、发展过程,手术的必要性及预后等,以排除患儿及家长的顾虑。

(2)向患儿及家长讲解各项术前准备(备皮、禁食、皮试、术前用药)的目的和注意事项,以取得患儿及家长的配合。

(3)向患儿及家长讲解巨结肠灌肠的目的,灌肠时间及注意事项,以及进食无渣饮食的目的。

(4)解释术后注意保持肛管和肛门夹钳位置固定的重要性,随时清除粪便,保持肛门区清洁及各引流管引流通畅,以促使患儿早日康复。

(四)出院指导

(1)饮食适当增加营养,3～6个月内给予高蛋白、高热量、低脂、低纤维、易消化饮食,以促进患儿的康复。限制粗糙食物。

(2)伤口护理保持伤口清洁,敷料干燥。小婴儿忌用手抓伤口。如发现伤口红肿及时就诊。

(3)出院后密切观察排便情况,若出现果酱样伴恶臭大便,则提示可能发生小肠结肠炎,应及时去医院诊治。

(4)肛门狭窄者要定时扩肛,教会家长正确的扩肛方法,并定期到医院复查。

(杨 斐)

第十四节　小儿脐膨出

脐膨出是一种先天性腹壁发育不全,胚胎期腹壁未能在脐部完成汇合,使脐带周围发生缺损,致使腹膜及内脏脱出体外的畸形。

一、临床特点

(1)出生后脐部隆起一肿块,大小不一,巨大的肿块直径可超过 5 cm,表面有一厚薄不一的膜,可见内脏在其下方突出,如肝脏、小肠。生后 24 小时囊膜渐浑浊、脆弱最后坏死,几天后出现裂缝,引起腹腔感染。

(2)少数囊膜已破裂,内脏突出,但腹壁裂隙在脐部,在肠管间可找到残余的囊膜。

(3)辅助检查。①染色体检查:必要时选做,因此病常伴有染色体异常,如 13,18,21 三体综合征。②胸、腹部 X 线检查:可能合并膈疝,肠闭锁等畸形。

二、护理评估

(一)健康史

脐膨出可有家族史,询问患儿有无家族史、是否顺产。

（二）症状、体征

评估肿块大小，有无突出内脏及囊膜有无破裂，有无合并其他畸形。

（三）社会、心理状况

了解家长对急诊手术的心理准备及承受能力。评估家长是否得到脐膨出疾病的健康指导。

（四）辅助检查

了解膨出物为哪种内脏，有无合并畸形，有无染色体异常。

三、常见护理问题

（1）低效性呼吸型态：与腹胀使横膈抬高、切口加压包扎有关。

（2）有组织完整性受损的危险：与术前腹内脏器突出腹壁、术后腹压增高、营养状况差有关。

（3）体温过低：与新生儿体温调节中枢发育不完善、皮下脂肪薄、术中身体暴露致散热增加有关。

四、护理措施

（一）术前

保持膨出组织的完整，完善术前各项准备以备急诊手术，禁止喂水、喂奶致胃肠胀气，腹压增高使内脏复位困难。

（二）术后

（1）监测呼吸频率、深浅度及经皮测血氧饱和度，观察面色。

（2）保持呼吸道通畅，以及时清除呼吸道分泌物。

（3）给予鼻导管或面罩吸氧。如有呼吸频率快、呼吸困难、发绀表现，可使用呼吸机。

（4）为防止发生低温，并发硬肿症，患儿可置于保温箱内，密切观察体温变化。

（5）保持胃肠减压通畅，记录胃肠减压液量、颜色。

（6）保持患儿安静，尽量避免哭闹，防止腹压增高。

（7）饮食护理因进食过早可引起术后腹腔高压，术后常规禁食、胃肠减压，必要时采用胃肠外营养，禁食时间较长，待肠蠕动恢复后经口进食，宜少量多餐。对新生儿，向家长讲述母乳喂养知识。

（8）伤口护理观察腹部切口有无渗血、渗液，有污染及时更换敷料。

（三）健康教育

（1）患儿入院后向家长解释立即禁食的必要性及患儿体温不稳的原因和处理措施，讲授术前准备内容及相关注意事项。

（2）向家长讲明术后进食过早可引起术后腹腔高压，因此需要禁食，留置胃管，但可通过静脉途径保证患儿的营养供给。

（3）指导家长注意喂食时应少量多餐。对新生儿，则向家长讲述母乳喂养的优点，尽可能保持母乳喂养。

五、出院指导

（1）指导家长喂养知识，宜少量多餐，喂奶后抬高头位或多竖抱，以减少吐奶。

（2）保持伤口敷料清洁干燥，患儿的双手可用干净的无指手套约束，以防抓伤创口。尽量避免患儿剧烈哭闹,防止伤口裂开。

(3)出院后患儿如出现呕吐、腹胀等情况,应及时就诊。

(杨　斐)

第十五节　小儿急性阑尾炎

急性阑尾炎是儿童常见的急腹症,可发生于任何年龄,新生儿及婴幼儿阑尾炎也有报道。临床表现多变易被误诊,若能正确处理,绝大多数患儿可以治愈,但如延误诊断治疗,可引起严重并发症,甚至造成死亡。

一、临床特点

(1)腹痛:多起于脐周或上腹部,呈阵发性加剧,数小时后腹痛转移至右下腹,右下腹压痛是急性阑尾炎最重要的体征,压痛点常在脐与右髂前上棘连线中、外 1/3 交界处,也称麦氏点,需反复三次测得阳性体征才能确诊。盆腔阑尾炎、腹膜后阑尾炎及肥胖小儿压痛不明显。穿孔时腹痛突然加剧。

(2)呕吐:早期常伴有呕吐,吐出胃内容物。

(3)发热:早期体温正常,数小时后渐发热,一般在 38 ℃左右,阑尾穿孔后呈弛张型高热。

(4)局部肌紧张及反跳痛:肌紧张和反跳痛是壁层腹膜受到炎性刺激的一种防御反应,提示阑尾炎已到化脓、坏疽阶段。右下腹甚至全腹肌紧张及反跳痛,提示伴有腹膜炎。阑尾坏疽或穿孔引起腹膜炎时,患儿行走时喜弯腰,卧床时爱双腿卷曲。阑尾脓肿时除高热外,炎症刺激直肠可引起里急后重、腹泻等直肠刺激症状。并发弥散性腹膜炎时可出现腹胀。

(5)腹部肿块:腹壁薄的消瘦患儿可在右下腹触及索条状的炎性肥厚的阑尾。阑尾脓肿时可在右下腹触及一包块。

(6)直肠指检:阑尾脓肿时直肠前壁触及一痛性肿块,右侧尤为明显。

(7)辅助检查。①血常规:多数有白细胞总数及中性粒细胞比例升高。②外周血 C 反应蛋白(CRP)测定＞8 mg/L。③腹部 B 超:有时可见水肿的阑尾、腹腔渗出液、阑尾脓肿包块。

二、护理评估

(一)健康史

了解患儿有无慢性阑尾炎史及胃肠道疾病史,询问腹痛出现的时间、部位,有无呕吐、发热等。

(二)症状、体征

评估腹部疼痛的部位、性质、程度及伴随症状,有无反跳痛及阵发性加剧,麦氏点有无压痛,有无恶心、呕吐及发热。

(三)社会、心理状况

评估患儿及家长对突然患病并需立即进行急诊手术的认知程度及心理反应。

(四)辅助检查

根据血常规、C反应蛋白、腹部B超结果评估疾病的严重程度。

三、常见护理问题

(1)疼痛:与阑尾的炎性刺激及手术创伤有关。

(2)体温过高:与阑尾的急性炎症有关。

(3)体液不足:与禁食、呕吐、高热及术中失血、失液有关。

(4)合作性问题:感染、粘连性肠梗阻。

四、护理措施

(一)术前

(1)监测体温、心率、血压,评估疼痛的部位、程度、性质、持续时间及伴随症状。

(2)患儿取半卧位,在诊断未明确前禁用止痛剂,以免掩盖病情。

(3)开放静脉通路,遵医嘱及时补液、应用抗生素,并做好各项术前准备。

(4)与患儿及家长进行交谈,消除或减轻对疾病和手术恐惧、紧张、焦虑的心情。

(二)术后

(1)术后麻醉清醒、血压稳定后取半卧位,以促进腹部肌肉放松,有助于减轻疼痛,同时使腹膜炎性渗出物流至盆腔,使炎症局限。

(2)咳嗽、深呼吸时用手轻按压伤口。遵医嘱准确使用止痛剂后需观察止痛药物的效果。

(3)指导家长多安抚患儿,讲故事、唱儿歌,以分散患儿注意力。

(4)监测体温,体温＞39 ℃时给物理降温或药物降温,并观察降温的效果。

(5)监测血压、心率、尿量,评估黏膜和皮肤弹性,观察有无口渴。

(6)肠蠕动恢复后,开始进少量水,若无呕吐再进流质饮食、软食,并逐渐过渡到普通饮食。

(7)保持伤口敷料清洁、干燥,观察伤口有无红肿、渗出,疼痛有无加重。

(8)观察肠蠕动恢复情况及腹部体征有无变化,鼓励并协助患儿床上活动,术后24小时后视病情鼓励早期下床活动,以防止肠粘连。若患儿术后体温升高或体温一度下降后又趋上升,并伴有腹痛、里急后重、大便伴脓液或黏液,应考虑为盆腔脓肿的可能。

(三)健康教育

(1)患儿及家长对手术易产生恐惧、忧虑,并担心手术预后,护理人员应热情接待患儿,耐心讲解疾病的发生、发展过程及主要治疗手段等,以减轻患儿及家长的顾虑,积极配合医护人员。

(2)在术前准备阶段,认真向患儿及家长讲解术前各项准备的内容如备皮、皮试、禁食、禁水、术前用药的目的、注意事项,以取得患儿及家长配合。

(3)术后康复过程中,护理人员应始终将各项术后护理的目的、方法向患儿及家长说明,共同实施护理措施,以取得良好的康复效果。

五、出院指导

(1)饮食适当增加营养,指导家长注意饮食卫生,给易消化的食物如稀饭、面条、肉末、鱼、蛋、新鲜蔬菜、水果等,饮食要定时定量,避免过饱。

(2)伤口护理保持伤口的清洁干燥,勤换内衣,伤口发痒时忌手抓,以防破损、发炎。

（3）鼓励适度的活动，以促进伤口愈合，预防肠粘连，但应避免剧烈活动，以防止伤口裂开。

（4）注意个人卫生，保持室内通风、清洁，防止感冒、腹泻等疾病的发生。

（5）如患儿出现腹痛、腹胀、发热、呕吐或伤口红、肿、痛等情况需及时去医院就诊。

（杨　斐）

第十六节　小儿急性肾小球肾炎

一、概述

急性肾小球肾炎（acute glomerulonephritis，AGN）简称急性肾炎，是一组不同病因所致的感染后免疫反应引起的急性弥漫性肾小球炎性病变。其特点为急性起病，患儿出现血尿、蛋白尿、水肿和高血压，并可伴有一过性氮质血症，多发生于 5～10 岁儿童，小于 2 岁者少见（原因是其免疫系统未发育完全）。男孩发病率是女孩的 2 倍。本病为自限性疾病，发病率为 10％～12％。绝大多数为 A 组 β 溶血性链球菌感染后所致，称为急性链球菌感染后肾炎（APSGN）；较少见的病原体有肺炎链球菌、支原体和腮腺炎病毒等，称为急性非链球菌感染后肾炎。

（一）病因

最常见的病因是 A 组 β-溶血性链球菌感染后引起的，冬季常继发于呼吸道感染（尤其是咽扁桃体炎），夏季继发于皮肤感染。

（二）发病机制

发病机制详见图 6-1。

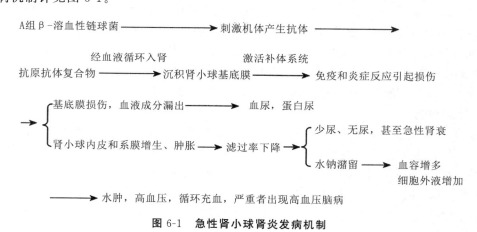

图 6-1　急性肾小球肾炎发病机制

（三）原发性肾小球肾炎的主要类型

（1）肾小球轻微病变。

（2）局灶性序段性肾小球硬化。

（3）局灶性序段性肾小球肾炎

（4）弥漫性肾小球肾炎：①膜性肾小球肾炎（膜性肾病）；②系膜增生性肾小球肾炎；③毛细血

管内增生性肾小球肾炎;④膜性增生性肾小球肾炎(系膜毛细血管性肾小球肾炎)Ⅰ型及Ⅲ型;⑤致密沉积物性肾小球肾炎(致密沉积物病;膜性增生性肾小球肾炎Ⅱ型);⑥新月体性(毛细血管外增生性)肾小球肾炎。

(5)未分类肾小球肾炎。

二、治疗

本病治疗以休息及对症为主,少数急性肾衰竭病例应予透析,待其自然恢复。不宜用激素及细胞毒素药物。

(一)一般治疗

急性肾炎卧床休息十分重要。卧床能增加肾血流量,可改善尿异常改变。预防和减轻并发症,防止再感染。当肉眼血尿消失、水肿消退,血压下降可作适量散步,逐渐增加轻度活动,防止骤然增加活动量。予低盐(<3 g/d)饮食,尤其有水肿及高血压时。肾功能正常者蛋白质入量应保持正常(每天每公斤体重1 g),但氮质血症时应限制蛋白质摄入,并予高质量蛋白(富含必需氨基酸的动物蛋白)。仅明显少尿的急性肾衰竭病例才限制液体入量。

(二)感染灶治疗

肾炎急性期在有感染灶的情况下要给以足够抗感染治疗,无感染灶时,一般以不用为妥。使用抗生素来预防本病的再发往往无效。首选青霉素。

(三)对症治疗

利尿、消肿、降血压。

1.利尿

利尿是治疗本病的关键。经控制水盐入量后仍有水肿少尿或高血压者给予利尿剂,一般用氢氯噻嗪每天1～2 mg/kg,口服;重症者用呋塞米(速尿)每次1～2 mg/kg,每天1～2次,肌内注射或静脉注射。应用利尿剂前后注意观察体重、尿量、水肿变化并做好记录,氢氯噻嗪饭后服,减轻胃肠道反应,利尿酸深部肌内注射或静脉滴注,尤其是静脉注射呋塞米后要注意有无大量利尿、脱水和电解质紊乱等现象,常见的有低血容量、低钾血症、低钠血症等。

2.降压

经上述处理血压仍持续升高,舒张压>12.0 kPa(90 mmHg)时应给予降压药,首选硝苯地平(心痛定)每天0.25～0.50 mg/kg,分3次口服;卡托普利,初始剂量每天0.3～0.5 mg/kg,最大剂量每天5～6 mg/kg,分3次口服,与硝苯地平交替使用效果好。

3.高血压脑病

首选硝普钠,5～20 mg加入5%葡萄糖注射液100 mL中,以1 μg/(kg·min)速度静脉滴注,最快不得超过8 μg/(kg·min),同时,给予地西泮止痉及呋塞米利尿脱水等。应用硝普钠应新鲜配制,放置4小时后即不能再用,整个输液系统须用黑纸或铝箔包裹遮光。快速降压时必须严密监测血压、心率和药物不良反应(恶心、呕吐、情绪不安定、头痛和肌痉挛)。

4.严重循环充血

应严格限制水、钠入量和应用强利尿剂(如呋塞米)促进液体排出,表现有发生肺水肿者可用硝普钠扩张血管降压;对难治病例可采用腹膜透析或血液滤过治疗。

5.急性肾衰竭

维持水电解质平衡,以及时观察和处理水过多、低钠血症、高钾血症(乏力、心率减慢、心律失常）、氮质血症（恶心、呕吐、疲乏、意识障碍）、酸中毒（呼吸深快、樱桃嘴）。

（四）中医治疗

本病多属实证。根据辨证可分为风寒、风热、湿热，分别予以宣肺利尿,凉血解毒等疗法。

（五）抗凝疗法

根据发病机制,肾小球内凝血是个重要病理改变,主要为纤维素沉积及血小板聚集。因此,在治疗时,可采用抗凝疗法,将有助于肾炎缓解。具体方法:①肝素按 $0.8\sim1.0$ mg/kg 体重加入 5% 葡萄糖注射液 250 mL,静脉滴注,每天 1 次,$10\sim14$ 次为 1 个疗程,间隔 $3\sim5$ 天再行下 1 个疗程,共 $2\sim3$ 个疗程;②双嘧达莫 $50\sim100$ mg 每天 3 次;③丹参 $20\sim30$ g 静脉滴注,亦可用尿激酶 $2\sim6$ 万 U 加入 5% 葡萄糖注射液 250 mL 静脉滴注,每天 1 次,10 天为 1 个疗程,根据病情进行 $2\sim3$ 个疗程。但宜注意肝素与尿激酶不可同时应用。

（六）抗氧化剂应用

可应用超氧歧化酶（SOD）、含硒谷胱甘肽过氧化酶及维生素 E。①超氧歧化酶可使 O_2 转变成 H_2O_2。②含硒谷胱甘肽过氧化物酶（SeGsHPx）,使 H_2O_2 还原为 H_2O。③维生素 E 是体内血浆及红细胞膜上脂溶性清除剂,维生素 E 及辅酶 Q_{10} 可清除自由基,阻断由自由基触发的脂质过氧化的连锁反应,保护肾细胞,减轻肾内炎症过程。

三、护理评估

（一）健康史

询问患儿病前 $1\sim3$ 周有无上呼吸道或皮肤感染史,目前有无发热、乏力、头痛、呕吐及食欲下降等全身症状;若主要症状为水肿或血尿,应了解水肿开始时间、持续时间、发生部位、发展顺序及程度。了解患儿 24 小时排尿次数及尿量、尿色。询问目前药物治疗情况,用药的种类、剂量、疗效及不良反应等。

（二）身体状况

重点评估患儿目前的症状、体征,包括一般状态,如神志、体位、呼吸、脉搏、血压及体重等。

1.一般病例

均有以下四项表现。①水肿:水肿的出现率为 $70\%\sim90\%$,初始于眼睑和颜面,渐下行至四肢及全身,多为轻度或中度水肿,合并浆膜腔积液者少见。水肿一般为非凹陷性,与肾病性水肿明显不同。②尿少:尿量减少,可有少尿或无尿。尿量越少则水肿越重。③血尿:100% 的患儿有血尿,多为镜下血尿,约 $1/3$ 的病例可有肉眼血尿,此时尿呈鲜红色或洗肉水样（中性或弱碱性尿者）,也可呈浓茶色、茶褐色或烟灰样（酸性尿者）。④高血压:70% 的病例有高血压,患儿可有头晕、头痛、恶心、呕吐和食欲缺乏等,此因水钠潴留,血容量扩大所致。

2.严重病例

多在病程 $1\sim2$ 周内发生,除上述一般病例的表现外,有以下一项或多项表现:①严重循环充血:表现有尿少加剧、心慌气促、频咳、烦躁、不能平卧、呼吸深大、发绀、两肺湿音、心率增快,可有奔马律和肝脏进行性增大。②高血压脑病:表现有剧烈头痛、频繁呕吐、视物模糊、一过性失明、嗜睡、惊厥和昏迷。此时血压可高达 $21.3\sim26.7/14.7\sim18.7$ kPa（$160\sim200/110\sim140$ mmHg）。③急性肾功能不全:表现有少尿或无尿、水肿加剧、氮质血症、代谢性酸中毒和电解质紊乱。

3.非典型病例

（1）无症状性 APSGN:无急性肾炎的临床表现,但有相应的实验室检查异常,但较轻微,故又称为亚临床型急性肾炎。

（2）肾外症状性 APSGN：患儿有水肿和（或）高血压，但尿改变轻微，多呈一过性尿异常或尿检始终正常，故又称为尿轻微异常或无异常的急性肾炎。

（3）具肾病表现的 APSGN：以急性肾炎起病，但水肿和蛋白尿似肾病，可有低蛋白血症，以至于误诊为肾炎性肾病综合征，故又称为肾病综合征性急性肾炎。

（三）社会、心理状况

了解患儿及家长的心态及对本病的认识程度。患儿多为年长儿，心理压力来源较多，除因疾病和治疗对活动及饮食严格限制的压力外，还有来自家庭和社会的压力，如中断了日常与同伴的玩耍或不能上学而担心学习成绩下降等，会产生紧张、忧虑、抱怨等心理，表现为情绪低落、烦躁易怒等。家长因缺乏本病的有关知识，担心转为慢性肾炎影响患儿将来的健康，可产生焦虑、失望等心理，渴望寻求治疗方法，愿意接受健康指导并与医务人员合作。学龄期患儿的老师及同学因缺乏本病的有关知识，会表现出过度关心和怜悯，会忽略对患儿的心理支持，使患儿产生自卑心理。

（四）辅助检查指标

（1）尿液检查：血尿为急性肾炎重要所见，或肉眼血尿或镜下血尿，尿中红细胞多为严重变形红细胞，此外还可见红细胞管型，提示肾小球有出血渗出性炎症，是急性肾炎的重要特点。尿沉渣还常见肾小管上皮细胞、白细胞、大量透明和颗粒管型。尿蛋白通常为（＋）～（＋＋），尿蛋白多属非选择性，尿中纤维蛋白降解产物（FDP）增多。尿常规一般在 4～8 周内大致恢复正常。残余镜下血尿（或爱迪计数异常）或少量蛋白尿（可表现为起立性蛋白尿）可持续半年或更长。

红细胞计数及血红蛋白可稍低，是因血容量扩大，血液稀释所致。白细胞计数可正常或增高，此与原发感染灶是否继续存在有关。血沉增快，2～3 个月内恢复正常。

（2）血常规：肾小球滤过率（GFR）呈不同程度下降，但肾血浆流量仍可正常，因而滤过分数常减少。与肾小球功能受累相较，肾小管功能相对良好，肾浓缩功能多能保持。临床常见一过性氮质血症，血中尿素氮、肌酐增高。不限水量的患儿，可有一轻度稀释性低钠血症。此外病儿还可有高血钾及代谢性酸中毒。血浆蛋白可因血液稀释而轻度下降，在蛋白尿达肾病水平者，血清蛋白下降明显，并可伴一定程度的高脂血症。

（3）血化学及肾功能检查。

（4）细胞学和血清学检查：急性肾炎发病后自咽部或皮肤感染灶培养出 β 溶血性链球菌的阳性率约 30%，抗链球菌溶血素 O 抗体（ASO），其阳性率达 50%～80%，通常于链球菌感染后 2～3 周出现，3～5 周滴度达高峰，半年内恢复正常。判断其临床意义时应注意，其滴度升高仅表示近期有过链球菌感染，与急性肾炎的严重性无直接相关性；尚可检测抗脱氧核糖核酸酶 B 及抗透明质酸酶，并应注意应于 2～3 周后复查，如滴度升高，则更具诊断价值。

（5）血补体测定：除个别病例外，肾炎病程早期血总补体及 C_3 均明显下降，6～8 周后恢复正常。此规律性变化为本症的典型表现。血补体下降程度与急性肾炎病情轻重无明显相关，但低补体血症持续 8 周以上，应考虑有其他类型肾炎之可能，如膜增生性肾炎、冷球蛋白血症或狼疮肾炎等。

（6）肾活检：肾活检将展示急性间质性肾炎或肾小球肾炎的特征性病理变化。肾小球囊内可见广泛的新月体形成。

（7）其他检查：部分病例急性期可测得循环免疫复合物及冷球蛋白。通常典型病例不需肾活检,但如与急进性肾炎鉴别困难;或病后 3 个月仍有高血压、持续低补体血症或肾功能损害者可行肾活检检查。

四、护理措施

(1)急性期应绝对卧床休息 2 周,待水肿和肉眼血尿消失,血压正常,可逐渐恢复活动。

(2)严格执行饮食管理,急性期高度水肿、少尿时给予低蛋白、低盐、高糖饮食,适当限制水分,待尿量增加,水肿消退,可改为普通饮食,鼓励患儿多吃水果及糖类食物。

(3)详细记录尿液颜色、性质、次数,每周送检尿常规 2 次。

(4)急性期每天测血压 2 次,有条件给予血压监测,以及时记录。

(5)每周测体重 2 次,并积极应用抗生素控制感染灶,勿选用对肾有损害的抗生素。

(6)严密观察并发症的发生,发现问题及时报告医师处理。①心力衰竭:患儿烦躁不安、发绀、端坐呼吸、胸闷、心率增快、尿少、肝急骤增大、呼吸急促、咳泡沫样痰,应立即安置患儿半坐卧位、吸氧,报告医师并做好抢救准备。②高血压脑病:患儿出现血压增高、头痛、呕吐、烦躁、惊厥等,应立即报告医师并保持患儿安静,给予吸氧,神志不清按昏迷常规护理。③急性肾功能不全:患儿出现少尿或无尿、头痛、呕吐、呼吸深长,立即报告医师,按急性肾功能不全护理。

(杨　斐)

第十七节　小儿肾病综合征

一、概述

肾病综合征(nephrotic syndrome,NS)是由于多种病因造成肾小球基底膜通透性增高,大量血浆蛋白从尿中丢失引起的一组临床综合征。

NS 在小儿肾脏疾病中发病率仅次于急性肾炎。我国的调查结果显示,NS 占同期住院泌尿系统疾病患儿的 21%。男女比例为 3.7∶1。发病年龄多为学龄前儿童,3～5 岁为发病高峰,按病因分为原发性、继发性和先天性 3 种类型。小儿时期绝大多数＞90%以上为原发性肾病综合征,本节主要叙述原发性肾病综合征。

原发性肾病综合征分为单纯性肾病和肾炎性肾病,单纯性肾病多见 2～7 岁,临床上具有四大特征,水肿非常重,可伴有胸腔积液、腹水及阴囊水肿,重者有少尿。病理多见微小病变。肾炎性肾病多见 7 岁以上儿童,水肿不如单纯性肾病重,但伴有持续性高血压或血尿或血补体下降,肾功能不全。病理多见微小病变。

(一)病因

目前病因尚未明确,多认为与机体的免疫功能异常有关(如急性肾炎引起肾小球滤过膜损伤等)患儿起病或复发前常有前驱期的感染症状,尤其是呼吸道感染,McDonald 曾做前瞻性研究发现近 70%复发前有上呼吸道感染。

(二)发病机制

发病机制详见图 6-2。

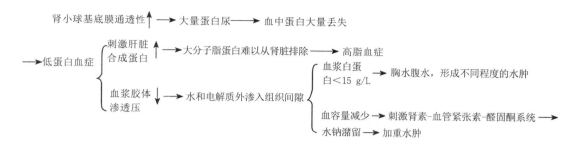

图 6-2 肾病综合征发病机制

二、治疗

治疗原则：利尿、激素治疗、免疫抑制剂治疗、抗凝治疗、中药治疗。

(一)利尿药物

一般不用利尿剂治疗，只有高度水肿、严重胸腔积液、腹水等时使用，以改善全身症状，如速尿和氢氯噻嗪等，以及右旋糖酐-40(提高血浆胶体渗透压)。必要时按医嘱用清蛋白。

(二)激素治疗

应用激素尽管有某些不良反应、且尚未解决复发问题，临床实践证明仍是目前能诱导蛋白消失的有效药物，并作为肾病治疗的首选药。故肾上腺皮质激素为治疗肾病综合征较有效的首选药物。常用泼尼松，口服给药。在尿蛋白消失以前每天 2 mg/kg，分 3～4 次服用；尿蛋白转阴后改为隔天给药一次，早餐后一次顿服、不能擅自停药。

1.泼尼松中长程疗法

国内较多采用。

2.泼尼松短程治疗

欧美等国多采用此法。

3.疗效判断

用药后 8 周进行评价，评价的要点是水肿情况，尿蛋白 2 项指标。激素分泌有晨高夜低昼夜波动规律，护理要点是正确准时执行药疗，并注意观察激素的不良反应。

4.复发

尿蛋白转阴，停用激素 4 周以上，尿蛋白≥＋＋。①反复：治疗过程中尿蛋白转阴后出现同复发蛋白尿变化。②频繁复发：初次反应后 6 月内 2 次，1 年内＞3 次。③激素依赖：皮质激素停用或减量 2 周内复发或反复且重复＞3 次。④激素耐药：治疗满 8 周尿蛋白＋＋以上。⑤激素敏感：正规治疗 8 周内尿蛋白转阴，水肿消退。⑥激素部分敏感：治疗 8 周内水肿消退，尿蛋白＋～＋＋。

(三)免疫抑制剂治疗

适应证：难治性肾病和(或)激素不良反应严重者，可加用或换用免疫抑制剂，用药有环磷酰胺、雷公藤多苷等。

(四)抗凝治疗

如肝素、双嘧达莫、活血化瘀中药丹参等。

三、护理评估

询问感染病史、水肿血尿情况、尿量情况,观察患儿有无严重并发症,了解患儿及家长对本病的认识程度。

(一)健康史

询问患儿病前 1～3 周有无上呼吸道或皮肤感染史;若主要症状为水肿或蛋白尿,应了解水肿开始时间、持续时间、发生部位、发展顺序及程度。了解患儿 24 小时排尿次数及尿量、尿色,有无泡沫。询问目前药物治疗情况,用药的种类、剂量、疗效及不良反应等。

(二)身体状况

重点评估患儿目前的体征及有无并发症发生,检查水肿的部位、程度及指压迹,是否为凹陷性水肿,有无凝状态和血栓形成(如最常见的肾静脉血栓形成发生突然腰痛或腹痛)、感染、电解质紊乱、生长延迟等并发症。

临床四大特点:水肿(常为主诉,最常见)、大量蛋白尿(尿蛋白定性＞＋＋＋,24 小时定量＞50 mg/kg,最根本的病理生理改变,是引起其他三大症的基本原因)、低清蛋白血症和高胆固醇血症。

1.全身水肿

几乎所有肾病综合征患儿均出现程度不同的凹陷性水肿,水肿可持续数周或数月,或于整个病程中时肿时消。检查水肿的部位、程度及指压迹,是否为凹陷性水肿。在肾病综合征患儿感染(特别是链球菌感染)后,常使水肿复发或加重,甚至可出现氮质血症。

2.消化道症状

因胃肠道水肿,肾病综合征患儿常有不思饮食、恶心、呕吐、腹胀等消化道功能紊乱症状。当肾病综合征患儿出现有氮质血症时,上述症状加重。

3.高血压

非肾病综合征的重要症状,但有水、钠潴溜及血容量增多,可出现一过性高血压,而Ⅱ型原发性肾病综合征可伴有高血压症状。

4.蛋白尿

大量蛋白尿是诊断肾病综合征最主要症状。

5.低蛋白血症

主要是肾病综合征患儿血浆蛋白下降,其程度与蛋白尿的程度有明显关系。

6.高脂血症

肾病综合征患儿血中甘油三酯明显增高。

(三)社会、心理状况

了解患儿及家长的心态及对本病的认识程度。年长儿因来自医院、家庭、社会多方面的压力而产生抑郁、焦虑、烦躁、隐瞒、否认等情绪,再加之患儿应用激素关系引起的体型改变产生自卑心理;而年龄小患儿会因医院检查治疗及医疗性限制等造成患儿情绪异常。

(四)辅助检查指标

1.尿

尿常规镜下可见大量的红细胞,白细胞和多种细胞或颗粒管型。在过敏性间质性肾炎患儿尿中可见嗜酸性细胞。尿钠浓度 10～40 meq/L。尿蛋白明显增多,定性＋＋＋～＋＋＋＋,

24 小时尿蛋白定量≥0.05 g/kg。

2.血常规

血浆总蛋白和清蛋白明显减少,血清胆固醇明显增高。在免疫复合物沉积期间,血清补体成分减少。在某些条件下,可检出循环免疫复合物。其他测定可发现红斑狼疮和血栓性血小板减少性紫癜等全身性疾病。

3.X 线检查

静脉尿路造影或同位素肾扫描可以表现为显影不良。因为造影剂有肾毒性作用,因此应避免进行常规的静脉尿路造影。超声检查是排除尿路梗阻的最佳手段。

四、护理措施

(1)执行儿科一般护理常规。

(2)适当休息,无高度水肿、低血容量及感染的患儿无须卧床,即使卧床也应在床上经常变换体位,以防血管栓塞等并发症,但不要过劳,以防复发,严重水肿或高血压须卧床休息,并遵医嘱使用利尿剂及降压药,一般无须严格限制活动。

(3)饮食治疗目的是保证营养供应,减轻肾的工作负担,减少钠、水潴留及代谢产物的积聚。严格按照医嘱给予必要的饮食治疗,有高血压、水肿时应限制盐的摄入。肾功能减退、明显少尿时,严格限水;氮质血症时应限制患儿蛋白质的入量,并给予含有必需氨基酸的优质蛋白;激素治疗阶段,适当增加蛋白质、钙剂和维生素 D。

(4)与感染性疾病患儿分室居住,防止交叉感染。病室温度适宜,注意随气候变化增减衣服,防止受凉感冒使病情加重或复发。

(5)准确记录出入量,观察尿色、性质、尿量等。

(6)及时收集尿标本,收集早晨第 1 次尿做尿常规,每周送检 2 次。留取尿培养标本时遵守无菌操作,争取于治疗前送检。留 24 小时或 12 小时尿标本,在尿盆内加入 0.8% 硼酸 10 mL。尿标本内不要混入大便,准确测量尿量并做记录。

(7)每周测体重 2 次(每周二、周六早餐前),水肿严重、少尿患儿每天测体重 1 次。

(8)加强皮肤护理,保持皮肤清洁、干燥,预防皮肤感染及压疮。阴囊肿大时,可用阴囊托带托起。

(9)密切观察生命体征及病情变化,如发现烦躁、头痛、心律失常等及时报告医师。①肾衰竭:少尿或无尿、恶心、呕吐、食欲缺乏、头痛、呼吸深长等。②高血压脑病:血压增高、头痛眼花、呕吐、呼吸急促、烦躁、神志不清、惊厥等。③心力衰竭:患儿烦躁不安、胸闷、气促、咳嗽、脉快、尿少、肝大等。

(10)注意观察水、电解质平衡紊乱症状,以及时报告医师处置。①低钾血症:心律减慢、心音低钝、无力。②低钠血症:面色苍白、无力、食欲低下、水肿加重。③低钙血症:出现手足抽搐。

(11)血压高者,根据病情每天测量血压 1～3 次。

(12)肾病患儿用激素治疗时,易有骨质疏松,要避免剧烈活动,防止发生骨折。

（杨　斐）

第十八节　小儿肾盂肾炎

一、概述

肾盂肾炎是尿路感染中的一种重要临床类型,是由细菌(极少数为真菌、病毒、原虫等)直接引起的肾盂肾盏和肾实质的感染性炎症。本病好发于女性,女:男约为 10:1,临床上将本病分为急性或慢性两期。

(一)病因

本病为细菌直接引起的感染性肾脏病变,近年也有认为细菌抗原激起的免疫反应可能参与慢性肾盂肾炎的发生和发展过程。致病菌以肠道细菌为最多,大肠埃希菌占 60%～80%,其次依次是副大肠埃希菌、变形杆菌、葡萄球菌、粪链球菌、产碱杆菌、铜绿假单胞菌等,偶见厌氧菌、真菌、病毒和原虫感染。感染途径以上行感染最常见。

(二)发病机制

细菌侵入肾脏后,血液循环与肾脏感染局部均可产生抗体,与细菌结合,引起免疫反应。另外,细菌毒力在发病机制中起重要作用,某些大肠埃希菌对尿路上皮细胞有特殊亲和力,可黏附在尿路上皮细胞的相应受体上引起感染。

二、治疗

治疗原则:控制症状,消除病原体,去除诱发因素,预防复发。

(一)急性肾盂肾炎

1.轻型急性肾盂肾炎

经单剂或 3 天疗法治疗失败的尿路感染或轻度发热和(或)肋脊角叩痛的肾盂肾炎,应口服有效抗菌药物 14 天,一般用药 72 小时显效,如无效,则应根据药物敏感试验结果更改药物。

2.较严重急性肾盂肾炎

发热体温>38.5 ℃,血白细胞升高等全身感染中毒症状明显者,静脉输注抗菌药物。无药敏结果前,暂用环丙沙星 0.25 g,每 12 小时 1 次,或氧氟沙星 0.2 g,每 12 小时 1 次,或庆大霉素 1 mg/kg,每 8 小时 1 次,必要时改用头孢噻肟 2 g,每 8 小时 1 次。获得药敏报告后,酌情使用肾毒性小而便宜的抗菌药。静脉用药至退热 72 小时后,改用口服有效抗菌药,完成 2 周疗程。

3.重型急性肾盂肾炎

寒战、高热、血白细胞显著增高、核左移等严重感染中毒症状,甚至低血压、呼吸性碱中毒,疑为革兰阴性败血症者,多是复杂性肾盂肾炎,无药敏结果前,可选用下述抗菌药联合治疗:①半合成的广谱青霉素(如哌拉西林 3 g,每 6 小时静脉滴注 1 次),毒性低,价格较第 3 代头孢菌素便宜;②氨基糖苷类抗生素(如妥布霉素或庆大霉素 1 mg/kg,每 8 小时静脉滴注 1 次);③第 3 代头孢菌素类(如头孢曲松钠 1 g,每 12 小时静脉滴注 1 次,或头孢哌酮钠 2 g,每 8 小时静脉滴注 1 次)。通常使用一种氨基糖苷类抗生素加上一种广谱青霉素或头孢菌素类联用起协同作用。退热 72 小时后,改用口服有效抗菌药,完成 2 周疗程。肾盂肾炎患儿在病情允许时,应尽快做影像学检查。以确定有无尿路梗阻(尤其是结石),如尿液引流不畅未能纠正,炎症很难彻底治好;④碱化尿液:口服碳酸氢钠片,每次1 g,每天3次,增强上述抗生素的疗效,减轻尿路刺激症状及减少磺胺结晶所致结石等。

(二)慢性肾盂肾炎

1.一般治疗

寻找并去除导致发病的易感因素,尤其是解除尿流不畅、尿路梗阻,纠正肾和尿路畸形,提高机体免疫力等。多饮水、勤排尿,增加营养。

2.抗菌药物治疗

药物与急性肾盂肾炎相似,但治疗较困难。抗菌治疗原则:①常需两类药物联合应用,必要时中西医结合治疗;②疗程宜适当延长,选用敏感药物;③抗菌治疗同时,寻找并去除易感因素;④急性发作期用药同急性肾盂肾炎。

三、护理评估

(一)健康史

询问患儿有无寒战、高热、全身不适、疲乏无力等全身症状及尿液外观有无浑浊、脓尿或血尿等。

(二)身体状况

评估患儿有无尿频、尿急、尿痛、耻骨弓上不适等尿路刺激征,是否伴腰痛或肾区不适、肋脊角有压痛和(或)叩击痛或腹部上、中输尿管点和耻骨上膀胱区有压痛。

1.急性肾盂肾炎

临床表现为患儿起病急,常有寒战、高热(体温可达40 ℃以上)、全身不适、疲乏无力、食欲减退、恶心、呕吐等,泌尿系统症状患儿有腰痛,多为钝痛或酸痛,程度不一,少数有腹部绞痛,沿输尿管向膀胱方向放射,体检时在上输尿管点(腹直肌外缘与脐平线交叉点)或肋腰点(腰大肌外缘与十二肋交叉点)有压痛,肾叩痛阳性。患儿常有尿频、尿急、尿痛等膀胱刺激症状。

2.慢性肾盂肾炎

症状较急性期轻,有时可表现为无症状性尿。半数以上患儿有急性肾盂肾炎既往史,其后有乏力、低热、厌食及腰酸腰痛等症状,并伴有尿频、尿急、尿痛等下尿路刺激症状。急性发作表现也时有出现。肾盂肾炎病程超过半年,同时伴有以下情况之一者,可诊断为慢性肾盂肾炎:①在静脉肾盂造影片上可见肾盂肾盏变形、狭窄;②肾外形凹凸不平(有局灶粗糙的肾皮质瘢痕),且两肾大小不等;③肾功能有持续性损害。

(三)社会、心理状况

了解患儿及家长的生活环境,以及对本病的认识程度。

(四)辅助检查指标

1.尿常规和细胞计数

镜检尿白细胞明显增多,见白细胞管型。红细胞增多,可有肉眼血尿。白细胞最常见＞5 个/HP。尿蛋白常为阴性或微量,一般＜2.0 g/d。

2.血常规

急性肾盂肾炎血白细胞和中性粒细胞增高,并有中性粒细胞核左移。红细胞沉降率可增快。慢性期红细胞计数和血红蛋白可轻度降低。

3.尿细菌学检查

临床意义为尿含菌量$\geq 10^5/mL$，即为有意义的细菌尿。$10^4 \sim 10^5/mL$为可疑阳性，$<10^4/mL$则可能是污染。膀胱穿刺尿定性培养有细菌生长也提示菌尿。

4.尿沉渣镜检细菌

清洁中段尿的未染色的沉渣用高倍镜找细菌,如平均每视野≥ 20个细菌,即为有意义的细菌尿。

5.肾功能检查

尿渗透浓度下降,肌酐清除率降低,血尿素氮、肌酐增高。

6.影像学检查

肾盂造影、B超等。

四、护理措施

(1)密切观察患儿的生命体征,尤其是体温的变化,对高热患儿可采用冰敷等物理降温措施,并注意观察和记录降温的效果。

(2)进食清淡而富于营养的饮食,指导患儿尽量多摄入水分,以使尿量增加达到冲洗膀胱、尿道的目的,减轻尿路刺激征。

(3)急性发作期患儿应注意卧床休息,各项护理操作最好集中进行,避免过多打扰患儿,加重患儿的不适,应做好生活护理。

(4)按医嘱使用抗生素药物,让患儿及家属了解药物的作用、用法、疗程的长短。尤其是慢性肾盂肾炎患儿治疗较复杂。

(5)向患儿及家属解释各种检查的意义和方法,正确采集化验标本,以指导临床选用抗生素药物。

(6)认真观察病情变化,如腰痛的性质、部位、程度变化及有无伴随症状。急性肾盂肾炎患者若高热等全身症状加重或持续不缓解,且出现腰痛加剧等时,应考虑是否出现肾周脓肿、肾乳头坏死等并发症,应及时通知医师处理。

(7)肾疼痛明显应卧床休息,嘱其尽量不要弯腰,应站立或坐直,以减少对肾包膜的牵拉力,利于疼痛减轻。

(8)加强卫生宣教,注意个人清洁,尤其是注意会阴部及肛周皮肤的清洁。避免过度劳累,多饮水、勤排尿是最简单而有效的预防尿路感染的措施。

(杨　斐)

第十九节　小儿尿道下裂

尿道下裂是一种外生殖器畸形,因胚胎发育过程障碍,尿道沟不能完全融合到龟头的远端,尿道口位于冠状沟至会阴之间的任何部位,可同时伴有阴茎下曲畸形。

一、临床特点

（一）临床类型

（1）阴茎头、冠状沟型：尿道外口位于冠状沟腹侧，系带缺如，包皮位于龟头的背侧呈帽状，阴茎发育正常，龟头轻度下曲。

（2）阴茎体型：尿道外口位于阴茎体腹侧，阴茎可向腹侧弯曲。

（3）阴茎、阴囊型：尿道外口位于阴茎、阴囊交界处，阴茎严重向腹侧弯曲，不能站立排尿。

（4）会阴型：尿道外口位于会阴，阴茎海绵体发育不良，严重下曲，阴囊对裂，伴阴茎阴囊转位，外生殖器酷似女性。

（二）辅助检查

染色体检查核型为46XY；影像学、腹腔镜检查可见男性性器官。

二、护理评估

（一）健康史

询问有无尿道下裂的家族史。母亲孕期有无外源性雌激素接触和应用史。了解患儿对排尿方式改变的适应能力。

（二）症状、体征

评估患儿尿道开口的位置高低，阴茎发育情况及有无阴茎下弯存在。是否合并单、双侧隐睾。

（三）社会、心理状况

评估患儿及家长对手术的心理反应，有无担心阴茎外观及成年后的性生活和生育能力。

三、常见护理问题

（1）焦虑：与患儿年幼、幻想阴茎被切除，双亲因患儿性别不明或担心成年后无法婚育有关。

（2）有阴茎血液循环障碍的危险：与手术后阴茎肿胀、伤口出血、弹力绷带包扎过紧有关。

（3）感染的危险：与手术切口及引流管有关。

（4）疼痛：与手术损伤、术后局部水肿有关。

（5）合作性问题：伤口出血、尿瘘、尿道狭窄。

四、护理措施

（一）术前护理

（1）心理护理了解患儿及家长焦虑的程度，主动听取患儿及家长对有关疾病的述说，了解其对疾病认识程度，保护患儿及家长的隐私。利用图片、玩偶，简单地告知患儿手术后尿道开口会移向前面，避免用"切""割开"等字眼。

（2）强调术前阴茎包皮清洗的重要性，皮肤皱褶处展开清洗，防止术后感染。

（3）术前训练在床上排便。

（二）术后护理

1.卧位

麻醉清醒前去枕头侧位，防止呕吐物吸入引起窒息。密切观察生命体征变化。清醒后取平卧位或平侧卧位,四肢适当约束,尽量少翻动,避免伤口出血,使用护架,避免盖被直接压迫阴茎。

2.导尿管护理

(1)妥善固定导尿管并保持引流通畅,避免折叠、扭曲、过度牵拉,适当约束患儿四肢,防止因烦躁、哭闹而拔管。

(2)由于导尿管的放置容易刺激膀胱引起尿意,嘱患儿不要用力排尿,以免引起尿液自尿道口外溢及导尿管滑出。

(3)定时更换引流袋并观察记录引流液的性质及量。

(4)如发现尿袋内尿量较长时间未见增加,膀胱区膨隆,且孩子有哭叫、疼痛、想排尿等症状,则提示引流不畅,须及时处理,必要时给予膀胱冲洗。

(5)留置导尿管放置7～12天,拔管后第一次排尿可能会有疼痛,应鼓励患儿多饮水、增加排尿次数,保持排尿通畅。拔管后注意观察尿线粗细及有无尿瘘发生。

3.伤口护理

评估局部切口敷料渗出情况及是否被尿液污染,观察龟头色泽、阴茎血液循环,如有发紫、肿胀等情况,应立即报告医师处理。术后伤口有渗血时可用消毒干棉签轻轻擦去。阴茎外露部分涂上抗生素软膏。

4.饮食护理

鼓励多饮水,限制各种饮料的摄入,防止尿酸结晶形成阻塞导尿管。多食粗纤维及高蛋白、高维生素的食物,保持大便通畅,如有排便困难,可用开塞露通便,避免因用力排便引起伤口出血及尿液自尿道口外溢。

5.疼痛的护理

观察疼痛发生的时间、性质,倾听其对疼痛的描述,根据疼痛脸谱分级图评估患儿疼痛的程度,如疼痛较轻时鼓励家长给孩子讲故事、听音乐、用有吸引力的玩具分散其注意力,必要时给予药物止痛并观察效果,如夜间阴茎勃起引起疼痛,可每晚睡前口服止痛药。

6.皮肤护理

加强背部皮肤清洁,每天用温水清洗,臀、背部可垫柔软毛巾。如术后肛周皮肤瘙痒,可用PVP-I棉签擦拭。

(三)健康教育

(1)向家长讲解疾病的相关知识及手术后可能发生的并发症,如尿瘘、尿道狭窄等。

(2)向家长解释约束患儿四肢的重要性,防止意外拔管。

五、出院指导

(1)伤口:保持阴茎伤口清洁干燥,避免搔抓。局部用PVP-I、红霉素软膏涂抹至完全愈合。

(2)饮食:加强营养,给予易消化、刺激性小的食物,多喝开水,多吃蔬菜和水果,避免吃含激素类补品。

(3)活动:避免剧烈活动及骑跨动作。

(4)复查:观察尿线粗细,有无排尿困难,如有排尿困难及时来院就诊。出院后2周可回院检查一次,如有尿道狭窄应定期扩张至术后3个月,以后可间隔1年、3年、6年分别随访检查一次。有尿瘘患儿应定期复查,如半年后仍未愈合需手术修补。

(5)阴茎发育差的患儿可遵医嘱在手术后一年酌情使用绒毛膜促性腺激素注射治疗,以刺激阴茎发育。

（杨　斐）

第二十节　小儿维生素营养障碍

一、维生素 D 缺乏性佝偻病

（一）维生素 D 缺乏性佝偻病的护理评估

维生素 D 缺乏性佝偻病,是婴幼儿时期一种常见的慢性营养缺乏症,以钙磷代谢失常和骨样组织钙化不良为特征,严重者发生骨骼畸形,肌肉、神经系统亦同时受累,严重影响小儿的身体健康。

（二）维生素 D 缺乏性佝偻病的病因

(1)日光照射不足:在冬季和雨雾地区,本病多见。小儿缺乏户外活动,也易患病。

(2)维生素 D 摄入不足:婴儿饮食,包括母乳,含维生素 D 不足。

(3)生理需要量增加:婴儿生长速度快,维生素 D 需要量大,但未及时补充。

(4)疾病影响:肝、肾的严重疾病,慢性腹泻等都可影响维生素 D 的吸收利用。

（三）维生素 D 缺乏性佝偻病的症状和体征

1.症状

主要表现为非特异性神经精神症状,如易激惹、烦躁、睡眠不安、夜啼、多汗、坐立走迟缓。

2.体征

主要表现为骨骼改变。早期可见颅骨软化,囟门大,颅缝增宽;7～8 个月小儿可见出牙迟;方颅、鞍颅、十字状颅;1 岁左右小儿可见肋骨串珠、肋膈沟、鸡胸、漏斗胸;1 岁以上小儿可出现 O 型腿、X 型腿。

（四）维生素 D 缺乏性佝偻病的分期

1.初期

神经精神症状明显,骨骼症状无或轻,血生化程度改变,X 线检查正常。

2.激期

症状体征明显,血生化检测指标改变,X 线检查改变。

3.恢复期

经治疗后症状好转或消失,血生化及 X 线改变有好转。

4.后遗症期

仅存骨骼改变而无血生化及 X 线改变。

（五）维生素 D 缺乏性佝偻病的辅助检查

(1)血磷初期即下降,激期时下降明显,恢复期时回升最早。

(2)血钙初期时可正常,激期时下降,恢复期时回升晚于血磷。

(3)碱性磷酸酶初期即上升,激期时上升明显,恢复期时下降。

(4)X线检查:干骺端临时钙化带模糊或消失,呈毛刷样,并有杯口样改变,骨骺软骨增宽,骨质疏松,可有骨干弯曲或骨折。

(六)维生素 D 缺乏性佝偻病的护理问题

1.营养失调

低于机体需要量,与日光照射不足和维生素 D 摄入不足有关。

2.有感染的危险

与免疫功能低下有关。

3.知识缺乏

患儿家长缺乏佝偻病的预防及护理知识。

4.潜在并发症

骨骼畸形、药物不良反应。

(七)维生素 D 缺乏性佝偻病的护理措施

1.户外活动

指导家长每天带患儿进行一定时间的户外活动,直接接受阳光照射。生后 2～3 周即可带婴儿户外活动,冬季也要注意保证每天 1～2 小时户外活动时间。夏季气温太高,应避免太阳直射,可在阴凉处活动,尽量多暴露皮肤。冬季室内活动时开窗,让紫外线能够通过。有研究显示,每周让母乳喂养的婴儿户外活动 2 个小时,仅暴露面部和手部,可维持婴儿血 25-(OH)D_3 浓度在正常范围的低值。

2.补充维生素 D

(1)提倡母乳喂养,按时添加辅食,给予富含维生素 D、钙、磷和蛋白质的食物。

(2)遵医嘱给予维生素 D 制剂,注意维生素 D 过量的中毒表现,如遇过量立即停服维生素 D。

3.预防骨骼畸形和骨折

衣着柔软、宽松,床铺松软,避免早坐、久坐,以防脊柱后突畸形;避免早站、久站和早行走,以防下肢弯曲形成“O”型腿或“X”型腿。严重佝偻病患儿肋骨、长骨易发生骨折,护理操作时应避免重压和强力牵拉。

4.加强体格锻炼

对已有骨骼畸形可采取主动和被动运动的方法矫正。如遗留胸廓畸形,可作俯卧位抬头展胸运动;下肢畸形可施行肌肉按摩,“O”型腿按摩外侧肌,“X”型腿按摩内侧肌,以增加肌张力,矫正畸形。对于行外科手术矫正者,指导家长正确使用矫正器具。

5.预防感染

保持室内空气清新,温、湿度适宜,阳光充足,避免交叉感染。

(八)维生素 D 缺乏性佝偻病的健康教育

(1)指导家长掌握佝偻病的护理方法:①对烦躁、睡眠不安、多汗的患儿每天清洁皮肤,勤换内衣和枕套;②护理操作时动作要轻柔;③不能坐、站过久以防发生骨折,恢复期开始活动。

(2)对出现骨骼畸形的患儿,向家长示范矫正的方法,例如:胸部畸形可让小儿做俯卧位抬头展胸运动;下肢畸形可做肌肉按摩,O 型腿按摩外侧肌,X 型腿按摩内侧肌,以增加肌张力,促使畸形的矫正。畸形严重者可指导手术矫正事宜。

（九）维生素 D 缺乏性手足搐搦症的护理评估

维生素 D 缺乏性手足搐搦症称佝偻病性低钙惊厥。是由于维生素 D 缺乏而致血中钙离子降低,使神经肌肉兴奋性增高,引起全身惊厥、手足抽搐、喉痉挛等症状。

1.病因

维生素 D 不足,甲状旁腺功能代偿不全。

2.症状

(1)惊厥:多见于婴儿,一般无发热。

(2)手足搐弱:多见于幼儿和儿童。

(3)喉痉挛:婴儿多见,可呈现呼吸困难,严重时可窒息而死亡。

3.体征

无发作时可查出神经-肌肉兴奋性高的体征。有面神经征、腓反射和陶瑟征。

4.辅助检查

血清钙低于 1.75 mmol/L,碱性磷酸酶增高,血清磷可降低、正常或升高。

（十）维生素 D 缺乏性手足搐搦症的护理问题

1.有窒息的危险

与惊厥、喉痉挛有关。

2.有受伤的危险

与惊厥有关。

3.营养失调

低于机体需要量,与维生素 D 缺乏及血钙降低有关。

（十一）维生素 D 缺乏性手足搐搦症的护理措施

1.预防窒息的护理

(1)惊厥发作时,就地抢救:立即松解患儿衣领,去枕仰卧位,头偏向一侧,以及时清除口鼻分泌物,以防误吸发生窒息;喉痉挛发作时,立即将舌头拉出口外,在上下磨牙之间放置牙垫,保证呼吸道通畅并防止舌咬伤;加压给氧并备好气管插管用。

(2)遵医嘱应用镇静剂控制惊厥或解除喉痉挛,注意静脉注射地西泮的速度每分钟不可超过 1 mg,以免引起呼吸抑制。

(3)同时遵医嘱给予钙剂治疗,注意静脉注射钙剂的速度应缓慢,在 10 分钟以上,或静脉滴注,以免发生呕吐或心搏骤停,并注意避免药液外渗,造成局部组织坏死。

2.预防外伤的护理

(1)惊厥发作时应就地抢救,对正在抽搐的小儿,不要紧抱或摇晃患儿,以免外伤或加重抽搐,也不能强力撬开紧咬的牙关,以免造成损伤,可试用指压(针刺)人中、上官等穴位的方法止惊,防止长时间缺氧引起脑损伤。

(2)遵医嘱正确使用镇静剂与钙剂,以及时控制惊厥。

(3)病床两侧加床挡防止惊厥发作时坠床,造成外伤。

3.营养失调的护理

(1)遵医嘱给予维生素 D;注意口服维生素 D 制剂时将其直接滴于舌上,以保证用量;对 3 个月以下患儿及有手足搐搦症病史者,在使用大剂量维生素 D 前 2～3 天至用药后 2 周需按医嘱加服钙剂,以防发生抽搐。

（2）增加内源性维生素 D：增加日光照射，每天保证一定的户外活动时间，从数分钟逐渐增加到 1 小时以上，注意在不影响保暖的情况下尽量暴露皮肤，直接接受日光照射，夏季可在树荫下进行，冬季在室内接受日光照射时要开窗，以免紫外线被玻璃阻挡。

（3）合理喂养：提倡母乳喂养，无母乳者哺以维生素 D 强化牛奶或配方奶粉，并及时添加富含维生素 D、钙和磷的食物。

（十二）维生素 D 缺乏性手足搐搦症的健康教育

（1）向患儿家长介绍本病的原因和预后，更好地配合治疗和护理。

（2）教会患儿家长在惊厥、喉痉挛发作时正确的处理方法，如就地抢救，平卧，松解颈部衣扣，保持呼吸道通畅，试用指压（针刺）人中、上宣穴的方法来制止惊厥，并同时通知医护人员。

（3）指导家长遵医嘱补充维生素 D 和钙剂，强调口服钙剂时应与乳类分开，以免影响钙的吸收；平时注意多晒太阳，按时添加辅食，防止本病再次发生。

二、维生素 A 缺乏症

（一）维生素 A 缺乏症的护理评估

维生素 A 缺乏症是由于体内缺乏维生素 A 而引起的上皮组织角化、增生、变性的全身性疾病。眼部病变最为突出，故又称干眼病、夜盲症。

（二）维生素 A 缺乏症的护理问题

1.营养失调

低于机体需要量。与维生素 A 摄入不足和（或）吸收利用障碍有关。

2.有感染的危险

与维生素 A 缺乏所致免疫功能降低及角膜溃疡有关。

3.潜在并发症

失明、药物不良反应。

（三）维生素 A 缺乏症的护理措施

1.调整饮食

供给含维生素 A 丰富的饮食。鼓励母乳喂养，无母乳者选用其他乳类食品喂养。及时添加含维生素 A 丰富的食品，如蛋、肝及水果或水果汁等，以保证机体需要。

2.补充维生素 A

遵医嘱给予维生素 A 口服或肌内注射，注意观察治疗效果，防止维生素 A 中毒。

3.保护眼睛，防止视觉障碍

用消毒鱼肝油滴双眼，促进上皮细胞修复；有角膜软化、溃疡者用 0.25% 氯霉素滴眼液，或 0.5% 红霉素，或金霉素眼药膏，防止继发感染；用 1% 阿托品散瞳，防止虹膜粘连。作眼部护理时力争小儿合作，动作应轻柔，切勿压迫眼球，以免角膜穿孔。

4.预防感染

注意保护性隔离，预防呼吸道感染及其他感染的发生。

（四）维生素 A 缺乏症的健康教育

（1）饮食宣教：提倡母乳喂养，炼乳、豆浆、淀粉类食物不能长期作为婴儿主食，要及时添加富含维生素 A 的食物，如乳、蛋、肝类及含胡萝卜素丰富的胡萝卜、绿色蔬菜等。

（2）应积极治疗慢性消耗性疾病，并及时补充维生素 A。

三、维生素 B_1 缺乏症

(一)维生素 B_1 缺乏症的护理评估

维生素 B_1 缺乏症又称脚气病。维生素 B_1 在体内糖代谢中起重要作用,还能抑制胆碱酯酶活性,缺乏时,可引起神经、心脏和脑组织的结构和功能改变,还可引起胃肠蠕动变慢、消化液分泌减少等消化道症状。

1.病因

(1)摄入不足:母乳喂养未加辅食,而乳母又缺乏维生素 B_1,则婴儿多发生缺乏症。米面类加工过精,米淘洗次数过多,习惯食饭弃去米汤,蔬菜切碎后浸泡过久,不食菜汤,在食物中加碱烧煮,均可使维生素 B_1 大量丢失。偏食也可致其缺乏。

(2)需要增加:小儿、孕妇、乳母、摄食碳水化物较多者和有发热消耗性疾病时,维生素 B_1 需要增加,如不补充,易引起缺乏。

2.症状

(1)消化系统症状:食欲减退、腹泻、呕吐、腹胀、便秘。

(2)神经系统症状:烦躁不安、哭声嘶哑、神情淡漠、反应迟钝、喂食呛咳、嗜睡,严重时发生昏迷、惊厥,可引起死亡。年长儿则以多发性周围神经病变为主。

(3)心血管系统症状:常突发急性心力衰竭,具有左、右心衰的症状

3.体征

具有消化系统、神经系统、心血管系统相应体征。年长儿患周围神经炎时可有蹲踞时起立困难,膝反射消失,挤压腓肠肌疼痛。

4.辅助检查

(1)维生素 B_1 负荷试验尿中排出量减少。

(2)血丙酮酸、乳酸浓度增高。

(3)红细胞转酮酶活性降低。

(二)维生素 B_1 缺乏症的护理问题

1.营养失调

低于机体需要量。与维生素 B_1 摄入不足和(或)吸收利用障碍有关。

2.有受伤的危险

与肌力下降、惊厥发作有关。

3.潜在并发症

心功能不全、惊厥发作。

(三)维生素 B_1 缺乏症的护理措施

1.改善饮食

鼓励食用含维生素 B_1 丰富的食物,如谷类、豆类、坚果、酵母、肝、肉、鱼等。

2.维生素 B_1 治疗

一般口服维生素 B_1 每天 $15\sim30$ mg,应同时治疗乳母,每天给予维生素 B_1 60 mg;重症患儿可采用肌内注射维生素 B_1,每次 10 mg,1 天 2 次,或每天静脉注射 $50\sim100$ mg,勿用葡萄糖注射液稀释,以免因血中丙酮酸增高,加重病情。

3.观察病情

对重症患儿要严密观察病情,以及时对症处理,尽量不用高渗葡萄糖注射液和激素,后者对抗维生素 B_1,可加重病情,惊厥发作时及时处理。

(四)维生素 B_1 缺乏症的健康教育

(1)向患儿家属介绍本病的病因、表现及治疗、预防。

(2)营养宣教:加强孕母、乳母营养,按时添加辅食。不宜单纯以精白米、白面为主食,应添加杂粮。煮饭时不加碱。必要时补充适量的维生素 B_1。

四、维生素 C 缺乏症

(一)维生素 C 缺乏症的护理评估

1.病因

(1)摄入不足:牛乳内含维生素 C 较少,煮沸消毒时又遭破坏,故人工喂养儿易发生本病。年长儿若新鲜蔬菜和水果供给不足也易患本病。

(2)需要增加:生长发育迅速或患急、慢性疾病时维生素 C 需要量增加,如未能及时补充易患本病。

2.症状、体征

(1)骨骼:常见骨膜下出血,以股骨下端和胫骨近端为多发部位,可见局部肿痛。不愿活动,见人走近时惊哭。

(2)皮肤、黏膜出血:皮肤上可见细小密集的小出血点,齿龈、结膜出血。重者可有血尿、呕血、便血、脑膜出血。

3.辅助检查

(1)毛细血管脆性试验阳性。

(2)血清维生素 C 含量降低,低于 5 mg/L。

(3)维生素 C 负荷试验,尿排出量小于 50%。

(4)尿中维生素 C 排出量小于 20 mg/d。

维生素 C 缺乏症见于 6~15 个月的婴幼儿,又称婴儿坏血病,是由于体内缺乏维生素 C(抗坏血酸)所致,发病缓慢,主要表现为骨骼改变和出血。

(二)维生素 C 缺乏症的护理问题

1.营养失调

低于机体需要量,与维生素 C 摄入不足和(或)吸收利用障碍有关。

2.疼痛

与骨膜下出血、关节出血有关。

3.躯体移动障碍

与骨膜下出血所致运动肢体产生疼痛有关。

4.有感染的危险

与维生素 C 缺乏、免疫力低下有关。

(三)维生素 C 缺乏症的护理措施

1.改善营养

供给富含维生素 C 的食品。注意烹调方法,减少烹调不当所致维生素 C 的过多破坏。纠正偏食,以及时添加辅食。

2.补充维生素 C

遵医嘱给予维生素 C 口服或静脉注射。

3.减轻疼痛

保持安静、少动,护理中动作轻柔,避免不必要的移动患肢,以免疼痛加剧和发生骨折、骨干骺脱位。

4.观察生命体征

密切观察患儿神志、呼吸、脉搏、血压及瞳孔变化,以及早发现颅内出血先兆。

5.预防感染

注意口腔卫生,避免牙龈出血部位继发感染。注意保护性隔离,避免交叉感染。

(四)维生素 C 缺乏症的健康教育

(1)向家属介绍本病的病因、表现及预防治疗。

(2)营养宣教:鼓励母乳喂养,以及时添加菜水、果汁和蔬菜等,在缺乏新鲜蔬菜和水果的季节,可每天补充维生素 C 制剂。

(杨　斐)

第二十一节　小儿营养性贫血

贫血是指单位容积中红细胞数、血红蛋白量低于正常或其中一项明显低于正常。营养性贫血是由于各种原因导致造血物质缺乏而引起的贫血,如缺铁引起营养性缺铁性贫血,缺乏叶酸、维生素 B_{12} 引起营养性巨幼红细胞贫血等。

一、临床特点

(一)营养性缺铁性贫血

营养性缺铁性贫血是体内铁缺乏致使血红蛋白合成减少而发生的一种小细胞低色素性贫血。临床上除出现贫血症状外,还可因含铁酶活性降低而出现消化道功能紊乱、循环功能障碍、免疫功能低下,出现精神神经症状及皮肤黏膜病变等一系列非血液系统的表现。可由早产、喂养不当、摄入不足、偏食、吸收障碍、失血等原因引起。

1.症状和体征

发病高峰年龄在 6 个月至 2 周岁,贫血呈渐进性,患儿逐渐出现面色苍白,不爱活动,食欲缺乏、甚至出现异食癖。新生儿或小婴儿可有屏气发作;年长儿童可诉头晕、目眩、耳鸣、乏力等,易患各种感染。患儿毛发干枯,缺乏光泽,脉搏加快,心前区可有收缩期吹风样杂音,贫血严重时可有心脏扩大和心功能不全,肝脾淋巴结可轻度肿大。

2.辅助检查

(1)血常规:红细胞、血红蛋白低于正常,血红蛋白减少比红细胞减少更明显。红细胞体积小、含色素低。白细胞和血小板正常或稍低。

(2)骨髓细胞学检查:涂片见幼红细胞内、外可染铁明显减少或消失。幼红细胞比例增多,有核细胞增生活跃。

(3)其他:血清铁蛋白减少(<12 μg/L),血清铁减低(<50 μg/dL),总铁结合力增高(>62.7 μmol/L),运铁蛋白饱和度降低(<15%),红细胞游离原卟啉增高(>9 μmol/L)。

(二)营养性巨幼红细胞性贫血

营养性巨幼红细胞性贫血又称大细胞性贫血,主要由叶酸和(或)维生素 B_{12} 直接或间接缺乏所致,大多因长期单一母乳喂养而导致直接缺乏引起。临床除有贫血表现外还常伴有精神、神经症状。

1.症状、体征

好发于 6 个月至 2 周岁的婴幼儿,病程进展缓慢,逐渐出现贫血,面部水肿,常有厌食、恶心、呕吐、腹泻,偶有吞咽困难、声音嘶哑。患儿面色蜡黄,烦躁不安,表情呆滞,舌、肢体颤抖,食欲差,疲乏无力,呼吸、脉搏快,舌面光滑,头发稀黄。肝、脾、淋巴结及心脏病变同缺铁性贫血。维生素 B_{12} 缺乏可出现明显的精神神经症状及智力障碍。

2.辅助检查

(1)血常规:红细胞较血红蛋白降低得更明显,红细胞体积增大,中央淡染区缩小。粒细胞及血小板数量减少,出血时间延长。

(2)骨髓细胞学检查:骨髓细胞大多数代偿性增生旺盛,均有红细胞巨幼变。

(3)其他:血清叶酸及维生素 B_{12} 含量减低,胃酸常减低,个别内因子缺乏。

二、护理评估

(一)健康史

询问母亲怀孕时期的营养状况及患儿出生后的喂养方法及饮食习惯,有无饮食结构不合理或患儿偏食导致铁、叶酸、维生素 B_{12} 长期摄入不足。对小婴儿则应询问有无早产、多胎、胎儿失血等引起先天储铁不足的因素,了解有无因生长发育过快造成铁相对不足及有无慢性疾病如慢性腹泻、肠道寄生虫、反复感染使铁丢失、消耗过多或吸收减少等现象。了解患儿乏力、面色苍白出现的时间。

(二)症状、体征

评估贫血程度,注意患儿面色、皮肤、毛发色泽,评估有无肝、脾大等其他系统受累的表现。

(三)社会、心理状况

了解家长对本病相关知识的熟知程度,评估家长的焦虑水平及患儿对疾病的承受能力。

(四)辅助检查

了解各项相关检查如血红蛋白值、红细胞数量及形态变化、骨髓变化等。

三、常见护理问题

(1)活动无耐力:与贫血致组织缺氧有关。

(2)营养失调:低于机体需要量,与相关元素供应不足、吸收不良、丢失过多或消耗增加有关。

(3)有感染的危险:与营养失调、免疫功能低下有关。

(4)知识缺乏:缺乏营养知识。

四、护理措施

(一)注意休息,适当活动

应根据患儿的病情制订适合个体的运动方案;贫血较轻者,对日常活动均可耐受,但应避免剧烈运动,以免疲乏而致头晕目眩;严重贫血或因贫血已引起心功能不全者应注意休息,减少活动,有缺氧者酌情吸氧。

(二)饮食护理

应予高蛋白、高维生素、适量脂肪饮食,营养搭配应均衡,纠正患儿偏食、挑食等不良饮食习惯,多吃含铁或含叶酸、维生素 B_{12} 丰富的食物。积极治疗原发病如胃炎、腹泻、感染等,促进营养物质的吸收和利用。巨幼红细胞性贫血患儿伴有吞咽困难者要耐心喂养,防止窒息。

(三)铁剂应用的注意事项

(1)铁剂对胃肠道有刺激,可引起胃肠道反应及便秘或腹泻,故口服铁剂应从小剂量开始,在两餐之间服药。

(2)可与稀盐酸和(或)维生素 C 同服以利吸收,忌与抑制铁吸收的食品同服,如茶、咖啡、牛奶等。

(3)注射铁剂时应精确计算剂量,分次深部肌内注射,每次应更换注射部位,以免引起组织坏死。首次注射后应观察 1 小时,以免个别患儿因应用右旋糖酐铁引起过敏性休克的发生。

(4)疗效的观察:铁剂治疗 1 周后可见血红蛋白逐渐上升,血红蛋白正常后继续服用铁剂 2 个月,以增加储存铁,但需防止铁中毒。如用药 3～4 周无效,应查找原因。

(四)安全护理

巨幼红细胞性贫血患儿伴有精神、神经症状者要做好安全防护工作,防止摔伤、跌伤、烫伤等;对智障者要有同情心和耐心,积极争取患儿配合治疗和护理。

(五)输血护理

严重贫血(Hb<70 g/L)或因贫血引起心功能不全者,应少量多次输血,以减轻慢性缺氧。输血时注意点滴速度要缓慢(<20 滴/分),并注意观察输血不良反应。

(六)健康教育

(1)疾病相关知识:疾病确诊后应向家长讲解引起营养性贫血的各种因素,积极查找和治疗原发病,宣教合理饮食的重要性,纠正不良饮食习惯。

(2)治疗与用药相关知识:向家长详细说明骨髓穿刺的重要性,使家长积极配合尽快明确病因。说明应用铁剂可能会出现的不良反应如胃肠道反应、便秘、腹泻、牙黑染、大便呈黑色等,以消除患儿及家长的顾虑,积极配合治疗。告知减轻或避免服用铁剂不良反应的应对措施,如餐后服,用吸管吸取,避免与牙齿接触。

(3)教育和培训:对于智力低下、身材矮小、行为异常的患儿应耐心教育和培训,不应歧视和谩骂,帮助患儿提高学习成绩,过正常儿童的生活,养成良好的性格和行为。

五、出院指导

(一)饮食指导

遵守饮食护理原则,多吃些含铁丰富的食物如红枣、花生、黑木耳、猪肝、各种动物蛋白、豆类等以促进造血。维生素 C、氨基酸、果糖、脂肪酸可促进铁吸收,可与铁剂或含铁食品同时进食,忌与抑制铁吸收的食物如茶、咖啡、牛奶、蛋类等同服。婴幼儿应指导及时添加含铁丰富的辅食，提倡母乳喂养。富含叶酸及维生素 B_{12} 的食物有：红苋菜、龙须菜、菠菜、芦笋、豆类、酵母发酵食物及苹果、柑橘等。应用叶酸时需补充铁剂及含钾丰富的食物。

(二)运动指导

适当运动,劳逸结合,增强机体抵抗力,促进骨髓血液循环,促进造血。

(三)环境及温度

居室及周边环境空气新鲜,温度适宜,定时通风换气。不去公共场所,注意冷暖,以及时增减衣服,防止感冒、发热。

(四)用药就医指导

定时复查血常规,如有异常及时就医。按医嘱定时服药,正确掌握服药的方法,不随意增加药量,以防铁中毒。巨幼红细胞性贫血者须每 3 天肌内注射维生素 B_{12} 一次,共 2～3 周,伴有神经系统症状者可加用维生素 B_6,适当加服铁剂以供制造红细胞所用,多食含钾丰富的食物,如香蕉、橘子、含钾饮料等。用药过程如出现较严重的不良反应,应及时来院咨询。

（杨　斐）

第七章

急危重症护理

第一节　烧　伤

一、现场急救

(一)及时脱离致伤源

1.火焰烧伤

火焰烧伤急救措施见表7-1。

表7-1　火焰烧伤脱离致伤源

灭火	应尽快离开火区,扑灭身上的火焰 迅速卧地滚动或用衣、被等覆盖灭火 也可跳进附近水池或清河沟内灭火
煤气泄漏	应立即关闭煤气开关 帮助伤者离开密闭和通风不良现场,避免或减轻吸入性损伤 切忌打火、开灯及敲打玻璃,以防发生爆炸
汽油烧伤	凝固汽油烧伤应立即用湿布数层或湿被、湿衣物 覆盖创面,使之与空气隔绝,时间要长,以免复燃
注意事项	火焰烧伤后切忌喊叫、站立奔跑、或用手扑打灭火,以防呼吸道和双手烧伤,创面冲洗后不要涂以中药、甲紫、香灰等有色物质,也不要涂抹牙膏、蛋清、泡菜水等,更不能涂以活血化瘀中药,以免诱发急性肾功能衰竭

2.热液烫伤

热液烫伤急救措施见表7-2。

表7-2　热液烫伤脱离致热源

脱离方法	首先帮助伤者迅速脱离致热源 迅速跳入就近冷水池中或剪开被浸湿衣服 若为四肢小面积烧伤,可将患处浸泡在冷水中或用流动自来水冲洗,多需0.5～1小时,以减轻疼痛和局部损害

注意事项	不宜脱衣物,应小心剪开 流动水冲洗时冲力不宜过大

3.化学烧伤

化学烧伤急救措施见表 7-3。

表 7-3　化学烧伤脱离致热源

生石灰烧伤	先用干布将生石灰粉末去除干净 再用流动清水冲洗,以防生石灰遇水产热,使创面加深
沥青烧伤	用水降温后,可用汽油或松节油清洗
磷烧伤	应立即扑灭火焰,脱去污染的衣服,隔绝空气 先用干布擦掉磷颗粒,可在夜间或暗室内用镊子将颗粒清除 再用大量清水冲洗创面及其周围的正常皮肤 浸入流水中洗刷更好 冲洗至少要半小时 冲洗后创面忌暴露和用油质敷料包扎,可用湿布覆盖创面 四肢可用水浸泡,使磷与空气隔绝以防燃烧
石炭酸烧伤	因石炭酸不溶于水,所以应先用肥皂水冲洗后再用清水冲洗
硫酸烧伤	脱去被污染衣物 防止硫酸烧伤范围扩大 立即用大量流动清水冲洗
注意事项	迅速脱离现场,脱去被化学物质浸渍的衣服,注意保护未被烧伤的部位 无论何种化学物质烧伤均用大量流动清水冲洗 2 小时以上,禁用中和剂 流动水冲洗强调大量、现场进行 头面部烧伤时,应首先注意眼,优先予以冲洗,还要注意耳、鼻、口的冲洗,冲洗要彻底,禁用手或手帕揉擦五官

4.电烧伤

电烧伤急救措施见表 7-4。

表 7-4　电烧伤脱离致热源

电火花、电弧烧伤	立即切断电源,或用不导电的物体拨离电源,呼吸心搏骤停者进行心肺复苏
电击伤	触电时应立即切断电源,使患者脱离电源 为争取时间,可利用现场附近的绝缘物品挑开或分离电器、电线
注意事项	不可用手拉患者或电器、电线,以免施救者触电 切断电源和灭火后,发现患者出现昏迷休克、呼吸不规则、呼吸、心跳停止,应立即进行现场抢救 心跳、呼吸恢复后迅速将患者转送到最近的医疗单位进行处理

5.热压伤

热压伤脱离致熟源措施见表 7-5。

表 7-5 热压伤脱离致熟源

脱离方法	切断运转机械电源 降温:可用大量流动冷水冲淋高温机械及受压部位 想办法尽快解除压力,必要时可拆卸或切割机器
注意事项	热压伤一般受伤时间长,应注意安抚患者情绪 切割机器会产热,应注意局部降温

(二)急救护理措施

急救护理措施见表 7-6。

表 7-6 急救护理措施

判断伤情	首先检查危及患者生命的合并伤,如大出血、窒息、开放性气胸、严重中毒、骨折、脑外伤等 初步估计烧伤面积和深度 询问受伤经历
脱离现场	一般患者经灭火后,应及时脱离现场,转移至安全地带及就近的医疗单元
补液治疗	如急救现场不具备输液条件,烧伤后一般可口服烧伤饮料或淡盐水,也要少量多次,如出现腹胀或呕吐,应即停用,切忌大量饮用白开水、饮料、牛奶等不含盐的非电解质液 烧伤较重者,如条件允许应快速建立静脉通道,给予静脉补液,对于重度烧伤患者应开放两条静脉通道,确保液体按时足量输入
创面护理	烧伤急救时,创面仅清水冲洗,不宜涂敷药物、甲紫、蛋清、中药 灭火后应开始注意防止创面污染,可用烧伤制式敷料或其他急救包、三角巾等进行包扎,或身边干净床单、衣服等进行简单覆盖创面 寒冷季节应注意保暖
疼痛护理	评估患者疼痛情况 对轻度烧伤患者,可遵医嘱予以口服止痛片或肌内注射哌替啶 大面积烧伤患者,由于外周循环差和组织水肿,肌内注射不易吸收,可将哌替啶稀释后静脉缓慢推注 老人、婴幼儿、合并吸入性损伤或颅脑损患者禁用哌替啶和吗啡 对所用的药物名称、剂量、给药途径和时间必须详细记录
心理护理	与患者及家属交谈,观察中,了解心理需求及心理反应 针对个体情况进行针对性的心理护理 介绍治疗疾病相关知识,消除患者不必要的担心 指导患者自我放松

(三)转送护理措施

1.现场转送

(1)经现场急救以后,应急送到就近的医院进行抗休克及创面处理。

(2)不要向较远的大医院或专科医院转送,以免耽误抢救时机。有临床资料显示,烧伤后是否能得到及时的液体复苏与休克的发生率息息相关,而患者是否平稳度过休克期与患者的死亡率呈正相关关系。原则上,在决定后送或转院时一定要患者的休克基本稳定,不能因为转送患者延误休克的救治。如果早期救治困难,可请上级医院会诊。

2.经初步处理后转送上级医院

经初步处理后转送上级医院见表7-7。

表 7-7　转送护理

转送禁忌证	患者休克未得到纠正
	呼吸道烧伤未得到适当处理
	患者有合并伤或并发症,途中有发生危险的可能
	转送距离超过 150 km,应特别慎重
转送时机	烧伤面积29%以下者,休克发生率低,与入院时间无明显关系,随时转送均可
	烧伤面积30%~49%的患者,最好能在伤后8小时内送到指定的医院,否则最好在当地医院抗休克治疗后再转送,或在转送途中进行补液治疗
	烧伤面积50%~69%的患者,最好能在伤后4小时内送到指定医院,或就地抗休克使患者情况相对稳定后24小时后再转送
	烧伤面积在70%~100%的患者,在伤后1~2小时送到附近医院,否则应在原单位积极抗休克治疗,等休克控制后,于48小时后再转送
	小孩、老年人代偿能力差,休克发生早,面积不大也可发生休克,一般可参照成人转送时机增加一个档次
	对每一位烧伤患者,最合适的后送时机应依具体情况(烧伤深度、烧伤面积、吸入性损伤、复合伤、中毒等)及转送条件等综合而定
转送前的护理	将患者姓名、性别、年龄、受伤原因、受伤时间、烧伤面积及处理等基本情况,电话或书面告知接收医院,以便做好急救准备
	建立静脉通道:烧伤面积较大的患者或转送路途较远者,应进行持续性静脉补液
	创面处理:妥善包扎创面,敷料稍厚,吸水性强,短期不至于渗透
	保持呼吸道通畅:头面颈部深度烧伤或伴有吸入性损伤者,估计在转送途中发生呼吸道梗阻的患者,应备氧气袋和气管切开包,也可先行气管插管或气管切开
	安置保留尿管:烧伤较严重的患者应留置尿管,以便观察尿量,了解休克情况及调整途中补液速度
	处理复合伤:患者若有复合伤或骨折时,应给予提前处理
	使用抗生素:一般轻患者遵医嘱口服抗生素,不能口服或估计口服吸收不良时,遵医嘱予以肌内注射或静脉滴入抗生素
转送途中护理	选择合适的工具:若汽车长途转送,车速不易太快,力求平稳减少颠簸。若飞机转送患者,起飞和降落时,使头部保持低平位。搬动患者上下楼梯应头部向下,以维持脑部的血液供应,在车厢中头部应在车头方向
	严密观察病情变化:密切观察神志、脉搏、呼吸、尿量等,详细记录输液量、尿量和用药的剂量、时间等。头面颈部烧伤未做气管切开或插管的患者,特别应注意观察呼吸的变化。已有气管切开或插管的患者应保持气道通畅
	有效补液:病情较轻的患者,可给少量多次口服烧伤饮料或含盐饮料。严重烧伤者途中应按计划有效补液
	镇静、止痛:途中要有良好的镇静、镇痛,但应注意防止过量,头面颈烧伤未做气管切开的患者,转送途中禁用冬眠药物
	转送途中注意防寒、防暑、防尘、防震,战时则应注意防空
	有复合伤或中毒的患者,应注意全身情况及局部和伤肢包扎固定等,上有止血带的患者,要按时进行松解与处理
	达到终点时,陪同的医护人员应向接收单位医师、护士介绍患者病情及治疗经过,并送交各项治疗护理记录单

(四)急诊科救治护理措施

1.轻、中度烧伤患者的急诊救治护理措施

轻、中度烧伤患者的急诊救治护理措施见表7-8。

表 7-8 轻、中度烧伤患者的急诊救治护理措施

了解病史	简要询问患者或现场目击者,以了解受伤原因、受伤时间及环境.与烧伤因子接触的时间,现场处理措施
判断伤情	初步评估烧伤面积和深度,成人烧伤面积15%以上、小孩5%~10%或伴有休克者,应建立静脉通道补液 检查有无复合伤或中毒,以便向医师汇报及做应急处理
饮食护理	视病情需要进食进水 给予静脉补液或口服烧伤饮料或含盐饮料 禁饮大量白开水等其他不含盐的非电解质饮料 无恶心、呕吐者,可酌情进食,先进流质,再半流质,再普食
药物的护理	评估患者疼痛情况 遵医嘱给予镇痛、镇静药物 破伤风抗毒素(TAT)皮试阴性者遵医嘱给予肌内注射,阳性者做脱敏注射或肌内注射破伤风免疫球蛋白
创面处理	生命体征平稳者,尽早协助医师行清创 根据患者创面情况清创后采取暴露或包扎疗法
未住院患者的健康指导	嘱患者回家后保持创面清洁干燥 可以用红外线仪、或其他辅助干燥设备促进创面干燥 肢体受伤者应予以抬高患肢,减轻肢体肿胀 遵医嘱口服抗生素3~5天,预防和控制创面感染 嘱患者进食营养丰富清淡易消化的食物,禁辛辣刺激性食物 采取包扎疗法的患者,敷料如有浸湿,应及时到门诊换药,3~5天后来医院拆除外层包扎敷料,改为半暴露疗法 保持室内清洁,干燥,禁扫地 如有不适及时就诊,定期门诊随访

2.严重烧伤患者的急诊救治护理措施

严重烧伤患者的急诊救治护理措施见表 7-9。

表 7-9 严重烧伤患者的急诊救治护理措施

了解病史	简要询问患者或现场目击者,了解受伤原因、受伤时间及环境,与烧伤因子接触的时间了解有无高坠伤、恶心、呕吐、昏迷 了解进饮进食量,呕吐物的量、性状、颜色 了解现场处理措施
判断伤情	初步评估烧伤面积和深度,以决定输液的量、速度,为抢救做好准备 检查有无复合伤或中毒 检查鼻毛、眉毛、睫毛、头发有无烧焦,有无声嘶等
迅速建立静脉通道补液	一般可先采取浅表静脉穿刺输液,宜选择粗大血管 对于全身大面积烧伤患者,静脉穿刺困难,可协助医师行静脉切开或深静脉置管

严密监护	重危患者必要时需行心电监护,中心静脉压监测
	监测生命体征、电解质、酸碱度等
	准确记录液体出入量、治疗措施、病情发展等
	抽血进行电解质、血常规、凝血常规、血型等检查
	有条件者进行血气分析
	注意观察有无复合伤、中毒或吸入性损伤
	声音嘶哑、呼吸困难患者应给予氧气吸入,及时吸痰,保持气道通畅,必要时配合医师行气管插管或气管切开术
	四肢、躯干深度环形烧伤应配合医师行切开减压术
创面护理	保持创面清洁,避免污染
	一般在休克控制后、全身情况改善,病情相对平稳后进行创面处理。
用药护理	评估患者疼痛情况
	必要时在补足血容量的情况下,遵医嘱给予镇痛、镇静药物
	对破伤风抗毒素(TAT)皮试阴性者,遵医嘱给予肌内注射,阳性者做脱敏注射或肌内注射破伤风免疫球蛋白
	遵医嘱应用抗生素、激素等药物
饮食护理	休克期患者在没有恶心、呕吐的情况下,可适当给予流质饮食
	口渴者给予烧伤饮料或含盐液体
办理入院	协助办好入院手续
	通知病房接收患者,将患者安置在烧伤重症监护室

表 7-10　轻度或无休克的中度烧伤救治及护理

了解病史 询问伤情	详细了解病史,受伤原因、受伤时间及环境,与烧伤因子接触的时间,烧伤后的处理与经过
	了解患者年龄、职业、体重
	询问药物过敏史及用药史
清洁卫生	脱去患者的脏衣服及鞋袜,去掉创面污染的敷料
	头面部烧伤者应剃头及胡须,会阴部烧伤者应剃去阴毛
	安置患者于清洁的病床上,清洁患者未受伤的皮肤
判断伤情	估计烧伤面积和深度
	检查有无复合伤或中毒,并判断其严重程度
药物护理	未注射破伤风抗毒素者,行破伤风皮试,结果阴性者给予注射,阳性者做脱敏注射或注射破伤风免疫球蛋白
	遵医嘱使用抗生素
	观察药物疗效及不良反应
静脉补液	根据烧伤面积和深度,遵医嘱建立静脉通道补液
创面护理	用红外线仪照射创面,保持创面干燥
	协助医师行清创术

续表

体位	根据烧伤的部位和面积采取不同的体位 颈部烧伤患者,应采取高肩仰卧位,充分暴露创面 肢体烧伤患者,应抬高患肢,减轻肿胀 定时协助床上翻身,防止创面受压,促进创面愈合
疼痛护理	提供安静舒适的环境 评估患者疼痛情况 遵医嘱给予镇痛药物
饮食护理	视病情需要饮水、进食 可口服烧伤饮料或含盐的饮料,忌口服白开水等不含盐的非电解质饮料 可酌情进食营养丰富、清淡易消化的食物

二、创面处理

烧伤创面早期处理的目的是清洁创面,尽量去除污染,防治感染,保护创面。

对于轻度烧伤的患者,早期可采用彻底清创法。清创后,创面根据部位及深度可采用包扎疗法或暴露疗法。

对于重度烧伤患者,根据入院时休克的程度决定清创的时间。一般应该在休克控制后进行清创术。烧伤早期多采用简单清创,基本要求是床旁、无须麻醉、迅速(10~30 分钟),尽量减轻对患者的创伤打击。

三、烧伤患者的入院早期处理

(一)轻度烧伤或无休克的中度烧伤救治及护理

轻度烧伤或无休克的中度烧伤救治及护理见表 7-10。

(二)严重烧伤患者的救治及护理

1.严重烧伤救治及护理常规

严重烧伤救治及护理常规见表 7-11。

表 7-11　严重烧伤救治及护理常规

了解病史 询问伤情	详细了解病史,受伤原因、受伤时间及环境,与烧伤因子接触的时间,烧伤后的处理与经过 询问有无高坠伤、恶心、呕吐、昏迷 询问进饮进食量,呕吐物的量、性状、颜色 了解年龄、职业,测量体重(不能测者要询问伤前体重) 询问药物过敏史及用药史
保持呼吸 道通畅	保持呼吸道通畅,怀疑吸入性损伤者取高肩仰卧位 对头面部深度烧伤或有呼吸困难者、声音嘶哑者,给予氧气吸入 备气管切开包及吸痰用物,协助医师行气管切开或气管插管,及时吸出气道分泌物
检查有 无合并伤	有重物压伤及高坠伤史的患者,应检查有无颅脑损伤、内脏破裂、骨折、胸部损伤等 对危及生命的大出血,应立即通知医师,进行紧急抢救措施

了解病史 询问伤情	详细了解病史,受伤原因、受伤时间及环境,与烧伤因子接触的时间,烧伤后的处理与经过 询问有无高坠伤、恶心、呕吐、昏迷 询问进饮进食量,呕吐物的量、性状、颜色 了解年龄、职业,测量体重(不能测者要询问伤前体重) 询问药物过敏史及用药史
疼痛护理	评估患者疼痛情况 在血容量补足的前提下,必要时遵医嘱给予镇痛药物 提供安静舒适的环境 做好心理护理
严密监护	持续心电监护 监测生命体征、尿量 观察神志、皮肤温度、外周循环 抽血进行电解质、尿素氮、肌酐、血常规、凝血、血型等检查
安置保留尿管	尿量是反映复苏效果最直接、最可靠的指标之一 留置尿管,准确记录每小时尿量及 24 小时总量 成人尿量维持在 30～50 mL/h,婴幼儿、童尿量应维持在 1 mL/(kg·h) 严重电烧伤和大面积深度烧伤,有严重血红蛋白尿和肌红蛋白尿者,成人尿量应维持在 50～ 100 mL/h
药物的护理	遵医嘱行抗生素皮试,静脉滴注抗生素 注射破伤风者,行破伤风皮试,结果阴性者给予注射,阳性者做脱敏注射或注射破伤风免疫球 蛋白 遵医嘱应用激素,如地塞米松治疗 遵医嘱应用预防消化道溃疡的药物,如西咪替丁、雷尼替丁、法莫替丁等 观察药物疗效及不良反应
饮食护理	休克期患者在没有恶心、呕吐的情况下,可适当给予流质饮食 口渴者给予烧伤饮料或含盐液体 严重烧伤或进口进食困难者可行管喂或胃肠外营养
创面护理	持续红外线仪照射创面,保持创面干燥 一般在休克控制,病情相对平稳后进行 清创时重新核对烧伤的面积和深度

2.严重烧伤患者的补液护理

严重烧伤患者的补液护理见表 7-12。

表 7-12　严重烧伤患者的补液护理

建立静脉 通道补液	迅速建立有效静脉通道补液,一般先采取表浅静脉穿刺 不宜在环形烧伤肢体的远端进行静脉穿刺 电击伤肢体表浅静脉多已烧毁,故不宜做静脉穿刺 穿刺部位尽量远离创面 对于全身大面积烧伤,表浅静脉穿刺补液困难者,应协助医师行静脉切开或深静脉置管补液

液体疗法的原则	一般应遵循先晶后胶,先盐后糖,先快后慢的原则
	晶体和胶体比例为 1∶1～2∶1
	胶体液以血浆为首选
	伤后第一个 24 小时内不宜输全血,合并显性失血者除外
	若需用全血,尽量不用库存血
	血浆代用品宜限制在 1 500 mL 以内,多采用右旋糖酐-40
	电解质溶液用 0.9％氯化钠溶液、碳酸氢钠等
	若非内环境紊乱,一般以补等渗液为主
液体疗法的监测	根据烧伤面积及深度,按休克补液计划调整补液量
	监测患者的血压、脉搏、呼吸、尿量、神志、外周循环等调节补液量

（苏法芝）

第二节　百草枯中毒

一、定义

百草枯(paraquat,PQ)又名克芜踪,属于吡啶类除草剂,国内商品为 20％的百草枯溶液,是目前我国农村使用比较广泛的、毒性最大的除草剂之一,国外报道中毒病死率为 64％,国内有报道病死率高达 95％。

百草枯可经皮肤、呼吸道、消化道吸收,吸收后通过血液循环几乎分布于所有的组织器官,肺中浓度最高,肺纤维化常在第 5～9 天发生,2～3 周达到高峰,最终因肺纤维化呼吸窘迫综合征死亡。中毒机制与超氧离子的产生有关,急性中毒主要以肺水肿、肺出血、肺纤维化和肝、肾损害为主要表现。吸收后主要蓄积于肺组织,被肺泡Ⅰ、Ⅱ型细胞主动摄取和转运,经线粒体还原酶Ⅱ、细胞色素 C 还原酶催化,产生超氧化物阴离子(O_2)、羟自由基($OH-$)过氧化氢(H_2O_2)等,引起细胞膜脂质过氧化,造成细胞破坏,导致多系统损害。

二、护理评估

(1)评估神志、面色、呼吸、氧饱和度。

(2)询问服用毒物名称、剂量、时间,服毒前后是否饮酒,是否在当地医院洗胃或采取其他抢救措施。

(3)了解患者的生活史、过去史、近期精神状况等。

(4)查看药液是否溅在皮肤上或双眼上。

(5)局部皮肤有否擦伤。

(6)评估患者有无洗胃的禁忌证。

(7)体位、饮食、活动、睡眠状况。

(8)皮肤颜色,尿量、尿色。

(9)心理状况:有无紧张、焦虑等心理反应。

(10)家庭支持和经济状况。

(11)实验室检查:血常规、电解质、肝功能、肾功能。

(12)辅助检查:胸片、CT。

(13)用药的效果及不良反应。

三、护理问题/关键点

舌、口及咽部烧灼疼痛;咳嗽;进行性呼吸困难;发绀;少尿;黄疸;恐惧。

四、护理措施

(1)无心跳呼吸立即给予心肺脑复苏及进一步生命支持;有心跳呼吸,清除口鼻分泌物,保持呼吸道通畅;昏迷患者去枕平卧位,头偏向一侧,并给予持续心电监护、血压、氧饱和度监测。

(2)立即洗胃:患者来院后立即洗胃,洗胃时洗胃液体温度要适宜,适宜温度既可避免促进毒物吸收,又可避免因温度低而使患者发生寒战等不良反应,每次注入量以 200~300 mL 为宜,若 >500 mL,会促进胃内容物进入肠道,影响洗胃效果。

(3)清除体内尚未吸收的毒物,在尽早洗胃的基础上,口服 20%甘露醇导泻,口服活性炭吸附毒物。

(4)开通静脉通路,根据患者情况给予胃黏膜保护剂、保肝药物,给予抗氧化剂(维生素 C)及抗生素等。尽早应用激素、抗自由基药物,尽早应用大剂量激素可预防肺纤维化的形成。激素应早期、足量、全程。

(5)密切观察病情变化:百草枯中毒后密切观察患者意识状态、瞳孔、心率、心律、血压、脉搏、呼吸、血氧饱和度等情况,发现异常及时报告医师,积极抢救。准确记录尿量,必要时留置尿管,观察尿液性状、颜色,有无肉眼血尿、茶色尿,有无少尿、无尿症状出现。观察呕吐物及大便颜色、性状及量,以判断有无消化道出血,还要防止呕吐物误吸入呼吸道引起窒息。特别注意有无肺损害现象,因百草枯对机体各个组织器官有严重损害,尤以肺损害为主。应密切观察呼吸的频率、节律,有无胸闷、咳嗽及进行性呼吸困难,有无呼吸道梗阻及咯血等。

(6)口腔护理:百草枯具有腐蚀性,口服 2~3 天可出现口腔黏膜、咽喉部糜烂溃疡,舌体、扁桃体肿大疼痛,黏膜脱落易继发感染。在护理过程中要特别注意保持口腔清洁,可用生理盐水及利多卡因溶液交替含漱,随时保持口腔清洁,减少因分泌物渗出引起的粘连、出血、感染。出现腹部疼痛、消化道出血,给予止血药物,并仔细观察大便的颜色、次数和量。

(7)呼吸道护理:由于肺是百草枯毒性作用的靶器官,进入人体的百草枯被组织细胞摄取后在肺内产生氧自由基,造成细胞膜脂质氧化,破坏细胞结构,引起细胞肿胀、变性、坏死,进而导致肺内出血、肺水肿、透明膜变性或纤维细胞增生。肺纤维化多在中毒后 5~9 天内发生,2 周或 3 周达高峰。因此,应保持呼吸道通畅,鼓励患者深呼吸,用力咳嗽,积极进行肺功能锻炼,定期进行胸部 X 线检查,发现异常及时处理。

(8)肾功能的监测:百草枯中毒可造成肾小管急性坏死,导致不同程度的肾功能损害。百草枯中毒 1~3 天即可出现肾功能损害,在中毒 12 小时,患者即可出现蛋白尿及血尿,甚至出现肾衰竭。尿量是反映肾功能情况最直接的指标,严格记录 24 小时尿量,观察尿量及有无尿频、尿急、尿痛等膀胱刺激症状;根据尿量调整输液量及输液速度,发现少尿或多尿,要及时报告医师,定期做生化、肾功能、尿常规化验。

(9)饮食护理:禁食期过后鼓励患者饮食,早期如牛奶、米汤等,逐渐加入鸡蛋、瘦肉等高蛋白、高维生素、高碳水化合物类食品,如因咽喉部疼痛不能进食时,可于进食前给予利多卡因稀释后含漱,以减轻疼痛,必要时给予鼻饲,以保证营养供给。

(10)基础护理:患者入院后立即脱去污染衣物并清洗皮肤,有呕吐者,随时更换衣服及床单,给患者创造一个整洁、舒适的环境;同时加强营养支持,按医嘱要求完成当日补液量及输入各种药物。

(11)心理护理:服药中毒后给患者造成的身心痛苦及预后的担忧使之产生焦虑、恐惧心理,护理人员应同情、理解患者,给患者讲解治疗措施对抢救生命的重要性,加强心理疏导、安慰。多给予劝导、鼓励,尽可能满足患者的合理要求,帮助患者渡过情绪的低谷,使其能积极配合治疗与护理。

五、护理评价

(1)患者生命体征是否稳定。

(2)洗胃是否彻底。

(3)患者有无并发症发生。

六、健康教育

(1)向患者和家属讲解此病的疗程,让患者和家属积极配合治疗。

(2)普及防毒知识,讲解口服百草枯的毒性和危害性。

(3)定期随访,了解患者的活动能力和生存质量。

(苏法芝)

第三节 有机磷农药中毒

一、疾病介绍

有机磷杀虫药是一种被广泛地应用于农、林业的主要农药之一,工作中防护不当、农作物残留、污染食物和意外服用均可导致急性中毒。我国每年农药中毒患者在 5 万～10 万,其中有机磷农药中毒占 70%,死亡率在 10% 左右。有机磷农药中毒是医院急诊科的一种常见急症,病情危重、变化快、并发症多、死亡率高。

(一)定义

有机磷农药中毒是短期内大量有机磷农药进入人体,抑制了胆碱酯酶的活性,造成组织中乙酰胆碱大量积聚,出现以毒蕈碱样、烟碱样和中枢神经系统症状为主要表现的全身性疾病。

按有机磷农药对人体的毒性可分四类:①剧毒类,如甲拌磷(3911)、对硫磷(1605)、内吸磷(1059)等。②高毒类,如敌敌畏、甲基对硫磷、氧乐果、甲胺磷等。③中毒类,如乐果、敌百虫、乙硫磷等。④低毒类,如马拉硫磷、辛硫磷等。

有机磷农药是目前农业使用最广的杀虫药,对人畜具有一定毒性,大多呈油状(敌百虫为白色结晶),淡黄或棕色,有大蒜味,不溶于水而易溶于有机溶剂中,在碱性或高温条件下易分解失效。但敌百虫易溶于水,在碱性溶液中则变为毒性更强的敌敌畏。

(二)病因

1.生产性中毒

生产过程中,操作者手套破损,衣服和口罩污染,或生产设备密闭不严,化学物质泄露,杀虫药经皮肤或呼吸道进入人体引起中毒。

2.使用性中毒

喷洒杀虫药时,防护措施不当致使药液污染皮肤或吸入空气中杀虫药而引起中毒。另外,配药浓度过高或用手直接接触杀虫药原液也可引起中毒。

3.生活性中毒

主要由于误服或自服杀虫药,饮用被杀虫药污染的水源或食入污染的食品所致。滥用有机磷杀虫药治疗皮肤病或驱虫也可发生中毒。

(三)发病机制

有机磷农药主要是抑制神经系统胆碱酯酶活性。使乙酰胆碱大量堆积,作用于效应细胞的胆碱能受体,产生相应的临床表现。此外,有机磷农药亦直接作用于胆碱能受体。有的毒物经氧化后毒性增强,如对硫磷(1605)氧化为对氧磷,其抑制胆碱酯酶的活性增强 300 倍,内吸磷氧化为亚砜,其抑制胆碱酯酶的活性增强 5 倍;敌百虫侧链脱氧化后为敌敌畏。毒物及其代谢产物排泄较快,多在 24 小时内排泄。主要经尿液以代谢产物排出,少数以原药排出。

(四)临床表现

1.病史

生产性中毒,接触史较明确,非生产性中毒有的隐瞒服农药史,有的为误服,有的间接接触或摄入,要注意询问陪伴人员:患者近来情绪、生活、工作情况,现场有无药瓶、呕吐物气味等。

2.症状和体征

有机磷的毒性强,吸收后 6～12 小时血浓度达最高峰,病情发展迅速,表现复杂。

(1)毒蕈碱样症状:主要是副交感神经末梢兴奋所致,表现为平滑肌收缩和腺体分泌增加。临床表现有恶心、呕吐、腹痛、多汗,尚有流泪、流涕、流涎、腹泻、尿频、大小便失禁、心跳减慢和瞳孔缩小。支气管痉挛和分泌物增加,咳嗽、气急,严重患者出现肺水肿。

(2)烟碱样症状:又称 N 样症状,是由于乙酰胆碱在横纹肌神经肌肉接头处过度蓄积,持续刺激突触后膜上烟碱受体所致。临床表现:颜面、眼睑、舌、四肢和全身横纹肌发生肌纤维颤动,甚至强直性痉挛,伴全身紧缩和压迫感。后期出现肌力减退和瘫痪。严重时并发呼吸肌麻痹,引起周围性呼吸衰竭。乙酰胆碱还可刺激交感神经节,促使节后神经纤维末梢释放儿茶酚胺,引起血压增高、心跳加快和心律失常。

(3)中枢神经系统表现:中枢神经系统受乙酰胆碱刺激后可出现头晕、头痛、疲乏、共济失调、烦躁不安、谵妄、抽搐、昏迷等症状。

(4)中毒程度分级可分为:①轻度中毒。有头痛、头晕、恶心、呕吐、腹痛、胸闷、乏力、出汗、视力障碍。全血胆碱酯酶活力降低至正常值的 50%～70%。②中度中毒。除上述症状外,尚有肌束颤动、瞳孔中度缩小、呼吸困难、精神恍惚、语言不清。血胆碱酯酶活力降低至正常值的30%～

50％。③重度中毒。瞳孔极度缩小、心率快、呼吸困难、口唇发绀、肺水肿、呼吸衰竭、二便失禁、血压下降、抽搐、昏迷。血中胆碱酯酶活力在30％以上。

为便于掌握上述分度的重点,一般以只有轻度副交感神经兴奋症状和中枢神经症状者列为轻度中毒,有肌肉束颤动即属中度中毒;出现肺水肿、昏迷或呼吸抑制时则属重度中毒。若诊断有困难,可用阿托品作诊断性治疗;阿托品1 mg加于50％葡萄糖液20 mL静脉注射。若是有机磷农药中毒,症状有所好转;若不是,则出现颜面潮红、口干、口渴等不适感觉。

(五)治疗要点

1.现场急救

迅速协助患者迅速脱离中毒环境,脱去被污染的衣服,如病情及条件许可时,抢救人员可用肥皂水或清水清洗被污染的皮肤、毛发、指(趾)甲,忌用热水。如是敌百虫中毒者禁用肥皂水,眼部污染者可用2％碳酸氢钠(敌百虫除外)或生理盐水或清水连续冲洗数天。现场还应注意搜查患者周围有无药瓶及其药物名称。对于神志不清的患者,在抢救的同时,应向第一个发现患者的人了解当时的情况,主要是了解中毒情况。

2.院内急救

(1)洗胃:洗胃是有机磷农药中毒患者抢救的关键。

洗胃时应注意的几个问题:①洗胃的时间和原则。急性有机磷口服中毒者,洗胃必须遵循及早洗、充分洗、彻底洗的原则。不应该受洗胃4～6小时排空时间的限制,超过洗胃时间者,仍应争取洗胃。因有机磷农药中毒后,使胃排空时间延缓,但由于吸收入血的有机磷农药仍不断弥散到胃肠道,故洗胃仍有效。②胃管的选择及插管方法。插管前应清除口腔内异物,采用经口插粗胃管。以利于灌洗。此方法减少痛苦,同时防止了鼻黏膜出血。在确认胃管存胃内以后,首先抽净高浓度毒液,然后灌洗。③洗胃液的选择。先采用温清水洗胃,待确认毒物后再选择合适的洗胃液。但要注意,服用敌百虫的患者不能用碳酸氢钠溶液洗胃,会增强毒性。乐果、内吸磷、对硫磷等中毒禁用高锰酸钾溶液洗胃,因可被氧化成毒性更强的物质。④体位与灌洗胃。洗胃采用左侧头低位,以利于毒物排出,每次灌洗胃以300～500 mL为限,如灌入量过多,液体可以从口、鼻腔内涌出,有引起窒息的危险。同时还易产生胃扩张,使胃内压上升,增加毒物的吸收。突然胃扩张又易兴奋迷走神经,引起反射性心搏骤停的危险。因此要掌握好每次的灌入量。最后以洗出液无色、无有机磷气味和进出液颜色一致为标准。

(2)对所有中毒的患者尽早建立静脉通道,遵医嘱尽早使用解毒剂:①抗胆碱药。阿托品是目前最常使用的抗胆碱药,具有阻断乙酰胆碱对副交感神经和中枢神经系统毒蕈碱受体的作用,能缓解毒蕈碱样症状,对抗呼吸中枢抑制有效。及早、适量、反复、正确使用阿托品是抢救成功的另一关键。用量应根据患者病情和个体差异。原则是早期、足量、反复和快速达阿托品化。②胆碱酯酶复能剂。临床常用解磷定、氯解磷定,足量重复使用复能剂是逆转呼吸肌麻痹的关键,早期用药,抢救过程中应边洗胃边应用,24小时内给药为黄金时间。复能剂与阿托品有协同作用,合用时阿托品用量减少,同时要警惕过量中毒的问题。

3.血液灌流的护理

对服毒量大,而且时间长者,经过一般抢救处理后仍昏迷或清醒后再度出现嗜睡甚至昏迷者,应尽早进行血液灌流。血液灌流除了可吸附毒素外,还可通过对炎症介质的清除作用,起到有效防治急性有机磷农药中毒的目的。血液灌流时,护理应加强生命体征监测,监测水、电解质、酸碱平衡状态和血糖等变化,合理应用肝素,观察有无出血征象,监测凝血功能,同时要防止空气栓塞发生。

4.做好急诊监护

(1)抗休克补液:密切监测血压、心率等生命体征变化及周围循环状态。严格记录液体出入量,动态监测中心静脉压。对低血容量患者,使用输液泵保持匀速。观察患者的尿量、颜色,对意识障碍患者,监测意识、呼吸、瞳孔、定向力及情绪变化。

(2)肺水肿的预防及处理:中毒患者需要输液,在输液过程中要观察患者的各种生命体征是否发生变化,注意患者的呼吸节律变化,控制输液的流速,防止肺水肿等并发症的发生。

二、护理评估与观察要点

(一)护理评估

(1)意识状况,生命体征,皮肤黏膜,瞳孔,循环、泌尿、血液、呼吸系统等症状。

(2)毒物的接触史。详细询问患者及陪同人员,明确毒物的种类、剂量、中毒的途径及时间。对意识障碍的患者,应询问陪同人员发现时间、当时情况以及身边有无其他异常情况(如药瓶等)。

(3)中毒的相应症状,有无出现中毒综合征:毒蕈碱样症状,烟碱样症状,中枢神经系统症状。

(4)各项检查及化验结果,如血常规、电解质、动脉血气分析、凝血功能检测等。

(5)药物治疗的效果及不良反应。

(6)洗胃的效果及不良反应。

(7)心理及社会支持状况。

(二)观察要点

1.现存问题观察

有机磷农药可通过皮肤、黏膜、消化道、呼吸道侵入人体,中毒机制是抑制胆碱酯酶活性,造成组织中乙酰胆碱积聚,而产生中毒症状,有机磷农药中毒病情变化极快。因此,严密观察病情和生命体征,特别是要注意患者的神志、瞳孔、心率、呼吸、血压的变化,保持呼吸道通畅,注意观察患者颜面、皮肤、口唇的颜色变化,加强口腔、皮肤的护理,严密观察有无阿托品化和阿托品中毒的现象。

2.并发症的观察

(1)阿托品中毒:急性有机磷农药中毒在治疗过程中容易出现阿托品中毒,尤其是从基层医院转运来的急性有机磷农药中毒患者多见。均因阿托品用药不合理所致。有机磷农药中毒致死有60%是阿托品中毒引起的,所以护理人员严密观察阿托品化指标和中毒症状。阿托品化指标为口干、皮肤干燥、心率80~100次/分。如出现心动过速(≥120次/分)、烦躁、谵妄、手有抓空感、高热,重者甚至昏迷,应考虑有阿托品中毒。在护理作中要注意阿托品注射前后症状、体征的观察,并详细记录。

注:①阿托品化。患者瞳孔较前散大、皮肤干燥、口干、颜面潮红、肺部湿啰音消失及心率加快。②阿托品中毒:患者出现瞳孔散大、神志不清、烦躁不安、抽搐、昏迷和尿潴留等症状。

(2)中间综合征(IMS):患者出现以呼吸肌麻痹致呼吸衰竭为主的症候群,称为中间综合征。中间综合征患者往往在短时间内出现呼吸衰竭、呼吸骤停而死亡。因此一旦出现中间综合征,应立即报告医师,及时准确给药、呼吸气囊手法通气或人工呼吸,做好气管插管、连接呼吸机等准备。观察痰液的颜色、量,吸痰时严格执行无菌技术。同时要注意观察患者的一般情况,如生命体征、血气分析、通气指标改变的影响。

(3)反跳现象:患者病情好转,神志清醒后,因某种原因使患者病情忽然加重,神志再次转为昏迷、心率降低、出汗、瞳孔缩小,即出现反跳现象。在治疗过程中,应观察患者的皮肤湿润度、瞳孔及心率的变化。

（4）急性呼吸衰竭:重度有机磷农药中毒者出现口唇发绀、呼吸浅短或牙关紧闭,即出现了急性呼吸衰竭中毒。要及时应用抗胆碱药和复能剂,在洗胃中严密观察患者生命体征、心率、呼吸、经皮血氧饱和度等情况,若出现呼吸浅短,应停止洗胃,立即应用特效解毒剂阿托品和复能剂,待心率、呼吸平稳后再洗。如果呼吸已停止,应立即行气管插管、机械通气后再用小型胃管经鼻腔插胃管洗胃。

（5）肺部感染:急性有机磷农药中毒患者因腺体分泌物增多致坠积,洗胃时造成误吸,可导致肺部感染。因此洗胃时灌入胃的洗胃液不超过 300 mL,以免引起呕吐,吸尽胃管内液体后再拔出胃管,以免将胃内容物漏出于口腔及咽部。吸痰时,吸口腔、咽喉部、气管的吸痰管分开。定期给患者翻身拍背,对清醒患者鼓励咳嗽、排痰,防止肺部再感染。

三、急诊救治流程

有机磷农药中毒的急诊救治流程详见图 7-1。

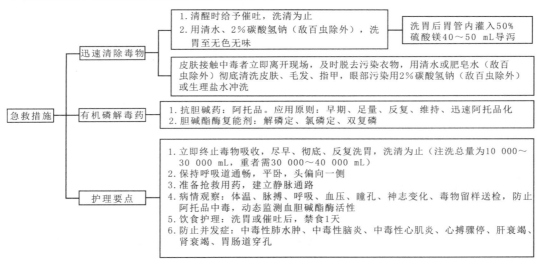

图 7-1　有机磷农药中毒的急诊救治流程图

（苏法芝）

第四节　急性一氧化碳中毒

一、疾病介绍

(一)定义

急性一氧化碳中毒是指人体短时间内吸入过量一氧化碳所造成的脑及全身其他组织缺氧性疾病,严重者可引起死亡。

（二）病因

1.职业性中毒

职业性中毒如矿山采掘放炮、煤矿瓦斯爆炸、火灾现场、钢铁冶炼、化肥生产、制造甲醇、丙酮等都可产生大量的一氧化碳，若通风防护不当，吸入可致中毒。

2.生活性中毒

日常生活中，煤炉产生的气体中一氧化碳含量在 $6\%\sim30\%$。室内门窗紧闭，火炉无烟囱或烟囱堵塞、漏气都可引起一氧化碳中毒。

（三）发病机制

一氧化碳被人体吸入进入血液后，85% 与血红蛋白（Hb）结合形成稳定的碳氧血红蛋白。由于一氧化碳与血红蛋白的亲和力约比氧和血红蛋白的亲和力大 240 倍，其解离又比氧合血红蛋白慢 3600 倍。因此，血液中一氧化碳与氧竞争 Hb 时，大部分血红蛋白成为碳氧血红蛋白。碳氧血红蛋白携氧能力差，引起组织缺氧，而碳氧血红蛋白解离曲线左移，血氧不易释放更加重组织缺氧。此外，一氧化碳还可与还原型细胞色素氧化酶的二价铁结合，抑制该酶活性，影响组织细胞呼吸与氧化过程，阻碍对氧利用。脑和心脏（对缺氧最敏感的器官）最易遭受损害。脑内小血管迅速麻痹扩张。脑内 ATP 无氧情况下耗尽，钠泵运转不灵，钠离子蓄积于细胞内而诱发脑细胞内水肿。

（四）临床表现

一般有明确的一氧化碳吸入史，中毒的程度与吸入时间的长短、吸入的浓度、机体对一氧化碳的敏感性、耐受性密切相关。一氧化碳急性中毒的临床表现根据碳氧血红蛋白形成的程度可分为 3 级。

1.轻度中毒

血液中碳氧血红蛋白占 $10\%\sim20\%$，患者有头痛、眩晕、心悸、恶心、呕吐、四肢无力，可有短暂的晕厥，还可诱发心绞痛发生，及时吸入新鲜空气后症状会迅速消失。

2.中度中毒

血液中碳氧血红蛋白占 $30\%\sim40\%$，除上述症状外，患者还可昏睡或浅昏迷，瞳孔对光反应迟钝，皮肤和黏膜出现典型樱桃红色，应及时抢救。呼吸新鲜空气或氧气后可较快清醒，各种症状数小时内消失，一般不留后遗症。

3.重度中毒

血液中碳氧血红蛋白达到 50% 以上，患者呈深昏迷，各种反射消失，瞳孔散大，血压下降，呼吸不规则，皮肤黏膜苍白或发绀，中毒性肝炎、休克、急性肾功能不全，患者可数小时甚至数天不能清醒，死亡率高。

4.迟发性脑病（神经精神后发症）

急性一氧化碳中毒患者在清醒后，经过 $2\sim60$ 天的"假愈期"，可出现下列临床表现：①精神意识障碍，出现幻视、幻听、忧郁、烦躁等精神异常，少数可发展为痴呆。②锥体外系神经障碍，出现震颤麻痹综合征，部分患者逐渐发生表情缺乏，肌张力增加，肢体震颤及运动迟缓。③锥体系神经损害及大脑局灶性功能障碍，可发生肢体瘫痪、大小便失禁，失语，失明等。

（五）治疗要点

1.现场急救

（1）迅速脱离中毒现场：迅速将患者转移到空气新鲜的地方，卧床休息，保暖；保持呼吸道通畅。

（2）转运：清醒的患者。保持无障碍呼吸，有条件者应持续吸氧；昏迷中的患者，除持续吸氧外，应注意呼吸道护理，避免呼吸道异物阻塞。

2.院内救护

纠正缺氧：迅速纠正缺氧状态。吸入高浓度氧气可加速 COHb 解离，增加一氧化碳的排出。目前高压氧舱治疗效果最好。呼吸停止时，应及早进行人工呼吸，或用呼吸机维持呼吸。危重患者可考虑血浆置换。

3.进一步治疗

首先建立静脉通道，遵医嘱用药，防止并发症的发生。

（1）20％甘露醇：严重中毒后，脑水肿可在 24～48 小时发展到高峰。脱水疗法很重要。目前最常用的是 20％甘露醇静脉快速滴注，也可注射呋塞米脱水。

（2）能量合剂：常用药物有三磷酸腺苷、辅酶 A、细胞色素 C 和大量维生素 C 等，促进脑细胞功能恢复。

（3）血管扩张剂：常用的有 1‰普鲁卡因 500 mL 静脉滴注，川芎嗪注射液 80 mg 溶于 250 mL 液体内静脉滴注等，防治迟发性脑病。

4.做好急诊监护

（1）应密切观察患者的生命体征，包括体温、脉搏、呼吸、血压、面色、神志、瞳孔的变化，尤其是中、重度中毒以呼吸困难、呼吸肌麻痹为主者，所以需要密切观察患者呼吸的频率、深浅度的变化；严密观察患者有无呕吐现象，观察患者的血压、神志意识及瞳孔的变化，监测水、电解质平衡，纠正酸中毒，并预防吸入性肺炎或肺部继发感染。

（2）防治并发症和后发症，加强昏迷期间的护理。保持呼吸道通畅，必要时行气管切开。定时翻身以防发生压疮和肺炎。注意营养，必要时鼻饲。高热者可采用物理降温方法，如头部用冰帽，体表用冰袋，使体温保持在 32 ℃左右。如降温过程中出现寒战或体温下降困难时，可用冬眠药物；严重中毒患者清醒后应继续高压氧治疗，绝对卧床休息，密切监护 2～3 周，直至脑电图恢复正常为主，预防迟发性脑病。

二、护理评估与观察要点

（一）护理评估

（1）病史评估：一氧化碳接触史。

（2）身体评估：生命体征、意识状态、瞳孔大小、头痛程度。

（3）实验室及其他检查：脑电图可见弥漫性低波幅慢波，与缺氧性脑病进展相平行。

（4）高压氧治疗的效果。

（5）有无焦虑等心理改变。

（二）观察要点

1.现存问题观察

一氧化碳中毒的后果是严重的低氧血症，从而引起组织缺氧，吸入氧气可加速碳氧血红蛋白解离，增加一氧化碳的排出。严密观察患者意识、瞳孔变化，生命体征，重点是呼吸和体温，缺氧情况。尿量改变，准确记录出入量。氧浓度过高肺表面活性物质相对减少，易出现肺不张。应严格执行给氧浓度和给氧时间，根据病情随时调整用氧流量，清醒者可间歇给氧。一氧化碳中毒

6 小时内给予高压氧治疗,可减少迟发性脑病的发生,并能促进昏迷患者觉醒。

2.并发症的观察

(1)吸入性肺炎及肺水肿:常于中毒 2～4 天发生肺水肿、肺炎,清除呼吸道分泌物及呕吐物,严密观察体温、心率、血压等变化。应用抗生素控制感染,合并肺水肿时,控制液体滴速,给予强心利尿,准确记录出入液量。

(2)脑水肿:中毒严重者,脑水肿一般在 24～48 小时发展到高峰,应密切观察患者有无呕吐现象,呕吐时是否为喷射状。及时认真听取患者的主诉,一旦发现患者瞳孔不等大、呼吸不规则、抽搐等提示脑疝形成,应给予及时抢救处理。输液过程中密切观察体液的速度和量,观察是否有药液外渗,避免输液量过快、过多、防止发生急性脑水肿。应用脱水剂后观察膀胱充盈情况,对于昏迷不能自行排尿者,给予留置导尿,并要准确记录出入量,注意尿量及颜色的变化。

(3)心律失常:保证持续氧气吸入,纠正缺氧状态,应用抗心律失常药及营养心肌药物,严密监测心率(律)、血压变化,迅速处理危急情况。

(4)急性肾衰竭:严密观察尿量及液体出入量,纠正休克及缺氧,必要时给予利尿药,血液透析时做好相应护理。

三、急诊救治流程

急性一氧化碳中毒急诊救治流程详见图 7-2。

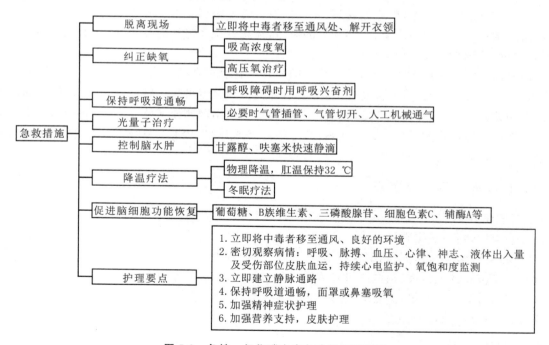

图 7-2　急性一氧化碳中毒急诊救治流程图

（苏法芝）

第五节　电　击　伤

一、疾病概论

当超过一定极量的电流或电能量(静电)通过人体引起组织不同程度损伤或器官功能障碍时,称为电击伤,俗称触电。电流通过中枢神经系统和心脏时,可引起心室颤动或心搏骤停、呼吸抑制,甚至造成死亡(或假死);电流局限于某一肢体时,可造成该肢体致残。

(一)病因及发病机制

1.病因

电击的常见原因是人体直接接触电源,或在高压电和超高压电场中,电流或静电电荷经空气或其他介质电击人体。电击引起的致伤原因主要为以下几点。

(1)主观因素:不懂用电常识,违章进行用电操作,如在电线上挂晒衣物、违规布线、带电操作等。

(2)客观因素:工作环境差或没有采取必要的安全保护措施。常见的电击多为110～220 V交流电所致。如电器漏电、抢救触电者时抢救者用手去拉触电者等;各种灾害,如火灾、水灾、地震、暴风雨等造成电线断裂或高压电源故障,引起电击或雷电引起电击。

2.发病机制

人体本身也有生物电,当外界电流通过人体时,人体便成为电路中导体的一部分。电击对人体的影响取决于电流的性质和频率、强度、电压、接触的部位、接触的时间、接触部位的电阻及通过人体的途径等。

(1)电流的性质和频率:电流分为交流电和直流电,人体对两种电流的耐受程度不同,通常情况下,对人体而言,交流电比直流电危险,交流电低频对心脏的损害极强。

(2)电流的强度:电流的强度越大,对人体组织受到的损伤就越大。一般认为2 mA以下的电流仅产生轻微的麻木感;50 mA以上的电流,如通过心脏可引起心室颤动或心搏骤停,还可引起呼吸肌痉挛而致呼吸停止;100 mA以上的电流通过脑部,可造成意识丧失。

(3)电压的高低:高压电较低压电危险性更大。<36 V的电压称为安全电压,目前家用及工业用电器设备电压多≥220 V,如通过心脏能引起心室颤动;1 000 V以上高压电击时,可以造成呼吸肌麻痹、呼吸停止、心搏骤停。高压电还可引起严重烧伤。

(4)电阻大小:人体可看作由各种电阻不同的组织组成的导体,电阻越小,通过的电流越大。人体组织电阻由大到小依次为:骨骼、皮肤、脂肪、肌肉、血管和神经。当电流通过血管、神经、肌肉,则造成严重危害。

(5)电流通过的途径与时间:如电流流经心脏,则可引起心室颤动,甚至心搏骤停;如果电流经头部流至足底,多为致命电损伤。

(二)临床表现

1.全身症状

轻度触电者有一时性麻木感,并可伴有心悸、头晕、面色苍白、惊慌、四肢软弱无力;重者可出现抽搐、昏迷或休克,并可出现短暂心室颤动,严重者呼吸、心脏停搏。

2.局部表现

局部表现主要为电灼伤。低电压的皮肤烧伤较明显,高压放电时,灼伤处可立刻出现焦化或炭化,并伴组织坏死。

3.体征

轻者无体征,重者有抽搐、昏迷、休克、呼吸及心跳停止等体征。

(三)救治原则

1.立即帮助触电者脱离电源

应立即关闭电闸、切断电路;如不可能关闭电闸断电,则应迅速用木棍、竹竿、皮带等绝缘物品拨开电线或使触电者脱离用电器等。

2.心肺脑复苏

呼吸停止者,立即进行口对口人工呼吸。也可采用压胸式人工呼吸;心脏停搏者,同时进行心脏按压,如无效可考虑开胸心脏按压;如电流进出口为两上肢,心脏多呈松弛状态,可使用肾上腺素或10%氯化钙;如电流进出口分别为上下肢,则心脏多呈收缩状态,选用阿托品为宜。同时可应用高渗葡萄糖、甘露醇,以减轻脑水肿。

3.防治各种并发症

及时发现和处理水、电解质和酸碱平衡紊乱,防治休克、肝功能不全、肾功能不全等。

4.局部治疗

保持创面清洁,预防感染,可酌情给予抗生素治疗,并可行破伤风类毒素预防破伤风;清除坏死组织,局部包扎止血、骨折固定,如病变较深,可行外科探查术。

二、护理评估

(一)病史

电击伤发生在人体成为电路回流的一部分或受到附近电弧热效应的影响的情况下,主要包括以下几点。

1.闪电击伤

闪电时,患者当时所处的位置为附近最高的物体或靠近1个高的物体(如1棵大树)。

2.高电压交流电击伤

常于身上有导体接触头顶上方的高压电时(如导电的钓鱼竿),也可见于误入带电导体附近。

3.低电压交流电击伤

可见于用牙齿咬电线、在自身接地的同时接触带电的用电器或其他带电物品。

4.直流电击伤

少见,如无意中接触电力火车系统的带电铁轨。

(二)身心状况

1.症状与体征

(1)电击伤:表现为局部的电灼伤和全身的电休克。临床上可分为3型。①轻型:触电后立即弹离电流,表现为惊慌、呆滞、四肢软弱、心动过速、呼吸急促、局部灼伤疼痛等。②重型:意识障碍、心率增快、节律不整、呼吸不规则,可伴有抽搐、休克,有些患者可出现假死状态。③危重型:昏迷、心跳及呼吸停止、瞳孔扩大。

(2)电热灼伤:损伤主要为电流进口、出口和经过处的组织损伤,触电的皮肤可呈现灰白色或焦黄色。早期可无明显的炎性反应,24～48小时后周围组织开始发红、肿胀等炎症反应,1周左右损伤组织出现坏死、感染,甚至发生败血症。

(3)闪电损伤:被闪电击中后,常出现心跳、呼吸立即停止。皮肤血管收缩,可出现网状图案。

(4)并发症和后遗症:电击伤后24～48小时常出现严重室性心律失常、神经源性肺水肿、胃肠道出血、弥散性血管内凝血等。约半数电击伤者出现单侧或双侧鼓膜破裂。电击数天至数月可出现神经系统病变、视力障碍。孕妇可发生死胎和流产。

2.心理与社会

部分患者于电击伤后可出现恐惧、失眠等。

(三)辅助检查

1.常规检查

常规检查可行血、尿常规检查,血、电解质检查,肝、肾功能检查。血清肌酸磷酸激酶(CPK)升高反映肌肉损伤,见于严重的低电压和高电压电击伤。

2.X线检查

X线检查可了解电击伤后有无骨折、内脏损伤。

3.心电图

心电图可有心肌损害、心律失常,甚至出现心室颤动及心脏停搏。

4.脑电图

意识障碍者可行脑电图检查,但脑电图检查对于早期治疗方案的制订并不起决定性作用。

三、护理诊断

(一)皮肤完整性受损

与电伤引起的皮肤灼伤有关。

(二)意识障碍

与电击伤引起的神经系统病变有关。

(三)潜在并发症:心律失常

与电流流经心脏,引起心电紊乱有关。

四、护理目标

(1)患者皮肤清洁、干燥,受损皮肤愈合。

(2)患者意识清楚,反应正常,生活自理。

(3)患者心律失常未发生,或发生心律失常后得到及时控制。

五、护理措施

(一)一般护理

(1)迅速将患者脱离电源。

(2)吸氧:对于重症中暑者给予鼻导管吸氧,危重病例行面罩吸氧,必要时给予高压氧治疗。

(3)体位:如患者已昏迷,则应头偏向一侧或颈部伸展,并定时吸痰,保持呼吸道畅通。

(4)迅速建立静脉通道,并保持输液畅通。

（二）急救护理

（1）密切观察患者的神志、瞳孔、生命体征、尿量（尿量应维持在 30 mL/h 以上）、颜色、尿相对密度的变化。对于血压下降者，立即抢救，做好特护记录。

（2）心电监护：进行心电监护（包括心律、心率及血氧饱和度等）和中心静脉压监测，应维持 48～72 小时。如出现心室颤动者，及时给予电除颤及用药物配合除颤，并可应用利多卡因、溴苄胺等药物，同时给予保护心肌的药物。

（3）观察电击局部的创面，注意创面的色泽及有无异常分泌物从创口流出，保持创面清洁，定期换药，防治感染。

（4）严密观察电击局部肢体有无肿胀、疼痛、触痛、活动障碍及血运情况，警惕出现局部肢体缺血坏死。如发现异常立即报告医师，及时做出处理。

（5）保护脑组织：在患者头部及颈、腋下、腹股沟等大血管处放置冰袋，将体温降至 32 ℃。可应用甘露醇、高渗葡萄糖、糖皮质激素、纳洛酮等预防和控制脑水肿，给予脑活素、三磷酸腺苷、辅酶 A 等促进脑细胞代谢的药物。

（三）心理护理

患者清醒后，精神可能受到极大刺激和创伤，甚至留下遗忘症、惊恐等精神症状，并可出现白内障或视神经萎缩，也可能致残。针对患者的具体情况，护士要给予患者精心的心理护理，培养患者的自理能力，同时做好营养支持，使受到严重损伤机体得以重新康复。

六、护理评价

（1）患者受伤皮肤无感染，伤口如期愈合。

（2）患者心律失常未发生，或发生心律失常后得到及时控制，生命体征平稳。

（3）患者意识清楚，反应敏捷，恐惧感消失，能认识电击伤的原因，并有预防触电及安全用电的知识。

（苏法芝）

第六节　颅脑创伤

颅脑创伤是一种常见的外伤，在全身的创伤中仅次于四肢创伤，但由于常与其他部位的创伤并存，所以其伤残率及死亡率均居创伤首位。多见于交通事故、自然灾害、坠落和暴力伤害等，一旦发生则病情较重，如不及时抢救，将给患者带来严重的后果，其预后取决于颅脑创伤的程度及处理的效果。

一、分类

（一）按创伤部位分类

1.头皮创伤

头皮血肿、头皮挫裂伤、头皮撕脱伤。

2.颅骨骨折

根据解剖部位可分为颅顶骨折和颅底骨折。颅骨骨折严重者可损伤硬脑膜,导致脑脊液外漏或内漏,也可能合并脑损伤而加重病情。

3.脑损伤

是由于脑膜、脑组织、脑血管及脑神经损伤而引起的脑震荡、脑挫裂伤、脑干损伤、颅内血肿等。其中颅内血肿是脑损伤最严重的并发症,按血肿的部位又可分为硬脑膜下血肿、硬脑膜外血肿、脑内血肿等,以硬脑膜下血肿相对多见。各种类型的脑损伤都可能会出现脑水肿,主要表现为颅内压增高,严重的可发生脑疝,从而危及患者生命。

(二)按伤情分类

1.轻型

单纯性脑震荡伴或不伴颅骨骨折,表现:①原发性昏迷0～30分钟。②仅有轻度头晕、头痛等症状。③神经系统和脑脊液检查无明显改变。④GCS计分13～15分(表7-13)。

表7-13 GCS计分标准

睁眼反应	计分	言语反应	计分	运动反应	计分
自动睁眼	4	回答正确	5	按吩咐动作	6
呼唤睁眼	3	回答错误	4	刺痛能定位	5
刺激睁眼	2	胡言乱语	3	刺痛肢体回缩	4
不能睁眼	1	只能发音	2	刺痛肢体屈曲	3
		不能发音	1	刺痛肢体伸直	2
				刺痛无反应	1

2.中型

轻度脑挫裂伤伴有颅骨骨折,表现:①原发性昏迷时间在12小时之内。②有轻度神经系统阳性体征,如脑膜刺激征等。③生命体征有轻度改变。④GCS计分9～12分。

3.重型

广泛粉碎性颅骨骨折,重度脑挫裂伤,表现:①出现急性颅内血肿、脑干伤及脑疝,昏迷在12小时以上,持续性昏迷或进行性昏迷加重。②有明显神经系统阳性体征。③生命体征有明显改变。④GCS计分5～8分。

4.特重型

严重脑干伤或脑干衰竭者,患者预后极差,表现:①伤后持续性深昏迷,有去大脑强直或伴有其他部位的脏器伤、休克等。②已有晚期脑疝,包括双侧瞳孔散大,生命体征严重紊乱或呼吸停止。③GCS计分3～4分。

二、病情评估

(一)临床表现

颅脑创伤患者的临床表现与创伤的性质、部位、程度等有关。

1.意识障碍

伤后绝大多数立即出现不同程度的意识障碍,这是判断患者有无脑损伤的重要依据。脑震荡可表现为一过性脑功能障碍,伤后立即表现为短暂意识障碍,一般不超过30分钟,清醒后不能回忆伤前及当时情况,神经系统检查无阳性体征。脑挫裂伤的患者,伤后立即出现意识障碍,其程度和持续时间与损伤程度和范围有关;颅内血肿可导致颅内压增高或脑疝形成,表现为意识障碍持续加重,如硬膜外血肿的患者表现为原发性意识障碍,经过中间清醒期,再度意识障碍,并逐渐加重。

2.头痛、呕吐

头部外伤的常见症状之一。头痛由头皮创伤、颅骨骨折、颅内出血、颅内压过高或过低,或脑血管的异常舒缩等直接引起。早期呕吐多为迷走神经或前庭神经等结构受影响所致,后期频繁呕吐有可能因颅内压进行性增高而引起,表现为特征性的喷射状呕吐。

3.瞳孔变化

伤后一段时间才出现的进行性一侧瞳孔散大,伴意识障碍加重、生命体征紊乱和对侧肢体瘫痪,是脑疝的典型改变;双侧瞳孔散大、对光反应消失、眼球固定伴深昏迷或去大脑强直,多为脑干损伤或临终表现;双侧瞳孔大小多变、对光反应消失伴眼球分离或异位,多表示中脑损伤;眼球震颤多见于小脑或脑干损伤。

4.肢体偏瘫

伤后一侧肢体少动或不动、肌力减退,对疼痛刺激反应迟钝或无反应,有锥体束征,并进行性加重,应考虑血肿引起脑疝或血肿压迫运动中枢,一般是肢体偏瘫的对侧大脑受到损伤。

5.生命体征变化

颅脑损伤时可伴有生命体征的改变,如颅内出血时血压升高、心率缓慢、呼吸深慢、体温升高,合并脑疝时则血压下降、心率快弱、呼吸快而不规则。

6.脑疝

颅内压增高可引起颅内各腔室间压力不均衡,导致某些部位的脑组织受压向邻近的解剖间隙移位,并危及患者生命,其中小脑幕切迹疝最为常见。

(二)辅助检查

(1)脑脊液检查:脑挫裂伤时,脑脊液常有红细胞。颅内压增高时,可进行测压。

(2)X线检查:X线头颅摄片能较好地显示受力部位、颅骨骨折、有无异物等,有一定诊断价值。

(3)CT检查:CT是颅脑外伤患者的首选检查。可显示脑挫裂伤的部位、范围,脑水肿程度和有无脑室受压及路线结构移位等;可明确定位颅内血肿,并计算出血量,了解损伤的病理及范围;可动态地观察病变的发展与转归。对开放性脑损伤,可了解伤道及碎骨片、进行异物定位等。

(4)颅脑超声检查:对颅内血肿有诊断价值。

(5)脑血管造影:对颅内出血有定位诊断意义,典型征象为无血管区。

三、救治与护理

(一)救治原则

1.伤情判断

通过对受伤时间、受伤原因及过程的重点了解,立即对头部及全身情况进行认真检查,结合患者意识、瞳孔、生命体征情况,作出及时、正确的判断。

2.头位与体位

颅内高压者采用头高位(15°～30°),有利于静脉血回流和减轻脑水肿。意识不清并伴有呕吐或舌后坠者,应采用平卧位,头偏向一侧,或采用侧卧位,以利呕吐物和口腔分泌物的排出;休克者宜采用平卧位,有脑脊液耳、鼻漏者应避免头低位,采用半卧位常能明显减轻脑脊液漏。

3.保持呼吸道通畅

颅脑损伤患者尤其是伴有意识功能障碍者,丧失了正常的咳嗽反射及吞咽功能,呼吸道分泌物不能有效排出,血液、脑脊液、呕吐物等可引起误吸,舌根后坠可引起窒息,从而加重脑缺氧,导致颅内压增高,使病情加重,因此保持呼吸道通畅至关重要,必要时气管切开和机械给氧。

4.控制出血

对开放性及闭合性颅脑损伤采取相应措施。①开放性颅脑损伤:迅速包扎头部和其他部位伤口,减少出血,应争取在伤后 6 小时内进行清创缝合,最迟不超过 72 小时。按要求冲洗伤口,清除异物,切除不整齐创缘,并逐层缝合,然后妥善包扎,如有插入颅腔的异物要加以固定保护,有条件时手术取出;有脑膨出时,用敷料绕其周围,保护脑组织,以免污染和增加损伤。②闭合性颅脑损伤:头皮血肿多数可自行吸收消退,如血肿较大,长期不消散或继续扩散,可穿刺抽吸,并加压包扎;颅内血肿或重度脑挫裂伤合并脑水肿引起的颅内高压和脑疝,常规采取降温、脱水等措施降低颅内压;如出血量大,常用手术开颅血肿清除术、去骨瓣减压术、钻孔引流术。

5.控制脑水肿

主要应用物理降温,如冰帽、冰袋,有助于降低脑代谢率和脑耗氧量,增加脑组织对缺氧的耐受性,改善细胞的通透性,防止脑水肿的发展。同时快速给予脱水利尿药及激素类药物,常用甘露醇、呋塞米等,配合使用激素类药物,常用地塞米松等,具有稳定膜结构的作用,减少因自由基引发的脂质过氧化反应,从而降低脑血管通透性、恢复血-脑屏障功能,增加损伤区的血流量,使脑水肿得到改善。

6.纠正休克

对有休克先兆或有休克症状的患者,要根据医嘱及时采取补液、输血等措施,适当选用血管升压药。

颅脑创伤救护流程见图 7-3。

(二)护理要点

1.气道护理

保持呼吸道通畅,及时清除呼吸道分泌物,维持气道正常功能;气管切开者,保持吸入气的温度和湿度,注意无菌操作,定期作呼吸道分泌物细菌培养,防止呼吸道感染。

2.加强病情观察

严密观察患者的意识、瞳孔、肢体活动及生命体征,加强颅内压监测,注意脑疝等并发症的发生。

3.加强病情监护

注意观察引流液的颜色、流出量和速度,警惕脑室内活动性出血和感染等;加强颅内压监测,便于诊断颅内血肿、判断手术时机、术中监护、指导治疗和估计预后;加强心电图、呼吸、中心静脉压、血气分析、血氧饱和度、血糖、脑电图等指标的监测。

4.饮食护理

一般伤后 2～3 天禁饮食,注意补钾,24 小时尿量保持在 600 mL 以上。不能进食者,可给予鼻饲饮食,满足机体的营养需要,维持水、电解质及酸碱平衡。

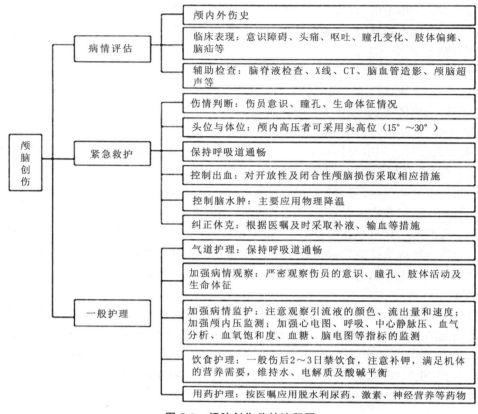

图 7-3　颅脑创伤救护流程图

5.用药护理

按医嘱应用脱水利尿药、激素、神经营养等药物。休克患者快速准备配血、输血或输液,但对烦躁不安的患者应做好安全护理,禁用吗啡、哌替啶镇静,可按医嘱给予地西泮。

(苏法芝)

第七节　心源性休克

心源性休克是指由于严重的心脏泵功能衰竭或心功能不全导致心排血量减少,各重要器官和周围组织灌注不足而发生的一系列代谢和功能障碍综合征。

一、临床表现

多数心源性休克患者,在出现休克之前有相应心脏病史和原发病的各种表现,如急性肌梗死患者可表现严重心肌缺血症状,心电图可能提示急性冠状动脉供血不足,尤其是广泛前壁心肌梗死;急性心肌炎者则可有相应感染史,并有发热、心悸、气短及全身症状,心电图可有严重心律失常;心脏手术后所致的心源性休克,多发生于手术 1 周内。

心源性休克目前国内外比较一致的诊断标准如下。

（1）收缩压低于 12.0 kPa（90 mmHg）或原有基础血压降低 4.0 kPa（30 mmHg），非原发性高血压患者一般收缩压小于 10.7 kPa（80 mmHg）。

（2）循环血量减少的征象：①尿量减少，常少于 20 mL/h。②神志障碍、意识模糊、嗜睡、昏迷等。③周围血管收缩，伴四肢厥冷、冷汗，皮肤湿凉、脉搏细弱快速、颜面苍白或发绀等外周循环衰竭征象。

（3）纠正引起低血压和低心排血量的心外因素（低血容量、心律失常、低氧血症、酸中毒等）后，休克依然存在。

二、诊断

（1）有急性心肌梗死、急性心肌炎、原发或继发性心肌病、严重的恶性心律失常、具有心肌毒性的药物中毒、急性心脏压塞及心脏手术等病史。

（2）早期患者烦躁不安、面色苍白，诉口干、出汗，但神志尚清；后逐渐表情淡漠、意识模糊、神志不清直至昏迷。

（3）体检心率逐渐增快，常＞120 次/分。收缩压＜10.6 kPa（80 mmHg），脉压＜2.7 kPa（20 mmHg），后逐渐降低，严重时血压测不出。脉搏细弱，四肢厥冷，肢端发绀，皮肤出现花斑样改变。心音低纯，严重者呈单音律。尿量＜17 mL/h，甚至无尿。休克晚期出现广泛性皮肤、黏膜及内脏出血，即弥漫性血管内凝血的表现，以及多器官衰竭。

（4）血流动力学监测提示心脏指数降低、左室舒张末压升高等相应的血流动力学异常。

三、检查

（1）血气分析。

（2）弥漫性血管内凝血的有关检查：血小板计数及功能检测，出、凝血时间，凝血酶原时间，凝血因子Ⅰ，各种凝血因子和纤维蛋白降解产物（FDP）。

（3）必要时做微循环灌注情况检查。

（4）血流动力学监测。

（5）胸部 X 线检查、心电图（必要时做动态心电图检查），条件允许时行床旁超声心动图检查。

四、治疗

（一）一般治疗

（1）绝对卧床休息，有效止痛，由急性心肌梗死所致者吗啡 3～5 mg 或哌替啶 50 mg，静脉注射或皮下注射，同时予地西泮、苯巴比妥（鲁米那）。

（2）建立有效的静脉通道，必要时行深静脉插管。留置导尿管监测尿量。持续心电、血压、血氧饱和度监测。

（3）氧疗：持续吸氧，氧流量一般为 4～6 L/min，必要时气管插管或气管切开，人工呼吸机辅助呼吸。

（二）补充血容量

首选右旋糖酐-40 250～500 mL 静脉滴注，或 0.9％氯化钠液、平衡液 500 mL 静脉滴注，最好在血流动力学监护下补液，前 20 分钟内快速补液 100 mL，如中心静脉压上升不超过0.2 kPa

（1.5 mmHg），可继续补液直至休克改善，或输液总量在 $500\sim750$ mL。无血流动力学监护条件者可参照以下指标进行判断：诉口渴，外周静脉充盈不良，尿量 <30 mL/h，尿比重 >1.02，中心静脉压 <0.8 kPa(6 mmHg)，则表明血容量不足。

（三）血管活性药物的应用

首选多巴胺或与间羟胺(阿拉明)联用，从 $2\sim5$ $\mu g/(kg\cdot min)$ 开始渐增剂量，在此基础上根据血流动力学资料选择血管扩张剂：①肺充血而心排血量正常，肺毛细血管楔压 >2.4 kPa (18 mmHg)，而心脏指数 >2.2 $L/(min\cdot m^2)$ 时，宜选用静脉扩张剂，如硝酸甘油 $15\sim30$ $\mu g/min$ 静脉滴注或泵入，并可适当利尿。②心排血量低且周围灌注不足，但无肺充血，即心脏指数 <2.2 $L/(min\cdot m^2)$，肺毛细血管楔压 <2.4 kPa(18 mmHg)而肢端湿冷时，宜选用动脉扩张剂，如酚妥拉明 $100\sim300$ $\mu g/min$ 静脉滴注或泵入，必要时增至 $1\ 000\sim2\ 000$ $\mu g/min$。③心排血量低且有肺充血及外周血管痉挛，即心脏指数 <2.2 $L/(min\cdot m^2)$，肺毛细血管楔压 <2.4 kPa(18 mmHg)而肢端湿冷时，宜选用硝普钠，10 $\mu g/min$ 开始，每 5 分钟增加 $5\sim10$ $\mu g/min$，常用量为 $40\sim160$ $\mu g/min$，也有高达 430 μ/min 才有效。

（四）正性肌力药物的应用

1.洋地黄制剂

一般在急性心肌梗死的 24 小时内，尤其是 6 小时内应尽量避免使用洋地黄制剂，在经上述处理休克无改善时可酌情使用，毛花苷 C $0.2\sim0.4$ mg，静脉注射。

2.拟交感胺类药物

对心排血量低，肺毛细血管楔压不高，体循环阻力正常或低下，合并低血压时选用多巴胺，用量同前；而心排血量低，肺毛细血管楔压高，体循环血管阻力和动脉压在正常范围者，宜选用多巴酚丁胺 $5\sim10$ $\mu g/(kg\cdot min)$，也可选用多培沙明 $0.25\sim1.0$ $\mu g/(kg\cdot min)$。

3.双异吡啶类药物

常用氨力农 $0.5\sim2$ mg/kg，稀释后静脉注射或静脉滴注，或米力农 $2\sim8$ mg，静脉滴注。

（五）其他治疗

1.纠正酸中毒

常用 5% 碳酸氢钠或摩尔乳酸钠，根据血气分析结果计算补碱量。

2.激素应用

早期(休克 $4\sim6$ 小时内)可尽早使用糖皮质激素，如地塞米松(氟美松)$10\sim20$ mg 或氢化可的松 $100\sim200$ mg，必要时每 $4\sim6$ 小时重复 1 次，共用 $1\sim3$ 天，病情改善后迅速停药。

3.纳洛酮

首剂 $0.4\sim0.8$ mg，静脉注射，必要时在 $2\sim4$ 小时后重复 0.4 mg，继以 1.2 mg 置于 500 mL 液体内静脉滴注。

4.机械性辅助循环

经上述处理后休克无法纠正者，可考虑主动脉内球囊反搏(IABP)、体外反搏、左室辅助泵等机械性辅助循环。

5.原发疾病治疗

如急性心肌梗死患者应尽早进行再灌注治疗，溶栓失败或有禁忌证者应在 IABP 支持下进行急诊冠状动脉成形术；急性心脏压塞者应立即心包穿刺减压；乳头肌断裂或室间隔穿孔者应尽早进行外科修补等。

6.心肌保护

1,6-二磷酸果糖 5～10 g/d,或磷酸肌酸(护心通)2～4 g/d,酌情使用血管紧张素转换酶抑制剂等。

(六)防治并发症

1.呼吸衰竭

包括持续氧疗,必要时呼气末正压给氧,适当应用呼吸兴奋剂,如尼可刹米(可拉明)0.375 g或洛贝林(山梗菜碱)3～6 mg 静脉注射;保持呼吸道通畅,定期吸痰,加强抗感染等。

2.急性肾衰竭

注意纠正水、电解质紊乱及酸碱失衡,及时补充血容量,酌情使用利尿剂如呋塞米 20～40 mg静脉注射。必要时可进行血液透析、血液滤过或腹膜透析。

3.保护脑功能

酌情使用脱水剂及糖皮质激素,合理使用兴奋剂及镇静剂,适当补充促进脑细胞代谢药,如脑活素、胞磷胆碱、三磷酸腺苷等。

4.防治弥散性血管内凝血(DIC)

休克早期应积极应用右旋糖酐-40、阿司匹林(乙酰水杨酸)、双嘧达莫(潘生丁)等抗血小板及改善微循环药物,有 DIC 早期指征时应尽早使用肝素抗凝,首剂 3 000～6 000 U 静脉注射,后续以 500～1 000 U/h 静脉滴注,监测凝血时间调整用量,后期适当补充消耗的凝血因子,对有栓塞表现者可酌情使用溶栓药如小剂量尿激酶(25 万～50 万单位)或链激酶。

五、护理

(一)急救护理

(1)护理人员熟练掌握常用仪器、抢救器材及药品。

(2)各抢救用物定点放置、定人保管、定量供应、定时核对,定期消毒,使其保持完好备用状态。

(3)患者一旦发生晕厥,应立即就地抢救并通知医师。

(4)应及时给予吸氧,建立静脉通道。

(5)按医嘱准、稳、快地使用各类药物。

(6)若患者出现心脏骤停,立即进行心、肺、脑复苏。

(二)护理要点

1.给氧用面罩或鼻导管给氧

面罩要严密,鼻导管吸氧时,导管插入要适宜,调节氧流量 4～6 L/min,每天更换鼻导管一次,以保持导管通畅。如发生急性肺水肿时,立即给患者端坐位,两腿下垂,以减少静脉回流,同时加用 30％酒精吸氧,降低肺泡表面张力,特别是患者咯大量粉红色泡沫样痰时,应及时用吸引器吸引,保持呼吸道通畅,以免发生窒息。

2.建立静脉输液通道

迅速建立静脉通道。护士应建立 1～2 条静脉通道。在输液时,输液速度应控制,应当根据心率、血压等情况,随时调整输液速度,特别是当液体内有血管活性药物时,更应注意输液通畅,避免管道滑脱、输液外渗。

3.尿量观察

单位时间内尿量的观察,对休克病情变化及治疗是十分敏感和有意义的指标。如果患者6小时无尿或每小时少于30 mL,说明肾小球滤过量不足,如无肾实质变说明血容量不足。相反,每小时尿量大于30 mL,表示微循环功能良好,肾血灌注好,是休克缓解的可靠指标。如果血压回升,而尿量仍很少,考虑发生急性肾功能衰竭,应及时处理。

4.血压、脉搏、外周循环的观察

血压变化直接标志着休克的病情变化及预后,因此,在发病几小时内应严密观察血压,15~30分钟一次,待病情稳定后1~2小时观察一次。若收缩压下降到10.7 kPa(80 mmHg)以下,脉压小于2.7 kPa(20 mmHg)或患者原有高血压,血压的数值较原血压下降4.0 kPa(30 mmHg)以上,要立即通知医师迅速给予处理。

脉搏的快慢取决于心率,其节律是否整齐,也与心搏节律有关,脉搏强弱与心肌收缩力及排血量有关。所以休克时脉搏在某种程度上反映心功能,同时,临床上脉搏的变化,往往早于血压变化。

心源性休克由于心排血量减少,外周循环灌注量减少,血流留滞,外周发生发绀,尤其以口唇、黏膜及甲床最明显,四肢也因血运障碍而冰冷,皮肤潮湿。这时,即使血压不低,也应按休克处理。当休克逐步好转时,外周循环得到改善,发绀减轻,四肢转温。所以外周的变化也是休克病情变化的一个标志。

5.心电监护的护理患者入院后

立即建立心电监护,通过心电监护可及时发现致命的室性心动过速或室性颤动。当患者入院后一般监测24~48小时,有条件可直到休克缓解或心律失常纠正。常用标准Ⅱ导联进行监测,必要时描记心电记录。在监测过程中,要严密观察心律、心率的变化,对于频发室性期前收缩(每分钟5个以上)、多源性室性期前收缩,室性期前收缩呈二联律、三联律,室性心动过速,R-on-T、R-on-P(室性期前收缩落在前一个P波或T波上)立即报告医师,积极配合抢救,准备各种抗心律失常药,随时做好除颤和起搏的准备,分秒必争,以挽救患者的生命。

此外,还必须做好患者的保温工作,防止呼吸道并发症和预防压疮等方面的基础护理工作。

(苏法芝)

第八节　心源性猝死

一、疾病概述

(一)概念和特点

心源性猝死(sudden cardiac death,SCD)是指由心脏原因引起的急性症状发作后以意识突然丧失为特征的、自然死亡。世界卫生组织将发病后立即或24小时以内的死亡定为猝死,美国ACC会议上将发病1小时内死亡定为猝死。

据统计,全世界每年有数百万人因心源性猝死丧生,占死亡人数的15%~20%。美国每年有约30万人发生心源性猝死,占全部心血管病死亡人数的50%以上,而且是20~60岁男性的首位死因。在我国,心源性猝死也居死亡原因的首位,虽然没有大规模的临床流行病学资料报道,但心源性猝死比例在逐年增高,且随年龄增加发病率也逐渐增高,老年人心源性猝死的概率高达 90%。

心源性猝死的发病率男性较女性高,美国 Framingham 20 年随访冠心病猝死发病率男性为女性的 3.8 倍;北京市的流行病学资料显示,心源性猝死的男性年平均发病率为 10.5/10 万,女性为 3.6/10 万。

(二)相关病理生理

冠状动脉粥样硬化是最常见的病理表现,病理研究显示心源性猝死患者急性冠状动脉内血栓形成的发生率为 15%～64%。陈旧性心梗也是心源性猝死的病理表现,这类患者也可见心肌肥厚、冠状动脉痉挛、心电不稳与传导障碍等病理改变。

心律失常是导致心源性猝死的重要原因,通常包括致命性快速心律失常、严重缓慢性心律失常和心室停顿。致命性快速心律失常导致冠状动脉血管事件、心肌损伤、心肌代谢异常和(或)自主神经张力改变等因素相互作用,从而引起的一系列病理生理变化,引发心源性猝死,但其最终作用机制仍无定论。严重缓慢性心律失常和心室停顿的电生理机制是当窦房结和(或)房室结功能异常时,次级自律细胞不能承担起心脏的起搏功能,常见于病变弥漫累及心内膜下浦肯野纤维的严重心脏疾病。

非心律失常导致的心源性猝死较少,常由心脏破裂、心脏流入和流出道的急性阻塞、急性心脏压塞等原因导致。心肌电机械分离是指心肌细胞有电兴奋的节律活动,而无心肌细胞的机械收缩,是心源性猝死较少见的原因之一。

(三)病因与危险因素

1.基本病因

绝大多数心源性猝死发生在有器质性心脏病的患者。Braunward 认为心源性猝死的病因有十大类:①冠状动脉疾病;②心肌肥厚;③心肌病和心力衰竭;④心肌炎症、浸润、肿瘤及退行性变;⑤瓣膜疾病;⑥先天性心脏病;⑦心电生理异常;⑧中枢神经及神经体液影响的心电不稳;⑨婴儿猝死综合征及儿童猝死;⑩其他。

(1)冠状动脉疾病:主要包括冠心病及其引起的冠状动脉栓塞或痉挛等。而另一些较少见的,如先天性冠状动脉异常、冠状动脉栓塞、冠状动脉炎、冠状动脉机械性阻塞等都是引起心源性猝死的原因。

(2)心肌问题和心力衰竭:心肌的问题引起的心源性猝死常在剧烈运动时发生,其机制认为是心肌电生理异常的作用。慢性心力衰竭患者由于其射血分数较低常常引发猝死。

(3)瓣膜疾病:在瓣膜病中最易引发猝死的是主动脉瓣狭窄,瓣膜狭窄引起心肌突发性、大面积的缺血而导致猝死。梅毒性主动脉炎、主动脉扩张引起主动脉瓣关闭不全时引起的猝死也不少见。

(4)电生理异常及传导系统的障碍:心传导系统异常、QT 间期延长综合征、不明或未确定原因的室性颤动等都是引起心源性猝死的病因。

2.主要危险因素

(1)年龄:从年龄关系而言,心源性猝死有两个高峰期,即出生后至 6 个月内及 45～75 岁。成年人心源性猝死的发病率随着年龄增长而增长,而老年人是成年人心源性猝死的主要人群。随着年龄的增长,高血压、高血脂、心律失常、糖尿病、冠心病和肥胖的发生率增加,这些危险因素促进了心源性猝死的发生率。

（2）冠心病和高血压：在西方国家，心源性猝死约80％是由冠心病及其并发症引起。冠心病患者发生心肌梗死后，左室射血分数降低是心源性猝死的主要因素。高血压是冠心病的主要危险因素，且在临床上两种疾病常常并存。高血压患者左心室肥厚、维持血压应激能力受损，交感神经控制能力下降易出现快速心律失常而导致猝死。

（3）急性心功能不全和心律失常：急性心功能不全患者心脏机械功能恶化时，可出现心肌电活动紊乱，引发心力衰竭患者发生猝死。临床上多种心脏病理类型几乎都是由心律失常恶化引发心源性猝死的。

（4）抑郁：其机制可能是抑郁患者交感或副交感神经调节失衡，导致心脏的电调节失调所致。

（5）时间：美国弗明翰心脏研究38年随访资料显示，猝死发生以7～10时和16～20时为两个高峰期，这可能与此时生活、工作紧张，交感神经兴奋，诱发冠状动脉痉挛，导致心律失常有关。

（四）临床表现

心源性猝死可分为四个临床时期：前驱期、终末事件期、心搏骤停期与生物学死亡期。

1.前驱期

前驱症状表现形式多样，具有突发性和不可测性，如在猝死前数天或数月，有些患者可出现胸痛、气促、疲乏、心悸等非特异性症状，但也可无任何前驱症状，瞬间发生心脏骤停。

2.终末事件期

终末事件期是指心血管状态出现急剧变化到心搏骤停发生前的一段时间，时间从瞬间到1小时不等。心源性猝死所定义时间多指该时期持续的时间。其典型表现包括严重胸痛、急性呼吸困难、突发心悸或眩晕等。在猝死前常有心电活动改变，其中以致命性快速心律失常和室性异位搏动为主因室性颤动猝死者，常先有室性心动过速，少部分以循环衰竭为死亡原因。

3.心脏骤停期

心搏骤停后脑血流急剧减少，患者出现意识丧失，伴有局部或全身的抽搐。心搏骤停刚发生时可出现叹息样或短促痉挛性呼吸，随后呼吸停止伴发绀，皮肤苍白或发绀，瞳孔散大，脉搏消失二便失禁。

4.生物学死亡期

从心搏骤停至生物学死亡的时间长短取决于原发病的性质和复苏开始时间。心搏骤停后4～6分钟脑部出现不可逆性损害，随后经数分钟发展至生物学死亡。心搏骤停后立即实施心肺复苏和除颤是避免发生生物学死亡的关键。

（五）急救方法

1.识别心搏骤停

在最短时间内判断患者是否发生心搏骤停。

2.呼救

在不影响实施救治的同时，设法通知急救医疗系统。

3.初级心肺复苏

初级心肺复苏即基础生命活动支持，包括人工胸外按压、开放气道和人工呼吸，被简称CBA三部曲。如果具备AED自动电除颤仪，应联合应用心肺复苏和电除颤。

4.高级心肺复苏

高级心肺复苏即高级生命支持，是在基础生命支持的基础上，应用辅助设备、特殊技术等建立更为有效的通气和血运循环,主要措施包括气管插管、电除颤转复心律、建立静脉通道并给药维护循环等。在这一救治阶段应给予心电、血压、血氧饱和度及呼气末二氧化碳分压监测,必要时还需进行有创血流动力学监测,如动脉血气分析、动脉压、中心动脉压、肺动脉压、肺动脉楔压等。早期电除颤对于救治心搏骤停至关重要,如有条件越早进行越好。心肺复苏的首选药物是肾上腺素,每3~5分钟重复静脉推注1 mg,可逐渐增加剂量到5 mg。低血压时可使用去甲肾上腺素、多巴胺、多巴酚丁胺等,抗心律失常药物常用胺碘酮、利多卡因、β受体阻滞剂等。

5.复苏后处理

处理原则是维护有效循环和呼吸功能,特别是维持脑灌注,预防再次发生心搏骤停,维护水电解质和酸碱平衡,防治脑水肿、急性肾衰竭和继发感染等,其中重点是脑复苏提高营养补充。

(六)预防

1.识别高危人群、采用相应预防措施

对高危人群,针对其心脏基础疾病采用相应的预防措施能减少心源性猝死的发生率,如对冠心病患者采用减轻心肌缺血、预防心梗或缩小梗死范围等措施;对急性心梗、心梗后充血性心衰的患者应用β受体阻滞剂;对充血性心衰患者应用血管紧张素转换酶抑制剂。

2.抗心律失常

胺碘酮在心源性猝死的二级预防中优于传统的Ⅰ类抗心律失常药物。抗心律失常的外科手术治疗对部分药物治疗效果欠佳的患者有一定的预防心源性猝死的作用。近年研究证明,埋藏式心脏复律除颤器(implantable cardioverter defibrillator,ICD)能改善一些高危患者的预后。

3.健康知识和心肺复苏技能的普及

高危人群尽量避免独居,对其及家属进行相关健康知识和心肺复苏技能普及。

二、护理评估

(一)一般评估

(1)识别心搏骤停:当发现无反应或突然倒地的患者时,首先观察其对刺激的反应,并判断有无呼吸和大动脉搏动。判断心搏骤停的指标:意识突然丧失或伴有短阵抽搐;呼吸断续,喘息,随后呼吸停止;皮肤苍白或明显发绀,瞳孔散大,大小便失禁;颈、股动脉搏动消失;心音消失。

(2)患者主诉:胸痛、气促、疲乏、心悸等前驱症状。

(3)相关记录:记录心搏骤停和复苏成功的时间。

(4)复苏过程中须持续监测血压、血氧饱和度,必要时进行有创血流动力学监测。

(二)身体评估

1.头颈部

轻拍肩部呼叫,观察患者反应、瞳孔变化情况,气道内是否有异物。手指于胸锁乳突肌内侧沟中检测颈总动脉搏动(耗时不超过10秒)。

2.胸部

视诊患者胸廓起伏,感受呼吸情况,听诊呼吸音判断自主呼吸恢复情况。

3.其他

观察全身皮肤颜色及肢体活动情况,触诊全身皮肤温湿度等。

(三)心理-社会评估

复苏后应评估患者的心理反应与需求,家庭及社会支持情况,引导患者正确配合疾病的治疗与护理。

（四）辅助检查结果评估

（1）心电图：显示心室颤动或心电停止。

（2）各项生化检查情况和动脉血气分析结果。

（五）常用药物治疗效果的评估

1.血管升压药的评估要点

（1）用药剂量和速度、用药的方法（静脉滴注、注射泵/输液泵泵入）的评估与记录。

（2）血压的评估：患者意识是否恢复，血压是否上升到目标值，尿量、肤色和肢端温度的改变等。

2.抗心律失常药的评估要点

（1）持续监测心电，观察心律和心率的变化，评估药物疗效。

（2）不良反应的评估：应观察用药后不良反应是否发生，如使用胺碘酮可能引起窦性心动过缓、低血压等现象，使用利多卡因可能引起感觉异常、窦房结抑制、房室传导阻滞等。

三、主要护理诊断/问题

（一）循环障碍

与心脏收缩障碍有关。

（二）清理呼吸道无效

与微循环障碍、缺氧和呼吸形态改变有关。

（三）潜在并发症

脑水肿、感染、胸骨骨折等。

四、护理措施

（一）快速识别心搏骤停，正确及时进行心肺复苏和除颤

心源性猝死抢救成功的关键是快速识别心搏骤停和启动急救系统，尽早进行心肺复苏和复律治疗。快速识别是进行心肺复苏的基础，而及时行心肺复苏和尽早除颤是避免发生生物学死亡的关键。

（二）合理饮食

多摄入水果、蔬菜和黑鱼等易消化的清淡食物，可通过改善心律变异性预防心源性猝死。

（三）用药护理

应严格按医嘱用药，并注意观察常用药的疗效和毒副作用，发现问题及时处理等。

（四）心理护理

复苏后部分患者会对曾发生的猝死产生明显的恐惧和焦虑心情，应帮助患者正确评估所面对情况，鼓励患者和积极参与治疗和护理计划的制订，使之了解心源性猝死的高危因素和救治方法。帮助患者建立良好有效的社会支持系统，帮助患者克服恐惧和焦虑的情绪。

（五）健康教育

1.高危人群

对高危人群，如冠心病患者应教会患者及家属了解心源性猝死早期出现的症状和体征，做到早发现、早诊断、早干预。教会家属基本救治方法和技能，患者外出时随身携带急救物品和救助电话,以方便得到及时救助。

2.用药原则

按时、正确服用相关药物,让患者了解常用药物不良反应及自我观察要点。

五、急救效果的评估

(1)患者意识清醒。

(2)患者恢复自主呼吸和心跳。

(3)患者瞳孔缩小。

(4)患者大动脉搏动恢复。

(苏法芝)

第九节 急性胰腺炎

急性胰腺炎(acute pancreatitis,AP)是常见的急腹症之一,其发病率很高,占急腹症的第3～5位。其中80%以上的患者病情较轻,为急性水肿性胰腺炎,经非手术治疗可治愈,基本算一种内科病。10%左右的患者属于急性出血性坏死性胰腺炎(acute hemorrhagic necrotic pancreatitis,AHNP),常继发感染、腹膜炎和休克等多种并发症,病死率高,称为重症急性胰腺炎(severe acute pancreatitis,SAP)。重症急性胰腺炎(SAP)是急性胰腺炎的特殊类型,是一种发病急、病情险恶、并发症多、病死率较高的急腹症。此时胰腺的炎症已不是可逆性或自限性,常需经手术治疗,应视为外科病。目前,外科医师对急性胰腺炎的认识较为深入,诊断技术和治疗方法也有了较大的发展,但是其病死率仍居高不下,达30%～60%,且易发生各种严重并发症,是外科医师的一个严峻挑战。

急性胰腺炎发病率女性高于男性,男女之比为1∶1.7。各年龄均可见,但以20～50岁者多见。蛔虫引起的胰腺炎以儿童多见,说明了发病年龄与病因也有关系,胆石症的发病率随着人类寿命的延长而增加,致使急性胰腺炎的发病年龄也将会有所提高。

一、急性胰腺炎的常见病因

急性胰腺炎的病因有很多。常见的主要有胆石症、饮酒过度和暴饮暴食。

(一)胆石症与胆道疾病

胆石症、胆道感染或胆道蛔虫等均可引起急性胰腺炎,其中胆石症最为常见。

(二)饮食

饮酒过度和暴饮暴食。

(三)胰管阻塞

胰管结石或蛔虫、胰管狭窄、肿瘤等都是引起胰管阻塞的原因,胰液分泌旺盛时胰管内压增高,使胰管小分支和胰腺泡破裂,胰液与消化酶渗入间质,引起急性胰腺炎。

(四)手术与创伤

胰胆或胃等腹腔手术、腹部钝挫伤等可直接或间接损伤胰腺组织或损伤胰腺的血液供应引起胰腺炎。

（五）内分泌与代谢障碍

如高钙血症、高血脂、妊娠、糖尿病昏迷和尿毒症等均可引起急性胰腺炎；妊娠时胰腺炎多发生在妊娠中晚期，其中 90% 合并胆石症。

（六）感染

急性传染性疾病者继发的急性胰腺炎大多较轻，可随感染痊愈而自行消退。沙门菌或链球菌败血症时也可出现胰腺炎。

（七）药物

噻嗪类利尿药、硫唑嘌呤、糖皮质激素、四环素、磺胺类等药物可直接损伤胰腺组织，使胰液分泌或黏稠度增加，从而引起急性胰腺炎，在服药最初的 2 个月易发生，与剂量可能无关。

（八）意外

电击休克。

（九）其他

消化性溃疡、腮腺炎或药物并发症等。少见因素有十二指肠球后穿透性溃疡、胃部手术后输入祥综合征、邻近十二指肠大乳头的十二指肠憩室炎、血管性疾病、肾或心脏移植术后及遗传因素等。

胰腺炎病因很多，多数可找到致病因素，但仍有 5%～25% 的急性胰腺炎病因不明，称为特发性胰腺炎。

二、急性胰腺炎的发病机制

目前，急性胰腺炎的确切发病机制还不太明了，但根据大量的临床观察和试验资料，专家指出，其发病机制主要有以下几种。

（1）胰管内的反流或阻塞造成管内压力增高。

（2）胰腺外分泌旺盛。

（3）胰腺血液供应不足。

关于此发病机制在学术界有一个观点已达成共识，那就是急性胰腺炎的发病，不能用单一的因素来解释。

三、重症胰腺炎的临床表现及基本的实验室检查

（一）严重的上腹部疼痛

腹痛是重症急性胰腺炎的主要临床表现之一，持续时间长，平卧时不能缓解。如有渗出液扩散入腹腔内可致全腹痛。但有少数患者，特别是年老体弱者无腹痛或仅有轻微腹痛，对于这种无痛性重症急性胰腺炎更应特别警惕，易漏诊。

（二）黄疸、腹胀、恶心、呕吐和便秘

若黄疸呈进行性加重，应考虑有重症急性胰腺炎的可能。

（三）血压下降，体温低，四肢冷等休克现象

重症急性胰腺炎常有不同程度的低血压或休克，有的患者休克逐渐出现，也可突然发生，在夜间发生胰源性猝死，或突然发生休克致死的情况也时有发生。部分患者有心律失常、心肌损害、心力衰竭等。

(四)呼吸异常甚至呼吸衰竭

SAP 的早期有呼吸加快,但无明显痛苦,查体时胸部体征不多,较易被忽视。若不及时治疗,可发展为急性呼吸窘迫综合征。

(五)高热

急性胰腺炎感染期,可演变为败血症或真菌感染,大多患者表现有寒战、高热。

(六)神志的改变

重症急性胰腺炎可并发胰性脑病,患者可表现为反应迟钝、谵妄,甚至昏迷。

(七)消化道出血

该病发病时常伴发呕血或便血。

(八)腹水

合并腹水者几乎都是重症急性胰腺炎,腹水呈血性或脓性,腹水中淀粉酶常升高。

(九)脐周及腰部皮肤表现

部分患者的脐周或腰部皮肤可出现蓝紫色瘀斑,提示腹腔内出现出血坏死及血性腹水。脐周出现蓝紫色瘀斑者称为 Cullen 征,腰部皮肤出现蓝紫色斑者则称为 Grey-Turner 征。

(十)皮肤黏膜出血

SAP 的患者此时血液可呈高凝状态,皮肤黏膜有出血倾向,并常有血栓形成和局部循环障碍,严重者可出现弥散性血管内凝血(disseminated intravascular coagulation,DIC)。

(十一)血、尿淀粉酶

一般重症胰腺炎患者的血、尿淀粉酶升高为正常,若在升高的基础上又突然明显降低,常提示预后不良。此外,尚有 10% 的患者在整个病程中血清淀粉酶始终正常。若出现病情严重程度与淀粉酶升高幅度不成正比,应重视并采取相应处理。

(十二)腹部 X 线检查

若可见十二指肠或小肠节段性扩张或右侧横结肠段充气梗阻,则常提示有腹膜炎及肠麻痹的存在。

(十三)B 超、CT 检查

B 超检查可发现胰腺明显肿大、不规则、边缘模糊、回声增强、不均匀等异常,有小片状低回声区或无回声区。CT 是诊断重症急性胰腺炎的重要手段,其准确率高达 70%～80%。可见肾周围区消失、网膜脂肪和网膜囊变性、密度增厚、胸腔积液、腹水等病变。

四、SAP 的常见治疗方法

一般情况下,重症急性胰腺炎的诊治工作都是在重症监护病房中进行,并采取积极有效的措施阻止病情的进一步恶化,尽力挽救患者的生命。主要治疗措施包括禁食,胃肠减压,止痛,补充水、电解质,纠正酸碱平衡失调等。

(1)解痉镇痛:重症急性胰腺炎时腹痛可增加胰腺的分泌,使已存在的胰管或胆管内高压进一步加重。剧烈的腹痛还可引起或加重休克状态,甚至导致猝死,因此迅速有效的缓解腹痛意义重大。

(2)液体复苏。

(3)胰酶抑制剂。

(4)抗生素预防和治疗感染。

(5)生长抑素对改善重症急性胰腺炎的临床症状、减少并发症、降低病死率、缩短住院时间有很大作用。

(6)腹腔灌洗:属于非手术疗法,是抢救患重症急性胰腺炎者生命的重要措施,此措施对缓解症状、控制感染和治疗多系统器官衰竭等严重并发症有良好的疗效。

(7)持续血液净化治疗的适应证:①SAP 伴急性肾衰竭,或每小时尿量≤0.5 mL/kg。②SAP 早期伴 2 个或 2 个以上器官功能障碍者。③SAP 早期高热(39 ℃以上)、伴心动过速、呼吸急促,经一般处理效果不明显者。④SAP 伴严重水电解质紊乱。⑤SAP 伴胰性脑病者或毒性症状明显者。此时医师应采高容量连续性静脉静脉血液滤过(continuous veno-venous hemofiltration,CVVH)(每小时 4 L)为患者进行治疗。

(8)机械通气和氧疗。

(9)中药治疗:在早期临床上一般应用如大承气汤等中药鼻饲或灌肠,对多系统器官衰竭有一定的预防作用。

(10)CT 引导下经皮导管引流术:这是一种可避免手术高风险的非手术治疗的方法。此法治疗感染性重症急性胰腺炎安全有效。目前也采用经 B 超引导下进行经皮穿刺引流,这种方法可能更为实用。

(11)营养支持:在临床上,医护人员都一直贯彻着"如果患者肠道有功能,就应使用肠道"的原则。但对于那些无法早期应用肠道营养的重症急性胰腺炎患者,早期行全肠外营养是十分必要的。

(12)手术治疗。

五、相应护理诊断及问题

(一)疼痛

与胰腺脓肿导致的腹痛有关。

(二)气体交换受损

与肺水肿、呼吸和血灌注不足等有关。

(三)心排血量减少

与脓肿和血管内的血容量减少有关。

(四)组织灌注不足

与脓肿和全身炎性反应有关。

(五)体液不足

与血容量不足和大量腹水有关。

(六)营养失调:低于机体需要量

与代谢增加且因疾病不能进食有关。

(七)皮肤完整性受损

与营养不良、组织间积水、患者长期卧床有关。

(八)有感染的危险

与免疫力下降、胰腺坏死及大量有创性操作等有关。

六、护理要点

(1)心理护理:重症胰腺炎患者病情危重,进展快,患者及家属均感到极度恐慌。最重要的是,该病病程较长、治疗费用高、且易反复,患者及家属都易产生悲观消极情绪,甚至产生放弃治疗的想法。所以,医护人员应与患者及家属多多沟通,耐心细致地为其讲解有关疾病的知识和治疗方法,使其积极配合治疗和护理,树立战胜疾病的信心。

(2)预防肠麻痹,行胃肠减压。

(3)病情观察及护理:密切观察患者各项生命体征、尿量、意识及腹部体征。重症胰腺炎患者可在数天内出现严重并发症,病死率极高,临床上必须加强早期对各脏器功能的监测,竭尽所能避免多系统器官衰竭。治疗期间,如果体温仍持续在 38.5 ℃ 以上,应警惕胰腺周围可能感染;心率由 120 次/分以上逐步转为 40 次/分以下、呼吸由急促逐步变为深慢,应警惕心包积水、胸腔积水及 ARDS 的可能;若患者大量呕吐,则应密切监测呕吐的状况,监测电解质、胰淀粉酶、血糖及血红素的变化;当补液及有效循环血容量正常,而每小时尿量<20 mL 时,应警惕急性肾衰竭的可能;经积极的保守治疗后患者仍出现腹痛加剧、腹膜炎体征明显,烦躁、继之表情淡漠甚至意识障碍、谵妄、昏迷等,应警惕胰性脑病的发生。此外,还要定时测量患者动脉血的酸碱度、血钙、血钠、血钾,适当地补充血钙、血钠和血钾的损失,并及时降低高血糖的征象。

因此,这就要求护士必须严密观察病情,提供及时动态的临床资料,这才会使医师作出及时正确的治疗方案,同时更要积极做好术前的准备工作。

(4)减少胰腺的分泌,如嘱患者卧床休息、禁食、减少呕吐、使用一些药物,如生长抑素或奥曲肽等以减少胰腺的分泌。

(5)可给予抗酸剂减少胃酸的分泌。

(6)疼痛的护理:密切观察并询问患者腹痛的具体位置、性质、程度、范围及持续时间。安慰并耐心告知患者,让患者了解腹痛是本病的一个症状,治疗后会逐渐缓解。并教会患者学会放松的技巧,或播放音乐、影音资料等分散其注意力,也可协助患者处于膝胸卧位,即膝盖弯曲、靠近胸部以减轻疼痛。必要时报告医师,遵照医嘱合理使用解痉药或止痛药。

(7)补液的护理:密切观察患者生命体征、意识状态、皮肤黏膜和色泽情况;准确记录 24 小时液体出入量和水、电解质失衡状况;留置中心静脉导管、检测中心静脉压的变化,将血压与中心静脉压结合补液。抗休克时,应建立多条静脉通道迅速进行补液、纠酸、扩容,以维持水电解质及酸碱平衡,并注意观察患者尿量、心律、脉搏、呼吸状态、血氧值、面色及皮肤状态的变化等。必要时可使用肾上腺素。

虽补液时需要补充大量液体,预防和治疗休克,但一定注意避免短期内大量液体的输入,需持续均匀滴注。

(8)营养支持护理:患者禁食时间较长,机体处于高分解状态,同时有大量消化液的丢失,易出现负氮平衡。合理有效的营养支持是挽救患者生命和提高疗效的关键。若患者可采用肠道营养途径时,尽可能采用肠道营养;若疾病不允许使用肠道营养,尽量采用中心静脉的单侧路输注肠外营养液,一定不能与抗生素一同输注;如果从周围静脉输注,静脉滴注速度宜慢,应从远心端开始选择血管,禁止在同一血管连续输液,密切观察穿刺部位皮肤血管情况,待肠道功能恢复 3 天后尽早应用肠道营养,也可从空肠造瘘管注入营养液。

(9)维持正常的气体交换:①监测患者的血氧数值、呼吸频率、呼吸能力等。②可给予面罩或鼻导管辅助给氧。③若患者吸氧后呼吸困难仍得不到缓解,则应立即通知医师使用无创性呼吸机;如果此时患者意识发生突变,护士要立即协助医师行气管切开或气管插管术,用呼吸机辅助呼吸。④如患者达到脱呼吸机指标,一定要按照顺序连接好吸氧装置后再撤离呼吸机;观察患者自行呼吸良好,能自主咳痰才可拔除气管插管。并在拔管后应使用大量的雾化促进患者气道内分泌物的排出。

(10)引流管的护理:引流不畅使坏死组织及脓液不能引出,加重腹腔感染,并可能出现腹胀、伤口裂开等并发症。因此,要随时观察并保持腹腔引流管通畅,采用负压引流袋或冲洗引流,尽可能地引流出全部灌注液,同时记录每天引流吸出液的色、质和量。严格掌握拔管指征:①体温正常且稳定;②周围血常规正常;③引流量每天少于 5 mL;④经腹腔 B 超或 CT 检查后无脓腔形成。过早地停止灌洗和拔管可诱发胰腺、腹腔残余病灶的再感染,导致病情复发。

(11)健康教育:帮助患者及家属正确认识胰腺炎发病特质,强调预防复发的重要性。告知患者出院后 4～6 周,可适当运动但避免过重和过度劳累。减少刺激避免情绪激动,保持好心情和良好的精神状态。指导患者要合理饮食,进食清淡易消化的食物,限制摄入酒、浓茶、咖啡及酸辣刺激性食物,切勿暴饮暴食,戒烟酒,避免使用磺胺类、解热镇痛药、免疫抑制剂及抗胆碱杀虫剂等,积极预防和治疗胆道疾病,同时需要定期门诊复查。

(苏法芝)

第八章

手术室护理

第一节　手术室护士岗位职责

手术室护理工作的内容主要为手术室管理和手术患者的护理。

手术室管理包括对手术室设施、仪器设备、手术器械、周围环境、常用药品的管理,要求物品配备齐全、功能完好并处于备用状态。手术间内部设施、温控、湿控要求应当符合环境卫生学管理和医院感染控制的基本要求。

手术室护理工作具有高风险、高强度、高应急等特点,因此必须与临床科室等有关部门加强联系,有效预防手术患者在手术过程中的意外伤害,保证手术患者的安全和围术期各项工作的顺利进行。

手术室护理实施以手术患者为中心的整体护理模式,根据岗位各司其职,但又需相互密切合作,共同完成护理任务。

一、手术室巡回护士

(一)手术前一天

1.术前访视

术前一天至病房访视手术患者,有异常特殊情况及时交班。

2.术前用物检查

检查灭菌手术用物是否符合规范、准备齐全;检查次日手术所用仪器、设备性能是否正常;检查次日手术特殊需求是否满足(如骨科和脑外科特殊体位的手术床准备)。

(二)手术当天

1.术前

(1)检查手术灭菌包的有效期和室内各类用物、仪器设备、医用气体是否齐全;调节室内温湿度,做好环境准备;检查室内恒温箱是否调节至适当温度。

(2)核对手术通知单无误后,由手术室工作人员(一般为工勤人员)至病房接手术患者;病房护士陪同手术患者至手术室半限制区,与手术室巡回护士进行手术患者交接,共同核对手术患者身份、手术信息、术前准备情况及所带入用物,正确填写《手术患者交接单》并签名,适时进行心理护理。

（3）手术室巡回护士护送下，将手术患者转运至手术间内手术床，做好防坠床措施。协助麻醉医师施行麻醉。

（4）按医嘱正确冲配抗生素，严格执行用药查对制度，并于划皮前30～60分钟内给药。

（5）协助洗手护士穿无菌衣。提供手术操作中所需的无菌物品（如手套、缝针等）。

（6）与洗手护士共同执行《手术物品清点制度》。按规范正确清点纱布、器械、缝针等术中用物的数量、完整性，及时正确地记录清点内容，并签字。

（7）严格执行手术安全核查制度。在麻醉前、手术划皮前，手术室巡回护士、手术医师、麻醉医师、共同按《手术安全核查表》内容逐项核查确认，并签字。

（8）手术护理操作尽量在手术患者麻醉后进行。例如，留置导尿管，放置肛温测温装置等，尽量减少手术患者的疼痛。操作时注意保护患者的隐私。

（9）正确放置手术体位，充分暴露手术野；妥善固定患者肢体，约束带松紧适宜，维持肢体功能位，防止受压；床单保持平整、干燥、无皱折；调节头架、手术操作台高度；调整无影灯位置、亮度。

（10）正确连接高频电刀、负压吸引、外科超声装置、腹腔镜等手术仪器设备，划皮前完成仪器设备自检，仪器脚踏放置在适宜的位置；完成手术仪器使用前准备工作，如正确粘贴高频电刀电极板、环扎止血仪器的止血袖带。

（11）督查手术人员执行无菌操作规范的情况，如手术医师外科洗手、手术部位皮肤消毒、铺无菌手术巾等操作，及时指出违规行为。

2.术中

（1）维持手术间室内环境整洁、安静、有序。严格督查手术医师、洗手护士、麻醉医师、参观手术人员、实习同学遵守无菌操作原则、消毒隔离制度和手术室参观制度。

（2）密切关注手术进展调整无影灯光，及时供给手术操作中临时需求的无菌物品（如器械、缝针、纱布、吻合器、植入物等），并记录。

（3）注意手术患者的生命体征波动。保持静脉输液通路、动静脉测压通路、导尿管等通畅；观察吸引瓶液量，及时提示手术医师术中出血量；定时检查调整手术患者的手术体位，防止闭合性压疮的发生。

（4）术中输液、输血、用药必须严格遵守用药查对制度。紧急情况下执行的术中口头医嘱，应复述2遍后经确认再执行，术后手术医师必须补医嘱。

（5）熟练操作术中所需仪器设备，如正确调节高频电刀、超声刀、心脏除颤仪等仪器设备的参数，变温毯的故障排除、电钻术中拆装等。

（6）手术中在非手术部位盖大小适宜的棉上衣保暖。术中冲洗体腔的盐水，水温必须在35～37 ℃。遇上大手术或年老体弱患者，根据现有条件，加用保温装置（温水循环热毯或热空气装置）。

（7）术中手术标本及时与洗手护士、手术医师核对后放入标本袋存放（特殊情况除外）。如手术标本需快速做冰冻切片检验，必须及早送检。

（8）术中发生应急事件（如停电、心脏停搏、变态反应等），应及时按照手术室应急预案，积极配合抢救，挽救患者生命。

（9）与洗手护士在关闭腔隙前、关闭腔隙后及缝皮后分别共同执行《手术物品清点制度》，按规范正确清点术中用物数量、完整、正确、及时、记录，并签字确认。

（10）准确及时书写各类手术室护理文件和表单。

3.术后

（1）协助医师包扎手术切口，擦净血迹，评估患者皮肤情况，采取保暖措施，妥善固定肢体，执行防坠床措施。固定各种引流管及其他管道，防止滑脱，待麻醉医师记录尿量后，将尿袋内的尿液放空。

（2）手术患者离开手术间前，手术室巡回护士、手术医师、麻醉医师共同再按《手术安全核查表》《手术患者交接单》内容逐项核查、确认、签字。

（3）手术人员协同将手术患者安全转运至接送车。手术患者的病历、未用药品、影像学资料等物品随手术患者带回病房或监护室。护送手术患者离开手术室。

（4）严格执行手术室标本管理制度。手术室巡回护士、手术医师、洗手护士共同再次核对手术标本，正确保存、登记、送检。

（5）清洁、整理手术间设施、设备、仪器，填写使用情况登记手册。所有物品物归原位，更换手术床床单及被套，添加手术间常用的一次性灭菌物品，如手套、缝线等。若为感染手术，则按感染手术处理规范进行操作。

（6）正确填写各种手术收费单。

二、手术室洗手护士

（一）手术前一天

（1）了解手术情况：了解次日手术患者病情、手术方式、手术步骤及所需特殊器械、物品及仪器设备。

（2）协助巡回护士检查术前用物。

（二）手术当天

1.术前

（1）协助巡回护士检查灭菌器械、敷料包是否符合规范、准备齐全；准备手术所需一次性无菌用品，包括各类缝针、引流管、止血用物和特殊器械等。准备次日手术所用仪器、设备。

（2）严格按照查对制度检查无菌器械包和敷料包的有效期、包外化学指示胶带及外包装完整性，是否潮湿及被污染。在打开无菌器械包和敷料包后，检查包内化学指示卡。严格按照无菌原则，打开器械包和敷料包。

（3）提前15分钟按规范洗手、穿无菌手术衣、戴无菌手套。

（4）与巡回护士共同执行《手术物品清点制度》。按规范正确清点纱布、器械、缝针等术中用物的数量、完整性，按规范铺手术器械台。

（5）协助并督查手术医师按规范铺无菌巾，协助手术医师系无菌手术衣带、戴无菌手套。

（6）严格按照无菌原则将高频电刀、负压吸引、外科超声装置、腹腔镜等各种连接管路或手柄连接线交予巡回护士连接，并妥善固定在手术无菌区域。

2.术中

（1）严格执行无菌操作，遇打开空腔脏器的手术，需用无痛碘纱布垫于其周围。及时回收处理相关器械，关闭空腔脏器后更换手套和器械。

（2）密切关注手术进展及需求，主动、正确、及时地传递器械、敷料及针线等。

（3）及时取回暂时不用的器械，擦净血迹；及时收集线头；无菌巾一经浸湿，及时更换或加盖，手术全程保持手术操作台无菌、干燥、整洁。

（4）密切关注手术进展，若术中突发大出血、心搏骤停等意外情况，沉着冷静，积极配合手术。

（5）密切注意手术器械等物品的功能性与完整性，发现问题及时更换；规范精密器械的使用与操作。

（6）正确与手术医师核对并保管术中取下的标本，按标本管理制度及时交予巡回护士。

（7）妥善保管术中的自体骨、异体骨、移植组织或器官，不得遗失或污染。

（8）正确管理术中外科用电设备的使用，防止电灼伤患者和手术人员。

（9）术中手术台上需用药，按查对制度抽取药物，并传递于手术医师使用。

（10）术中需使用外科吻合器、手术植入物时，应及时向巡回护士通报型号、规格及数量，与手术医师、巡回护士共同核对后，方能在无菌区域使用。

（11）与巡回护士在关闭腔隙前、后及缝皮后分别按手术用物清点规范正确清点术中用物数量并检查完整性。

3.术后

（1）协助巡回护士做好手术患者的基础护理工作，并协助将患者安全转运至接送车上。

（2）按手术用物清点规范，在手术物品清点记录单上签字。

（3）与手术医师、巡回护士共同核对手术标本。

（4）对常规器械、专科器械和腹腔镜器械等进行规范清洗和处理，精密器械和贵重器械单独进行规范清洗和处理，若为感染手术，则按感染手术处理规范对器械、敷料等物品进行处理。

三、手术室器械护士

（1）每天上午检查灭菌物品的有效期、包外化学指示胶带及外包装情况；清点手术器械包与敷料包数量；及时补充添加一次性消毒灭菌物品。

（2）检查包装，保持灭菌区和无菌物品存放区清洁整齐，保持敷料柜、无菌用品柜上用物排列整齐、定位放置、标签醒目。无菌用品柜上的无菌包和一次性消毒灭菌物品按失效日期的先后顺序排列。

（3）检查与核对每包手术器械的清洁度、完好性、关节的灵活性，对损坏或功能不良的器械进行更换或及时送修。

（4）负责待灭菌器械及物品的包装，选择正确的包装方法及材料，按规定放置包外及包内化学指示物，并填写灭菌物品包装的标识，若遇硬质容器还应检查安全闭锁装置。

（5）负责每天对预真空压力蒸汽灭菌、过氧化氢低温等离子灭菌和环氧乙烷灭菌的技术操作，保证灭菌手术物品及时供应。

（6）根据手术通知单准备并发放次日手术用器械、敷料，如需特殊手术器械，应立即准备做灭菌处理并发放。如需植入物及植入性手术器械，应在生物监测合格后方可发放。

（7）负责外来器械及手术植入物的接收、清点、清洗、核对、消毒灭菌及监测登记发放工作。

（8）负责手术器械的借物管理，严格执行借物管理制度。

（9）对清洗、消毒、灭菌操作过程、日常监测和定期监测进行具有可追溯性的记录，负责保存清洗，消毒监测资料和记录≥6个月，保留灭菌质量监测资料和记录≥3年。

（10）专人负责管理精密器械与贵重器械，并督查各专科组员进行保养管理工作，并做相应记录。

(11)负责与各专科组长之间保持沟通,了解临床器械使用情况,每半年对器械进行一次保养工作。

(12)根据持续质量改进制度及措施,发现问题及时处理,认真执行灭菌物品召回制度。

四、手术室值班护士

(1)与日班护士交班前,完成手术间内基数物品、体位垫、贵重仪器及值班备用物品的清点核对,做到数量相符、定位放置并登记签名。核对所有术中留取标本,确认手术标本、病理申请单、标本送检登记本三者书写内容一致。

(2)与日班护士交班前,按次日手术通知单检查并核对次日手术所需器械、敷料及特殊手术用物;检查灭菌包有效期、灭菌效果及是否按失效日期进行先后顺序排列。

(3)与日班护士进行交接班,全面了解手术室内各种情况,做到心中有数。

(4)根据轻重缓急,合理安排并完成急诊手术,积极并正确应对可能出现的各种突发事件,遇有重大问题,及时与医院总值班人员或手术室护士长取得联系。

(5)仔细核对次日第一台手术患者的姓名、病区床号和住院号,如信息缺失或错误,应及时与相关病房护士和手术医师取得沟通。

(6)值班过程中,若接到次日选择性手术安排有改变通知,应及时汇报手术室护士长及麻醉科,征得同意,通知供应室,更换器械、敷料,准备特殊手术用物,并做好次日的晨交班。

(7)临睡前仔细巡视手术室,负责手术间内所有物品及仪器、设备归于原位。认真检查手术室内所有门窗、消防通道、水、电、中心供气、中心负压、灭菌锅等开关的关闭情况,及时发现问题,处理解决。

(8)次日晨巡视手术间,检查特殊手术用物是否处于备用状态(如 C 型臂机、显微镜、腹腔镜、体外变温毯等)。开启室内恒温箱,调节至适当温度并放置 0.9% 的生理盐水。检查洗手用品(如手刷、洗手液等)处于备用状态。

(9)负责检查待灭菌器械的灭菌状况,保证次日第一台手术器械的正常使用。

(10)按照手术通知单顺序,安排接手术患者。迎接第一台手术患者入室,核对手术患者身份、手术信息、术前准备情况及所带入用物,正确填写《手术患者交接单》并签名。做好防坠床和保暖工作,进行心理护理。

(11)完成手术室护理值班交班本的填写,要求书写认真,字迹清楚,简明扼要,内容包括值班手术情况及手术室巡视结果、物品及手术标本清点结果、当天手术器械及特殊手术用物准备情况等。

(12)第一值班护士参加手术室晨间交班,汇报相关值班内容。

五、手术室感染监控护士

(1)每天对含氯消毒剂进行浓度监测。至少每周一次对戊二醛浓度进行监测。每月对手术室空气、无菌物品及器械、化学灭菌剂、物体表面和手术人员手进行细菌培养监测。每半年对紫外线灯管强度进行监测。

(2)负责收集、整理、分析相关监测数据和结果,将化验报告单按时间顺序进行粘贴保存;一旦细菌培养监测不合格,应及时告知护士长,查明原因,采取有效措施后,再次进行细菌培养监测,直至培养合格。

（3）负责将细菌培养监测的数据和结果报告护士长和医院感染控制部门。

（4）监督和检查手术室消毒隔离措施及手术人员无菌操作技术，对违反操作规程或可能污染环节应及时纠正，并与护士长一同制订有效防范措施。

（5）完成手术室及医院感染知识的宣传和教育工作。

六、手术室护理教学工作

（1）根据手术室护理教学计划与实习大纲及实习护生学历层次，制订手术室临床带教计划，包括确立具体教学目标、教学任务、考核内容与方法，并安排教学日程。

（2）完成手术室环境、规章制度、手术室工作内容、常用手术器械物品、手术体位、基本手术配合等手术室专科理论教学，达到手术室护理教学计划与实习大纲的要求。

（3）进行手术室专科操作技能教学，完成外科洗手、铺无菌器械台等基本手术室操作的示教与指导；带领实习护生熟悉各种中小手术的洗手及巡回工作，并逐步带教实习护生独立参加常见中小手术的洗手工作。

（4）带领实习护生参与腹腔镜、泌尿外科、脑外科、胸外科等大型疑难手术的见习教学。

（5）带领实习护生参与供应室工作，完成供应室布局、器械护士工作内容、常用消毒灭菌方法及监测等理论教学，并指导实习护生参与待灭菌器械及物品的包装等操作。

（6）开展手术室专科安全理论教育，防止实习护生发生护理差错和事故。

（7）及时与手术室护士、实习护生进行沟通，了解实习护生学习效果，反馈信息和思想动态，及时并正确解答实习护生提问，满足合理学习要求。

（8）负责组织实习护生总复习，完成手术室专业理论、专科技术操作考核；完成《实习考核与鉴定意见》的填写。

（9）对实习护生进行评教评学，征求实习护生对手术室护理教学及管理的建议和意见，提出整改措施，及时向护士长及科护士长反映实习期间存在的情况。

七、手术室护理管理工作

手术室护士长作为手术室的主要管理者，全面负责手术室的护理管理工作，保证手术室高质量的工作效率和有效运转。

（1）全面负责手术室的护理行政管理、临床护理管理、护理教研管理以及对外交流。

（2）制订手术室护理工作制度和各级各班各岗位护理人员职责、手术室护理操作常规、护理质量考核标准，督查执行情况，并进行考核。负责组织手术室工勤人员的培训和考核。

（3）合理进行手术室护理人员排班，根据人员情况和手术特点科学地进行人力资源调配。定期评估人力资源使用情况，负责向护理部提交人力资源申请计划。合理进行手术室人才梯队建设。

（4）每天巡视、检查并评估手术配合护理质量和岗位职责履行情况，参加并指导临床工作。检查手术室环境清洁卫生和消毒工作，检查工勤人员工作质量。

（5）定期组织与开展科室的业务学习并进行考核，关注学科及专业的发展动态。负责组织和领导科室的护理科研普及推广和护理新技术应用。

（6）对手术室护理工作中发生的隐患、差错或意外特殊事件，组织相关人员分析原因并提出整改措施和处理意见，并及时上报护理部。

（7）填报各类手术量统计报表，与手术医师及其他科室领导进行沟通和合作。

（8）负责手术室仪器设备、手术器械购置前的评估和申报。定期检查并核对科室物资、一次性耗材的领用和耗用情况，做好登记，控制成本。

（张荣芳）

第二节　手术室常见手术体位安置原则

一、手术体位概述

（一）手术体位的概念

1.定义

手术体位是指术中患者的体位状态，由患者的姿势、体位垫的应用及手术床的操作三部分组成。标准手术体位是由手术医师、麻醉医师、手术室护士共同确认和执行，根据生理学和解学知识，选择正确的体位设备和用品，充分显露手术野，确保患者安全与舒适。标准手术体位包括仰卧位、侧卧位、俯卧位，其他手术体位都在标准体位基础上演变而来。

2.体位设备

（1）手术床是一种在手术室或操作室内使用的、带有相关附属配件、可根据手术需要调节患者体位，以适应各种手术操作的床。

（2）手术床配件包括各种固定设备、支撑设备及安全带等，如托手板、腿架、各式固定挡板、肩托、头托及上下肢约束带等。

3.辅助用品

体位垫是用于保护压力点的一系列不同尺寸、外形的衬垫，如头枕、膝枕、肩垫、胸垫、足跟垫等。

（二）手术体位常见并发症

1.手术体位造成的皮肤损伤

手术中最常见的皮肤损伤是压疮。体位摆放不当是引起压疮等压迫性皮肤损伤的主要原因之一。由于麻醉药物作用和肌肉松弛造成动脉血压低于外界压力（体重），血液循环遭受强大干扰，以致造成严重的组织损伤。压疮的发生机制如下。

（1）压力：局部组织受到持续的垂直压力，当压力超过局部毛细血管压时血流阻断，引起组织缺氧。浅表组织的血液供应不足，持续时间过长时，就会引发组织破坏和压力性溃疡。

（2）压强：是作用力与受力面积的比值，作用力相同，受力面积越小，压强越大。如果毛细血管的内部压强小于体表压强就会阻断毛细血管内的血液流畅运行。

（3）剪切力：两层相邻组织间的滑行，产生进行性相对移位而产生的力。这种力会对组织造成损伤，是压疮的原因之一。

（4）内因：患者的年龄、体重、营养状况、感染及代谢性疾病。

2.手术体位造成的周围神经损伤

（1）因手术体位造成的周围神经损伤常发生于臂丛神经、尺神经、腓神经等。①臂丛神经：当肩关节外展时,臂丛神经的牵拉负荷也越大,长时间保持 90°的外展状态,是导致臂丛神经损伤的直接原因。②尺神经:俯卧位时,当肘关节处于过度屈曲时,尺神经容易受到牵拉负荷,同时由于尺神经内侧的骨性突起,也容易受到压迫,因此,摆放手臂时需依照远端关节低于近端关节的原则,即手比肘低,肘比肩低。③腓神经:在摆放膀胱截石位时,托腿架位置不当容易压迫腘窝或者腓骨小头导致腓总神经受损。

(2)手术体位造成的周围神经损伤的 5 个主要原因为牵拉、压迫、缺血、机体代谢功能紊乱及外科手术损伤。

3.手术体位造成的组织器官损伤

(1)生殖器官压伤:摆放体位时,女性的乳房、男性外生殖器容易因受到挤压导致器官损伤。

(2)颈椎损伤:由于在全麻下颈部肌肉张力丧失,搬运患者时过度扭动头部,可导致颈椎脱位及颈椎损伤。

(3)组织挤压伤:多见于骨突出部位,如髂部、骶髂部、足跟等,因长时间受挤压而致皮肤及皮下组织损伤。在年老体弱、手术时间长、约束带过紧、手术床垫过硬时更易发生。

(4)眼部损伤:俯卧位头圈、头托位置不当或大小不合适均可导致眼球受压或擦伤角膜,严重者可造成失明。

(5)腰背痛:多发生于椎管内麻醉术后,由于腰背部肌肉松弛,腰椎生理前凸暂时消失,引起棘间肌和韧带长时间受牵拉所致。

(6)血管受压:约束带过度压迫及过紧可造成血液循环障碍。

(7)急性肺水肿、顽固性低血压:心肺功能低下的患者,术中过度抬高或快速放平双下肢时,可造成急性肺水肿和顽固性低血压。

4.骨筋膜室综合征

骨筋膜室综合征是因动脉受压,继而血供进行性减少而导致的一种病理状态。临床表现为肿胀、运动受限、血管损伤和严重疼痛、感觉丧失。

5.仰卧位低血压综合征

仰卧位低血压综合征是由于妊娠晚期孕妇在仰卧位时,增大的子宫压迫下腔静脉及腹主动脉,下腔静脉受压后导致全身静脉血回流不畅,回心血量减少,心排血量也随之减少,而出现头晕、恶心、呕吐、胸闷、面色苍白、出冷汗、心跳加快及不同程度血压下降,当改变卧姿(左侧卧位)时,患者腹腔大血管受压减轻,回心血量增加,上述症状即减轻或消失的一组综合症状。

6.甲状腺手术体位综合征

在颈部极度后仰的情况下,使椎间孔周围韧带变形、内凸而压迫颈神经根及椎动脉,而引起的一系列临床症状,表现为术中不适、烦躁不安,甚至呼吸困难,术后头痛、头晕、恶心、呕吐等症状。

(三)手术体位安置原则

在减少对患者生理功能影响的前提下,充分显露手术视野,保护患者隐私。

1.总则

(1)保持人体正常的生理弯曲及生理轴线,维持各肢体、关节的生理功能体位,防止过度牵拉、扭曲及血管神经损伤。

(2)保持呼吸道通畅、循环稳定。

(3)注意分散压力,防止局部长时间受压,保护患者皮肤完整性。

（4）正确约束患者,松紧度适宜(以能容纳一指为宜),维持体位稳定,防止术中移位、坠床。

2.建议

（1）根据手术类型、手术需求、产品更新的情况,选择适宜的体位设备和用品。

（2）选择手术床时注意手术床承载的人体重量参数,床垫宜具有防压疮功能。

（3）体位用品材料宜耐用、防潮、阻燃、透气性好,便于清洁、消毒。

（4）定期对体位设备和用品进行检查、维修、保养、清洁和消毒,使其保持在正常功能状态。

（5）根据患者和手术准备合适的手术体位设备和用品。

（6）在安置体位时,应当做好保暖,确保手术体位安置正确,各类管路安全,防止坠床。

（7）安置体位时,避免患者身体任何部位直接接触手术床金属部分,以免发生电灼伤。

（8）术中应尽量避免手术设备、器械和手术人员对患者造成的外部压力。压疮高风险的患者,对非手术部位,在不影响手术的情况下,至少应当每隔2小时调整受压部位一次。

（9）对于高凝状态的患者,遵医嘱使用防血栓设备(如弹力袜、弹力绷带或间歇充气设备等)。

二、仰卧位摆放规范

仰卧位是最基本也是最广泛应用于临床的手术体位,是将患者头部放于枕上,两臂置于身体两侧或自然伸开,两腿自然伸直的一种体位。根据手术部位及手术方式的不同摆放各种特殊的仰卧位,包括头(颈)仰卧位、头高脚低仰卧位、头低脚高仰卧位、人字分腿仰卧位等。特殊仰卧位都是在标准仰卧位的基础上演变而来。

（一）适用手术

头颈部、颜面部、胸腹部、四肢等手术。

（二）用物准备

头枕、上下肢约束带。根据评估情况另备肩垫、膝枕、足跟垫等。

（三）摆放方法

（1）头部置头枕并处于中立位置,头枕高度适宜。头和颈椎处于水平中立位置。

（2）上肢掌心朝向身体两侧,肘部微屈用布单固定。远端关节略高于近端关节,有利于上肢肌肉韧带放松和静脉回流。肩关节外展不超过90°,以免损伤臂丛神经。

（3）膝下宜垫膝枕,足下宜垫足跟垫。

（4）距离膝关节上或下5 cm处用约束带固定,松紧适宜,以能容下一指为宜,防腓总神经损伤。

（四）注意事项

（1）根据需要在骨突处(枕后、肩胛、骶尾、肘部、足跟等)垫保护垫,以防局部组织受压。

（2）上肢固定不宜过紧,预防骨筋膜室综合征。

（3）防止颈部过度扭曲,牵拉臂丛神经引起损伤。

（4）妊娠晚期孕妇在仰卧位时需适当左侧卧,以预防仰卧位低血压综合征的发生。

（五）特殊仰卧位

1.头(颈)后仰卧位。

（1）适合手术:口腔、颈前入路等手术。

（2）用物准备:肩垫、颈垫、头枕。

（3）摆放方法:肩下置肩垫,按需抬高肩部。颈下置颈垫,使头后仰,保持头颈中立位,充分显露手术部位。

(4)注意事项:防止颈部过伸,引起甲状腺手术体位综合征;注意保护眼睛;有颈椎病的患者,应在患者能承受的限度之内摆放体位。

2.头高脚低仰卧位

(1)适用手术:上腹部手术。

(2)用物准备:另加脚挡。

(3)摆放方法:根据手术部位调节手术床至适宜的倾斜角度,保持手术部位处于高位。

(4)注意事项:妥善固定患者,防止坠床;手术床头高脚低不宜超过30°,防止下肢深静脉血栓的形成。

3.头低脚高仰卧位

(1)适用手术:下腹部手术。

(2)用物准备:另加肩挡。

(3)摆放方法:肩部可用肩挡固定,防止躯体下滑。根据手术部位调节手术床至适宜的倾斜角度。一般头低脚高(15°~30°),头板调高约15°;左倾或右倾(15°~20°)。

(4)注意事项:评估患者术前视力和心脏功能情况;手术床头低脚高一般不超过30°,防止眼部水肿、眼压过高,以及影响呼吸、循环功能。

4.人字分腿仰卧位

(1)适用手术:如开腹Dixon手术;腹腔镜下结直肠手术、胃、肝脏、脾、胰等器官手术。

(2)用物准备:另加床挡或脚档。

(3)摆放方法:麻醉前让患者移至合适位置,使骶尾部超出手术床背板与腿板折叠处合适位置。调节腿板,使双下肢分开。根据手术部位调节手术床至头低脚高或头高脚低位。

(4)注意事项:评估双侧髋关节功能状态,是否实施过髋关节手术。防止腿板折叠处夹伤患者。两腿分开不宜超过60°,以站立一人为宜,避免会阴部组织过度牵拉。

三、侧卧位规范摆放

侧卧位是将患者向一侧自然侧卧,头部侧向健侧方向,双下肢自然屈曲,前后分开放置。双臂自然向前伸展,患者脊柱处于水平线上,保持生理弯曲的一种手术体位。再在此基础上,根据手术部位及手术方式的不同,摆放各种特殊侧卧位。

(一)适用手术

颞部、肺、食管、侧胸壁、髋关节等部位的手术。

(二)用物准备

头枕、胸垫、固定挡板、下肢支撑垫、托手板及可调节托手架、上下肢约束带。

(三)摆放方法

取健侧卧位,头下置头枕,高度平下侧肩高,使颈椎处于水平位置。腋下距肩峰10 cm处垫胸垫。术侧上肢屈曲呈抱球状置于可调节托手架上,远端关节稍低于近端关节;下侧上肢外展于托手板上,远端关节高于近端关节,共同维持胸廓自然舒展。肩关节外展或上举不超过90°;两肩连线与手术台呈90°。腹侧用固定挡板支持耻骨联合,背侧用挡板固定骶尾部或肩胛区,共同维持患者90°侧卧位。双下肢约45°自然屈曲,前后分开放置,保持两腿呈跑步时姿态屈曲位。两腿间用支撑垫承托上侧下肢。小腿及双上肢用约束带固定。

(四)注意事项

(1)注意对患者心肺功能保护。

(2)注意保护骨突部(肩部、健侧胸部、髋部、膝外侧及踝部等),根据病情及手术时间建议使用抗压软垫及防压疮敷料,预防手术压疮。

(3)标准侧卧位安置后,评估患者脊椎是否在一条水平线上,脊椎生理弯曲是否变形,下侧肢体及腋窝处是否悬空。颅脑手术侧卧位时肩部肌肉牵拉是否过紧。肩带部位应用软垫保护,防止压疮。

(4)防止健侧眼睛、耳郭及男性患者外生殖器受压。避免固定挡板压迫腹股沟,导致下肢缺血或深静脉血栓的形成。

(5)下肢固定带需避开膝外侧,距膝关节上方或下方5 cm处,防止损伤腓总神经。

(6)术中调节手术床时需密切观察,防止体位移位,导致重要器官受压。

(7)髋部手术侧卧位,评估患者胸部及下侧髋部固定的稳定性,避免手术中体位移动,影响术后两侧肢体长度对比。

(8)体位安置完毕及拆除挡板时妥善固定患者,防止坠床。

(9)安置肾脏、输尿管等腰部手术侧卧位时,手术部位对准手术床背板与腿板折叠处,腰下置腰垫,调节手术床呈"∧"形,使患者凹陷的腰区逐渐变平,腰部肌肉拉伸,肾区显露充分。双下肢屈曲约45°错开放置,下侧在前,上侧在后,两腿间垫一大软枕,约束带固定肢体。缝合切口前及时将腰桥复位。

(10)安置45°侧卧位时,患者仰卧,手术部位下沿手术床纵轴平行垫胸垫,使术侧胸部垫高约45°;健侧手臂外展置于托手板上,术侧手臂用棉垫保护后屈肘呈功能位固定于麻醉头架上;患侧下肢用大软枕支撑,健侧大腿上端用挡板固定。注意患侧上肢必须包好,避免肢体直接接触麻醉头架,导致电烧伤;手指外露以观察血运;保持前臂稍微抬高,避免肘关节过度屈曲或上举,防止损伤桡、尺神经。

四、俯卧位摆放规范

俯卧位是患者俯卧于床面、面部朝下、背部朝上、保证胸腹部最大范围不受压、双下肢自然屈曲的手术体位。

(一)适用手术

头颈部、背部、脊柱后路、盆腔后路、四肢背侧等部位的手术。

(二)用物准备

根据手术部位、种类及患者情况准备不同类型和形状的体位用具。如俯卧位支架或弓形体位架或俯卧位体位垫、外科头托、头架、托手架、腿架、会阴保护垫、约束带、各种贴膜等。

(三)摆放方法

(1)根据手术方式和患者体型,选择适宜的体位支撑用物,并置于手术床上相应位置。

(2)麻醉成功,各项准备工作完成后,由医护人员共同配合,采用轴线翻身法将患者安置于俯卧位支撑用物上,妥善约束,避免坠床。

(3)检查头面部,根据患者脸型调整头部支撑物的宽度,将头部置于头托上,保持颈椎呈中立位,维持人体正常的生理弯曲;选择前额、两颊及下颌作为支撑点,避免压迫眼部眶上神经、眶上动脉、眼球、颧骨、鼻及口唇等。

(4)将前胸、肋骨两侧、髂前上棘、耻骨联合作为支撑点,胸腹部悬空,避免受压,避开腋窝。保护男性患者会阴部及女性患者乳房部。

(5)将双腿置于腿架或软枕上,保持功能位,避免双膝部悬空,给予体位垫保护,双下肢略分开,足踝部垫软枕,踝关节自然弯曲,足尖自然下垂,约束带置于膝关节上5 cm。

(6)将双上肢沿关节生理旋转方向,自然向前放于头部两侧或置于托手架上,高度适中,避免指端下垂,用约束带固定。肘关节处垫放压疮体位垫,避免尺神经损伤;或根据手术需要双上肢自然紧靠身体两侧,掌心向内,用布巾包裹固定。

(四)注意事项

(1)轴线翻身时需要至少4名医护人员配合完成,步调一致。麻醉医师位于患者头部,负责保护头颈部及气管导管;一名手术医师位于患者转运床一侧,负责翻转患者;另一名手术医师位于患者手术床一侧,负责接住被翻转患者;巡回护士位于患者足部,负责翻转患者双下肢。

(2)眼部保护时应确保双眼眼睑闭合,避免角膜损伤,受压部位避开眼眶、眼球。

(3)患者头部摆放合适后,应处于中立位,避免颈部过伸或过屈;下颌部支撑应避开口唇部,并防止舌外伸后造成舌损伤,头面部支撑应避开两侧颧骨。

(4)摆放双上肢时,应遵循远端关节低于近端关节的原则;约束腿部时应避开腘窝部。

(5)妥善固定各类管道,粘贴心电监护极片的位置应避开俯卧时的受压部位。

(6)摆放体位后,应逐一检查各受压部位及各重要器官,尽量分散各部位承受的压力,并妥善固定。

(7)术中应定时检查患者眼睛、面部等受压部位情况,检查气管插管的位置,各管道是否通畅。

(8)若术中唤醒或体位发生变化时,应检查体位有无改变,支撑物有无移动,并按上述要求重新检查患者体位保护及受压情况。

(9)肛门、直肠手术时,双腿分别置于左右腿板上,腿下垫体位垫,双腿分开,中间以可站一人为宜,角度<90°。

(10)枕部入路手术、后颅凹手术可选用专用头架固定头部,各关节固定牢靠,避免松动。

五、截石位摆放规范

截石位是患者仰卧,双腿放置于腿架上,将臀部移至手术床边,最大限度暴露会阴的体位,多用于肛肠手术、妇科手术。

(一)适用手术

会阴部及腹会阴联合手术。

(二)用物准备

体位垫,约束带,截石位腿架,托手板等。

(三)摆放方法

(1)患者取仰卧位,在近髋关节平面放置截石位腿架。

(2)如果手臂需外展,同时仰卧。用约束带固定下肢。

(3)放下手术床腿板,必要时,臀部下方垫体位垫,以减轻局部压迫,同时臀部也得到相应抬高,便于手术操作。双下肢外展<90°,大腿前屈的角度应根据手术需要而改变。

(4)当需要头低脚高位时,可加用肩托,以防止患者向头端滑动。

(四)注意事项

(1)腿架托住小腿及膝部,必要时腘窝处垫体位垫,防止损伤腘窝血管、神经及腓肠肌。

(2)手术中防止重力压迫膝部。

(3)手术结束复位时,双下肢应单独、慢慢放下,并通知麻醉师,防止因回心血量减少,引起低血压。

(刘　燕)

第九章

公共卫生与社区护理

第一节 公共卫生的概念

一、公共卫生的定义

至于公共卫生的概念,各个国家和组织之间没有一个统一的、严格的定义。简单来讲,公共卫生实际上就是大众健康。它是相对临床而言的,临床是针对个体的,公共卫生是关注人群的健康。

美国耶鲁大学的 Winslow 教授首次提出了早期经典的公共卫生概念。公共卫生是通过有组织的社区行动,改善环境卫生,控制传染病流行,教育个体养成良好的卫生习惯,组织医护人员对疾病进行早期诊断和预防性治疗,发展社会体系以保证社区中的每个人享有维持健康的足够的生活水准,最终实现预防疾病、延长寿命、促进肌体健康、提高生产力的目标。随着社会和公共卫生实践的发展、人们认识的更新,公共卫生的概念也在不断地发展之中。

艾奇逊将公共卫生定义为"通过有组织的社会努力预防疾病、延长生命、促进健康的科学和艺术。"这一概念高度概括了现代公共卫生的要素。

英国的 Johnlast 给出了详细的定义,即"公共卫生是为了保护、促进、恢复人们的健康。是通过集体的或社会的行动,维持和促进公众健康的科学、技能和信仰的集合体。公共卫生项目、服务和机构强调整个人群的疾病预防和健康需求"。尽管公共卫生活动会随着技术和社会价值等的改变而变化,但是其目标始终保持不变,即减少人群的疾病发生、早死、疾病导致的不适和伤残。因此,公共卫生是一项制度、一门学科、一种实践。随着社会经济的发展,医学模式的转变,公共卫生的概念和内涵有了进一步发展。公共卫生通常涉及面都很广泛,包括生物学、环境医学、社会文化、行为习惯、政治法律和涉及健康的许多其他方面。现代公共卫生最简单的定义为"3P",即 Promotion(健康促进),Prevention(疾病预防),Protection(健康保护)。

在我国,公共卫生的内涵究竟是什么?公共卫生包括哪些领域?对此至今尚无统一认识和明确定义。中国原副总理兼卫生部部长吴仪在全国卫生工作会议上对公共卫生做了一个明确的定义:公共卫生就是组织社会共同努力,改善环境卫生条件,预防控制传染病和其他疾病流行,培养良好卫生习惯和文明的生活方式,提供医疗服务,达到预防疾病,促进人民身体健康的目的。因此,公共卫生建设需要政府、社会、团体和民众的广泛参与,共同努力。其中,政府主要通过制定相关法律、法规和政策,促进公共卫生事业发展;对社会、民众和医疗卫生机构执行公共卫生法律法规实施监督检查,维护公共卫生秩序;组织社会各界和广大民众共同应对突发公共卫生事件和传染病流行;教育民众养成良好卫生习惯和健康文明的生活方式;培养高素质的公共卫生管理和技术人才,为促进人民健康服务。

从这一定义可以看出,公共卫生就是"社会共同的卫生"。公共即共同,如公理、公约。卫生是个人、集体的生活卫生和生产卫生的总称,一般指为增进人体健康,预防疾病,改善和创造合乎生理要求的生产环境、生活条件所采取的个人和生活的措施,包括以除害灭病、讲卫生为中心的爱国卫生运动。

一般情况来讲,公共卫生是通过疾病的预防和控制,达到提高人民健康水平的目的。如对传染病、寄生虫病、地方病,还有一些慢性非传染性疾病的预防控制;借助重点人群或者高危人群,如职业人群,妇女、儿童、青少年、老年人等人群进行的健康防护;通过健康教育、健康政策干预等措施,促进人群健康的社会实践。具体讲,公共卫生就是通过疾病预防控制,重点人群健康防护、健康促进来解决人群中间的疾病和健康问题,达到提高人民健康水平的目的。公共卫生就是以生物-心理-社会-医学模式为指导,面向社会与群体,综合运用法律、行政、预防医学技术、宣传教育等手段,调动社会共同参与,消除和控制威胁人类生存环境质量和生命质量的危害因素,改善卫生状况,提高全民健康水平的社会卫生活动。由此可见,公共卫生具有社会性、系统性、政策法制性、多学科性和随机性等特征。公共卫生的实质是公共政策。

二、公共卫生特征

Beaglehole 教授将现代公共卫生的特征进行了总结,认为,公共卫生是以持久的全人群健康改善为目标的集体行动。这个定义尽管简短,但是充分反映了现代公共卫生的特点:①需要集体的、合作的、有组织的行动;②可持续性,即需要可持久的政策;③目标是全人群的健康改善,减少健康的不平等。

现代公共卫生的特征包括 5 个核心内容:①政府对整个卫生系统起领导作用,这一点对实现全人群的健康工程至关重要,卫生部门只会继续按生物医学模式关注与卫生保健有关的近期问题;②公共卫生工作需要所有部门协作行动,忽视这一点只会恶化健康的不平等现象,而政府领导是协作行动、促进全人群健康的核心保障;③用多学科的方法理解和研究所有的健康决定因素,用合适的方法回答相应的问题,为决策提供科学依据;④理解卫生政策发展和实施过程中的政治本质,整合公共卫生科学与政府领导和全民参与;⑤与服务的人群建立伙伴关系,使有效的卫生政策能够得到长期的社区和政治支持。

(王 娟)

第二节 公共卫生的主要内容

传统公共卫生是在生物医学模式下,以传染病、地方病和职业病的防治作为工作重点,提供以疾病为中心的公共卫生服务。按照行政区划设置的公共卫生机构,执行同级卫生行政部门的指令,独立开展辖区内的公共卫生工作。随着公共卫生实践与认识的重大变化,公共卫生的内容也逐渐丰富和完善。

一、公共卫生体系建设

公共卫生体系建设是我国卫生改革与发展面临的重要问题。医疗卫生体制改革的重点之一应加强公共卫生体系的建设，保证绝大多数人的健康，提高疾病预防控制能力，让大多数人不得病、少得病、晚得病。按照 WHO 的相关定义，基本医疗服务应纳入公共卫生的范畴，因此公共卫生体系建设应覆盖到医疗机构。因为传染病疫情一旦发生，医疗机构就处在疾病预防控制的第一线。

在公共卫生体系的建设过程中，应以系统的观念统筹规划、平衡发展。应综合考虑卫生资源的投入与分配，以最大限度地发挥公共卫生体系的作用。在体系建设中，应着重考虑如何确定正确的目标规划、完善的基础设施、灵敏的信息系统、科学的决策指挥和有效的干预控制策略。

加强疾病预防控制能力建设是公共卫生体系建设的核心内容。所谓疾病预防控制能力，是指履行疾病预防控制、突发公共卫生事件处置、疫情报告和健康信息管理、健康危害因素干预和控制、检验评价、健康教育与健康促进、科研培训与技术指导等公共职责的能力。在公共卫生体系建设过程中，应完善机制、落实职责，加强能力建设，加大人才队伍建设的力度，以推动公共卫生工作不断发展。

当前，我国已在公共卫生体系建设方面取得了成功经验，使公共卫生水平得到了不断提高。我国已建立了比较全面的公共卫生体系，提供的公共卫生服务从中央辐射到省、市、县，并建立了县、乡、村"三级农村卫生网络"。我国将政府的承诺和意愿与专家技术结合起来，促进了公共卫生体系的发展，为其他国家提供了较好的范例。例如，疫情及突发公共卫生事件的网络直报系统，覆盖包括乡镇卫生院在内的全国所有卫生医疗机构，是世界上最大的疾病监测系统。目前，全国 93.5% 的县以上医疗卫生机构和 70.3% 的乡镇卫生院均实现了疫情和突发公共卫生事件网络直报。通过不断建立和完善全国传染病疫情和突发公共卫生事件信息网络，我国已实现对传染病疫情、健康危害因素监测、死因监测等重要公共卫生数据的实时管理，传染病控制和应急反应能力明显提高。

公共卫生体系建设和完善是一个长期的庞大的系统工程，事关国民健康、国家安全大局，涉及每个人的健康、安全利益。公共卫生体系建设中的各种项目的设立和决策的正确与否，直接影响到公众的健康和安全。为保证公众公共卫生安全，建设和完善我国的公共卫生体系，需要大力提倡公共卫生体系建设的战略和战术研究。

循证公共卫生决策学的兴起为我国公共卫生体系的建设和完善准备了新型的科学工具，应该充分地利用新工具的优点，不断地学习和加强循证公共卫生决策的能力。高效、可靠、科学的公共卫生体系应来自对科学技术、公众交流、公众健康需求和各种政治意愿的高度整合。

二、健康危险因素的识别与评价

能对人造成伤亡或对物造成突发性损害的因素，称为危险因素；能影响人的身体健康，导致疾病或对生物造成慢性损害的因素，称为有害因素。通常情况下，对两者并不加以区分而统称为健康危险因素。

健康危险因素包括物理性因素、化学性因素、生物性因素及社会-心理-行为因素。如果能够早期识别到危险因素，并加强自我保健与防护，可以有效避免受到危险因素的侵害。采用筛检手段在"正常人群"中发现无症状患者是一种有效的预防策略,如果及时采取干预措施,阻断致病因素的作用,可以防止疾病的发生。由于人体有很强的自我修复功能,如果能及时发现和识别影响健康的危险因素,并及早采取适当的措施,阻止危险因素的作用,致病因素引起的疾病病程即可出现逆转,症状即可消失,并有可能恢复健康。当致病因素导致疾病发生后,要采取治疗措施并消除健康危险因素,改善症状和体征,防止或推迟伤残发生,减少劳动能力丧失。如果由于症状加剧,病程继续发展,导致生活和劳动能力丧失,此时的主要措施是康复治疗,提高其生命质量。

　　临床医学服务的起始点是在患者出现症状和体征后主动找医师诊治疾病,而健康危险因素评价是在症状、体征、疾病尚未出现时就重视危险因素的作用,通过评价危险因素对健康的影响,促使人们保持良好的生活环境、生产环境和行为生活方式,防止危险因素的出现。在危险因素出现的早期,可以测评危险因素的严重程度及其对人们健康可能造成的危害,预测疾病发生的概率,以及通过有效干预后可能增加的寿命。健康危险因素评价的重点对象是健康人群,开展的阶段越早,意义越大,因此它是一项推行积极的健康促进和健康教育的技术措施,也是一种预防和控制慢性非传染性疾病的有效手段。

三、疾病的预防与控制

　　疾病预防与控制是公共卫生的核心内容之一。我国疾病预防控制机构的主要职责:①为拟定与疾病预防控制和公共卫生相关的法律、法规、规章、政策、标准和疾病防治规划等提供科学依据,为卫生行政部门提供政策咨询;②拟定并实施国家、地方重大疾病预防控制和重点公共卫生服务工作计划和实施方案,并对实施情况进行质量检查和效果评价;③建立并利用公共卫生监测系统,对影响人群生活、学习、工作等生存环境质量及生命质量的危险因素进行营养食品、劳动、环境、放射、学校卫生等公共卫生学监测,对传染病、地方病、寄生虫病、慢性非传染性疾病、职业病、公害病、食源性疾病、学生常见病、老年卫生、精神卫生、口腔卫生、伤害、中毒等重大疾病发生、发展和分布的规律进行流行病学监测,并提出预防控制对策;④处理传染病疫情、突发公共卫生事件、重大疾病、中毒、救灾防病等公共卫生问题,配合并参与国际组织对重大国际突发公共卫生事件的调查处理;⑤参与开展疫苗研究,开展疫苗应用效果评价和免疫规划策略研究,并对免疫策略的实施进行技术指导与评价;⑥研究开发并推广先进的检测、检验方法,建立质量控制体系,促进公共卫生检验工作规范化,提供有关技术仲裁服务,开展健康相关产品的卫生质量检测、检验,安全性评价和危险性分析;⑦建立和完善疾病预防控制和公共卫生信息网络,负责疾病预防控制及相关信息搜集、分析和预测预报,为疾病预防控制决策提供科学依据;⑧实施重大疾病和公共卫生专题调查,为公共卫生战略的制定提供科学依据;⑨开展对影响社会经济发展和国民健康的重大疾病和公共卫生问题防治策略与措施的研究与评价,推广成熟的技术与方案;⑩组织并实施健康教育与健康促进项目,指导、参与和建立社区卫生服务示范项目,探讨社区卫生服务的工作机制,推广成熟的技术与经验。

　　此外,各级疾病预防控制机构还负责农村改水、改厕工作技术指导,研究农村事业发展中与饮用水卫生相关的问题,为有关部门做好饮用水开发利用和管理提供依据;组织和承担与疾病预防控制和公共卫生工作相关的科学研究,开发和推广先进技术;开展国际合作与技术交流,引进和推广先进技术等。

四、公共卫生政策与管理

公共卫生是一个社会问题,其实施涉及社会的方方面面,是单个机构无力承担、短期内难以获得回报却又关系到国家整体利益和长远利益的社会工程。从某种角度来说,公共卫生的实质是公共政策问题,要靠政府的政策支持和法律法规的保障。公共卫生政策是国家政策体系的一个重要组成部分,公共卫生政策的制定是一个复杂的过程,受众多因素的影响,包括意识形态、政治理念、传统价值观念、公众压力、行为惯性、专家意见、决策者的兴趣与经验等。

公共卫生管理的长效机制必须建立在法治的基础上。要建立公共卫生的法治机制,必须加强公共卫生的立法,并提高立法的质量。构建公共卫生管理机制,应建立职责明确、相互协调、有财政保障的公共卫生管理机构,建立完善的法制化的公共卫生管理制度,并建立起稳定的、持久的公共卫生管理长效机制。

五、突发公共卫生事件与公共卫生危机管理

突发公共卫生事件(公共卫生危机事件)是指突然发生,造成或者可能造成公众健康严重损害的重大传染病、群体性不明原因疾病、重大中毒、放射性损伤、职业中毒,以及因自然灾害、事故灾难或社会安全事件引起的严重影响公众身心健康的事件。公共卫生危机事件大多表现为突发性事故危机,特点表现:①危机的不可预见性,危机产生的诱因难以预测,危机的发生、发展和造成的影响难以预测;②危机的多发性、多样性和复杂性;③危机的紧迫性,迟缓的危机管理可能导致严重后果;④危机的危害性,公共卫生危机已经突破了地区界限,某一国家或地区的危机处理不当,就有可能在短时间内发展为全球危机。

公共卫生危机管理主要是指政府、卫生职能部门和社会组织为了预防公共卫生危机的发生,减轻危机发生所造成的损害并尽早从危机中恢复过来,针对可能发生和已经发生的危机所采取的管理行为。主要包括危机风险评估、危机监测、危机预防、信息分析、危机反应管理和危机恢复等。公共卫生危机管理的基础工作应贯穿于危机管理全过程,主要包括危机管理的组织机构、社会支持和公共卫生人力资源等。

公共卫生危机管理应遵循公众利益至上、公开诚实和积极主动的原则。政府和相关职能部门必须把公众利益放在首位,所采取的一切行动和措施都必须优先保障公众利益。在危机出现的第一时间采取有效措施,及时公开危机的相关信息,否则会导致政府公信度降低,造成不应有的混乱。公共卫生危机一旦发生,就会成为公众舆论关注的焦点,地方政府和职能部门必须快速反应,积极沟通协调,主动寻求社会各界的理解和支持,积极控制和掌握发言权。

六、公共卫生安全与防控

公共卫生安全如同金融安全、信息安全一样,已成为国家安全的重要组成部分,需要引起足够的重视和关注。在全球化时代,既要重视传统安全因素,也要重视非传统安全因素。

非传统安全是相对于传统安全而言的,是一个泛化的概念,其内容涵盖政治安全、经济、文化、科技、生态环境、人类健康和社会发展等。非传统安全更加关注人类安全和社会可持续发展,是对非军事化安全的理解,即公众更加关注经济、社会、环境、健康等发展问题,甚至将其提高到与军事、政治问题同等的位置,从而使人们的安全观更加非国界化。SARS事件对我国政府和民众传统的安全观是一个严重的挑战,使公众充分认识到公共卫生安全对于维护国家安全、构建和

谐社会的重要性。

在分享全球化带来的好处的同时,务必要防范全球化带来的更多的不确定因素和风险。例如,传染病跨国界传播的可能性大大增加,很多以前局限于特定地区的未知病毒或细菌,以及已知的传染病可能随着人流、物流迅速传播到全球;随着食品等与健康相关的产品贸易日趋活跃,境外食品污染流入的可能性不断增加,食品的微生物、化学和放射性污染问题一旦在某一国家或地区出现,就可能在全球范围内长距离、大面积地迅速波及蔓延;全球化带来的国际产品结构调整,可能促使污染密集型产业向发展中国家转移,导致职业病危害从经济发达地区向经济发展较慢的地区转移;生物恐怖带来的威胁明显增大,生物技术的迅猛发展使制造强杀伤性生物武器的能力大为提高。因此,有效预防和控制各类突发性公共卫生事件,确保公共卫生安全,保护公众的健康是现代公共卫生工作的重要任务。全球化加剧了公共卫生安全的危险因素,迫使人们要更加重视非传统安全因素。加强公共卫生安全必须强化政府对公共卫生的领导责任,建立突发性公共卫生事件应急处理机制,加强公共卫生领域的国际合作。

公共卫生安全是非传统安全的重要组成部分,也是构建和谐社会的重要内容,应从国家安全的高度考虑公共卫生问题。在突发公共卫生事件、突发伤害事件、突发环境污染事件、突发灾害事件以及恐怖袭击事件的处置过程中,应积极防治各种潜在风险,还应积极构建能够迅速调动社会资源的应急处理系统,并通过加强法律、制度建设以及平战结合系统的建设,合理配置和使用应急储备物资和资源。

每年 4 月 7 日是世界卫生日。"世界卫生日"是从 1950 年开始的,其宗旨就是要动员国际社会和社会各界,共同为控制疾病、为人类的安全做出贡献。历届世界卫生日的主题,从 1950 年的"了解你周围的卫生机构"、1960 年的"消灭疟疾——向世界的宣战"、1963 年的"饥饿,大众的疾病"、1970 年的"为抢救生命,及时发现癌症"、1980 年的"要吸烟还是要健康,任君选择"、1990 年的"环境与健康"、2000 年的"血液安全从我做起"到 2021 年的"建设一个更公平、更健康的世界",从中不难看出公共卫生的发展轨迹。根据"世界卫生日"主题的变化,可以发现一个非常明显的规律,就是从原来的注重单个局部性问题发展为关注全局性、影响面大的问题。

七、公共卫生伦理

伦理学是人类行动的社会规范,伦理学根据人类的经验确定某些规范或标准来判断某一行动是否应该做,应该如何做。"道德"与"伦理学"均为人类行动的社会规范。道德是一种社会文化现象,体现在教育、习俗、惯例、公约之中,传统道德依靠权威,无须论证,"道德"偏重于讲做人。而伦理学是道德哲学,必须依靠理性的论证,现代"伦理学"更强调做事。科学告诉我们能干什么,而伦理学则告诉我们该干什么。

公共卫生伦理是公共卫生机构和工作人员行动的规范,包括有关促进健康、预防疾病和伤害的政策、措施和办法等。在人群中所采取的促进健康、预防疾病和伤害行动,公共卫生伦理起指导作用,其行动规范体现在公共卫生伦理的原则之中。

公共卫生伦理的原则是评价公共卫生行动是否应该做的框架,可概括为四个方面:①公共卫生行动产生的结果要实现利益最大化,即公共卫生行动要使目标人群受益,避免、预防和消除公共卫生行动对目标人群的伤害,受益与伤害和其他代价相抵后盈余最大;②公正性原则,包括分配公正和程序公正,即受益和负担公平分配(即分配公正)和确保公众参与,包括受影响各方的参与(程序公正);③对于人的尊重,即尊重自主的选择和行动,保护隐私和保密,遵守诺言,信息透明和告知真相;④建立和维持信任,即公共卫生机构和工作人员与目标人群之间应建立信任关系,公共卫生行动应取信于民。

按照公共卫生伦理的原则,公共卫生行动也是对公众应尽的义务,但这些义务并不是绝对的,而是初始义务。所谓初始义务是指假设情况不变时必须履行的义务。也就是说,如果情况有变,就不履行初始义务。其理由是,为了要完成一项更重要的义务时,不可能同时履行此初始义务。在公共卫生工作中发生原则或义务冲突的情况下,就面临一个伦理难题。例如,在 SARS 防控期间,保护公众和个人健康与尊重个人自主性发生矛盾。对 SARS 患者、疑似患者及接触者必须采取隔离的办法,这对保护公众及他们的健康都是不可少的,这种情况下不能履行尊重个人自主性和个人自由的初始义务。但如果情况没有改变,而不去履行初始义务,就违反了伦理学的规范。

八、公共卫生领域的国际合作

在现代社会中,伴随着科技的发展、通信与交通工具的发达,"非典"、禽流感、艾滋病等在短时间内迅速蔓延,不仅严重危害着公众的生命安全,而且严重损害着疾病来源国的国际形象、经济发展与社会稳定,其影响已经远远超出了公共卫生领域,在国家安全问题上应受到高度的重视。经济上的国际合作为其他社会生活领域中的国际合作奠定了基础,国际合作是各国实现发展的迫切需要。

在面对全球性的公共卫生问题时,主权国家不可能去他国实施自己的政策,这样就促生了公共卫生领域的国际合作。在面对公共卫生领域内的全球问题上,只有国际合作才是正确的选择。例如,在"非典"期间,通过采取隔离措施,抑制了"非典"的迅速蔓延,但在由飞鸟带来的禽流感病毒的防治上,隔离却起不到任何作用。可见,隔离并不能解决全球性的公共卫生问题,唯有国际合作才能有效地解决全球性的公共卫生问题。

公共卫生领域的国际合作,涉及新国际卫生条例下的全球公共卫生监测系统、传染病的实验室研究与诊断和治疗、国际合作的公共卫生应急机制的建立、公共卫生安全、高级卫生行政人员和专业技术人员的培训、公共卫生管理国际培训项目等诸多领域。全球在非洲抗疟疾行动、艾滋病防治、禽流感全球行动以及中国-东盟自由贸易区公共卫生安全合作机制、东亚公共卫生合作机制、国际公共卫生实验室网络建设等方面的国际合作堪称典范。

(孙晓霞)

第三节　突发公共卫生事件

一、突发公共卫生事件概述

(一)突发公共卫生事件的概念

突发公共卫生事件是指突然发生,造成或者可能造成社会公众健康严重损害的重大传染病疫情、群体性不明原因疾病、重大食物和职业中毒及其他严重影响公众健康的事件。

(二)突发公共卫生事件的分期

1.间期

间期指突发事件发生前的平常期。此期应积极制订预案,建立健全各种突发事件的预防策略和措施;建立与维护预警系统和紧急处理系统,训练救援人员,为应对突发事件做好充足的准备。

2.前期(酝酿期)

前期指事件的酝酿期和前兆期。此期应立刻采取紧急应变措施,疏散可能受到影响的居民,保护即将受波及的设施,动员紧急救援人员待命,发布预警,协助群众做好应对准备。

3.打击期(暴发期)

打击期指事件的作用和危害期。不同性质的突发事件,其打击期长短不一,如地震和建筑物爆炸可能只有数秒,而传染病暴发和洪涝灾害则能连续达数月之久。

4.处理期

处理期指灾害救援或暴发控制期。此期的主要任务包括救治伤病人员,展开紧急公共卫生监测,预防或处理次生灾害;封锁疫源地,对可能被污染的物品和场所进行消毒,紧急展开疫苗接种和个人防护;调查事故原因,终止危害的扩大,清除环境中残存的隐患,稳定社会情绪等。

5.恢复期

恢复期指事件平息期。此期主要是尽快让事发或受灾地区恢复正常秩序,包括做好受害人群的康复,评估其心理健康状况;预防和处理可能产生的"创伤后应激障碍";修建和复原卫生设施,提供正常卫生医疗服务。

二、突发公共卫生事件的分级分类管理

(一)突发公共卫生事件的分级

根据国务院发布的《国家突发公共事件总体应急预案》,突发公共卫生事件按照其性质、严重程度、可控性和影响范围等因素,分为特别重大(Ⅰ级)、重大(Ⅱ级)、较大(Ⅲ级)和一般(Ⅳ级)四级,依次用红色、橙色、黄色和蓝色进行预警。

(二)突发公共卫生事件的分类

突发公共卫生事件有不同的分类方法,我国将它分为重大传染病疫情、群体性不明原因疾病、重大食物中毒或职业中毒和其他严重影响公众健康的事件四大类。

1.重大传染病疫情

包括肺鼠疫、肺炭疽和霍乱的发生或暴发。动物间鼠疫、布氏菌病和炭疽等流行,乙类传染病和丙类传染病暴发或多例死亡。

(1)常见传染病暴发:在局部地区短期内突然发生多例同一种传染病。

(2)常见传染病流行:一个地区某种传染病发病率显著超过该病历年的发病率水平。

(3)罕见的传染病或已消灭的传染病再度发生。

(4)新发传染病的疑似病例或确诊病例出现。

2.群体性不明原因疾病

群体性不明原因疾病指发生 3 人以上的不明原因疾病。

3.重大食物中毒或职业中毒

重大食物中毒或职业中毒指一次中毒人数超过 30 人,或发生 1 例以上死亡的饮用水或食物

中毒;短期内发生 3 人以上或出现 1 例以上死亡的职业中毒。

4.其他严重影响公众健康的事件

(1)医源性感染暴发。

(2)药品或免疫接种引起的群体反应或死亡事件。

(3)严重威胁或危害公众健康的水、环境、食品污染。

(4)有毒有害化学品、生物毒素等引起的集体急性中毒事件。

(5)放射性、有毒有害化学性物质丢失、泄露等事件。

(6)生物、化学、核辐射等恐怖袭击事件。

(7)有潜在威胁的传染病动物宿主、媒介生物发生异常。

(8)学生因意外事故、自杀或他杀,出现 1 例以上死亡的事件。

(9)突发灾害/伤害事件:①造成群死群伤或对居民生命财产和心理造成巨大威胁的天灾;②严重的火灾或爆炸事件;③重大交通伤害,如空难、海难、机车事故、地铁事故或重大道路交通伤害(包括桥梁断塌);④工程(矿山、建筑、工厂、仓库等)事故;⑤公共场所、娱乐场所或居民区的骚乱、暴动;⑥恐怖活动,有组织的暴力活动,如暗杀、枪杀、袭击、劫持人质和邪教集体自杀等;⑦国内或国际恐怖分子的恐怖袭击。

(10)上级卫生行政部门临时认定的其他重大公共卫生事件。

三、社区突发公共卫生事件报告

突发公共卫生事件报告是社区突发公共卫生事件信息管理的一项重要内容,也是国家基本公共卫生服务项目"突发公共卫生事件报告和处理"的主要内容之一。

(一)突发公共卫生事件报告的基本原则

社区卫生服务机构在开展突发公共卫生事件报告时,应当遵循的基本原则是依法报告、统一规范、属地管理、准确及时、分级分类。

(二)责任报告单位和责任报告人

(1)县级以上各级人民政府卫生行政部门指定的突发公共卫生事件监测机构、各级各类医疗卫生机构、卫生行政部门、县级以上地方人民政府和检验检疫机构、食品药品监督管理机构、环境保护监测机构、教育机构等有关单位为突发公共卫生事件的责任报告单位。

(2)执行职务的各级各类医疗卫生机构的医疗卫生人员、个体开业医师为突发公共卫生事件的责任报告人。

(三)报告范围与标准

1.传染病

(1)鼠疫:发现 1 例及以上鼠疫病例。

(2)霍乱:发现 1 例及以上霍乱病例。

(3)传染性非典型肺炎:发现 1 例及以上传染性非典型肺炎病例或疑似病例。

(4)人感染高致病性禽流感:发现 1 例及以上人感染高致病性禽流感病例。

(5)炭疽:发生 1 例及以上肺炭疽病例;或 1 周内,同一学校、幼儿园、自然村寨、社区、建筑工地等集体单位发生 3 例及以上皮肤炭疽或肠炭疽病例;或 1 例及以上职业性炭疽病例。

(6)甲肝/戊肝:1 周内,同一学校、幼儿园、自然村寨、社区、建筑工地等集体单位发生 5 例及以上甲肝/戊肝病例。

(7)伤寒(副伤寒):1周内,同一学校、幼儿园、自然村寨、社区、建筑工地等集体单位发生5例及以上伤寒(副伤寒)病例,或出现2例及以上死亡。

(8)细菌性和阿米巴性痢疾:3天内,同一学校、幼儿园、自然村寨、社区、建筑工地等集体单位发生10例及以上细菌性和阿米巴性痢疾病例,或出现2例及以上死亡。

(9)麻疹:1周内,同一学校、幼儿园、自然村寨、社区、建筑工地等集体单位发生10例及以上麻疹病例。

(10)风疹:1周内,同一学校、幼儿园、自然村寨、社区等集体单位发生10例及以上风疹病例。

(11)流行性脑脊髓膜炎:3天内,同一学校、幼儿园、自然村寨、社区、建筑工地等集体单位发生3例及以上流脑病例,或者有2例及以上死亡。

(12)登革热:1周内,一个县(市、区)发生5例及以上登革热病例;或首次发现病例。

(13)流行性出血热:1周内,同一自然村寨、社区、建筑工地、学校等集体单位发生5例(高发地区10例)及以上流行性出血热病例,或者死亡1例及以上。

(14)钩端螺旋体病:1周内,同一自然村寨、建筑工地等集体单位发生5例及以上钩端螺旋体病病例,或者死亡1例及以上。

(15)流行性乙型脑炎:1周内,同一乡镇、街道等发生5例及以上乙脑病例,或者死亡1例及以上。

(16)疟疾:以行政村为单位,1个月内,发现5例(高发地区10例)及以上当地感染的病例;或在近3年内无当地感染病例报告的乡镇,以行政村为单位,1个月内发现5例及以上当地感染的病例;在恶性疟疾流行地区,以乡(镇)为单位,1个月内发现2例及以上恶性疟疾死亡病例;在非恶性疟疾流行地区,出现输入性恶性疟疾继发感染病例。

(17)血吸虫病:在未控制地区,以行政村为单位,2周内发生急性血吸虫病病例10例及以上,或在同一感染地点1周内连续发生急性血吸虫病病例5例及以上;在传播控制地区,以行政村为单位,2周内发生急性血吸虫病5例及以上,或在同一感染地点1周内连续发生急性血吸虫病病例3例及以上;在传播阻断地区或非流行区,发现当地感染的患者、病牛或感染性钉螺。

(18)流感:1周内,在同一学校、幼儿园或其他集体单位发生30例及以上流感样病例,或5例及以上因流感样症状住院病例,或发生1例及以上流感样病例死亡。

(19)流行性腮腺炎:1周内,同一学校、幼儿园等集体单位中发生10例及以上流行性腮腺炎病例。

(20)感染性腹泻(除霍乱、痢疾、伤寒和副伤寒以外):1周内,同一学校、幼儿园、自然村寨、社区、建筑工地等集体单位中发生20例及以上感染性腹泻病例,或死亡1例及以上。

(21)猩红热:1周内,同一学校、幼儿园等集体单位中,发生10例及以上猩红热病例。

(22)水痘:1周内,同一学校、幼儿园等集体单位中,发生10例及以上水痘病例。

(23)输血性乙肝、丙肝、HIV:医疗机构、采供血机构发生3例及以上输血性乙肝、丙肝病例或疑似病例或HIV感染。

(24)新发或再发传染病:发现本县(区)从未发生过的传染病或发生本县近5年从未报告的或国家宣布已消灭的传染病。

(25)不明原因肺炎:发现不明原因肺炎病例。

2.食物中毒

一次食物中毒人数 30 人及以上或死亡 1 人及以上;学校、幼儿园、建筑工地等集体单位发生食物中毒,一次中毒人数 5 人及以上或死亡 1 人及以上;地区性或全国性重要活动期间发生食物中毒,一次中毒人数 5 人及以上或死亡 1 人及以上。

3.职业中毒

发生急性职业中毒 10 人及以上或者死亡 1 人及以上的。

4.其他中毒

出现食物中毒、职业中毒以外的急性中毒病例 3 例及以上的事件。

5.环境因素事件

发生环境因素改变所致的急性病例 3 例及以上。

6.意外辐射照射事件

出现意外辐射照射人员 1 例及以上。

7.传染病菌、毒种丢失

发生鼠疫、炭疽、非典、艾滋病、霍乱、脊灰等菌毒种丢失事件。

8.预防接种和预防服药群体性不良反应

群体性预防接种反应:一个预防接种单位一次预防接种活动中出现群体性疑似异常反应;或发生死亡;群体预防性服药反应:一个预防服药点一次预防服药活动中出现不良反应(或心因性反应)10 例及以上;或死亡 1 例及以上。

9.医源性感染事件

医源性、实验室和医院感染暴发。

10.群体性不明原因疾病

2 周内,一个医疗机构或同一自然村寨、社区、建筑工地、学校等集体单位发生有相同临床症状的不明原因疾病 3 例及以上。

11.其他

各级人民政府卫生行政部门认定的其他突发公共卫生事件。

(四)报告方式、时限和程序

获得突发公共卫生事件相关信息的责任报告单位和责任报告人,应当在 2 小时内以电话或传真等方式向属地卫生行政部门指定的专业机构报告,具备网络直报条件的要同时进行网络直报,直报的信息由指定的专业机构审核后进入国家数据库。不具备网络直报条件的责任报告单位和责任报告人,应采用最快的通信方式将《突发公共卫生事件相关信息报告卡》报送属地卫生行政部门指定的专业机构;接到《突发公共卫生事件相关信息报告卡》的专业机构,应对信息进行审核,确定真实性,2 小时内进行网络直报,同时以电话或传真等方式报告同级卫生行政部门。

(五)报告内容

根据《国家突发公共卫生事件相关信息报告管理工作规范》要求,信息报告主要内容包括:事件名称、事件类别、发生时间、地点、涉及的地域范围、人数、主要症状与体征、可能的原因、已经采取的措施、事件的发展趋势、下步工作计划等。

事件发生、发展、控制过程信息分为初次报告、进程报告、结案报告。①初次报告:报告内容包括事件名称、初步判定的事件类别和性质、发生地点、发生时间、发病人数、死亡人数、主要的临床症状、可能原因、已采取的措施、报告单位、报告人员及通信方式等;②进程报告:报告事件的发展与变化、处置进程、事件的诊断和原因或可能因素,势态评估、控制措施等内容,并对初次报告进行补充和修正,重大及特别重大突发公共卫生事件至少按日进行进程报告。③结案报告:事件结束后,应进行结案信息报告。达到《国家突发公共卫生事件应急预案》分级标准的突发公共卫生事件结束后,由相应级别卫生行政部门组织评估,在确认事件终止后2周内,对事件的发生和处理情况进行总结,分析其原因和影响因素,并提出今后对类似事件的防范和处置建议。

四、社区突发公共卫生事件的应急处置

在我国,突发公共卫生事件应急处置是政府主导,全社会参与的一项综合性预防卫生工作,《国家基本公共卫生服务规范》(第三版)中指出,社区卫生服务机构承担着辖区内服务人口的传染病疫情和突发公共卫生事件风险管理,在疾病预防控制机构和其他专业机构指导下,乡镇卫生院、村卫生室和社区卫生服务中心(站)协助开展传染病疫情和突发公共事件风险排查、收集和提供风险信息,参与评估和应急预案制(修)订。

(一)突发公共卫生事件处理措施

当发生突发公共卫生事件时,按照《国家基本公共卫生服务规范》(第三版),处理措施如下。

1.患者医疗救治和管理

按照有关规范要求,对传染病患者、疑似患者进行医疗救治和管理,对突发公共卫生事件伤者进行急救,及时转诊,书写医学记录及其他有关资料并妥善保管。

2.传染病密切接触者和健康危害暴露人员的管理

协助开展传染病接触者或其他健康危害暴露人员的追踪、查找,对集中或居家医学观察者提供必要的基本医疗和预防服务。

3.流行病学调查

协助对本辖区患者、疑似患者和突发公共卫生事件开展流行病学调查,收集和提供患者、密切接触者、其他健康危害暴露人员的相关信息。

4.疫点疫区处理

做好医疗机构内现场控制、消毒隔离、个人防护、医疗垃圾和污水的处理工作。协助对被污染的场所进行卫生处理,开展杀虫、灭鼠等工作。

5.应急接种和预防性服药

协助开展应急接种、预防性服药、应急药品和防护用品分发等工作,并提供指导。

6.宣传教育

根据辖区传染病和突发公共卫生事件的性质和特点,开展相关知识技能和法律法规的宣传教育。

(二)突发公共卫生事件应急现场处理的基本原则

突发公共卫生事件应急现场处理的原则是按照分级响应、属地管理的原则,遵循突发公共卫生事件发展的客观规律,结合现场实际情况,根据保障公众生命安全和疾病预防控制工作的需要,坚持控制优先、实验室和流行病学调查相结合,采取边抢救、边调查、边核实、边处理的方式,有效控制事态发展,减少危害的影响,维护社会稳定。

突发公共卫生事件一旦发生,社区卫生服务机构的应急响应机制应及时启动,在应急处理现场要做到"快、准、齐、实"。"快"就是信息完整、准确和快捷上报;"准"就是接到报告后,对事件的发生、发展和事态现状进行综合分析,及时采取强有力的针对性措施;"齐"就是调查处理要做到

统一领导、统一方案;"实"就是调查处理方案确定后,分工负责,具体落实,督办到位。还要注意全面、细致、冷静和果断,为抢救患者、防止事态扩大赢得时间。

（三）突发公共卫生事件应急处理程序

一般说来,突发事件的发生和发展有四个阶段或时期,即潜在期、暴发期、持续期、消除期。

1.潜在期

突发事件出现的先兆阶段,尽管这一阶段稍纵即逝,很难估量,但是,发现这一阶段却有着非凡的意义。应通过各种渠道和方式配合社区相关部门开展预防性教育工作。

（1）了解本社区突发公共卫生事件的类型、人员伤亡情况等特点,明确危险因素和先兆,协助相关部门做好预测和预报。

（2）参与制订预防计划和处理预案,预防事件发生或减少社区人群生命和健康的危害,如转移危险地域人群、组建并定期培训社区救护队,准备各种救护物资等。

（3）指导社区居民掌握自救、呼救和参与救助等相关知识和技术。

2.暴发期

突发事件全面表现出来,并不断造成破坏的阶段,一般公众在危险尚未完全显露时往往忽视危险的存在;突发事件暴发、危险已经逼近时往往夸大危险,引起恐慌。因此,应急处理的主要任务是现场紧急救护患者和安顿受灾人群。

（1）现场救护的准备:立即向上级报告,准备相应救护物资赶赴现场并投入救护;成立临床医疗救护指挥机构统一指挥现场救护工作;设立集中处理患者的治疗点;参加抢救人员分工承担预检分诊、现场治疗和转送伤者等工作。

（2）现场救护物资:根据原卫生部《灾害事故管理条例》的规定配备基本物资,包括药品类、器械类、各种手术包、急救箱或包、卫生防疫药械、预防接种用药、饮水消毒药、工具及杂物、生活用品及炊事用品和食品等。

（3）现场救护:原则是简单预检分诊,迅速分级救护。在2～3分钟内完成现场预检分诊,评估呼吸、灌注血量、意识状态等指标。根据患者损伤严重程度、存活的可能性和救治资源的可利用性等进行最低限度的急救处置,并标识伤情识别卡。

3.持续期

指事件发展的势头得到了遏制,但破坏仍在继续,事件尚未得到有效控制,问题尚未得到彻底解决。处在这一时期,切忌盲目乐观,不能把治标的成效看成治本的效果,否则,死灰尚可复燃,局势可能逆转。而一旦出现再次的暴发,局面将很难收拾。

（1）监测和预防疾病:实行重点传染病、食物中毒等疾病每天报告和零报告制度,定期巡查,加强监测;针对性预防服药;及时发现并分析疫情发展趋势和动向,适时采取预防和控制措施。

（2）处理灾区环境:包括饮用水消毒,指导居民提高识别污染、变质食物的能力;清理环境,集中堆放污水污物,消毒后转运到远离居住区和水源的场所;发现传染病先消毒再清理;尽快火化或在指定地点深埋死亡者尸体,如传染病死亡者或者外源性尸体先消毒再火化;或将所有尸体集中放置并卫生消毒处理后火化;消灭蚊蝇鼠害,合理使用和保管杀虫灭鼠药,加强各类化学有毒物质的管理,防止误服或其他意外发生。

（3）开展防病教育:向灾（疫）区群众通报卫生状况,针对出现的灾情、疫情,将有关卫生防病知识反复向群众宣传。指导群众开展以饮水、饮食卫生为重点,管理好人畜粪便,减少蚊、蝇滋生地和杀灭病媒昆虫等工作。同时要继续配合新闻媒体,加大宣传力度和频度,并针对群众的心理问题,加大疏导力度,如开设咨询热线,增加咨询、讲座次数等,倡导科学的说法和行为,进行全人群心理疏导干预。

(4)心理支持:早期以个人心理支持为主,尽快离开现场,提供基本生存条件;诱导倾诉经历和宣泄情感,正确面对现实,宣传社会的支持和帮助;灾后1~2周内以群体支持为主,组织有相关经历的人相互倾诉和讨论有关的经历,上门访视提供家庭指导和咨询;特别通过接触、谈话、集体活动等方式关注儿童,为老年人提供家政服务和健康管理,及时调整心理危机干预工作重点,避免再次创伤。

(5)康复治疗和训练:指导康复期伤者和慢性病患者,特别是老年人维持所需的治疗和进行针对性的康复训练,促进康复,提高生活自理能力。

4.消除期

事件的直接影响虽已消除,但间接影响则刚刚出现,如自然灾害、恐怖袭击事件等带给公众的心理上的打击,远不是随着时间而逝去的。社区医务人员应及时开展针对性的健康咨询、介绍新环境的社区卫生服务,使居民在新环境里生活安心、安全。

(刘宝华)

第四节　社区慢性病的护理健康管理

20世纪中叶以来,全球疾病谱和死因谱发生了重大变化,无论发达国家还是发展中国家,都出现了以心脏病、脑血管病、糖尿病、恶性肿瘤等在疾病谱和死因谱中占主要位置的趋势,慢性病已成为21世纪危害人们健康的主要问题。慢性非传染性疾病,简称慢性病,是对一组疾病的概括性总称、而不是特指某种疾病。起病隐匿、病程长且病情迁延不愈,无传染性,可预防,不可治愈,预防和治疗难以区分。对人群生活质量和生命质量危害最大的主要是心、脑、肾血管病、肿瘤和糖尿病,由于其发病与不良生活方式密切相关,故又称为"生活方式病"。慢性病通常具有下述特点:"一因多果,一果多因,多因多果,互为因果";患病率高,而知晓率、治疗率、控制率低;临床治疗效果较差,预后不好,并发症发病率高、致残率高、死亡率高;病程迁延持久,为终生性疾病,需要长期管理;诊断治疗费用较高,治疗的成本效益较差,对卫生服务利用的需求高。

一、分类

按照国际疾病系统分类法(ICD-10)标准将慢性病分为以下7种。

(一)精神行为障碍

老年性痴呆、精神分裂症、神经衰弱、神经症(焦虑、抑郁、强迫)等。

(二)呼吸系统疾病

慢性支气管炎、肺气肿、慢性阻塞性肺疾病等。

(三)心脑血管疾病

高血压、动脉粥样硬化、冠心病、脑血管疾病、肺心病等。

(四)消化系统疾病

慢性胃炎、消化性溃疡、胰腺炎、胆石症、胆囊炎、脂肪肝、肝硬化等。

(五)内分泌,营养代谢疾病

血脂异常、糖尿病、痛风、肥胖、营养缺乏等。

(六)肌肉骨骼系统和结缔组织疾病

骨关节病、骨质疏松症等。

(七)恶性肿瘤

肺癌、肝癌、胃癌、食管癌、结肠癌、乳腺癌、子宫癌、前列腺癌、白血病等。

二、慢性病的流行概况及社会危害

(一)慢性病的流行概况

1.西方发达国家流行概况

在西方发达国家慢性病在总发病或死亡中占相当大部分比例。美国"全国生命统计报告"报道了前10位的死因,其中有7类为慢性病,占总死亡数的71.2%。死因第一、第二位分别为心脏病与恶性肿瘤,占总死因的52.6%。由此可见在美国,全部死亡人数的一半以上是由这两类疾病引起。常见慢性病的病因主要和吸烟、高脂饮食等不良生活习惯方式,职业暴露、环境污染等有关。

2.我国流行概况

我国慢性病发病和患病情况用八个字概括"发展迅速,形势严峻"。《中国慢性病报告》显示近3亿人超重和肥胖,慢性病患者约2.8亿。全国死因调查显示,慢性病占我国人群死因构成已从1973年的53%上升至目前的85%。据30个市和78个县(县级市)死因(ICD-10)统计,城市居民前十位死因为恶性肿瘤、脑血管病、心脏病、呼吸系统疾病、损伤及中毒、消化系统疾病、内分泌营养和代谢疾病、泌尿生殖系统疾病、精神障碍、神经系统疾病,合计占死亡总数的92.0%。与城市比较,农村居民前十位死因及顺位有所不同,农村居民前十位死因为呼吸系统疾病、脑血管病、恶性肿瘤、心脏病、损伤及中毒、消化系统疾病、泌尿生殖系统疾病、内分泌营养和代谢疾病、肺结核、精神障碍,合计占死亡总数的91.9%。

(二)慢性病的社会危害

1.严重危害人群健康

慢性病不仅发病率高,致死率和致残率也不断上升,而且病程长,多为终生性疾病,预后差。慢性病对人群健康的影响还表现在造成患者的心理创伤和对家庭的压力,慢性病首次发作,可使患者产生不同程度的心理反应,轻的出现适应障碍、主观感觉异常、焦虑等,重的可出现愤怒、失助、自怜等心理过程。在慢性病反复发作或出现严重的功能障碍时,又出现失望、抑郁、甚至自杀倾向等。慢性病对家庭的影响是长期的。若家中有一个长期卧床不起的患者,长时间的陪护、转诊,帮助料理生活起居,患者种种异常心理的发泄等都会严重影响家庭成员,消耗家庭经济积蓄和家人精力。

2.经济负担日益加重

慢性病发病率的上升,成为卫生费用过快增长的重要原因。慢性病给个人、家庭、社会和国家带来沉重的经济负担。在某些地区,慢性病与贫困的恶性循环,使人们陷入"因病致贫,因病返贫"的困境。

三、慢性病致病的主要危险因素

危险因素是指肌体内外存在的使疾病发生和死亡概率增加的诱发因素,可分为可控制危险因素和难以控制的危险因素。可控制危险因素包括吸烟、酗酒、运动不足、不合理膳食、职业暴露、病原体感染和社会精神心理因素等；难以控制危险因素包括家族遗传、年龄、性别等。慢性病的发生与流行是多个危险因素之间的交互作用和协同作用，而并非单个因素作用的简单相加。

（一）吸烟

吸烟危害健康已是众所周知的事实。香烟点燃后产生对人体有害的物质主要有醛类、氮化物、烯烃类、尼古丁类，可刺激交感神经，胺类、氰化物和重金属，这些均属毒性物质；苯丙芘、砷、镉、甲基肼、氨基酚、其他放射性物质，这些物质均有致癌作用；酚类化合物和甲醛等，这些物质具有加速癌变的作用；一氧化碳能减低血氧含量。

流行病学调查表明，吸烟是肺癌的重要致病因素之一。吸烟者患肺癌的危险性是不吸烟者的 13 倍，如果每天吸烟在 35 支以上，则其危险性比不吸烟者高 45 倍，肺癌死亡人数中约 85% 由吸烟造成。吸烟者如同时接触化学性致癌物质（如石棉、镍、铀和砷等）则发生肺癌的危险性将更高。吸烟与唇癌、舌癌、口腔癌、食管癌、胃癌、结肠癌、胰腺癌、肾癌和宫颈癌的发生都有一定关系。许多研究认为，吸烟是许多心、脑血管疾病的主要危险因素，烟雾中的尼古丁和一氧化碳是公认的引起冠状动脉粥样硬化的主要有害因素。吸烟者发生卒中的危险是不吸烟者的 2～3.5 倍，如果吸烟和高血压同时存在，卒中的危险性就会升高近 20 倍。吸烟也是慢性支气管炎、肺气肿和慢性气道阻塞的主要诱因之一，吸烟者患慢性气管炎较不吸烟者高 2～4 倍，且与吸烟量和吸烟年限成正比例，吸烟患者肺功能检查显示呼吸道阻塞，肺顺应性、通气功能和弥散功能降低及动脉血氧分压下降。吸烟可引起胃酸分泌增加，烟草中烟碱可使幽门括约肌张力降低，使胆汁易于反流，从而削弱胃、十二指肠黏膜的防御因子，促使慢性炎症及溃疡发生。20 世纪末全球每年死于吸烟的人数达 400 万，据预测到 2030 年，这个数字将增至 1 000 万。我国每年死于吸烟的人数为 75 万人，至 2025 年后将增至 300 万。

（二）过量饮酒

酒是一种高热量无营养的化合物。过量饮酒是指每天饮酒量超过 4 个标准杯（相当于 2 瓶啤酒或 1 两 56 度白酒）的酒量，每周饮酒超过 5 次。

酒精对食管和胃的黏膜损害很大，会引起黏膜充血、肿胀和糜烂，导致食管炎、胃炎、溃疡病。酒精主要在肝内代谢，对肝脏的损害特别大，饮酒可致脂肪沉着于肝细胞，使肝脏肿大，发生脂肪肝。研究表明，平均每天饮白酒 160 g，有 75% 的人在 15 年内会出现严重的肝脏损害，可导致酒精性肝硬化，肝癌的发病与长期酗酒也有直接关系。酒精影响脂肪代谢，升高血胆固醇和三酰甘油，会使心脏发生脂肪变性，严重影响心脏的正常功能。大量饮酒会使心率增快，血压急剧上升，扩张脑部血管，增加脑出血的危险性。因为酒精中不含营养素，经常饮酒者会食欲下降，进食减少，势必造成多种营养素的缺乏，特别是维生素 B_1、维生素 B_2、维生素 B_{12} 和叶酸的吸收。酒精可使几种不同癌症发生的危险性上升，如口腔癌、食管癌和胃癌。饮酒与吸烟的危害具有协同作用。长期饮酒，当血液中的酒精浓度达到 0.1% 时，会使人情绪激动；达到 0.2%～0.3% 时，会使人行为失常；长期酗酒，会导致酒精中毒性精神疾病。

（三）不合理膳食

合理膳食是指一日三餐所提供的营养必须满足人体的生长、发育和各种生理、体力活动的需要。慢性病的发生和人们膳食方式与结构有很大关系，每天脂肪摄入量超过 80 g，发生乳腺癌、结肠癌的危险性明显增加；食物中纤维素摄入量不足，结肠癌、直肠癌等肠道肿瘤发病的危险性增高。食物中的维生素不足，如维生素 A 缺乏与乳腺癌、肺癌、胃癌、肠癌、皮肤癌及膀胱癌的发生有关。经常食用霉变、腌制和烟熏制食物的食物发生肝癌、食管癌和膀胱癌的危险性增加。血总胆固醇、低密度脂蛋白和三酰甘油水平均与冠心病发生呈正相关,高脂肪、高胆固醇和低膳食纤维饮食是冠心病、脑卒中等动脉粥样硬化样疾病的危险因素。高脂肪膳食可以导致胰岛素抵抗,增加 2 型糖尿病发病的危险;长期高热量饮食也增加了糖尿病的发病危险。个体每天钠摄入与血压呈正相关,钾、钙的摄入量与血压呈负相关。膳食因素中与慢性病发生有关的,还有微量元素缺乏、食物的加工与烹调以及进食方式等。

(四)超重与肥胖

超重和肥胖的定义是指可损害健康的异常或过量脂肪的累积,体质指数(body mass index,BMI)是体重/身高的平方(kg/m²),对男女和各年龄的成人都一样,是最有用的人体超重和肥胖衡量标准。

超重或肥胖者同时伴有糖尿病或糖调节受损、高血压、高总胆固醇血症和(或)低高密度脂蛋白胆固醇血症、全身或腹部肥胖、高胰岛素血症伴胰岛素抵抗等这些异常的集中体现,即代谢综合征。这些代谢异常大多是心脑血管病重要的危险因素,急性冠心病的发生率随 BMI 的上升而增加,BMI≥28 者相对于 BMI 正常者缺血性脑卒中的发病危险高 2.2 倍、高总胆固醇血症检出率高 3.0 倍,胆结石的患病率高 4 倍,脂肪肝的检出率亦明显增加。腹型肥胖(腹部脂肪累积过多,又称苹果型身材)者,比身体其他部位(如四肢等)肥胖者,风险更大,更容易出现糖代谢和脂代谢异常。在癌症中,与超重有密切关系的有停经后的乳腺癌、子宫内膜癌、膀胱癌与肾癌。肥胖还可以引起睡眠呼吸暂停综合征、高尿酸血症和痛风等。

(五)缺少体力活动

由于城市化、现代化,缺乏体力活动现象相当普遍。人群中 11%～24% 的人属于静坐生活方式,还有 31%～51% 的人体力运动不足,大多数情况下每天活动不足 30 分钟,目前有 68% 的人没有达到推荐的有益健康的体力活动量。静坐生活方式是全球死亡的第 8 位主要危险因素,导致的疾病负担占全球总负担的 3%～4%。缺乏体力活动可使人体超重与营养分布不均衡,是慢性病主要危险因素之一,其与冠心病、高血压、脑卒中、糖尿病、多种癌症、骨质疏松、龋病等发生有关。缺少体力活动还会导致骨质疏松、情绪低落、关节炎等疾病。而体力活动可以对体重、血脂、血压、血栓形成、葡萄糖耐量、胰岛素抵抗性、某些内分泌激素等发挥作用,使其产生有利于肌体健康的变化,从而减少发病的危险。

(六)病原微生物感染

流行病学调查和分子生物学的研究发现,癌症与病原体特别是病毒感染之间确实存在着密切关系。与恶性肿瘤关系密切的主要感染:幽门螺杆菌感染与胃癌;肝炎病毒(HBV、HCV)与原发性肝细胞癌;人乳头瘤状病毒(HPV)与宫颈癌;EB 病毒与各种 B 淋巴细胞恶性肿瘤、鼻咽癌;艾滋病病毒(HIV)与非霍奇金淋巴瘤等。

(七)不良社会心理因素

社会心理因素对慢性病发生也有很大影响,人体疾病的发生发展,不仅和人与自然环境的关系是否协调有关,而且受到社会的制约,特别是与社会变故、与一定时期内社会生产的发展水平及社会文化环境密切有关。紧张的社会事件如战争、空袭、社会动乱可引起人们罹患各种心身疾病。长期压抑和不满,过于强烈的忧郁、悲哀、恐惧、愤怒,遭受巨大心理打击而不能及时自拔易诱发癌症。消极的情绪状态对疾病的发生和发展,病程和转归都起着不良作用。心理紧张刺激与高血压、溃疡病、脑血管意外、心肌梗死、糖尿病、癌症等发病率的增高有一定的关系。一般认为心理上的丧失感,对于健康的危害最大。这种丧失感可以是具体的事或物,如亲人死亡等;也可以是抽象的丧失感,如工作的失败等。其中尤以亲人(如配偶)死亡的影响更大。研究表明,丧偶或亲人死亡能引起个体一种绝望和无援的情绪反应,此时个体难以从心理和生物方面应付环境的需求。精神分析学家 Dianbar 认为,诸如冠心病、高血压性心脏病、心律失常、糖尿病等和人格特征有关。"A 型行为类型"被称为"冠心病易患模式",这种行为类型与冠心病有密切联系。"C 类人格特征"者癌症患病率较高。人格特点和行为方式与疾病有着密切的联系,它既可作为许多疾病的发病基础,又可改变疾病的过程。因此,对待某种疾病的态度及其与人格有关的反映方式,可影响疾病的转归。

四、社区常见慢性病的干预与管理

社区常见慢性病的干预与管理的实质是三级预防工作的具体落实,以一级预防为主,二级、三级预防并重,主要面向三类人群,一般人群、高危人群和患病人群;重点关注三个环节:危险因素控制、早诊早治和规范化管理;注重运用三个手段:健康促进、健康管理和疾病管理。围绕高血压、糖尿病、心脑血管病、肿瘤等重点慢性病,积极开展社区防治和健康教育,重视高危人群管理,控制社会和个人危险因素,减少疾病负担。慢性病干预与管理工作重点针对:烟草使用、不合理膳食、身体活动不足三种行为危险因素;超重和肥胖、血压升高、血糖升高和血脂异常四种生物学指标异常;以及心脑血管病、恶性肿瘤、慢性呼吸系统疾病、糖尿病四类慢性病。

(一)高危人群的早期发现与管理

1.确定高危人群

结合辖区慢性病流行特点和人、财、物力投入情况,提出高危人群的判断标准。高危人群判断标准的需遵循以下原则:①按慢性病危险度评估方法科学确定判定指标及其水平。②指标不宜过多,易于操作,成本低,便于推广。③高危人群的判定标准具有阶段性,可随支持性环境建设、卫生投入、技术投入、社会参与力度的不断改善逐步下调,从而覆盖更多的对象。建议把具有吸烟、肥胖、血压正常高值、糖调节受损(含空腹血糖受损和糖耐量低减)和高脂血症中任何一项的个体列为慢性病的高危个体。

2.高危人群的干预和管理

为防止或延缓高危人群发展为慢性病,高危人群需要定期监测危险因素所处水平,不断调整生活方式干预强度,必要时进行药物预防。疾病控制机构和医疗卫生机构对高危人群在群体和个体水平实施针对性的健康教育和健康管理。高危人群个体化的健康管理包括以下内容。

(1)收集危险因素信息:危险因素水平可为生活方式干预和药物预防提供依据。如对于血压正常高值者,每半年测量血压一次;对于超重、肥胖,每季度测量体重一次;对于糖调节受损(含空腹血糖受损和糖耐量低减)者,每年测血糖一次;对于血脂异常者,每年测三酰甘油和总胆固醇一次;对于吸烟者,每半年询问一次吸烟情况。对伴有多种危险因素和同时伴有其他慢性病的患者,监测频率还需加强。

(2)强化生活方式干预:高危个体需采取连续性强化生活方式干预,最好纳入系统的健康管理体系。干预的内容主要包括合理膳食、减少钠盐摄入、适当体力活动、缓解心理压力、避免过量饮酒等。强化生活方式干预需要坚持以下原则:①强度适中,循序渐进,针对个体情况,医患共商,确定干预可能达到的阶段性目标。②长期坚持良好的生活方式,逐步形成习惯。③强化干预需要家人和朋友的配合,强化习惯。④强化干预要充分发挥同伴教育的作用,运用"自我管理"技能。高危个体参加"兴趣俱乐部"或"病友俱乐部"等,有助于同伴间交流经验,增强信心,长期坚持,降低成本。

（3）控制其他的并存疾病或危险:血压升高、超重肥胖、血糖升高或糖尿病、血脂异常和吸烟均是心血管病独立的危险因素,同时又有交互作用。高危个体在监测危险因素、强化生活方式干预（包括控烟）的同时,尚需加强对体重、血糖和血脂等指标的监测和控制。

（二）危险因素干预

1.健康生活方式行动

开展全民健康生活方式行动,营造有利于健康的政策环境、生活环境和工作环境。充分利用电视、广播、报纸、期刊及网络等传媒手段,根据不同人群特点,以群众喜闻乐见和易于接受的方式,普及健康生活方式的有关知识。广泛发动社会参与,创建健康生活方式示范社区、单位、学校,形成全社会支持、参与健康生活方式行动的环境和氛围。

2.控制吸烟

加强政策倡导,促进出台公共场所、工作场所禁止吸烟法律、法规和制度,禁止烟草广告、促销和赞助制度等。采取多种手段,开展系统的烟草危害宣传与健康教育。开展吸烟人群戒烟指导和干预,重点开展医师培训,加强医师对患者的戒烟教育。加强对青少年、妇女、公务员、医师等重点人群的健康教育和管理,重点预防青少年吸第一支烟、医师吸烟和妇女吸烟。

3.合理膳食

营造合理膳食支持环境,加强合理膳食健康教育。通过各种途径或方式宣传合理膳食知识和技能,宣传和发放合理膳食支持工具,帮助居民掌握食物中油盐含量识别、烹饪中油盐用量控制方法等技能。针对慢性病患者和高危个体及特殊人群（如孕妇、乳母、学生、老年人等）开展膳食指导工作,推广和普及《中国居民膳食指南》。针对居民膳食高盐高脂等问题,引导企业开发和生产健康食品;促使技术部门和餐饮行业开发和宣传有利于健康的食谱或工具。

4.身体活动促进

倡导建设方便、可行、安全的体育设施环境,出台有利于步行或骑车出行的交通政策;鼓励和支持单位建立职工参加身体活动和锻炼的制度（如工间操制度）等。在多种场所标识合理的运动方式、运动强度、运动量、运动时间和运动目标,引导社区居民、单位职工和学校学生积极参与身体活动。宣传身体活动的重要性和对健康的益处,宣传科学运动与安全知识,推广"不拘形式、不拘场所、动则有益、循序渐进、量力而行"身体活动理念,促使居民将健身活动融入家庭生活、出行、休闲和工作中。广泛开展有利于身体活动的健康促进活动。如在学校开展形式多样的体育锻炼活动;在工厂、机关和事业单位推行工间操以及经常性的体育运动和比赛;在社区建设促进身体活动基本设施,组织发动群众广泛参与身体活动或比赛等。

（三）社区全人群健康教育

利用各种渠道（如健康教育画廊、专栏、版报、广播等）在社区全体人群中广泛宣传慢性病防治知识,提高社区广大人群自我保健意识,倡导健康生活方式,旨在预防和控制慢性病的各种危险因素,改变个体和群体的行为、生活方式,降低社区慢性病的发病率和死亡率,提高居民的健康水平生活质量。

1.分析社区人群特点、需求和社区资源

通过社区调查摸清本社区疾病的基本情况、人群的特点和社区资源,找出本社区的主要公共卫生问题及其影响因素,需重点干预的目标人群等。

2.针对社区人群认知程度,确定健康教育内容,制订社区综合干预计划

通过有计划、有组织、有系统的健康教育,提高居民对慢性病的认识,自愿地采用有利于健康的行为和生活方式。通过改善不良的生活方式和行为,降低疾病危险因素水平,减少慢性疾病的发病率和死亡率,提高居民生活质量。以社区为基础的健康教育是慢性病社区管理必不可少的环节,也是一级预防的有效措施。

3.根据不同人群特点开展分类健康指导和个性化防治策略

(1)青少年:培养良好的行为习惯,全面素质教育,特别是健康心理的培养,性知识教育,合理营养,加强体育锻炼等。

(2)青壮年:以保护第一生产力要素为出发点,控制环境和行为危险因素,控烟、戒烟限酒,减少食盐摄入量,合理膳食,适量运动,消除紧张,避免过度劳累,实施必要的健康监护和健康风险评估。

(3)更年期:调节劳逸,适当休息,加强营养和体能锻炼,必要时补充性激素。

(4)老年人:及时发现高危人群,加强医学监护,控制吸烟、酗酒,高血压,膳食结构不合理,肥胖等心血管糖尿病高发的危险因素;定期体检、进行防癌普查。

(四)慢性病社区防制的评估

对社区慢性病防制的评价指标包括过程评估和效果评估两方面。

1.过程评估

评估社区健康教育覆盖范围,如广播电视等覆盖面、健康材料的发放范围;评估社区不同目标人群参与相应健康促进活动的比例,以及参与者对活动的满意程度等。指标:慢性病患者管理率(含建档率)、慢性病患者随访率、健康教育覆盖率、社区人群参与率、参与人群满意率等。

2.效果评估

评估社区人群对慢性病防治知识的知晓程度;评估目标人群对防治知识的知晓情况、态度和行为习惯。评价指标:防治知识的知晓率、目标人群知识、态度行为的形成率、某病种患病人群并发症的发生率及稳定率等。

（刘宝华）

第五节　社区老年人的护理健康管理

随着社会经济、科学技术和医疗卫生事业的发展,人类平均预期寿命不断延长,老年人口逐渐增多,人口老龄化问题已成为我国医疗保健的重要问题。老年人保健是社区护理服务的重要内容之一,社区护理人员应根据老年人的生理和心理特点,为老年人提供保健护理,以促进和维护老年人的健康。

一、概述

(一)基本概念

1.老年人

发达国家 65 岁以上者,发展中国家 60 岁以上者称为老年人。联合国将老年人划分为 3 期:

60～74 岁为年轻老人,75～89 岁为老老人,90 岁以上为长寿老人。我国将 60 岁以上人群称为老年人,具体分期:45～59 岁为老年前期,60～89 岁为老年期,90 岁以上为长寿期。

2.人口老龄化

人口老龄化是指总人口中因年轻人口数量减少、年长人口数量增加而导致的老年人口比例相应增长的动态过程。

3.老龄化社会

联合国规定:发达国家年满 65 岁的老年人口占总人口数的 7％ 以上,或发展中国家年满 60 岁的老年人口占总人口数的 10％ 以上,即可称为老龄化社会。

(二)社区老年保健的内容

社区老年保健通过对老年人进行健康教育,对老年人常见病和慢性病进行治疗、护理和康复,维护和促进老年人健康。

1.增强老年人自我照顾能力

社区护士通过健康教育等方式指导老年人进行身体锻炼和合理饮食,延缓衰老,尽可能长地维持生活自理能力;对伤残老年人给予康复治疗和护理,提供适当的辅助设备,恢复自理能力。

2.延缓肌体功能恶化和衰退

老年人器官功能退化,多数患有慢性病。正确治疗和护理老年患者,预防并发症,尽量稳定病情,延缓肌体功能恶化和衰退。

3.提高生活质量

协助老年人参与各种社区活动,使老年人在娱乐、社交、精神、情绪及家庭各方面的需要获得满足,提高老年人的生活质量。

4.临终关怀

对临终老人给予身体、心理和社会支持,缓解疼痛,增加舒适度,让老人能安详、宁静地离开人世。

二、老年人的生理心理特点

(一)老年人的生理特点

衰老或老化是生命过程的自然规律。随着年龄的增长,老年人肌体功能逐渐衰退,社会角色和生活状态发生改变,出现一系列生理和心理方面的变化。

1.形体的变化

毛发逐渐变细、变白和脱发;皮肤松弛、粗糙、有皱纹,色素沉着;眼睑下垂、眼球内陷;牙龈萎缩,牙齿松动脱落;身高和体重下降,脊柱弯曲度增加,弯腰驼背。

2.各系统功能的变化

(1)感官系统:听力和视力逐渐减退,出现老花眼,易患白内障、青光眼;嗅觉迟钝;味觉敏感性降低;皮肤感觉迟钝。

(2)心血管系统:心脏传导系统退行性变,易发生心脏传导阻滞;心肌、心瓣膜老化,心功能减退,出现心脏杂音;血管弹性减弱,动脉粥样硬化,使动脉压升高、静脉压降低,易发生直立性低血压。

(3)呼吸系统:胸廓呈桶状化,肺的弹性降低,肺活量降低,呼吸功能降低;气管黏膜纤毛运动减少,易有痰液潴留和肺部感染。

（4）消化系统：牙齿缺失，消化液分泌减少，胃肠蠕动减慢，导致消化不良和便秘。

（5）神经系统：脑组织萎缩，自主神经功能紊乱，导致记忆力减退、注意力不集中，严重者发生老年痴呆。

（6）泌尿生殖系统：肾血流量和肾小球滤过率减少，膀胱括约肌减弱、容积减少，常出现尿频、尿急、尿失禁及夜尿增多现象。男性睾丸萎缩纤维化，前列腺增生，常出现排尿困难或尿潴留。

（7）内分泌系统：甲状腺、肾上腺、胰腺等内分泌腺萎缩，各种激素分泌减少，导致老年人基础代谢率降低，易患糖尿病等。

（8）运动系统：骨质疏松、骨密度降低，易发生骨折；肌肉老化、肌力减退，易产生疲劳。

（9）免疫系统：免疫器官逐渐萎缩，免疫细胞数量减少，免疫功能减退。

（二）老年人的心理特点

1.认知方面

老年人回忆、机械记忆能力下降，记忆速度变慢，逻辑记忆能力没有明显下降。思维的敏捷性、灵活性及创造性明显减退。智力衰退。

2.情感与意志

老年人因个性、身体功能下降、社会角色转变、不良生活事件刺激等因素，易产生各种消极情绪，如易激动、自卑、焦虑、抑郁、悲伤等，甚至绝望。

3.性格与行为

老年人的人格较为稳定，人格改变主要表现为不同性质的行为障碍，如多疑、固执、保守、怀旧、发牢骚等。

（三）老年人的患病特点

1.临床表现不典型

老年人由于肌体老化，反应性降低，对发热、疼痛等感觉不敏感，自觉症状轻微，起病较为隐匿，临床表现常不典型，易造成误诊或漏诊，给临床的早期诊断和及时、正确的治疗和护理带来困难。

2.多种疾病常并存

老年人由于全身各系统功能均存在不同程度的老化，代偿功能和防御功能降低，易患各种慢性疾病，且常同时患多种疾病。如同时患糖尿病、高血压、冠心病，这些疾病相互关联，相互影响促进，使病情复杂多变。

3.易发生并发症

老年人患病时易发生各种并发症，特别是神经、精神系统并发症。老年人大脑萎缩，中枢神经功能减退，脑动脉硬化易致脑供血不足，使老年人患病时易发生意识障碍或出现神经精神症状。老年人口渴中枢反应迟钝，对水和电解质的平衡代偿能力和耐受性较差，患病时常发生水和电解质平衡失调。长期卧床时易发生压疮、坠积性肺炎、血栓形成、肌肉失用性萎缩、直立性低血压、尿潴留等。严重者可因多器官功能衰竭而死亡。

4.病程长、病情重、预后较差

老年人易患慢性病，起病隐匿，当症状明显时，病情往往已发展到晚期严重的程度。老年人患病后病程长，加之易发生各种并发症，常难恢复到患病前的健康状态。

5.易发生药物的毒性反应

老年人常是多病并存，用药种类多，服药时间较长，药物之间相互作用导致不良反应增多。

老年人肝、肾功能减退导致药物代谢速度减慢,药物易蓄积于体内,因此老年人容易发生药物的毒性反应。

三、老年人的日常生活能力评估

日常生活能力(activities of daily living,ADL)评估是对老年人处理日常生活的能力进行评估,以此判断老年人自理能力和独立生活能力。老年人自理功能状态常与健康水平有关,在很大程度上影响着老年人的生活质量。日常生活能力评估包括基础性日常生活能力、工具性日常生活能力、高级日常生活能力 3 个层次。ADL 常用的评定量表包括 Barthel 指数、Katz 指数、功能独立性评定量表等。

1.基础性日常生活能力(basic activities of daily living,BADL)

BADL 是指老年人在每天生活中与穿衣、吃饭、保持个人卫生等自理活动和坐、站、行走等身体活动有关的基本活动。ADL 是老年人最基本的自理能力,是评估老年人功能状态的基本指标,也是评估老年人是否需要照顾的指标。因患慢性疾病,生理功能损伤、身体各器官、各组织功能弱化而导致生活自理能力丧失的老年人称为失能老人。按照国际通行标准分析,吃饭、穿衣、上下床、上厕所、室内走动、洗澡 6 项指标中,1～2 项"做不了"的,定义为"轻度失能",3～4 项"做不了"的定义为"中度失能",5～6 项"做不了"的定义为"重度失能"。失能老人的护理见本章第九节社区残疾人的护理健康部分。

2.工具性日常生活能力(instrumental activities of daily living,IADL)

IADL 是指老年人在家中或寓所内进行自我护理活动的能力,包括购物、家庭清洁和整理、使用电话和电器设备、付账单、做饭、洗衣等,这些活动多需借助或大或小的工具。IADL 要求老年人具有比日常生活能力更高的生理或认知能力,提示老年人是否能够独立生活并具备良好日常生活能力。

3.高级日常生活能力(advanced activities of daily living,AADL)

AADL 反映老年人的智能能动性和社会角色功能,包括主动参加社交、娱乐活动、职业等。

四、社区老年人的健康护理与管理

社区护士应通过健康教育等方式,指导老年人采取有效可行的方法进行自我保健,维护自身的健康状况,提高生活质量。

(一)运动

适度的体力活动可促进血液循环,增强心肺功能,促进消化液分泌,增加肠蠕动,促进代谢产物的排出,延缓肌体衰老的过程。老年人在运动中还可以消除寂寞感和失落感。

1.运动原则

老年人参加体育锻炼,除选择负荷较小的项目以外,还应量力而行,持之以恒,遵守 WHO 关于老年人健身的五项指导原则。

(1)应特别重视有助于心血管健康的运动:如散步、慢跑、游泳、骑车等,建议老年人每周进行 3～5 次、每次 30～60 分钟的不同类型运动。年龄较大或体能较差的老人每次 20～30 分钟亦可。

(2)应重视抗阻训练:适度的重量训练在防止肌肉萎缩、减缓骨质丢失、维持各个器官的正常功能等方面均有重要作用。老年人应选择轻量、安全的重量训练,如举小沙袋、握小杠铃、轻拉弹力带,每次不宜时间过长,以免受伤。

(3)注意维持"平衡"体能运动:老年人体能运动的"平衡"应包括重量训练、弹性训练、肌肉伸展及心血管运动多种方面的运动。搭配内容应视个人情况如年龄、疾病、身体素质水平等因素而定。

(4)高龄老年人和体质衰弱者也应参加运动:久坐或久卧不动可加速老化。这部分老年人应尽量选择不良反应较小、安全度高的运动,如慢走、游泳等。

(5)关注与锻炼相关的心理因素,提倡持之以恒:由于体质较弱、体能较差、意志力减弱或伤痛困扰,部分老年人在运动时会产生一些负面情绪,如急躁、怕苦、因达不到预定目标而沮丧等,甚至半途而废,使锻炼达不到预期的效果。因此在指导老年人制订科学的健身计划时,还应同时关注他们可能会出现的负面情绪。

2.运动项目

适合老年人的健身与娱乐的活动项目比较多,应根据年龄、性别、体质状况、兴趣爱好、锻炼基础和周围环境等因素综合考虑,选择适宜的锻炼项目。适合于老年人的健身项目有散步、慢跑、太极拳、气功、球类运动、跳舞等。

3.运动注意事项

(1)注意运动安全:老年人要根据自己的年龄、身体状况和场地条件进行运动,确保有效和安全。运动前后要做热身和整理活动,以防发生心血管系统、骨关节组织的损伤。年老体弱、患有多种慢性病的老年人应根据医嘱运动。发热、头晕、急性疾病、心绞痛、呼吸困难等不适情况下应停止锻炼。

(2)运动量不宜过大:运动应循序渐进,不要操之过急。运动量和强度要以健康状况和体能为基础,由弱到强,动作由简单到复杂。各种功能锻炼要以肌肉不痛、人不感到疲劳为准。

(3)合理安排运动时间:刚开始运动时,运动时间不宜过长,形成规律后,可以每天运动1~2次,每次30分钟左右,一天运动总时间以不超过2小时为宜。老年人最好避开晨起锻炼,尤其冬天,晨起时空气寒冷,易诱发呼吸系统和循环系统疾病,增加猝死的危险。如在晨起锻炼,运动量应小一些。

(4)动作应柔和:行走、弯腰时动作不宜过快、过猛,以免跌倒或扭挫伤。转头或低头时不可用力过猛,防止因颈椎活动范围过大而使椎孔变窄,使本已硬化的动脉血管受压迫、扭曲而造成脑部供血不足。

(5)选择合适的运动场地:老年人较容易发生运动损伤,运动场地的质地要避免太硬或太滑,表面应平整,光线应充足。运动场地尽量选在空气清新、环境优美的操场、公园、树林、疗养院等地。恶劣天气时可选择在室内锻炼。

(6)自我监测运动强度:足够且安全的运动量对患有心血管疾病、呼吸系统疾病或其他慢性病患者尤为重要。运动自我监测最简易的办法是监测运动后心率。运动后最适宜心率(次/分)=170-年龄,身体健康者可用180做被减数。计算运动时心率应采用运动后即刻10秒钟心率乘以6的方法,而不是测量1分钟。监测时应结合自我感觉综合判断,如运动中出现胸闷、心绞痛等,应立即停止运动,及时治疗。运动结束后3分钟内心率恢复至运动前水平,说明运动量偏小;在3~5分钟内恢复至运动前水平,说明运动量适宜;在10分钟以上恢复者,或运动后感到疲劳、头晕、食欲减退、睡眠不良,说明运动量偏大,应减少运动量。

(二)饮食与营养

社区护士应根据老年人的生理特点,指导老年人选择合理的饮食,满足其营养需求,避免因饮食不当造成高血压、高脂血症、糖尿病和肥胖症等疾病的发生。

1.营养比例适当、搭配合理

老年人基础代谢率低,每天应适当控制热量摄入。适当摄入含优质蛋白的食物,如瘦肉、蛋、奶、豆制品等。避免高糖、高脂肪食物的摄入,提倡食用植物油和低盐饮食。多食富含膳食纤维、维生素、钙、铁的食物。每天饮水量在 1 500 mL 左右。食物种类要多样化,注意粗细搭配、植物性食物和动物性食物合理搭配,充分利用营养素之间的互补作用,以满足肌体的需求。

2.食物烹饪合理

食物烹饪时间不宜过长,以保证营养成分不被大量破坏。可将食物加工成菜汁、菜泥、肉末、羹、膏等,以利于老年人进食,并促进营养物质的消化吸收。烹饪时注意色、香、味俱全。

3.恰当的进餐方式

有自理能力的老年人,应鼓励其自己进餐。进餐有困难者可用一些特殊餐具,尽量锻炼老年人自己进餐的能力。完全不能自己进餐者,应协助喂食,注意食物温度和进食速度。不能经口进食者,可在专业人员的指导下采用鼻饲或肠道高营养等方法为老年人输送食物和营养。

4.养成良好的进餐习惯

每天进餐定时定量,早、中、晚三餐占总热能比为 3∶4∶3。少量多餐,不宜过饱。饮食要有规律、不偏食、细嚼慢咽,不暴饮暴食、不食过冷过热和辛辣刺激的食物。戒烟、限酒、少饮浓茶。

5.注意饮食卫生

老年人抵抗力差,应特别注意饮食和餐具的清洁卫生,食用新鲜的食物,不吃变质和过期的食物。

(三)休息与睡眠

休息和睡眠是保证每天正常生活的基本要求。充足的休息和睡眠可以解除老年人的疲劳,缓解老年人精神上的压力,促进老年人的健康。

1.生活规律

指导老年人养成良好的活动与睡眠习惯,注意劳逸结合,自行掌握最佳的休息和睡眠时间。白天适度有规律的活动可以促进睡眠。

2.合理休息

老年人需要较多的睡眠时间,但是要注意睡眠的质量。合理的休息要穿插于一整天,不能集合在一段时间内,以免增加疲劳感。

3.情绪调整

情绪和性格对老年人的睡眠也有较大影响,应鼓励和帮助老年人适当地宣泄情绪,调整、维持良好的心态,促进睡眠。

4.睡眠卫生

注意创造良好的睡眠环境,卧室要清洁安全,温湿度适宜,避免光线和噪音的干扰。睡前不要进行剧烈运动,不要喝咖啡、浓茶,养成睡前泡脚的好习惯。选择舒适的睡眠用品,采取适当的睡眠姿势。

(四)心理保健

老年人由于身体器官功能降低、躯体疾病增多、丧偶等影响,易出现孤僻、焦虑、抑郁、悲观等心理。社区护士应指导老年人调整心态,正确面对疾病,增强心理承受能力,主动配合治疗;在不影响身体健康的前提下,鼓励老年人参加力所能及的工作和学习,以充实生活,发挥余热;培养丰富的业余爱好,增进生活情趣;鼓励老年人加强人际交往,主动结识新的朋友,减轻寂寞和烦恼。

(五)定期健康体检

指导老年人每年进行1次健康体检,体检内容包括体格检查、辅助检查及认知功能和情感状态的初筛检查。通过体检可全面了解自身的健康状况,及时发现可导致疾病发生的高危因素并进行自我保健,预防疾病的发生;还可发现尚未出现症状的隐匿性疾病,做到早期诊断和早期治疗。对患有慢性疾病的老年人通过定期检查,可保持病情稳定或减缓病情的进展。

(六)安全与防护

1.预防跌倒

老年人由于肌体老化、脑组织萎缩、身体平衡能力下降、听力和视力减退、直立性低血压,或环境中存在危险因素如地面潮湿、不平、光线过暗等原因,容易发生跌倒。社区护士应通过健康教育等方式,让老年人认识到安全的重要性,并对老年人起居情况进行评估,与老年人或家属共同制订计划,预防跌倒。

(1)居室环境布局合理:生活环境的布局尽量符合老年人的生活习惯,室内布置无障碍物,家具的选择与摆设应有利于老年人的使用,方便、安全而舒适。地面应防湿防滑,盥洗室安装坐便器和扶手。

(2)居住环境照明良好:老年人居住的环境应有足够的采光,夜间室内应有照明,特别在卧室与卫生间之间应有良好的夜间照明设施。光线应分散柔和,避免强而集中的光线。

(3)穿着合体:老年人的衣裤不宜过长、鞋不宜过大,以免影响行走。鞋袜合脚,以利于行走时身体保持平衡。尽量不穿拖鞋。

(4)预防直立性低血压:老年人在变换体位时动作不宜过快,尤其起床要慢,以防止直立性低血压。洗澡时间不宜过长,水温不宜过高,提倡坐式淋浴。对有直立性低血压者,尽量夜间不去上厕所,在睡前准备好夜间所需物品和便器,需要下床时应有人陪伴。

(5)注意外出安全:老年人外出时应避开拥堵时段,遵守交通规则,穿戴色彩鲜艳的衣帽,以便于路人和驾驶员识别,减少受伤的危险。

2.预防坠床

老年人的床不宜过高,在条件允许的情况下尽量选择宽大舒适的床,必要时加床档或请专人陪护。

3.预防呛噎

平卧位进食或进食过程中说话、看电视、进食速度过快等易发生呛噎。因此,老年人进食时应尽量采取坐位或半卧位。进食时应集中注意力,不要说话或看电视。吃干食易发噎者,进食时准备水;进稀食易呛者,可将食物加工成糊状。

4.用药安全

老年人易患病,需要经常使用药物。肌体生理功能降低影响老年人对药物的吸收、分布、代谢、排泄,易发生药物不良反应。社区护士应帮助老年人正确合理用药,避免不必要的不良反应。

(1)遵医嘱用药:用药种类宜少,服用的药物应有明确的标志,详细注明服用的时间、剂量和方法,以防止发生药物过量、误服等意外。

(2)注意服药安全:指导老年人服药时应取立位、坐位或半卧位,避免取卧位,以避免发生呛咳。用温水服药后,再多饮几口水,使药片能顺利咽下,避免因药片粘在食管壁而使局部黏膜受到刺激,并影响药物的吸收。

(3)观察药物不良反应:定期检查老年人服药的情况,指导家属协助监督其准确合理用药。服药后注意观察,如有不良反应,应及时就医。

5.防止感染

老年人免疫力低下,对疾病的抵抗力较弱,不要到人多的公共场合。应尽量避免患者之间相互走访,尤其是患有呼吸道感染或发热的老年患者。

五、社区老年人常见身心健康问题的护理与管理

(一)便秘

便秘是老年人常见的胃肠道健康问题,发病率可达 $10\%\sim20\%$,长期卧床者更高。便秘常见的原因有肠道病变、饮食结构不合理、排便习惯不良、精神因素、疾病与药物影响等。老年人长期便秘可诱发痔疮、高血压及心脑血管意外等,社区护士应对老年人进行健康教育,积极预防老年人便秘。

1.培养良好的饮食习惯

饮食应定时定量,摄入富含纤维素的食物,如蔬菜、水果、粗粮等,适当增加饮水量。

2.养成良好的排便习惯

应定时排便,排便时不看书报、集中精神。避免用力排便,以防发生脑血管意外。

3.适当运动

每天应进行适当的运动,用手掌做腹部环形按摩,促进肠蠕动,避免久坐久卧。

4.药物治疗

遵医嘱口服缓泻药或使用简易通便药,促进排便。

(二)骨质疏松症

骨质疏松症是一种全身骨代谢性疾病,主要临床表现为骨痛、骨折和身高缩短。骨质疏松症是老年人的常见疾病,社区护士应指导老年人采取措施预防、延缓骨质疏松症的发生或降低骨质疏松的程度。

1.摄入足够钙质和维生素 D

老年人应首选饮食补钙,多食奶制品、豆类、鱼类等含钙丰富的食物;其次可遵医嘱适当补充维生素 D 和钙制剂;必要时雌激素替代治疗。

2.坚持户外活动

运动时肌肉收缩对骨骼产生的刺激可增加肌肉的张力和骨密度。阳光中的紫外线能促成皮肤内合成维生素 D,促进肠道对钙的吸收。户外活动时应注意安全,预防跌倒。

3.减少其他影响因素

长期吸烟、饮酒可降低全身骨量,应戒烟限酒。少喝咖啡、浓茶及碳酸饮料,以免影响钙的吸收。

(三)离退休综合征

离退休综合征是指老年人在离退休后由于不能适应新的社会角色、生活环境和生活方式的变化而出现的一种适应性障碍。主要表现为坐卧不安、行为重复、做事犹豫不决、注意力不集中,容易做错事,情绪波动大,容易急躁和发脾气,敏感多疑,有些则有失眠、心悸、多梦等症状。社区

护士应从多方面给予心理指导。积极开展老年人心理健康教育,普及心理卫生知识;指导老年人合理安排退休后的生活,做一些力所能及的工作;开展老年活动,培养老年人业余爱好和学习兴趣,寄托精神。帮助老年扩大社交,排解寂寞。

(刘宝华)

第六节　社区残疾人的护理健康管理

由于人口老龄化、慢性疾病及意外伤害等因素,我国残疾人口正处于快速增长时期。残疾人是我国社区卫生服务的重点人群之一,社区护士应了解残疾人的社区康复知识和技能,为残疾人群提供有关残疾预防、康复和护理方面的服务,促进社区残疾人的健康。

一、概述

(一)基本概念

1.残疾

残疾是指因各种躯体、身心、精神疾病或损伤及先天性异常所致的长期、持续或永久性的器官或系统的缺损或功能障碍状态,这些功能障碍必须明显影响身体各项生理活动、日常生活活动及社会交往活动。

WHO将残疾分为残损、残能、残障三类。残损是指各种原因所致的身体结构器官或系统的生理功能及心理出现异常,影响其部分正常功能。残能是指日常独立生活活动能力部分或全部丧失。残障是指参加社会活动、与他人交往和适应社会能力的部分或全部障碍。

2.残疾人

残疾人是指生理功能、解剖结构、心理和精神损伤异常或丧失,部分或全部失去以正常方式从事正常范围活动的能力,在社会生活的某些领域中处于不利于发挥正常作用的人。

3.社区康复

社区康复是指在社区和家庭层次上对所有病、伤、残者采取的综合康复服务。社区康复为病、伤、残者提供更多平等的康复机会,其实施依靠病、伤、残者自身和他们的家属、所在社区,以及相应的卫生、教育、劳动就业与社会服务等部门。

4.社区康复护理

社区康复护理是指在社区康复过程中,根据总体康复医疗计划,在社区层次上,以家庭为单位,以病、伤、残者为中心,充分利用社区及家庭资源,对社区病、伤、残者进行适宜的功能促进护理,最大限度地恢复其功能,以平等的资格重返社会。

(二)社区康复护理的对象和工作内容

1.社区康复护理的对象

(1)残疾人:包括残损、残能、残障者,如视力障碍、听力障碍、言语障碍、肢体障碍、精神障碍等,是社区康复护理的主要对象。

(2)老年人:老年人由于脏器和器官功能逐渐衰退,导致功能障碍和慢性病,影响老年人的健康,需要进行康复护理。

（3）慢性病患者：包括智力残疾、精神残疾、感官残疾，以及心肺疾病、癌症、慢性疼痛等以慢性病的形式表现出的各种功能障碍。

2.社区康复护理的工作内容

（1）参与残疾预防工作：依靠社区的力量，落实残疾预防的措施，如进行免疫接种，预防急性脊髓灰质炎等致残性疾病的发生。开展社区健康教育，如健康生活方式指导、优生优育指导及安全防护指导等，预防残疾发生。

（2）开展社区康复护理服务：社区护士在康复医师的指导下与其他社区康复专业人员配合，对康复对象进行康复训练指导和心理护理，内容包括教育康复、职业康复、社会康复和独立生活指导等。

（3）协助社区康复转介服务：社区护士应协助社区康复转介服务，掌握转介服务的资源与信息，了解康复对象的需求，提供有针对性的转介服务。

（4）开展社区残疾普查：在本社区范围内，对社区残疾人员分布、社区康复资源及社区居民对康复护理的需求进行调查，进行资料整理分析，为残疾预防和制订康复护理计划提供依据。

二、社区残疾人的康复护理与管理

社区残疾人的康复护理和管理是动员和利用社区、家庭和个人的资源，采用护理程序的方法对社区残疾人进行护理和管理。

（一）社区残疾人的康复护理评估

社区护士通过观察、访谈、社区调查、既往资料分析、护理体格检查等方法进行社区残疾人的康复护理评估。

1.社区评估

评估社区地理环境和社会环境、社区健康状况、社区康复人群、社区康复机构与设置等。

2.家庭评估

评估患者的家庭结构、家庭功能、家庭环境及家庭资源等。

3.患者评估

评估内容包括患者的一般资料、现在和既往的健康状况、心理社会文化状况、护理体检和康复评定。社区护理康复评定内容包括运动功能评定、日常生活活动能力评定、认知功能评定等。

（二）社区残疾人的康复护理诊断

社区康复护理诊断重点关注各种伤病所致的功能障碍状况，应根据残疾人功能障碍的性质、程度、范围、心理状态、生活环境等进行综合分析，确定康复护理诊断。常见的社区康复护理诊断有：自我照顾能力不足、适应能力降低、活动能力障碍、思维改变、能量供应失调、沟通障碍、照顾者角色困难、家庭应对无效等。

（三）社区残疾人的康复护理计划

根据患者健康问题的轻、重、缓、急对康复护理诊断进行排序，确定康复护理目标，制订具体的康复护理措施。康复护理目标涵盖康复护理的意向、状态或情况，包括长期目标和短期目标，应由患者、家庭、护士和其他康复成员一起制订。患者和家属对执行康复计划和康复结果负有直接责任。

（四）社区残疾人的康复护理实施

根据康复护理计划，对患者的家庭康复护理环境进行改造，按照循序渐进的原则协助患者进行各项康复训练。

1.环境改造

理想的康复环境有利于实现康复目标,患者居住环境应采用无障碍设施。居室应有直接采光和自然通风,有良好的朝向和视野;地面平坦、防滑;房门以推拉式为宜,门把手宜采用横执把手;居室布局及家具摆放应便于轮椅通行;门把手、各种开关的高度均应低于一般常规高度,以适合乘轮椅者使用;走廊、卫生间等的墙壁上应设有扶手,便于患者行走和起立。

2.基础护理

做好皮肤、口腔的卫生,保持患者的清洁和舒适。合理饮食,保证患者的营养摄入。

3.日常生活活动能力训练指导

日常生活活动是指人们为独立生活而每天必须进行的与衣、食、住、行、交往密切相关的最基本动作,反映人们在家庭和社区中的基本能力。日常生活活动训练可使残疾人在家庭和社会生活中尽量不依赖或部分依赖他人而完成各项功能活动。

日常生活活动训练的基本方法:首先将日常活动的某些动作分解成简单的运动方式,从易到难,结合护理特点进行床旁训练;根据患者残疾程度选择适当的方法完成每个动作;要以能完成实际生活动作为目标进行训练;若患者肌力不足或缺乏协调性,可先做一些准备训练;在某些情况下,可应用自助具做辅助。

(1)饮食训练:创造良好的进餐环境,选择适合患者功能状态的餐具。①进餐体位训练。宜采取半坐卧位。坐起训练时应指导患者用健侧手和肘部的力量坐起,或由他人协助坐起,注意坐稳;若不能坐起进餐,应采取健侧在下的侧卧位。②进食动作训练。食物及用具放在便于使用的位置上,帮助患者用健手把食物放在患手中,再由患手将食物放于口中,以训练患、健手功能的转换。③咀嚼和吞咽训练。吞咽困难者必须先做吞咽动作的训练后再行进食训练,确定无噎呛危险并能顺利喝水时,可试行自己进食。先用浓汤类等流质食物逐步过渡到半流质再到普食,从少量饮食过渡到正常饮食。

(2)排泄功能训练:①排尿训练应尽早进行,循序渐进。急迫性尿失禁者,训练患者在特定时间排尿;压力性尿失禁者,指导患者进行盆底肌肉训练;反射性尿失禁者,采用指尖轻叩耻骨上区、摩擦大腿内侧、捏腹股沟、听流水声等辅助措施刺激排尿。②排便训练时应注重患者的排便习惯和时间,训练定时排便,调整饮食结构,指导腹部按摩方法。排便困难时可配合使用缓泻剂,帮助排便。对无排便能力者,可采取"手法摘便"。

(3)个人卫生训练:根据患者残疾情况,尽量训练患者自己洗漱、如厕、洗浴,即移至洗漱处、开关水龙头、洗脸、洗手、刷牙;移至卫生间,完成排便活动;移至浴室,完成洗浴过程,移出浴室。

(4)更衣训练:要在患者能坐位平衡时进行更衣训练,选用大小、松紧、厚薄适宜、易吸汗、便于穿脱的衣服、鞋袜。对穿戴假肢的患者要注意配合义肢穿戴。如偏瘫患者穿衣时应先穿患肢,脱衣时先脱健肢。截瘫患者若能坐稳,可自行穿脱上衣,穿裤子时,可先取坐位,将下肢穿进裤子,再取卧位,抬高臀部,将裤子提上、穿好。

(5)床上运动训练:目的是防止压疮和肌肉挛缩,保持关节良好的功能位置。

卧位:根据患者的具体情况选择合适的卧位,如偏瘫患者以向健侧卧位为宜,截瘫和四肢瘫患者宜两侧轮流侧卧。

翻身训练:指导和协助患者进行床上翻身训练。翻身训练有主动和被动两种方式。①主动翻身训练是最基本的翻身训练方法,患者侧卧,躯干后垫枕,先被动地使躯干稍向后倾斜,然后鼓励其恢复到原来的侧卧位;②患者不能主动翻身时,应协助患者进行被动翻身。向健侧翻身时,先旋转上半部躯干,再旋转下半部躯干。向患侧翻身时,将患侧上肢放置于外展 90°的位置,再让患者自行将身体转向患侧。

坐位及坐位平衡训练:病情允许时应鼓励患者尽早坐起。长期卧床患者坐起时,易发生直立性低血压,因此宜先从半坐位开始。坐位训练时,可按照从抬高床头-半坐位-坐位的过程进行训练。早期可利用靠背支架、借上肢拉力坐起。坐稳后,可左右、前后轻推,训练其平衡力。

四肢及躯干运动训练:①关节活动训练。若患者能完成主动运动,应指导其主动进行各关节的功能训练。若患者不能进行主动训练,应协助其进行上肢和下肢关节被动运动。患肢所有关节都应按照关节的各个轴进行全范围的被动运动,活动时社区护士一手固定近端关节,另一手支持关节远端,活动到最大幅度时可做短暂维持。各关节训练均应在双侧分别进行,按照从大关节到小关节顺序进行,动作应缓慢柔和。②骨盆运动训练。可为站立做准备。患者仰卧位,双腿屈膝,足踏在床上,将臀部主动抬起,保持骨盆成水平位,维持一段时间后慢慢放下。③肢体控制能力训练。指导患者进行上肢控制能力训练,包括手臂和肘控制能力训练、腕指伸展能力训练。下肢控制能力训练,如髋、膝屈曲训练,踝背屈训练,下肢内收、外展训练,可为以后行走训练做准备。

立位及立位平衡训练:当患者能自行坐稳且下肢肌力允许时,可进行立位及立位平衡训练。可依次协助患者进行扶站、平衡杠内站立、独立站立及单足交替站立。站立时注意保护患者,尤其是高龄或体质较弱者,防止发生意外。可给予辅助器械协助。

(6)移动训练:残疾人因某种功能障碍,不能很好地完成移动动作,需借助手杖、轮椅等完成,严重者需靠他人帮助。移动训练可以帮助患者学会移动时所做的各种动作,独立完成日常活动。①行走训练。行走训练前,先练习双腿交替前后迈步和重心的转移。若有条件可让患者初期在平行杠内进行步行训练,待患者能完成平行杠内行走,则可进行扶持步行训练、独立行走训练或拐杖行走训练。扶持患者行走训练时,扶持者应站在患者患侧,以保护患者。②上下楼梯训练。偏瘫患者扶栏上楼梯时,健手扶栏,先将患肢伸向前方,用健足踏上一级,带动患肢踏上与健肢并行;下楼时,健手扶栏,患肢先下,然后健肢。借助手杖上楼梯时,先将手杖立在上一级台阶,健足蹬上,然后患足跟上与健足并行;下楼梯时,先将手杖立在下一级台阶,患肢先下,然后健肢。

(7)轮椅训练:轮椅是残疾者使用最为广泛的辅助性工具,轮椅的使用应视患者的具体情况而定,应按处方要求配置和使用轮椅。社区护士应指导患者训练从床移到轮椅、从轮椅移到床上及轮椅与厕所便器间的转移。要反复练习,循序渐进;尽量发挥患者的功能,多练习肢体的柔韧性和力量;注意保护,以防意外。

4.言语训练

言语训练包括听力理解训练、阅读理解训练、发音训练、言语表达训练、书写训练等。

(1)向患者解释言语锻炼的目的、方法,鼓励患者讲话,帮助其消除羞怯心理,增强信心,提供练习机会。

(2)训练过程中应尊重患者,语言通俗易懂,语速要慢,最好采用提问式,便于患者回答。对于交流有困难的患者可辅以手势、实物、卡片等。

(3)训练应根据患者语言障碍的情况,选择合适的环境和时间进行训练。

5.心理护理

残疾人有其特殊的、复杂的心理活动,包括精神、心理障碍和行为异常。社区护士应理解、同情患者,针对残疾者的不同心理状态,给予心理疏导。指导患者正确认识自身的疾病,鼓励患者通过各种方式倾诉内心的痛苦体验,给予患者精神上的支持和鼓励;动员患者的家庭支持系统,帮助患者重塑人格,接受现实,树立信心,积极参与康复训练,促进患者心理健康。

6.常见并发症的预防和护理

(1)压疮:对患者及家属进行预防压疮知识和技能的指导,如鼓励和协助患者定期翻身,使用软枕等保护骨隆突处和支持身体空隙处,对压疮易发部位经常给予按摩。局部出现红肿的,应减轻受压、促进血液循环;局部出现疮面的,给予消炎、预防感染治疗;局部有坏死的,消除坏死组织,配合预防措施,以促进新的肉芽组织和表皮增生。

(2)关节挛缩畸形:注意保持肢体的功能位,必要时采取相应的措施改变肢体的紧缩程度;定时更换体位,及时纠正不正确的体姿;定期进行关节可动域的功能训练。

(3)肩关节半脱位:重点是预防,平时勿拖拉患肢;卧床时患肩下垫枕,以防肩后伸;坐位时手应放在面前的桌子上,坐轮椅时应使用一块搭板,双手托在搭板上;平常活动时患肢可以使用吊带,以减轻疼痛;鼓励患者适当加强肩关节的功能锻炼。

(五)社区残疾人的康复护理评价

评价内容包括社区康复组织管理评价、康复护理程序评价及护理效果评价。其中重点是评价康复护理效果,如患者及其家属对相关康复知识和技能的掌握情况,患者功能改善的状况,对康复训练的参与、合作程度,康复护理目标的实现程度等。评价需要社区护士、患者及其他康复成员一起参加,比较患者的健康状况与预期的护理目标。若康复护理目标完全实现,说明康复护理措施有效,可继续执行或终止;若目标部分实现或未实现,应分析原因,及时修改康复护理计划。

(刘宝华)

第七节　社区传染性疾病的护理健康管理

在"预防为主、防治结合"的卫生工作方针指导下,一些传染病如天花、脊髓灰质炎、白喉、伤寒、乙型脑炎等已被消灭或得到控制;但有些传染病如病毒性肝炎、流行性出血热、结核病等仍广泛存在;还有一些新发现的传染病,如艾滋病、传染性非典型肺炎、人感染禽流感及埃博拉出血热等也开始流行。这些均说明传染病的预防与控制仍是我国所面临的一个十分严峻的公共卫生问题,也说明在相当长的一段时间内,我国城乡社区卫生服务工作中必须始终把传染病的防治作为主要工作来抓,而社区护理更应该重点做好社区传染病患者的护理与管理。

传染性疾病是由病原微生物和寄生虫感染人体后产生的有传染性、在一定条件下可造成流行的疾病。

一、传染病的基础知识

传染病传播快、易造成流行,严重地危害居民健康。传染病的发生和流行取决于流行过程的三个基本条件,包括传染源、传播途径和易感人群。同时,传染病流行过程还受自然因素和社会因素的影响。

（一）病原体

每一种传染病都是由特异的病原体引起的。病原体包括微生物（细菌、病毒、衣原体、支原体、立克次体、真菌、螺旋体等）和寄生虫（原虫和蠕虫）。病原体侵入人体后，当人体抵抗力强的时候，病原体或被消灭，或被排出体外或造成隐性感染。如果人体的抵抗力降低或免疫功能失常，病原体就会在体内繁殖，引起传染病发作。

（二）传染病感染过程的表现

病原体通过各种途径进入人体后就开始了感染过程。在一定的环境条件影响下，根据人体防御功能的强弱和病原体数量及毒力的强弱，感染过程可以出现五种不同的结局，即感染谱。这些表现可以移行或转化，呈现动态变化。

1.病原体被清除

病原体进入人体后，可被肌体非特异性防御能力所清除。这种防御能力有皮肤和黏膜的屏障作用、胃酸的杀菌作用、正常体液的溶菌作用、组织内细胞的吞噬作用等。同时，亦可由事先存在于体内的特异性被动免疫（来自母体或人工注射的抗体）所中和，或由通过预防接种或感染后获得的特异性主动免疫所清除。人体不产生病理变化，也不引起任何临床表现。

2.隐性感染

隐性感染又称亚临床感染，是指病原体侵入人体后，仅诱导肌体产生特异性免疫应答，而不引起或只引起轻微的组织损伤，临床症状、体征甚至生化改变不明显，只能通过免疫学检查才能发现已经感染。隐性感染过程结束以后，大多数感染者获得不同程度的特异性主动免疫，病原体被清除。少数感染者未能形成足以清除病原体的免疫力，则转变为病原携带状态，称为无症状携带者，成为传染源。

3.显性感染

显性感染又称临床感染，是指病原体入侵人体后，不但诱发肌体发生免疫应答，而且通过病原体本身的作用或肌体的变态反应，导致组织损伤，引起病理改变和临床表现。有些传染病在显性感染过程结束后，病原体可被清除，感染者可获得较为稳固的免疫力，如麻疹、甲型肝炎和伤寒等，不易再受感染。但另有一些传染病病后的免疫力并不牢固，可以再受感染而发病，如细菌性痢疾、阿米巴痢疾等。小部分显性感染者亦可成为慢性病原携带者。

4.病原携带状态

病原携带状态是指病原体侵入人体后，可以停留在入侵部位或侵入较远的脏器继续生长、繁殖，而人体不出现任何的疾病状态，但能携带并排除病原体，成为传染病流行的传染源。按病原体的种类不同，病原携带者可分为带病毒者、带菌者或带虫者等。一般而言，若其携带病原体的持续时间短于3个月，称为急性携带者；若长于3个月，则称为慢性携带者。对乙型肝炎病毒感染，超过6个月才算慢性携带者。所有病原携带者都有一个共同的特点，即无明显临床症状而携带病原体，因而，在许多传染病中，如伤寒、细菌性痢疾、霍乱、白喉、流行性脑脊髓膜炎和乙型肝炎等，成为重要的传染源。

5.潜伏性感染

病原体感染人体后，寄生于某些部位，肌体的免疫功能足以将病原体局限化而不引起显性感染，但又不足以将病原体清除，致使病原体潜伏于肌体内，当肌体免疫功能下降时，可导致肌体发病。常见于水痘、结核病、疟疾等。潜伏性感染期间，病原体一般不排出体外，不会成为传染源，这是与病原携带状态不同之处。

（三）传染病流行过程的基本环节

传染病的流行过程就是传染病在人群中发生、发展和转归的过程。流行过程的发生需要传染源、传播途径和易感人群这三个环节同时存在，切断任何一个环节，流行即告终止。

1.传染源

传染源指病原体在体内生长、繁殖并能排出体外的人或动物。包括患者、隐性感染者、病原携带者、受感染的动物。

（1）患者：是传染病的主要来源。患者通过咳嗽、呕吐、腹泻等多种方式排出病原体而成为重要的传染源。传染病患者能排出病原体的整个时期称为传染期，是决定传染病患者隔离期的重要依据。大多数传染病主要传染期在临床症状期，少数传染病在潜伏期末即有传染性，如甲型病毒性肝炎。不典型患者的症状较典型患者更难发现，因而更具有传染源意义。慢性或迁延型患者常间歇或持续排出病原体，时间长、活动范围大，与易感者接触机会较多，也是重要的传染源。

（2）隐性感染者：隐性感染者症状轻或无症状，却往往易被误诊、漏诊，使其在人群中自由活动，难以管理，所以是极重要的传染源，如流行性脑脊髓膜炎、脊髓灰质炎等。

（3）病原携带者：某些传染病患者恢复后在一段时间内仍继续排出病原体，也有些健康人携带某种致病菌，由于没有明显临床症状，不易被发现，有重要的流行病学意义。如脑膜炎奈瑟菌常有健康带菌者，伤寒沙门菌、乙型肝炎病毒等可有恢复期带病原体者。

（4）受感染的动物：以受感染的动物作为重要传染源的传染病主要有狂犬病、鼠疫、流行性乙型脑炎、流行性出血热、血吸虫病等。受感染的动物作为传染源，其危害程度主要取决于人与其接触的机会、密切程度、动物的种类、动物数量、传播条件，以及人们生产活动、生活习惯、卫生条件和防护措施等。

2.传播途径

传播途径指病原体离开传染源后，再次侵入新的易感者体内所经历的路径和过程。同一种传染病可以有多种传播途径。

（1）空气传播：病原体存在于空气、飞沫、尘埃中，易感者吸入而引起感染，是呼吸道传染病的主要传播途径，如流行性感冒、流行性脑脊髓膜炎、结核病、麻疹、禽流感等。

（2）粪-口传播：病原体借粪便排出宿主体外，污染水、食物、食具，易感者进食、饮水时获得感染，如细菌性痢疾、霍乱、伤寒、甲型病毒性肝炎等。这是肠道传染病的主要传播途径，也可传播寄生虫病。

（3）接触传播：易感者与被病原体污染的水或土壤接触时获得感染，如钩端螺旋体病、破伤风、血吸虫病和钩虫病等。人被患病动物咬伤后，动物唾液中的病毒通过伤口进入人体而引发狂犬病。日常生活的密切接触也有可能获得感染，如麻疹、白喉、流行性感冒等。不洁性接触可传播 HIV、HBV、HCV、梅毒螺旋体、淋病奈瑟菌等。

（4）虫媒传播：被病原体感染的吸血节肢动物，于叮咬时把病原体传给易感者，可引起疟疾、斑疹伤寒、流行性乙型脑炎、黑热病、莱姆病和恙虫病等。根据节肢动物的生活习性，往往有严格的季节性，有些病例还与感染者的职业及地区有关。

（5）血液、体液传播：病原体存在于传染源的血液或体液中，通过应用血液制品、分娩或性交传播，如艾滋病、乙型病毒性肝炎、丙型病毒性肝炎和疟疾等。

3.易感人群

对某种传染病缺乏特异性免疫力的人称为易感者，他们都对该病原体具有易感性。人群作为整体对传染病易感的程度称为人群易感性。人群对某种传染病易感性的高低取决于易感者在该人群中所占比例,且与传染病的发生和传播有密切关系。新生儿的增加、免疫人口减少、易感人群的流入等因素使人群易感性增加,容易引起传染病流行。预防接种、免疫人群迁入、传染病流行后等因素均使人群易感性降低,可减少或终止传染病的流行。

(四)传染病流行的影响因素

传染病流行的影响因素分为自然因素及社会因素。自然因素和社会因素通过对传染源、传播途径、易感人群三个环节的作用,促进或抑制传染病的流行过程。

1.自然因素

地理、气象、生态条件等因素对传染病流行过程的发生和发展有着重要影响。寄生虫病和由虫媒传播的传染病对自然条件的依赖尤为明显。自然因素可直接影响病原体在外界环境中的生存能力,如钩虫病少见于干旱地区。自然因素也可通过降低肌体的非特异性免疫力而促进流行过程的发展,如寒冷可减弱呼吸道抵抗力,炎热可减少胃酸的分泌等。某些自然生态环境为传染病在野生动物之间的传播创造了良好的条件,如鼠疫、钩端螺旋体病等,人类进入这些地区时亦可受感染,称为自然源性传染病或人畜共患病。

2.社会因素

包括社会制度、经济状况、生活条件和文化水平等,对传染病流行过程有决定性的影响。新中国成立后,人民生活、文化水平不断提高,施行计划免疫,使许多传染病的发病率明显下降或接近被消灭。但由于改革开放、市场化经济政策的实施,人口大量流动、生活方式和饮食习惯的改变、环境的污染等使得一些传染病流行的速度更快、发病率升高,如结核病、艾滋病等。

二、传染病的社区管理

传染病的社区管理重点是预防。贯彻三级预防的原则,针对传染病流行的环节,采取措施管理传染源,切断传播途径,保护易感人群,降低传染病的发病率、死亡率和致残率。

(一)一级预防

即病因的预防。通过健康促进、健康教育、免疫接种等手段,降低传染病的发病率。

1.保护易感人群

通过提高人体对传染病的免疫力,从而降低传染病的发病率。

(1)增强非特异性免疫力:非特异性免疫是肌体对进入人体内异物的一种清除机制,主要包括各种屏障作用,血液中吞噬细胞和粒细胞、补体、溶菌酶等对病原体的吞噬及清除作用。在病原体及毒素的作用下,非特异性免疫力又是产生特异性免疫力的基础。增强非特异性免疫力可采取的措施举例如下。社区护士有计划、有目的地教育居民加强体育锻炼、养成良好的生活习惯、建立规律的生活制度、改善居住条件、协调人际关系、保持心情愉快;加强个人防护,如戴口罩、使用安全套等。

(2)增强特异性免疫力:通过有计划的预防接种,提高人群的主动或被动特异性免疫力,是预防传染病非常重要的措施。①人工主动免疫:有计划地将减毒或灭活的病原体、纯化的抗原和类毒素制成菌(疫)苗接种到人体内,使人体于接种后1~4周产生抗体,称为人工主动免疫。免疫力可保持数月至数年。计划免疫是根据规定的免疫程序,对易感人群有计划地进行有关生物制品的预防接种,以提高人群的免疫水平。《扩大国家免疫规划实施方案》扩大了计划免疫范围,可预防的传染病已包括乙型肝炎、结核病、脊髓灰质炎、百日咳、白喉、破伤风、麻疹、甲型肝炎、流行性脑脊髓膜炎、流行性乙型脑炎、风疹、流行性腮腺炎、流行性出血热、炭疽和钩端螺旋体病等15种传染病。此外,免疫水平低及由于职业关系受感染威胁大的人群可按需作为预防接种的重点。②人工被动免疫:将制备好的含抗体的血清或抗毒素注入易感者体内,使肌体迅速获得免疫力的方法,称为人工被动免疫。常用于治疗或对接触者的紧急预防。常用制剂有抗毒血清、人血丙种球蛋白、胎盘球蛋白和特异性高价免疫球蛋白等。

(3)药物预防:对某些尚无特异性免疫方法或免疫效果尚不理想的传染病,在流行期间可给易感者口服预防药物,这对于降低发病率和控制流行有一定作用。

2.切断传播途径

采取一定的措施,阻断病原体从传染源转移到易感宿主的过程,从而防止疾病的发生。由于各种传染病的传播途径不同,对疫源地污染的途径也不同,故采取切断传播途径的措施也各不相同。其主要措施包括隔离和消毒。

(1)隔离,是将患者或病原携带者安置于指定的地点,与健康人和非传染病患者分开,防止病原体扩散和传播。

呼吸道隔离:对由患者的飞沫和鼻咽分泌物经呼吸道传播的疾病,应采用呼吸道隔离预防。社区卫生服务机构或家庭应安置患者于单独房间,相同病种患者亦可同住一室,注意室内通风。限制患者的活动范围,患者一般不外出,如必须外出,应戴口罩。患者咳嗽、打喷嚏时应用纸巾遮住口鼻,并将纸巾扔入密闭袋中进行无害化处理。与患者接触时应戴口罩,必要时穿隔离衣、戴手套。

消化道隔离:对由患者的排泄物直接或间接污染食物、食具而传播的传染病应采用消化道隔离预防。社区卫生服务机构将同病种患者安置于一室,否则应加强床旁隔离。接触传染期患者应穿隔离衣,接触其排泄物或污染物要戴手套,并及时进行手消毒。要求患者严格洗手,卫生间、门把手等应每天消毒。保护水源,指导居民家庭和个人选择新鲜食品原料,防止病从口入。

接触隔离:适用于经直接或间接接触传播的疾病。接触患者时穿隔离衣、戴口罩和手套,接触患者或污染物品后应及时洗手和手消毒。对污染的用具及敷料应严密消毒或焚烧。

虫媒隔离:用于以昆虫为媒介传播的疾病。患者应做好卫生处置,室内有完善的防蚊设施,如蚊帐、纱门和纱窗。社区工作人员应指导居民居室装防虫设备,保持庭院和公共场所清洁整齐,定期喷洒药液灭虫以防治蚊、蝇等昆虫。

血液、体液隔离:适用于由血液、体液、血液制品传播的疾病。社区护士接触患者的血液、体液及分泌物时应戴手套、穿隔离衣,脱手套后认真洗手,操作时要防止针刺伤。手部皮肤有破损的照顾者,直接接触患者时应戴双层手套,被污染的物品应及时消毒或销毁。帮助居民建立健康的生活方式,不吸毒,采取安全的性行为。

(2)消毒,是传染病防治工作中的重要环节,是有效切断传染病的传播途径、控制传染病传播的重要手段。①预防性消毒:在未发现传染源的情况下,为预防传染病的发生,对可能受到病原体污染场所、物品和人体进行消毒。如对饮用水源、餐具的消毒,也包括社区卫生服务机构环境和医务人员手的消毒。②疫源地消毒:指对目前存在或曾经存在传染源的地区进行消毒,目的在于消灭由传染源排到外界环境中的病原体,包括随时消毒和终末消毒。随时消毒是对传染源的分泌物、排泄物及其污染物品及时消毒。终末消毒是在传染源离开疫源地后所进行的最后彻底的消毒,如患者出院、死亡后对其所处环境、所接触物品和排泄物等的消毒。

（二）二级预防

传染病的二级预防要做到早发现、早诊断、早报告、早隔离、早治疗。

1.早发现、早诊断

很多传染病早期传染性很强，故早期发现传染源是预防传染病蔓延的重要措施。应建立健全城乡三级医疗防疫卫生网，方便群众就医；提高社区医务人员的业务水平，加强工作责任心，开展社区卫生宣传教育，提高群众对传染病的识别能力；有计划地对集体单位人员或学校学生进行健康体检和筛查，对早期发现、早期诊断传染病具有重要意义。

2.早报告

全面、迅速、准确的传染病报告是各级卫生人员的重要职责，也是防疫部门掌握疫情、做出判断、制订控制疫情的策略及采取控制措施的基本依据。

（1）报告人：各级各类医疗机构、疾病预防控制机构、采血机构均为责任报告单位；其执行职务的医护人员、乡村医师、社区卫生服务人员及个体开业医师均为疫情责任报告人。传染病的一切知情者，包括亲属、邻居、社区管理干部，均有报告传染病的法定义务。

（2）报告种类：我国法定传染病分为甲类、乙类、丙类，共计40种。①甲类传染病，又称为强制管理传染病，共两种，包括鼠疫、霍乱。②乙类传染病，又称为严格管理传染病，共27种，包括传染性非典型性肺炎、人感染高致病性禽流感、病毒性肝炎、细菌性和阿米巴痢疾、伤寒和副伤寒、艾滋病、淋病、梅毒、脊髓灰质炎、麻疹、百日咳、白喉、新生儿破伤风、流行性脑脊髓膜炎、猩红热、流行性出血热、狂犬病、钩端螺旋体病、布鲁菌病、炭疽、流行性乙型脑炎、肺结核、血吸虫病、疟疾、登革热、人感染H7N9禽流感。③丙类传染病，又称为监测管理传染病，共11种，包括流行性和地方性斑疹伤寒、黑热病、丝虫病、棘球蚴病、麻风病、流行性感冒、流行性腮腺炎、风疹、急性出血性结膜炎，以及除霍乱、痢疾、伤寒和副伤寒以外的感染性腹泻病、手足口病。

（3）报告时限：发现甲类传染病和乙类传染病中的肺炭疽、传染性非典型肺炎、脊髓灰质炎、人感染高致病性禽流感的患者或疑似传染病患者时，或发现其他传染病和不明原因疾病暴发时，应于2小时内将传染病报告卡通过网络报告；未实行网络直报的责任报告单位应于2小时内以最快的通信方式（电话、传真）向当地县级疾病预防控制机构报告，并于2小时内寄送出传染病报告卡。

对其他乙类、丙类传染病患者、疑似传染病患者和规定报告的传染病病原携带者在诊断后，实行网络直报的责任报告单位应于24小时内进行网络报告；未实行网络直报的责任报告单位应于24小时内寄送出传染病报告卡。县级疾病预防控制机构收到无网络直报条件责任报告单位报送的传染病报告卡后，应于2小时内进行网络直报。

3.早隔离、早治疗

发现传染病患者或疑似传染病患者，应将其安置在一定场所，使之不与健康人接触，便于集中管理、消毒和治疗，防止传染病蔓延。隔离方式有住院隔离、临时隔离室隔离和家庭隔离等，隔离时间应自发病日起直至该病传染性完全消失为止。

早期治疗使患者早期治愈，降低死亡率，而且能及早消除病原体携带状态，终止患者继续作为传染源，减少疾病传播机会。

（三）三级预防

主要针对传染病的临床期和康复期采取各种有效治疗和康复措施，以防止病情恶化，预防并发症和残障。在临床期，要坚持一般治疗、对症治疗和病因治疗并重的原则。重症传染病可出现各种并发症,如肠出血、肠穿孔、中毒性肝炎、中毒性心肌炎等,因此应密切观察患者有无并发症的发生,争取早发现、早治疗。某些传染病如脊髓灰质炎和脑膜炎等可引起一定程度的后遗症,要采取针灸、理疗等康复治疗措施,促进肌体康复。

(四)传染病的访视管理

1.初访

所在社区发现传染病后,社区护士应于24小时内进行初访。

(1)核实诊断:各级各类医疗机构、疾病预防控制机构中执行职务的医护人员、乡村医师等在就诊患者中发现传染病后,立即进行疫情报告,由相关部门收集信息后,按患者居住或所在住址分发给地段责任医务人员;社区护士经过核实诊断后于24小时内进行访视管理。

(2)调查传染病的来源:在初访时要调查该传染病在何时、何地、通过何种传播途径传播的。

(3)判断疫情的性质和进展:确定疫情性质找出流行特征。

(4)采取防疫措施:按照传染病传播流行的三个环节及传播特点,采取有效的、适合现场具体情况的措施,指导疫源地处理及开展人群防治。

(5)做好疫情调查处理记录:认真、及时填写"传染病调查表""流行病学访视表",作为医学统计、分析、总结之用。

2.复访

在初次访视后,应根据传染病的病程和特点进行复访。内容包括:①了解患者病情的发展和预后情况,进一步确诊或对原诊断做出修正;②了解家属及接触者的发病情况,对患者立案管理;③检查防疫措施的落实情况,开展卫生宣教;④及时填写"传染病复访表",如患者痊愈或死亡,本案管理结束。

(五)社区护士在传染病管理中的角色

社区护士在传染病的防治工作中担负着重要的任务。因此,社区护士应掌握传染病的类型、流行规律。拟订正确、有效的防治策略与措施,并能在家庭访视、学校及社区其他公共场所进行健康知识宣教,及时对居民开展预防传染病的健康指导,做到早预防、早发现、早报告疫情、早隔离治疗,以便防治和消灭传染病,保障与促进社区居民的健康。

三、常见传染性疾病的护理与管理

(一)肺结核

经过规范治疗的肺结核完全可以治愈,根据我国肺结核病的疫情预防肺结核的工作显得非常重要,加强管理工作,建立专业队伍对预防肺结核的传播十分需要的。

1.建立、健全各级防治机构

专业人员要全面负责组织与制定防治规则,大力开展肺结核防制专业人员的继续教育和社区群众的健康教育,使各类人群养成良好的饮食行为,注意平衡膳食、合理营养、健康的卫生习惯,增强体质。

控制传染源、切断传播途径及增强人群免疫力、降低易感性等是控制结核病流行的基本原则,具体措施有以下几点。①控制传染源:早期发现痰涂片阳性的肺结核患者。因具有传染性,应及时隔离接受正规治疗。②养成良好的个人卫生习惯:房间经常通风换气;不随地吐痰;不对着他人打喷嚏或大声说话;加强锻炼身体,增强抵抗力。

2.早期彻底治疗患者

(1)针对各类人群,尤其是托幼机构、学校、服务性行业等从业人员及易感人群要定期做健康检查;严格筛查疫情严重的地区,重点调查疫情已控制地区的发病线索,早期诊断门诊病例,避免漏诊和误诊;一旦查实应及时彻底治疗,同时加强随访。

(2)已感染结核杆菌并有较高发病可能的个体应在医师指导下进行药物预防等,积极配合医师治疗,规律服药,定期检查,提高治愈率;家属应积极协助患者顺利地通过治疗战胜疾病。

3.接种卡介苗

我国规定接种对象包括新生儿出生时、每隔 5 年左右检查结核菌转阴性者及时补种至15 岁;从边远低发病地区进入高发地区的入学新生和入伍新兵等结核菌阴性者。

禁忌接种对象包括已患肺结核、急性传染病痊愈后未满 1 个月或患慢性病期间的儿童。

4.控制结核人人有责

指导咳嗽、咳痰 2 周以上或有咯血/血痰、怀疑肺结核的个体,尽快到当地结核病防治所或疾病预防控制中心结核科,进行免费胸片检查和痰涂片检查。凡被确诊为活动性肺结核的患者都是化疗的对象,其中痰涂片阳性的肺结核患者是化疗的主要对象,尤以新涂阳肺结核患者为重点。初治活动性肺结核患者和复治涂阳肺结核患者(对复治涂阳患者提供一次标准短程化疗方案治疗)均为免费化疗的对象。只要坚持正规治疗、规律服药、完成疗程,新发肺结核患者几乎都能治愈。若不按照规范治疗则易造成治疗失败和耐药病例,就会增加治疗难度,给家庭、社会带来更大的危害。

积极预防和控制结核病,养成良好的个人卫生习惯,不随地吐痰,室内经常通风换气,加强锻炼身体,增强抵抗力。

(二)艾滋病

艾滋病,又称获得性免疫陷综合征(acquirid immunodeficiency syndrome,AIDS)由人类免疫缺陷病毒(human immunodeficiency virus,HIV)引起的一种严重传染病。临床上由无症状病毒携带者发展到最后并发严重机会性感染和恶性肿瘤,目前尚无有效防治方法,病死率极高。

病原体为一种逆转录病毒,世界卫生组织统一命名为 HIV,由于从西非艾滋病患者分离出一种类似病毒称为 HIV Ⅱ 型(HIV2),故将原病毒称为 HIV Ⅰ 型(HIV1);HIV 属于慢性病毒属,呈圆形或椭圆形,直径 90～40 nm,为单股 RNA 病毒,外有类脂包膜,中央位核,圆柱状;对外界抵抗力较弱,加热 56 ℃ 30 分钟和一般消毒剂如 0.5% 次氯酸钠,5% 甲醛、70% 乙醇 2% 戊二醛等均可灭活,对紫外线不敏感。

1.管理传染源

加强国境检疫,禁止 HIV 感染者入境;隔离患者及无症状携带者,消毒处理患者血液、排泄物和分泌物,避免与患者密切接触等。

2.切断传播途径

加强卫生宣教,取缔娼妓,禁止各种混乱的性关系,严禁注射毒品;限制生物制品特别是凝血因子Ⅷ等血液制品进口;推广使用一次性注射器,防止患者血液等传染性材料污染针头等利器刺伤或划破皮肤;严格婚前检查,限制 HIV 感染者结婚;已感染的育龄妇女应避免妊娠、哺乳等。

3.保护易感人群

正在研究 HIV 抗原性多肽疫苗及基因疫苗,距大规模临床应用为时尚远,目前主要的措施是加强个人防护,定期检查,消毒处理医疗器械和生活物品。

(刘宝华)

参考文献

[1] 徐凤杰,郝园园,陈萃,等.护理实践与护理技能[M].上海:上海交通大学出版社,2023.

[2] 张翠华,张婷,王静,等.现代常见疾病护理精要[M].青岛:中国海洋大学出版社,2021.

[3] 窦超.临床护理规范与护理管理[M].北京:科学技术文献出版社,2020.

[4] 张晓艳.临床护理技术与实践[M].成都:四川科学技术出版社,2022.

[5] 刁咏梅.现代基础护理与疾病护理[M].青岛:中国海洋大学出版社,2023.

[6] 石晶,张佳滨,王国力.临床实用专科护理[M].北京:中国纺织出版社,2022.

[7] 崔杰.现代常见病护理必读[M].哈尔滨:黑龙江科学技术出版社,2021.

[8] 吴欣娟.临床护理常规[M].北京:中国医药科技出版社,2020.

[9] 于翠翠.实用护理学基础与各科护理实践[M].北京:中国纺织出版社,2022.

[10] 赵衍玲,梁敏,刘艳娜,等.临床护理常规与护理管理[M].哈尔滨:黑龙江科学技术出版社,2022.

[11] 李秋华.实用专科护理常规[M].哈尔滨:黑龙江科学技术出版社,2020.

[12] 杨春,李侠,吕小花,等.临床常见护理技术与护理管理[M].哈尔滨:黑龙江科学技术出版社,2022.

[13] 张苹蓉,卢东英.护理基本技能[M].西安:陕西科学技术出版社,2020.

[14] 吴雯婷.实用临床护理技术与护理管理[M].北京:中国纺织出版社,2021.

[15] 刘爱杰,张芙蓉,景莉,等.实用常见疾病护理[M].青岛:中国海洋大学出版社,2021.

[16] 高淑平.专科护理技术操作规范[M].北京:中国纺织出版社,2021.

[17] 王玉春,王焕云,吴江,等.临床专科护理与护理管理[M].哈尔滨:黑龙江科学技术出版社,2022.

[18] 王林霞.临床常见病的防治与护理[M].北京:中国纺织出版社,2020.

[19] 王美芝,孙永叶,隋青梅.内科护理[M].济南:山东人民出版社,2021.

[20] 肖芳,程汝梅,黄海霞,等.护理学理论与护理技能[M].哈尔滨:黑龙江科学技术出版社,2022.

[21] 孙立军,孙海欧,赵平平,等.现代常见病护理实践[M].哈尔滨:黑龙江科学技术出版社,2021.

[22] 于翠翠.实用护理学基础与各科护理实践[M].北京:中国纺织出版社,2022.

[23] 孙慧,刘静,王景丽,等.基础护理操作规范[M].哈尔滨:黑龙江科学技术出版社,2022.

［24］潘红丽,胡培磊,巩选芹,等.临床常见病护理评估与实践［M］.哈尔滨:黑龙江科学技术出版社,2022.

［25］万霞.现代专科护理及护理实践［M］.开封:河南大学出版社,2020.

［26］孙善碧,刘波,吴玉清.精编临床护理［M］.北京:世界图书出版北京有限公司,2022.

［27］梁艳,甄慧,刘晓静,刘艳.临床护理常规与护理实践［M］.上海:上海交通大学出版社,2023.

［28］马英莲,荆云霞,郭蕾,等.临床基础护理与护理管理［M］.哈尔滨:黑龙江科学技术出版社,2022.

［29］郑玉莲,刘蕾,赵荣凤,等.内科常见病护理规范［M］.上海:上海科学技术文献出版社,2023.

［30］顾宇丹.现代临床专科护理精要［M］.开封:河南大学出版社,2022.

［31］李阿平.临床护理实践与护理管理［M］.上海:上海交通大学出版社,2023.

［32］王婷,王美灵,董红岩,等.实用临床护理技术与护理管理［M］.北京:科学技术文献出版社,2020.

［33］王燕,韩春梅,张静,等.实用常见病护理进展［M］.青岛:中国海洋大学出版社,2023.

［34］贾爱芹,郭淑明.实用护理技术操作与考核标准［M］.北京:北京名医世纪文化传媒有限公司,2021.

［35］王佩佩,王泉,郭士华.护理综合管理与全科护理［M］.北京:世界图书出版北京有限公司,2022.

［36］张霞.风险防范护理模式在儿科护理中的应用效果分析［J］.中国社区医师,2022,38(22):139-141.

［37］韩新球,胡亚辉,全露.肢体语言沟通结合个性化护理在儿童护理工作中的实施效果分析［J］.山西医药杂志,2022,51(13):1538-1540.

［38］刘丽,蔡云霞,谢美英.基于SBAR模式构建多媒体可视标准化交接管理系统及其在手术室护理工作交接中的应用［J］.护理学报,2023,30(8):39-43.

［39］吴文晓,张佩君,郎萍,等.呼吸内科肺部感染住院患者营养风险筛查［J］.中华医院感染学杂志,2020,30(17):2632-2636.

［40］程茜,赵体玉,张诗怡,等.手术室护理工作量评价方法的研究进展［J］.护理学杂志,2022,37(16):103-105.